서사의학이란 무엇인가

현대 의학이 나아가야 할 공감과 연대의 이야기

The Principles
and Practice of
Narrative Medicine

서사의학이란
무엇인가

현대 의학이 나아가야 할
공감과 연대의 이야기

리타 샤론

사얀타니 다스굽타

넬리 허먼

크레이그 어바인

에릭 마커스

에드거 리베라콜론

대니엘 스펜서

마우라 스피겔

김준혁 옮김

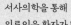

서사의학을 통해
의료인은 환자가 말하지 못한 아픔을 생각하게 될 것이다.
환자는 질병으로 인한 슬픔을 버틸 힘을 찾게 될 것이다.
우리는 공감의 의료를 향해 나아갈 것이다.

동아시아

일러두기

- 본문 하단에 있는 각주는 옮긴이 주이고, 487~509쪽에 수록된 미주는 지은이 주이다.
- 본문의 인용은 모두 새로 번역한 것이다.

김준혁

이 책의 내용을 한 줄로 요약하면 다음과 같다. "의료인과 환자가 문학을 진지하게 읽으면, 우리의 의료는 더 좋아질 것이다." 이 한 문장을 설명하고 승냥하기 위해, 이 두꺼운 책이 필요했다. 그 이유는 첫째, 이 문장의 요소 각각을 설명해야 했으며, 둘째, 의료계에 이 주장을 납득시키기 위해서는 정교한 주장과 치밀한 근거가 필요했기 때문이다.

책이 다루고 있는 내용은 이런 것이다. 의료인과 환자가 문학을 읽는다는 것은 무엇을 의미하는가? 이들이 문학을 읽는 특별한 방법이 있을까? 문학을 '진지'하게 읽는 것은 그냥 읽는 것과 어떻게 다른가? 이 '진지한' 독서를 어떤 방식으로 구현하고 실천할 수 있는가? 독서가 의료에 어떤 변화를 가져오는가? 더 좋아진 의료란 무엇인가? 그런 의료와 독서는 어떻게 연결되는가? 책은 앞서 요약한 질문을 부분 부분 풀어 곱씹어, 이들 질문 각각을 놓고 원칙과 실천 방법을 제시한다. 이를 통해 '서사의학'이 (이 표현이 의미하는 바 또한 서두의 문장과 같다) 무엇인지, 그것이 무엇을 약속하는지, 참여하는 이에게 어떤 선물을 주는지 알게 된다.

책, 그냥 읽으면 될 텐데 이런 긴 설명이 필요한 이유가 궁금하실 것 같다. 또한 "지금도 의료인과 환자가 책을 많이 읽는데 이렇게 호들갑을 떨만큼 별다른 일일까?"라는 생각도 드실 것 같다. 처음 서사의학을 접할 때, 평범한 치과의사였던 나 또한 같은 생각을 했다. 책이야 읽으면 되는 거고, 옛날 사람들이 책은 많이 읽었을 텐데 그렇다면 "서사의학이란 과거로 돌아가자는 주장인가?"라는 의구심을 품었던 것이다.

하지만 이 내용을 공부하고, 직접 겪고, 더 파고들면서 이제는 자신 있게 말할 수 있다. 서사의학은 우리의 의료를 바꿀 힘을 가지고 있다. 미래 의학을 말하는 여러 흐름은 기술에 의학이 휩쓸려가는 것을 달리 말하는 것뿐이며, 따라서 우리가 정신 차리고 무언가를 꽉 잡아야 한다고 조언할 뿐이다.

그러나 미래 의학으로서의 서사의학은 우리가 의학을, 의료를 우리의 것으로서 어떻게 바꾸어갈 수 있을지 보여준다. 이를 통해 의료인은 환자의 필요와 상황, 말하고 말하지 못한 생각에 더 민첩하게 반응하게 될 것이다. 이를 통해 환자는 의료가 무엇인지 이해하고, 질환으로 인한 고통과 슬픔, 어지러움 속에서 지탱할 버팀목을 찾을 것이며, 의료인과 이어져 서로를 위한 의료를 향해 나아갈 수 있을 것이다. 이를 통해 의료는 정의正義를 구현하기 위해 어떻게 움직여야 하는지 살피게 될 것이다. 이 정도면, 한번 판돈을 걸어볼 만하지 않은가?

이 책의 번역 출판을 처음 제시했을 때 흔쾌히 맞아주신 동아시아 출판사 한성봉 대표님께 큰 빚을 졌다. 두꺼운 데다가 문학비평, 의학, 철학, 정신분석학, 심리학, 질적 사회과학 등 다양한 이론이 섞인 책이라 작업의 난이도가 높았음에도, 끝까지 밀고 나가준 편집자의 노력에 깊은 감사를 표한다. 다른 누구보다 처음 서사의학을 내 손에 쥐어주셨던 강신익 교수님께 존경을 표한다. 이 책은 그분의 노력이 맺은 작은 열매라고 해도 과언이 아니다. 번역에 관심을 보여주었으며 한국어 서문까지 적어준 리타 샤론Rita Charon 교수님께 감사를 표한다. 몇 년 전 워크숍에서 당돌히 했던,

한국에 서사의학 책을 소개하겠다는 약속을 이제야 지키게 되었다.

이 책이 점점 더 삶(과 죽음) 여러 부분에 영향을 미치고 있는 의료를 우리의 것으로 만들고, 그 안에서 만나는 서로가 더 친절해지는 데 도움이 되기를 바란다. 더 나아가, 책을 읽은 우리가 그런 역할을 할 수 있으리라 믿는다. 이런 말은 조야하지만, 굳이 덧붙여도 될 것 같다.

"이거, 해봤더니 정말 바뀐다."

리타 샤론

나를 포함한 책의 공동 저자들은 『서사의학이란 무엇인가The Principles and Practice of Narrative Medicine』가 한국어로 아름답게 번역되어 서사의학이 전 세계적으로 확장되는 것에 감사한다. 나는 한국의 의료와 서사의학 사이에 자연적 친화성이 있다고 생각한다. 한국의 전통적인 치료법은 정신과 신체의 통합, 인본주의와 집단적 선의 철학적 개념, 환자 각각을 개별적으로 치료할 필요성을 강조했다. 환자 각각의 감정적·문화적 특징을 포함한 건강과 질환 이야기에 귀를 기울이는 서사의학은 한국의 전통적 실천과 믿음에 조응하고 있으며, 이런 여러 개념은 현대까지 이어지고 있다. 한국 전통의 개념들은 현대에도 모두 유효하며, 오늘날의 환자 중심 의료, 공유 의사결정shared decision-making*, 대체·통합의학의 전체론적 실천**, 건강 증진을 위한 환자와 의료인 사이 관계의 중요성과 조화를 이루고

---

* 공유 의사결정은 치료를 결정할 때 환자나 의사가 독단적으로 정하는 것을 피하고, 환자와 의사가 함께 결정하는 과정을 밟아가는 것을 말한다.

** 여기에서 저자가 말하는 대체의학이란 한의학이다. 전체론적 실천이란, 의학의 고도로 전문화된 접근 대신 문제를 전체적으로 파악하고자 하는 시각을 말하며, 이는 현대 의학에서 최근 다학제 진료라는 방향으로도 나타나고 있다.

있다고 들었다. 미국과 한국의 현대 보건의료가 능률을 추구하며 고도로 기술화되어갔지만, 환자와 그 이야기를 통한 개별적 접근이 우리 실천의 중심에 있음을 발견하게 된다.

의료인, 작가, 인문학자가 팀을 이루어 뉴욕 컬럼비아대학교에서 서사의학을 만든 지 20년이 지났다. 이들 중 몇몇이 책의 공동 저자가 되었다. 우리는 인문학과 예술이 보건의료에 미치는 긍정적인 영향을 이해하려 했다. 우리는 질환과 돌봄에 관해 쓰도록 의사, 간호사, 환자를 격려했다. 우리는 의과대학생들에게 소설, 시, 질환 서사를 읽는 방법을 가르쳤고, 학생들이 자신의 경험을 글이나 이미지로 표현할 수 있도록 이끌었다. 보건의료가 잘 움직이기 위해선 철학과 문학에서 빌려 온 생각들이 필수적이라는 견해에 설득된 우리는, 그 근거를 단단하고 확실하게 수립하기 위한 작업에 착수했다. 인문학과 예술을 쓰고 읽고 공부하는 것이 의사와 환자에게 무엇을 행했을까?

우리는 지금까지 해온 일의 근본 개념을 제안하고 개선해왔다.

서사적 정의를 궁극적 목표로: 서사적 역량*을 훈련할 때, 의료인은 정의와 평등의 도구가 된다. 환자가 자신의 상황을 말하고 의사, 간호사, 치료사가 겸손하게 귀를 기울일 때, 전통적인 환자와 의료인 사이의 위계는 약해진다. 심지어 사라질 수도 있다. 환자는 문제를 지명하고 경로를 선택할 힘이 있다. 의료인은 환자를 섬기는 자이다. 환자가 말하는 모든 것을 흡수하고, 소외되어 침묵한 목소리를 찾는 방법을 배운 의료인이 자세히 읽기, 주의 깊은 인지, '철저한 듣기'를 실천하는 역량capacity을 통해 의

• 　서사적 역량은 자세히 읽기와 창의적 글쓰기를 통해 익히는 주의 집중과 표현의 능력을 말한다.

료인의 환자 섬김을 진정으로 성취할 수 있다. 제대로 수행한다면, 서사의학의 접근법은 환자가 말해야 했고 의료인이 존중하며 들어야 했지만, 차마 꺼내시지 못했던 말에 목소리를 부여한다. 본성상, 서사의학은 인종차별, 성차별 등 모든 형태의 편견과 우월성에 저항한다. 우리는 인간이며, 우리는 몸을 지녔고, 우리는 필멸자로 죽을 것이다. 죽음의 곤경이 우리에게 부여하는 유대감은 평등을 향해 나아가는 출발점이 된다. 우리는 사회가 계급의 차이와 권력의 불균형 위에 세워져 있음을, 또한 보건의료가 가장 끔찍한 불평등의 장소로서 부유한 자는 살리고 가난한 자는 죽게 놓아두었음을 잘 알고 있다. 따라서 우리는 모두에게 돌봄을 제공하기 위한 출발점으로 서사적 정의를 가장 중요하게 생각한다. 보건의료 전문가, 인문학자, 작가, 서사의학 학생 모두는 보건의료와 건강 그 자체를 특권이 아닌 권리로 만들기 위해 모인다.

서사가 작동하는 방식을 이해하기 위한 헌신: 문학과 서사 이론 연구는 이야기의 복잡성을 드러낸다. 작가, 서술자, '진짜'일 수도 아닐 수도 있는 등장인물, 서사의 독자 또는 청취자는 의미, 제안, 심원한 진실이 만드는 복잡한 춤을 함께한다. 우리가 서사적 설명의 복잡성을 이해하는 순간, 우리는 작가가 우리에게 주는 것을(또는 환자가 우리에게 말해주는 것을) 인식하고 추측하며 상상하기 위한 채비를 충분히 갖추게 된다. 질적 사회과학은 우리에게 듣고, 읽고, 창조하는 서사에 관한 이해를 날카롭게 하는 데 필수적인 연구방법을 제시한다. 말하고 듣는 서사를 통해 우리 자신이 변화하며, 이야기가 우리 자신의 신비를 향한 심원한 통찰을 얻게 되기 때문이다.

정신-신체 통합의 철학: 현대 의학이 끼친 피해의 상당 부분은 정신과 신체 사이의 분열에 기인한다. 의생명과학자는 '느낌'이 질병의 원인이 될 수 있다는 개념에 적대감을 가지고 있다. 많은 과학자는 측정하거나 양화할 수 없는 어떤 것을 다루려는 분야에서 혼란을 느낀다. 아픈 사람을 돌보는 우리 모두는 질병과 그 진행이 환자의 공포, 분노, 부끄러움, 고립, 희망, 지지, 자신감과 얼마나 긴밀하게 엮여 있는지 잘 알고 있다. 과학 전반을 줄곧 지배하고 있는 데카르트René Descartes의 정신/신체 이원론을 따르는 대신, 세계와 그 거주자를(우리 자신을 포함하여) 아는 자연적인 방법이 체화®라고 보는 현상학자에게 서사의학은 귀 기울였다. 신체를 마음과 무관하며 차가운 것으로 생각하는 대신, 우리는 세계를 알고 그곳에 우리를 위치시키는 인지적·감각적 도구로서 몸이 지닌 힘을 널리 알리려 한다.

돌봄의 중심에 개인적 관계와 창의성을 놓기: 서사적 작업은 사람들 사이의(작가와 독자, 화가와 감상자, 작곡가와 청취자 사이의) 접촉을 낳는다. 왜 우리는 영화를 보러 가거나 소설을 읽거나 연극을 보러 가거나 바흐Johann Sebastian Bach를 듣는가? 이 모든 것은 일종의 캠프파이어와 같으며, 우리는 동료를 찾아 그 주변으로 모여든다. 코로나바이러스감염증-19가 덮친 뉴욕의 여름날 아침, 나는 컬럼비아 병원 암센터 중 한 곳에서 일하는 직원을 화상회의를 통해 만났다. 열 명 가량의 우리 모임은 45분 동안 비야 셀민스Vija Celmins의 기막힌 그림을 조용히 본 다음, 젊은 시인 알렉스 디미트로프Alex Dimitrov의 시를 읽고 이야기를 나누었다. 그 후 잠깐 글 쓰는 시간을 가졌는데, 작품에 관해서가 아니라 작품을 통해 떠난 내적 여행을 적

• 　체화는 보통 생각, 이론 등이 몸에 배는 것을 의미하지만, 이 책에선 체화된 인지 (embodied cognition) 이론을 따라 인식이 몸을 통한 경험에서 나오는 것을 가리킨다.

었다. 우리는 쓴 것을 소리 내어 서로에게 읽어주었다. 이 두 개의 위대한 예술 작품을 보기 위해 함께 모여, 그 영향력 아래에서 글을 쓰는 것은 전에 보지 못한 우리 자신의 깊은 내면과 철학적 용기 그리고 파괴 앞에서 애도하고 다시 웃을 수 있는 능력을 드러냈다. 이런 행위가 이들 의료인 사이의 공동체 의식을 얼마나 깊게 했는지, 이 팀이 제공할 수 있는 돌봄을 얼마나 향상했는지 상상해보라. 훌륭한 예술의 공간 속에서 '만남'을 통해 우리를 투명하게 드러낼 때의 짜릿한 느낌을 이어가고자 우리는 2주 뒤의 만남을 고대하게 되었다. 나는 서사의학이 동료들, 학생들, 무엇보다 환자들과 이런 계시적 경험을 나누는 방법을 제공한다는 것을 확신한다. 개인적 관계는 우리 기획의 목표이며, 다른 사람의 세계를 상상하는 창의성은 그 목표에 도달하는 방법이다. 서사의학을 하는 이유는 여기에 있다.

『서사의학이란 무엇인가』는 서사의학의 근본 개념과 방법을 소개할 것이다. 서사의학 작업이 왜, 어떻게 진행되는지에 관한 개념적·실천적 정보 모두를 얻을 수 있을 것이다. 우리는 독자 여러분을 우리 교실, 윤리 집담회, 연구 행위, 환자와의 진료 시간으로 초대할 것이다. 그리고 우리가 기술한 방법을 실험해볼 것을 청한다. 이 교육과 실천이 단순해 보이지만, 잘하기 위해선 매우 부담이 크며 탄탄한 인문학적 훈련이 필요하다는 것을 염두에 둘 필요가 있다.

이런 역량과 개념이 환자, 학생, 동료에 접근하는 방식을 어떻게 근본적으로 바꾸고 있는지 확인해보라. 서사의학은 우리를 다른 사람에게 열어 보이고, 다른 이의 경험을 겸손히 목격하도록 하며, 경이라는 선물을 우리에게 가져다준다. 위계는 약해진다. 자신을 비추던 스포트라이트는 다른 사람에게 옮겨 간다. 우리는 다른 사람의 곤경, 그리고 보건의료가 한 번도 주목하지 않았던 희망의 목소리, 목표 설정, 분노, 환멸, 소망과 같은 것에 주의를 기울이는 방법을 배운다. 학생과 동료는 우리의 공동 저자, 공동 조사자이다. 계속 넓어지고 있는 이 새로운 분야에서 학생과 동료는 우리의 교사이기도 하다. 우리는 그들의 아픔과 편안함을 넘어 환자 및 가족과 동맹을 맺고, 그들을 통제하거나 고치려 하지 않고 인정하고 지지하며 그들과 동행한다.

실제로 서사의학은 환자를 면담하고 의무기록을 쓰는 새로운 방법으로 이끈다. 환자에 대해, 환자와 함께 작성한 '평행기록parallel chart●'은 또한 우리 자신을 위한 것이기도 하다. 서사의학은 전혀 다른 보건의료팀을 만든다. 우리는 환자에 관해 많은 것을 알고 있는 모두와(통역자, 지원·관리부서 직원, 간호조무사, 잡역부 등) 긴밀하게 작업한다.

점점 더 기술화·관료화되는 보건의료 시스템의 한계에 서사의학이 어떻게 답하는지 알게 될 것이다. 먼저, 사회정의를 향한 우리의 헌신은 보건의료의 차별을 인식하고 그에 저항하겠다는 것을 의미한다. 인종, 젠더, 성적 지향, 계층, 장애, 시민권, 습관, 언어 중 어떤 것도 전문적 돌봄을 받을 환자의 권리를 축소하지 않는다. 우리는 수익을 향한 기업의 게걸스러운 탐욕이 웅크리고 있음을 알고, 미국과 여러 나라에서 입을 크게 벌리고 있는 부와 건강의 격차에 맞서는 투쟁에 참여한다.

원격의료가 만들어내는 거리와 인공지능 알고리즘의 임상적 의사결정 시대에, 환자들은 점점 자신을 돌보는 이들로부터 이방인이 되어가고 있음을 느낀다. 보건의료가 점차 비인격화·분리·분열되면서, 환자들은 먼저 상실감을 느끼고, 다음에는 버려지며, 마지막으로 의료인이 사라진 것

●　평행기록은 병원에서 작성하는 의무기록과 함께 의료인 자신의 경험이나 생각을 적는 것을 말한다.

에 분노한다. 우리의 서사적 실천은 이 경향을 거꾸로 돌려, 환자의 말과 느낌을 다시 돌봄의 중심에 위치시킨다. 우리는 전자의무기록과 컴퓨터 데이터뱅크를 포기하지 않을 것이며, 이들이 중요한 의학적 정보를 보관하고 돌봄의 여러 환경을 통합하는 새로운 시스템을 제공하는 데 가치가 있음을 인정한다. 그러나 주의 깊은 듣기 기술과 다른 사람의 서사 세계로 들어가려는 의지는 우리가 환자를 알아볼 수 있음을, 환자는 우리를 그들의 편으로 인식할 수 있음을 의미한다.

서사의학이 문학 연구자, 철학자, 사회과학자, 의사, 간호사, 치료사, 소설가, 시각예술가의 진정한 연합을 가져왔음을 독자들이 상기했으면 한다. 책을 읽는 모두가 인문학, 예술, 임상 전문 분야를 넘어 팀을 이루게 되기를 바란다. 우리가 이 분야를 '서사의학'이라고 부르지만, 그 적용은 의사에게만 국한하지 않는다. 오히려 '의학'이라는 단어를 가장 큰 의미, 즉 질환을 다루고 회복을 지지하며 건강을 되돌리려는 모든 일을 가리키는 것으로 사용한다. 이 회복과 복원의 새로운 방법을 함께 발견할 수 있도록 한국어판 독자들을 초대한다.

1부 상호주관성

4부 자세히 읽기

5부 창의성

보론 서사의학의 확장: 의사-해석자 만들기 **450**
김준혁

감사의 글

이 책은 몇 년간 진행된 여러 사람의 작업을 반영하고 있다. 서사의학에 관한 우리 생각은 컬럼비아대학교, 개인적 우정, 전문가 협회의 넓은 사회를 통해 문학·서사 연구, 철학, 보건의료 분야의 동료들과 함께하면서 성장했다. 그동안 우리의 동료 학습자가 되어준 워크숍 참가자, 학생, 동료, 국내·국제 협력자에게 깊은 감사를 표한다.

원칙과 실천을 개발하면서 능동적으로 참여해준 컬럼비아대학교 의료센터의 학생과 교수들에게 감사한다. 특히 컬럼비아 의과대학 '임상의학의 기초' 교수진 'K07' 그룹, 컬럼비아-메이시 상호전문가 교육 프로젝트에 참여한 학생, 교수에게 빚을 졌다. 컬럼비아대학교 정신분석 교육 및 연구 센터, 컬럼비아대학교 의료센터 내 가정의학센터 및 내과, 컬럼비아대학교 전문대학원에 감사를 표한다. 또한 우리 연구에 아낌없이 지원해준 미국인문학기금National Endowment for the Humanities, 미국국립보건원National Institutes of Health, 조사이어 메이시 주니어 재단Josiah Macy Jr. Foundation의 조지 티볼트 박사에게 감사한다.

진행 중인 여러 프로젝트가 우리 작업의 밑거름이 되었는데,《문학과 의학Literature and Medicine》편집위원회, 국제서사연구협회, 미국 생명윤리 및 인문학 학회 그리고 미국과 해외 여러 보건의료인문학 기관의 덕을 많이 보았다.

책을 진행하는 데 이바지한 여러 동료들과 친구들에게 감사한다. 일부만 밝히면, 서사의학 석사과정 성장에 이바지한 마샤 허스트, 폴 브로드, 머리 노슬, 에프라임 루벤스타인, 앤 버락-바이스, 마이클 다비도비츠, 폴 맥닐, 의과대학의 딥티먼 고우다, 크리스 애드리언, 크레이그 블린더만, 마이클 데블린, 델핀 테일러, 헤티 커닝엄, 민디 풀리러브, 로널드 드루신, 조너선 애미얼, 보이드 리처즈, 도렌 발머, 영감을 주고 협력해준 헬레나 핸슨, 잭 사울, 레이첼 애덤스, 매리 마셜 클라크, 브래들리 루이스, 레베카 가든, 브라이언 허위츠, 앤 주레식, 캐서린 벨링, 존 로너, 아서 프랭크, 데이비드 모리스, 프리실라 왈드, 젠스 프록마이어, 짐 펠란, 그리고 엘리엇 미슬러와 스티브 마커스가 없었디면 이 작업을 시작하기도 어려웠을 것이다.

전문적인 편집으로 도움을 준 애나 펜톤-해서웨이에게 빚을 졌다. 귀한 감상을 전달해준 책의 독자들, 크리스 슬레사, 린 샤론 슈워츠, 섀년 우든, 가야트리 데비에게 감사한다.

지금까지 서사의학 프로그램 운영을 도운 이들, 길리언 그레엄, 트레시 라페이, 스콧 앨더만, 레이첼 람필, 신디 스말레츠, 완다 오코넬, 도나 불세코에게 감사한다.

스테파니 애들러 유안, 오브리 앤-존스, 제임스 벨라드, 캐서린 코너, 앤 커니, 애덤 드 파지오, 카메론 도널드, 젠질 더글러스, 로런 에드워즈, 첼시 가넷, 바버라 히어쉬, 세라 키세커, 일리노어 킴, 안젤라 로이드, 로렌 마우트너, 캐서린 로저스, 레베카 루프, 브리짓 시히, 아누스카 신하, 신디 스말레츠, 레이라 부랄, 니킬 수닐 완돠니, 패트릭 월시, 제임스 웬트, 애비가일 포드 윈켈, 에리카 존 라이트슨, 제인 자오는 이 책에 글을 인용하는 것을 허락했다. 모두에게 감사를 표한다. 구체적인 구절에 이름을 표시하지 않은 내용은 글쓴이에게 허락을 받은 것이다.

서문

　서사의학narrative medicine*은 타인이 자신을 설명하는 내용을 능숙하게 수용하는 능력을 통해 보건의료를 강화할 목적으로 시작된 탄탄한 지적·임상적 분야이다. 이 능력이란 다른 사람의 이야기를 인정하고, 흡수하며, 해석하고, 감동하여 행동하는 것을 말한다. 이 분야는 환원적이며 낱낱이 쪼개진 의학에 도전하기 위해 출발했다. 이런 의학은 환자 삶의 구체성에 관심을 두지도, 엄청난 건강불평등과 차별적 정책 및 관행을 지지하는 국제 보건의료 체계의 사회적 부정의에 저항하지도 않는다. 함께 이 작업을 시작한 우리 의료인, 학자, 작가는 서사적 지식과 기술이 의료인이 습득하는 환자를 향한 앎의 정확성과 시야를 확장하고, 그들이 형성할

●　narrative medicine에 대한 역어는 다양하다. 이것은 첫째, 외국에서 아직 이 분야를 부르는 용어가 다양하며(narrative medicine, narrative-based medicine 등), 둘째, 국내에서 narrative의 역어가 분야마다 다르기 때문이다(서사, 내러티브, 이야기 등). 따라서 서사의학, 내러티브 의학, 서사 기반 의학, 이야기 의학 등의 표현이 어지럽게 사용되고 있으나, 본서에서는 서사의학을 사용할 것이다. 이 표현은 서사를 통한 의학의 접근방법 일반을 가리키기도 하나, 여기에서 서사의학이란 컬럼비아대학교 서사의학 과정을 중심으로 리타 샤론 등이 개진한 주의 집중, 표현, 연합이라는 세 가지 틀과 자세히 읽기, 창의적 글쓰기를 통해 접근하는 구체적인 방법론을 가리킨다.

치료적 협력관계를 깊게 하리라는 점을 확신했다. 환자를 인정하고 맞아들이는 보건의료, 이익이 아닌 봉사를 위해 존재하는 보건의료는 정의를 보증할 것이며, 모두를 위한 보건의료를 촉진할 것이다.

서사학 연구와 임상 진료의 융합을 통해, 우리는 서사적·관계적·성찰적 보건의료 업무에 대한 풍성한 견해를 전개해갔다. 비평 이론, 서사학, 대륙철학, 미학 이론, 문화 연구는 서사의학의 지적 기반이 되었다. 1980년대의 혁명적인 언어·서사·포스트모던 이론의 격변은 확실성에 대한 근본적인 질문과 함께 실재를 표현하는 언어는 항상 변화한다는 깨달음으로 이어졌고, 우리 작업은 이를 통해 지식을 얻었다.[1] 읽기는 점차 독자와 저자를 변화시키는 참여로 이들을 끌어들이는 윤리적 행위로 인식되었으며, 각 독자는 정언한 플롯을 따라 필연적이고 공유된 결론에 도달하는 대신 각자의 결론에 이르렀다.[2] 일차의료, 협력적 팀 기반 보건의료, 서사윤리, 보건의료에 대한 질적 사회과학 연구, 정신분석학은 우리 작업의 임상적 토대를 마련해주었다.[3] 여기에서 우리는 환자 중심 의료가 말하는 관계를 향한 책임과 더불어, 서사적 역량이 임상적 시선을 넓혀 회복의 임무에 핵심적인 환자의 삶이 지니는 개인적·사회적 요소를 포함할 수 있다는 확신을 얻게 되었다.

서사의학의 목표는 처음부터 보건의료의 개선이었다. 이것이 이 책의 원제로 우리가 선택한 '서사의학의 원칙과 실제The Principles and Practice of Narrative Medicine'를 설명해준다. 윌리엄 오슬러William Osler가 1892년 저술한 『의학의 원칙과 실제The Principles and Practice of Medicine』가 내과 진료의 표준을 설정한 것처럼, 우리는 서사의학에서 나온 이 작업이 점점 더 수익을 갈망하는 비인격적 보건의료의 방향을 돌려, 돌보기 위해 만난 사람의 내적 자질을 인식하고, 단독성singularity에 조응하며, 이를 자원으로 삼아 새로운 돌봄으로 나아가는 잠재력이 있다고 믿는다. 우리는 서사성과 정체성의 관계, 모든 진지한 서사적 진술에서 일어나는 공동의 해석, 창의적 활동의 발견 가능성에서 배운 것과 세운 가설들을 임상 진료에 들여오길 원한다. 우리는 임상가가 감정의 중요성을, 모든 임상적 만남의 말하기와 듣기에서 탄생하는 상호주관적 관계를 이해하기를 원한다. 우리는 이 작업이 깊은 신뢰, 서로를 향한 더 정확한 지식, 충만한 정의에 열린 보건의료를 환자에게 가져다주길 소망한다.

서사의학의 역사

뉴욕 컬럼비아대학교에서 가르치고 진료하던 일군의 학자, 임상가가 새천년에 모여 각자의 일에 관한 질문을 나눴다. 2000년, 서사의학의 설립에 참여한 사람들이 활동하던 문학과 의학, 서사윤리, 의료인문학, 보건의료 커뮤니케이션학, 일차진료 등 여러 영역은 수십 년 동안 다양한 발견을 이루어왔다. 미국인문학기금의 연구 지원을 받은 우리는 컬럼비아대학교에서 집중협력학습 세미나를 열었다. 2년 동안 우리는 보건의료 영역에서 문학과 창의적 작업이 가져올 수 있는 결과에 관한 근본적 질문들을 제기하고 답하려 했다.[4]

이 책의 저자인 소아청소년과 의사·활동가 사얀타니 다스굽타Sayantani DasGupta, 가정의학과 의사·철학자 크레이그 어바인Craig Irvine, 정신분석가 에릭 마커스Eric R. Marcus, 영문학 및 영화 연구자 마우라 스피겔Maura Spiegel, 내과 의사·영문학자 리타 샤론은 초창기부터 교수진으로 활동했다. 초창기 구성원인 소설가 데이비드 플란테David Plante는 몇 년 뒤 런던으로 옮겼다. 우리는 그 자리에 소설가 넬리 허먼Nellie Hermann을 초청했다. 우리 모임에는 당시 대학원생이던 레베카 가든Rebecca Garden, 타라 맥간Tara McGann,

학생 인턴이던 퍼트리샤 스탠리Patricia Stanley도 있었다. 이 책의 공저자인 인류학자 에드거 리베라콜론Edgar Rivera-Colón, 문학비평가 대니엘 스펜서 Danielle Spencer는 우리 모임에 새로 참여하여 이 책에 비판적 요소를 더해주 었다.

우리는 서사의학에서 먼저 진료의 서사성에 대해 질문을 던졌다. 읽고 쓰는 것이 의료인과 학생에게 왜 도움을 주는가? 우리는 보건의료계열 학생, 여러 영역의 의료인, 환자, 가족 간병인을 초청하여 여러 문학·의 학 수업과 의료인문학 설정을 통해 함께 읽고 글을 써왔다. 하지만 우리 는 그런 서사적 작업이 도움이 될 수 있는 구조와 매개체에 관해 사고하 고 싶었다. 서사적 기술과 방법이 임상적 사고와 돌봄의 뼈대에서 일부분 을 차지한다면, 진료의 본성은 바뀔 수 있다. 우리의 목적은 보건의료를 찾아온 사람이 받아들여지는 방식을 직접, 돌이킬 수 없도록 바꿀 방법을 찾는 것이었다.

쓰기의 발견적 본성, 읽기의 관계적 토대, 서사의 정서적 작용, 자기 서 술의 윤리적 복잡성에 대한 일련의 역동적·탐색적 발견과 관심을 구체 화하게 되었고, 이 모두가 건강의 넓디넓은 지반에 어떻게 영향을 미치는 지 탐구했다. 우리는 일찍부터 서사의학의 운동 세 가지로 주의 집중, 표현, 연합을 꼽았다. 이것은 능숙한 듣기, 타인을 인식하기 위한 표현의 힘, 서 사적 접촉에서 나온 관계성의 가치에서 유래했다. 주의 집중이란 청취자가 화자, 즉 환자, 학생, 동료, 친구에게 기울이는 집중과 헌신의 고도화를 의 미한다. 주의 집중은 찾기 어렵고 요구하는 것도 많지만 큰 보상을 안겨 주며, 이를 통해 듣는 주체는 화자가 말해야만 하는 것을 파악하고 밝히 는 통로가 된다. 표현은 보통 글을 써서 이루어지지만, 시각 매체를 통해 서도 가능하다. 표현은 들은 것, 인지한 것에 형태를 부여하여 청취자와 화자 모두에게 새롭게 보이도록 만든다. 연합은 깊은 관심을 가지고 듣는 일과 표현을 통해 얻은 지식을 통해 이루어진다. 연합은 어떤 것을 만나더라도 타인과 함께 머무르게 하고, 이를 통해 환자와 의료인, 학생과 선생, 주체와 타자를 관계로 연결하여 서로를 인정하도록 돕는다.

서사의학에서 오늘날 활동 중인 많은 사람이 서사의학 워크숍 이후에 참여했다. 워크숍은 미국인문학기금 기본 연구를 통해 설계된 것이다. 2006년부터 우리는 거의 40번에 가까운 서사의학 워크숍을 열었으며 2,000여 명이 참석했다. 이 워크숍에 참석한 사람들의 기여로, 이 책에서 우리가 기술한 실천들이 명확해질 수 있었다. 또한 여러 사람이 컬럼비아대학교 의과대학의 서사의학 수업을 통해 우리와 함께 공부했다. 그리고 국제적으로 다양한 범위의 일을 하는 사람들도 참여했다. 이들 모두가 서사의학의 현재 모습을 만들어냈다.

2009년 우리는 컬럼비아대학교에서 서사의학 석사과정을 시작했다. 프로그램은 교육과 학습의 복잡한 관계적·감정적 과정의 맥락 안에서 대학원생에게 기초적인 문학·철학·문화 이론을 가르쳤다. 우리는 매년 대학원 과정으로 소수의 학생을 받았다. 의료인이 되기 위해 진학하려는 학생, 서사적 기술로 진료를 강화하려는 경력 있는 의료인, 새로운 회복의 방법을 환자·의료인과 공유하려는 작가·예술가가 들어왔다. 대학원생을 가르치고 배우는 것은 서사의학의 새로운 차원들을 보여주었으며, 우리끼리는 볼 수 없던 것을 보여주었다. 석사 졸업생 중 일부는 이제 스스로 서사의학 프로젝트를 지도하며 대학교수로 임명되었다. 또한 다수는 보건의료계열 학과에 진학했다. 인문대학원을 다니는 학생들도 있다. 졸업생들은 함께 서사의학을 가르치고 보급하고 있으며, 우리의 성과를 연구하고 있다.

서사의학의 교육 방법은 다양하다. 이 책을 통해 다양한 교수법의 실례를 볼 수 있을 것이다. 어디서 누가 가르치든, 그 교육은 우리가 책을 통해 제시한 원칙인 상호주관성, 관계성, 인간성과 체화, 정의를 향한 행동, 자세히 읽기(또는 느리게 보기), 창의성 등에 주목하는 특징을 보인다. 몇 년이 지난 뒤 우리는 암환자, 외상환자, 물리치료 및 장기 요양 중인 환자에게 서사의학을 가르치게 되었고, 인지장애환자와 정신질환자를 대상으로 일일 프로그램을 열었다. 우리의 작업은 보훈병원으로 퍼져 외상으로 고통받는 군인들을 돕는 방법으로 활용되었다. 우리와 훈련생들은 암환자를 위한 웹사이트인 길다 클럽Gilda's Club의 아동과 성인들을 대상으로 서사의학 세미나를 열었다. 보건의료인이 되려는 고등학생을 위한 세미나도 개최했다. 전문가를 위한 서사의학훈련이 여러 병원과 의료재단에서 열렸다. 노년내과, 산부인과, 가정의학과, 소아청소년과, 내과, 치과, 외과, 입원전담과 등에서 침식한 학습자들은 상호전문가적 집단을 이루었다.

이 모든 곳에서 우리는 학습자들이 이야기를 말하고 듣기, 문학과 시각 텍스트를 읽고 그에 대해 말하기, 창의적 글쓰기, 쓴 것을 함께 공유하기에 참여할 수 있도록 했다.

보건의료 환경을 넘어, 우리의 작업은 로스쿨, 중학교, 기업 본사에까지 퍼졌다. 몇 번에 걸친 세미나에서든 일회성 특별강의에서든 참가자들은 자신을 드러냈다. 자신은 글을 쓸 수 없다고 생각하던 많은 사람이 쓸 수 있음을 배웠고, 함께 몇 년이나 같이 일하던 사람들이 서로의 새로운 면을 발견했다. 참여한 모든 사람은 자신을 발견했다.

서사의학은 또한 세계적으로 성장하고 있다. 우리와 훈련생은 미국, 유럽 동·서부, 영국, 아시아, 아프리카에서 학술·교육과정을 계발하고 있다. 예를 들어 이탈리아에서는 전국적으로 협력하여 보건의료학과의 교육자, 만성질환 아동을 돌보는 의료인, 대학교의 학자들이 모여 회의를 계속하고, 함께 프로젝트를 진행하고 있다. 오픈 소사이어티Open Society의 후원으로 서사의학은 동유럽 집시의 보건의료를 개선하기 위한 의료인과 활동가의 집중훈련을 시행했다. 서사의학의 엄격한 자문을 통해 부에 노스아이레스의 아동 병원은 환자와 의료인 교육과 진료에 시각과 텍스트 예술을 활용, 소아청소년과 진료를 풍성하게 만들었다. 도쿄와 교토에서는 사회복지, 의학, 간호, 심리치료에 종사하는 사람들을 대상으로 한 집중 서사의학 워크숍이 진행 중이다.

서사의학 분야는 이제 우리의 성과를 연구하기 위한 국제적인 노력에 착수했다. 우리와 다른 팀은 서사의학 교과과정에 참여한 학생들을 대상으로 설문연구를 진행하여 교육과정과 학습의 특징에 대한 학생의 평가를 모으고 있다.[5] 우리는 보건의료에서 서사적 역량을 개발하는 것의 장기적 영향에 대해 점점 더 많이 배우고 있다. 감정의 인정, 인지적 날카로움, 불확실성의 허용, 소진burnout의 감소, 보건의료팀 기능의 증진, 각 의료인이 개별 환자의 상황에 관해 가지는 지식의 심화 같은 성과는 모두 서사적 훈련의 결과로 증명되고 있다.[6]

우리가 계속 배우고 있는 것 중 하나는 서사의학 교육, 학습 방법을 도입할 때마다 공터clearing*가 드러난다는 것이다. 숲의 빈 공간과 달리, 이 공터는 보호와 안전의 장소로 기능하며, 위계나 지위의 차이라는 장애물 없이 함께 참여하고 일할 수 있도록 사람들을 초청한다. 이야기하기 자체에서 흘러나오는 평등주의가 완고한 권력 불평등을 무너뜨려 상호전문가적 보건의료팀, 선생·학생이나 의료인·환자의 모임 구성원 각자가 서로를 동등하게 여기게 만든다. 그 힘이 모두를 성찰적 주고받기, 가르치기와 배우기로 향하게 한다. 배려와 화합의 배음倍音 또는 화음이 보건의료에 흘러, 공급자의 이익을 위해 봉사하던 전문가적 독점을 떠나 환자의

---

* 공터는 토니 모리슨(Toni Morrison)의 『빌러비드』(Beloved)에 등장하는 숲속 공간으로, 등장인물 베이비 석스가 몸을 향한 사랑을 설교하면서 치유의 장소가 된다.

명령에 봉사하는 보건의료를 만든다. 돌보는 자와 돌봄받는 자 모두 안전한, 목적을 지닌, 통찰력을 주는 공터에서 화합하여 환자의 이익을 위해 조건 없는 헌신으로 나아가게 한다. 이것이 서사의학의 꿈이다.

책의 형태

소설 『대사들The Ambassadors』 서문에서, 헨리 제임스Henry James는 자기 소설에 나타나는 두 가지 '이야기'를 구분한다. "주인공의 이야기가 있고, 사물의 친밀한 연결로 인해 나타나는 이야기 자체의 이야기가 있다."[7] 우리 책의 주인공은 서사의학이 발전되면서 도출된 여러 개념과 실전 방법이다. 우리 책의 이야기는 이러한 개념과 실천이 어떻게 이 책의 구조를 이끌어가는가이며, 쓰인 내용보다 훨씬 많은 것을 책의 구조가 전달하길 바란다.

우리는 책을 쓰면서 그 형태를 유기적으로 발견해갔다. 우리가 배운 원칙은 그것이 실제로 어떻게 실천될 수 있는지에 대한 상세한 설명과 함께할 때 가장 잘 표현될 수 있다. 따라서 이 책의 대부분은 이론을 다룬 장과 그 원칙이 교육이나 임상 업무에서 어떻게 수행되는지에 대한 상세한 설명이 짝을 이루고 있다. 참여적 학습과 서사 자체의 독특성을 향한 우리의 신념에 충실하기 위해, 우리는 책 전체에서 개별적인 학습 장면들을 제시했다. 독자는 구체적인 환경에서 배운 특정 텍스트를 읽게 될 것이다. 또한 독자는 학습자가 쓴 글을 읽게 될 것이다. 그들 모두는 글을 출판하는 데 열의를 보이며 허락해주었다. 마지막으로, 독자는 학습 경험을 형성하는 우리의 교육학적 근거를 알게 될 것이다. 또한 임상 부분에서 서사적 돌봄 방법으로 실제 환자를 돌본 우리의 경험에 동행하게 될 것이다. 우리는 원칙과 실천의 성찰적 공명이 서로에게 영향을 미친다는 것을 알게 되었다. 이론은 실천의 앎을 채우고, 지속적인 실천은 그 기반을 둔 원칙에 명료화, 수정, 때로 도전을 초래한다. 탐구와 실천의 새로운 영역에 맞게, 이 성찰성은 교사와 학습자가 서로를 지도하고, 의료인과 환자가 통찰과 역능*을 공유하며, 이상과 실제가 함께 작용하도록 보장한다.

우리는 화자와 청취자, 두 사람을 병자의 돌봄을 향해 자라나는 싹으로 삼아 연구를 시작했다. 이 한 쌍은 타자의 인정, 환영, 가치에 관해 완전히 겸손해질 수 있는 인간의 능력을 증명한다. 서로 인정하고 환영하고 존중해가면서 말이다. 1부, '상호주관성'에서 마우라 스피겔과 대니엘 스펜서는 문학 연구를 통해 관계성의 문학적·비평적 근거를 설명한다. 1장, '자기 서술: 문학을 통한 관계성의 탐구'에서 그들은 일인칭 소설 몇 작품을 택해 모형으로 삼고, 단어의 자기 계시 과정을 조사한다. 그들이 선택한 작품에 대한 매우 자세한 검토는 등장인물과 서술자의 목소리 그리고 이들과 독자 사이의 관계를 드러낸다. 그들은 학생에게 '이야기 두껍게 하기'를 가르쳐, 텍스트의 세계가 이야기의 공간 안팎에 있는 사람들에 의해 공동구축되는 방식을 보여준다. 자신에 대한 설명은 자율적인 행위가 아니라 관계적 행위이며, 타인의 이야기에 경험적·창조적으로 접촉할 때 완성된다.

2장, '우리가 한 것과 일어난 일: 문학, 경험, 감정, 교실 속 관계성'에서 마우라와 대니엘은 이 개념이 서사의학 교실에서 어떻게 실현될 수 있는

---

* empowerment의 역어로 역능강화를 쓰는데, 이는 역능이 어떤 일을 감당하고 해결할 수 있는 힘이라는 의미를 지니고 있기 때문이다. 여기에서 서사의학은 의료인과 환자 모두에게 당면한 진료를 감당할 수 있도록 하는 힘을 부여하는 역할을 한다.

지를 보여준다. 앨리스 먼로Alice Munro의 단편 「물 위의 다리Floating Bridge」 교육을 예시로 삼아, 그들은 서사의학 교실의 진행과정을 극화劇化한다. 이 연극은 단편을 공부한 후 나온 학생들의 글로 완성된다. 이러한 텍스트의 학생-독자 반응에 깊은 관심을 기울이면서, 마우라와 대니엘은 타인의 자기 서술을 수용할 수 있는 능력을 직접 인지하는 것이 어떤 역할을 하는지 드러낸다. 존 듀이John Dewey의 『경험으로서의 예술Art as Experience』, 데럴드 윙 수Derald Wing Sue의 인종 간 대화에 관한 저술, 스티븐 미첼Stephen Mitchell의 애착에 관한 관계적 이론에 이르는 다양한 출처에서 유래한 개념은 교실 경험에 대한 그들의 해석에 내용을 부여하여, 1장에서 표현된 원칙을 구체화 또는 구현한다.

다음으로 우리는 보건의료에서 상호주관적 관계의 강력한 장애물을 살핀다. 이 중 가장 두드러지는 것은 정신/신체 이원론 개념이다. 2,000년 이상 서구 철학은 개별 주체의 통합을 부정하는 고정관념을 표출해왔으며, 주체를 마음과 신체 또는 신체와 영혼으로 분리해왔다. 2부, '이원론, 개인성, 체화'는 이원론의 구분과 신체-자아 연속체에 대한 현상학적 관점을 통해 이원론을 전도시키는 것을 설명하는 세 장으로 구성되어 있다. 3장, '이원론에 대한 불만 1: 철학, 문학, 의학'에서 크레이그 어바인과 대니엘 스펜서는 정신/신체 이원론의 역사와 그에 대한 비판을 풍성하게 제공한다. 그들은 이원론을 인간 주체를 개념화하는 주요 방법으로 정립한 플라톤Plato과 데카르트의 획을 그은 저서에 대해 자세히 읽기를 시도한다. 4장, '이원론에 대한 불만 2: 철학적 치료제'에서 크레이그와 대니엘은 신체의 현상학 이론을 설명한다. 설명은 메를로퐁티Maurice Merleau-Ponty에서 출발해 현대 철학자 리처드 재너Richard Zaner, 하비 카렐Havi Carel에 이르며, 체화에 관한 대안적인 접근법을 제시한다. 두 장을 통해 독자들은 정신-신체-영혼 통합체의 개념 틀이 이원론의 틀만큼이나 강력하다는 것을 보이려는 꾸준하고 풍부한 노력을 확인하게 될 것이다.

이원론과 그에 대한 도전에 대한 장 다음에는 체화의 현상학 개념으로 현내 임상 진료를 다루는 장이 이어진다. 서사윤리에서 의료인과 상담자는 서사의 통일성에 대한 인지 그리고 환자와 의료인 모두의 신체와 자아가 하나라는 인식을 실천에 옮긴다. 5장, '확실성에서 우리를 구원하소서: 서사윤리 훈련'에서 크레이그 어바인과 리타 샤론은 문학비평과 임상윤리 영역에서 서사윤리가 동시에 발전하고 있음을 설명한다. 이는 보건의료의 윤리적 충돌을 다루는 것을 주도하고 있는 규범 중심 접근법인 원칙주의에 대한 도전 중 하나이다. 크레이그와 리타의 서사윤리 연구는 읽기의 윤리와 임상 진료의 윤리 사이의 공통점과 서로가 함께할 때의 결실을 보여준다. 마지막으로, 그들은 문학에 대한 자세히 읽기가 임상 환경에서 서사윤리를 실천하려는 사람에게 적절한 훈련법이 될 수 있음을, 서사윤리학자의 주요 도구가 진지한 문학 연구를 통해 강화될 수 있음을 보여준다. 상상력의 활용, 철저한 겸손, 상황을 표현하여 온전히 수용할 수 있는 능력이 그것이다.

3부, '교육과 정체성'은 교육과 학습 환경에서 개인 정체성에 관한 긴급한 질문들을 다룬다. 1부의 상호주관성과 관계에 대한 서사적 기초를 복기하고, 2부의 체화에 대한 이원론의 철학적 조류를 검토한 뒤, 우리는 교육과 학습 상황 속 개별자를 다룬다. 서사성과 정체성을 교실 공간에서 어떻게 활용할 수 있을까? 교사들과 학습자들은 어떻게 모든 사람이 목소리를 낼 수 있도록 학습 공간을 열린 채로 안전하게 유지할 수 있을까? 6장, '정치학 교육: 보건의료인문학 병신화, 퀴어화, 낯설게 만들기'에서 사얀타니 다스굽타가 이 질문을 다룬다. 이 교육학적 질문은 교육이라는 기획 자체에 주목한다. 어떤 참가자가 다른 참가자보다 덜 환영받는 교실에서 학습은 이루어질 수 없다. 텍스트는 소외된, 침묵당한 목소리를 표현하는 공간이 되어야 한다. 반면 학습 경험에서의 모든 가정과 관점은 비판을 통한 검토를 거쳐야 한다. 보건의료의 사회정의 구현에 전념하는 서사의학을 따라 서사의학 교육은 보건의료와 학교 그리고 우리가 이 분야를 통해 열려는 공터에서 '편안함'을 느끼거나 느끼지 못하는 모두를 포함해야 한다.

교실이나 워크숍에서 진행되는 진지한 서사적 작업에 참여하기 위해 필요한 약속을 따져본 뒤, 우리는 4부로 넘어가 자세히 읽기의 본질을 살펴볼 것이다. 7장, '자세히 읽기: 서사의학의 특징적 방법론'에서 리타 샤론은 1920년대 자세히 읽기라고 불리기 시작한 읽기 방식의 기원과 개념적 기반을 추적한다. 이 방법은 모든 단어를 가치 있게 여기며, 어떤 텍스트적 특징도 낭비하지 않고 단어의 의미에 이바지하도록 한다. 우리의 특징적 방법인 자세히 읽기는 서사의학의 근본 원칙을 반영하고 표현한다. 그 원칙이란 (1) 사회정의를 향한 운동, (2) 학문적 엄격함, (3) 포용성, (4) 모호함의 허용, (5) 참여적·비위계적 방법, (6) 관계적·상호주관적 과정이다. 성찰은 이들 근본 원칙과 자세히 읽기가 지닌 본성과 과정이 맺는 관계이며, 우리가 착수한 이 작업의 심원한 요소들을 드러낸다. 자세히 읽기의 정교하고 주의 깊은 읽기의 실천이 임상 진료에서 우리의 목표인 정교하고 주의 깊은 듣기의 실천을 연습하는 방법이라는 것을 독자들이 깨닫고 우리와 함께하길 바란다.

8장, '자세히 읽기 교육을 위한 틀'은 자세히 읽기 기술과 방법을 교육할 때의 실천적 지침을 제공한다. 리타는 교실에서 주의를 기울여야 할 서사적 요소, 시적 텍스트의 개념적 지도를 제시한다. 이 장에서는 시간, 공간, 목소리, 은유에 집중하는 것을 선택했지만, 다른 텍스트적 요소에 관심을 두지 말라는 의미는 당연히 아니다. 수업에서 논의한 텍스트 몇몇을 다시 실었는데, 이것들은 교실과 병원 세미나에 활용되었으며 서사적 요소에 대한 자세한 검토를 돕는다. 시간에 관한 교육에는 루실 클리프턴 Lucille Clifton의 시 〈프레드 클리프턴의 죽음The Death of Fred Clifton〉을, 서사 텍스트의 공간에 관한 교육에는 제임스의 『여인의 초상Portrait of a Lady』에서 한 문단을 활용한다. 이들 텍스트는 다양한 환경의 학생들에게 이 교육의 잠재성을, 이런 읽기가 주는 선물을 보여줄 것이다.

5부, '창의성'은 창의성의 이론적 측면과 창의적 불꽃을 튀기기 위해 임상 환경에서 사람들을 격려하는 교육학적 방법을 다룬다. 소설가 넬리 허먼은 창의성이 서사의학 작업의 핵심이라는 것을 인식하는 데 영감을 불어넣었다. 죽음에 대한 자신의 경험을 다룬 첫 소설 『슬픔을 치유하는 방법The Cure for Grief』 저술 경험을 통해, 그녀는 작가의 삶에서 창조가 낳는 결과에 개념적으로 접근하려 한다.[8] 9장, '창의성: 무엇인가? 왜 필요한가? 어디로부터 오는가?'에서는 창의성을 불확실성과 의심을 향한 개방성, 정신의 확장, 기대하지 않았던 것의 환영으로 설명한다. 그것은 영혼을 소생시키는 존재의 방식이다. 서사의학 학생, 작가, 학자들이 쓴 다양한 텍스트의 도움을 받아 넬리는 각자의 삶에 관한 글쓰기의 내적 과정, 글로 쓰인 뒤 삶에서 나타나는 후속 과정을 설명한다. '위대한 작가'와 우리를 구분하지 않고, 그녀는 자아 안에서 표출되어야만 하는 것, 삶에서 말해지지 않은 것을 드러내야 하는 인간의 절실함을 진솔하게 표현한다.

10장, '창의성을 가르칠 수 있는가?'는 일상적이지 않은 장소에서 글쓰기를 가르치기 위한 실천 안내서이다. 컬럼비아대학교 보건대학, 교양대학에서 글쓰기를 가르친 경험에 의지하여 넬리는 어떻게 글쓰기를 격려할 것인지, 그 결과로 쓰인 것에 어떻게 반응할지를 보여준다. 이 장에 포함된 '읽기 지침'은 학생들의 창작을 읽고 논평하는 일이 익숙지 않은 사람에게 주는 조언이다. 이 장은 글쓰기 세미나 구조화하기, 공부할 텍스트 선택하기, 참가자들이 쓸 수 있도록 이끄는 지시문 만들기도 제시하고 있다. 광범위한 인용과 학생 글의 자세히 읽기를 통해 넬리는 독자들을 타인의 창의성에 대한 힘 있는 통찰로 이끈다.

6부는 이 작업의 결과를 평가하는 데 관한 질문을 다룬다. 서사의학이 유용한지 우리는 어떻게 알 수 있는가? 병원 직원에게, 환자에게 쓰기를 가르쳤을 때의 결과는 무엇인가? 병원 의무기록과는 어떻게 다른가? 우리는 의료인류학자 에드거 리베라콜론의 도움을 받아 이 질문에 답하려 했다. 대학원 서사의학 석사과정에서 질적 연구방법을 가르쳐온 그는 민속지학자이자 참가자-관찰자로서 사회적 활동에서 학습하는 방법을 따져보는 데서 이상적인 위치에 있다. 우리는 에드거가 연구지침서를 쓰는 게 아니라, 민속지학자의 방법을 숙고해보길 바랐다. 11장, '비상계단에서 질적 자료로: 교육학적 촉구, 체회된 연구, 서사의학이 지닌 마음의 귀'는 질적 연구를 탈신비화하고, 주변의 활동을 주의 깊게 듣고 보며 이해하려는 독자 자신의 경험에 가치를 부여하도록 이끈다. 에드거는 민족지학적 탐구의 성찰적 실천을 위해 연구자가 자기 위치를, 즉 인종·계층·젠더·이데올로기적 믿음을 인지할 필요성을 설명한다. 점차 심해지는 경제·건강 불평등 속에서 미국 보건의료 체계가 생산성 향상에 집중하여 기업화하는 것을 엄중하게 비판하면서, 에드거는 보건의료가 가져올 수 있는 선善을 축소하려고 위협하는 보건의료-기업 복합체에 맞서 서사의학의 '속도 늦추기'가 강력한 교정 수단이 될 것이라고 주장한다.

7부는 임상으로 돌아온다. 우리가 작업에서 가장 우선했던 것은 서사의학이 일상의 보건의료를 향상하고 의료인과 환자에 강한 연합을 부여하는 방법, 서로의 관심을 인정할 수 있는 새로운 방식을 제시하는 것이었다. 에릭 마커스와 리타 샤론은 12장, '건강, 보건의료의 서사적 전환'을 함께 저술했다. 컬럼비아대학교 정신분석 교육 및 연구 센터의 소장이자 서사의학에 초창기부터 함께한 에릭은 회복적 관계에 관한 개념 이해를 넓히는 데 이바지해왔다. 정신분석학자이자 정신분석학적 방법에 대한 연구자인 그의 작업을 통해 병자를 돌보는 데서 서사의학의 상호주관성이 어떤 내면의 과정을 거치는지 알게 되었다. 에릭과 리타는 이 장에서 임상 사례 하나에 집중한다. 이 사례는 리타의 내과 진료에 내원한 환자에 관한 것으로, 그 진료에는 광범위한 서사적 작업이 관여했다. 환자와 의사 모두 돌봄의 사건에 관해 쓰고, 서로 쓴 것을 읽어 환자의 상황에 관한 복잡한, 도움이 되는 통찰에 도달할 수 있었다. 환자는 돌봄 과정에서 나온 생각들을 출판하는 것을 관대함과 열정을 가지고 허락해주었다. 몇 달간의 돌봄 사건들을 상세히 검토하면서, 에릭과 리타는 의학적으로 아픈 환자의 임상적 관계에서 주요한 요소가 무엇인지 논의하며, 이를 위해 정신분석 문헌과 서사 문헌을 인용한다. 에릭은 의학적으로 아픈 사람의 돌봄에서 독특한 전이transference가 나타나는 것과 돌봄의 긴 과정에서 과도기적 공간이 열리는 것에 주목한다. 리타는 환자와 돌보는 자에게 벌어진 사건을 조명하는 창의성, 성찰, 상호관계 세 개념을 검토한다.

13장, '서사의학의 임상적 기여'에서 리타는 서사의학 훈련을 통해 발전한 임상 기법을 요약한다. 그녀는 여러 대륙에 걸친 예시를 통해 의료적 개입의 몇 가지 분류를 검토한다. 서사적으로 강화된 임상적 관계를 발전시키기 위한 개별면담기법의 혁신에서 시작하여, 서사적 방법이 가져오는 보건의료팀의 효율성 향상을 거쳐 의료인이 전자의무기록을 포함한 임상 기록을 작성하는 방법을 변형시키며, 바쁜 진료 일정 속에서 증인의 역할을 감당하는 방법을 제시하는 임상 서사의학의 새로운 실천으로 나아간다. 이 장을 대화의 시작이라고 생각해주었으면 좋겠다. 우리는 이 대화가 우리의 작업이 성장하면서 계속되기를 바란다.

책을 혼자 또는 둘이서 쓰고, 각 장을 함께 읽고 주석을 달면서 발전시키는 과정을 통해 우리는 작업의 패턴이 드러나는 것을 감사하게 여겼다.

개별 주제가 우리가 인식하지 못한 방식으로 서로 겹치고, 작업의 깊이를 더하는 새로운 방식을 제공하며, 질문을 푸는 새로운 답을 주었다. 우리는 보건의료의 서사적 비전에 미래가 있다는 것을 더욱 확신하게 되었다. 그것은 병자에 대한 돌봄이 존엄과 인정에 기반을 둘 수 있다는 것이며, 보건의료에 삶을 맡기는 모두가 개인적 풍성함을 누릴 것을 상상하는 일이다. 이 비전을 위해 우리의 작업을 바친다.

리타 샤론, 책의 공동 저자를 대신하여 씀

1부

상호주관성

The Principles
and Practice of
Narrative Medicine

1장

자기 서술:
문학을 통한 관계성의 탐구

마우라 스피겔, 대니엘 스펜서

서문

> 우리는 다른 사람과의 관계에 푹 빠져 있어 각 관계를 명확하게 구별하지
> 못한다. 우리는 관계성 속에 깊이 들어가 있어, 그 형태와 내적 작동을 완
> 전히 이해하는 것은 불가능하다. 눈이 눈 자체를 보려고 하는 것과 비슷
> 하달까.
> ─스티븐 미첼[1]

  우리는 문학이 관계성에 대해 가르쳐준 것을 살펴보려 한다. 그것은 인
간에게 상호적으로 나타나는, 평범하지만 놀랍게도 복잡한 작용이다. 문
학·철학·정신분석 이론과 함께 문학 텍스트를 연구하며 여러 원칙과 실
천을 정립할 수 있었다. 여기에선 우리 석사학위 프로그램 '자기 서술 주
고받기' 수업 과정에서 다룬 몇 작품을 관계성의 테마로 살펴보려 한다.
문학·영화·비평 텍스트를 탐구하는 이 수업은 어떤 면에서 전통적인 학
문연구와 유사하다. 하지만 서사의학 수업은 서사적 역량과 관계성을 더
잘 이해하고, 보건의료에 대한 그 영향을 탐구하기 위해 자세히 읽기와

주의 깊게 읽기의 기술을 가르친다.

문학은 인간의 상호작용을 관찰하고, 사색하며, 함께 이야기할 수 있는 끝없는 원천을 제공한다. 우리는 문학을 통해 가치 있는 다른 접근법과('전문직업성professionalism'이나 의사소통 기술 훈련 등) 비교할 수 없는 깊이 및 복잡함을 다룰 수 있다. 의료인과 돌봄 노동자에게 바른 태도와 정서의 목록을 지도하는 대신, 우리는 문학적 지식의 임상적 적용을 탐구했다.《사이언스Science》에 최근 게재된 논문은, 고전소설을 읽은 사람이 마음 이론Theory of Mind•, 사회적 인식, 정서 지능을 측정하는 검사에서 더 높은 성적을 거두었다는 결과를 보고했다.[2] 주목할 점은 논픽션이나 대중소설을 읽은 사람은 점수가 높지 않았다는 것이다. 이 결과를 설명하기 위해 연구자들은 철학자·비평가인 롤랑 바르트Roland Barthes를 인용하여, 고전소설이 독자를 창조적 경험으로 끌어들여 이야기의 틈을 메우는 자리로 위치시키고, 등장인물에 관해 추론하게 하고, 뉘앙스와 복잡성에 민감하게 만든다는 점에 주목한다. 고전소설을 읽을 때 우리는 "등장인물의 감정과 사고를 추측하기 위해 더 유연한 해석적 자원을 끌어들여야만 한다".[3]

여기에서 논의한 텍스트는 소설과 논픽션 모두 일인칭이다. 수업에서 우리는 의무기록 사본 대신 문학 텍스트를 자세히 살폈다. 임상자료는 중요한 정보를 제공하는 것은 물론 경험에 대한 일별이나 흔적을 제시한다.

• 한 주체가 타인이 어떻게 행동할 것인지 예측하게 되는 방식에 대한 이론. 크게 이론 이론(theory theory), 합리성 이론(rationality theory), 시뮬레이션 이론(simulation theory)으로 나뉜다. 이론 이론은 타인의 마음을 추론할 때 개인은 이른바 통속 심리학(folk psychology)이라는 내적이며 자연적으로 형성되는 이론을 상정하고, 그에 따라 타인의 행동을 추정한다고 본다. 합리성 이론은 개인이 합리성의 원칙, 즉 믿음, 취향, 의사결정 등에 영향을 받아 합리적으로 행동할 것이라고 가정하고, 그에 따라 타인의 행동을 추정한다고 본다. 시뮬레이션 이론은 개인은 타인의 심적 상태에 따라 상상하거나 타인의 입장에 자신을 대입해보고, 그에 따라 타인의 행동을 추정한다고 본다.

하지만 문학 텍스트는 등장인물, 맥락, 상황의 뉘앙스와 복잡함을 그 대상으로 삼는다. 그것은 독자들을 복잡한 관계로 끌어들이며, 임상자료가 할 수 없는 방식으로 세계를 독자에게 기입inscribing•한다. 또한 우리가 선택한 텍스트는 의학적 경험을 중심으로 한 것이 아니다. 우리는 상실, 기억, 정체성, 개인사史의 구축과 같은 주제를 다룬 이야기를 읽으며 서사의 작동에 관해 연구한다. 서로 다른 형태의 관계성을 향한 안목을 통해 독자와 청자는 등장인물 사이, 서술자와 등장인물·서술자와 독자 사이, 개인과 사회 사이의 관계 속으로 들어가게 된다. 명확히 보건의료를 다루지 않는 작품을 읽을 때도 건강, 질환, 돌봄, 죽음과의 연결이 만들어질 수밖에 없으며, 이때 더 많은 관계가 형성된다.

서사와 관계성의 여러 관점을 탐구하면서, 우리는 문학 이론, 비평, 정신분석, 철학, 기억과 트라우마 연구 등에 의존했다. 그중에는 미하일 바흐친Mikhail Bakhtin의 대화 이론•• 연구, 리타 펠스키Rita Felski의 '인정'과 '매혹'에 대한 독자 경험 연구, 주디스 버틀러Judith Butler의 타자를 향한 윤리적 관계의 발굴, 스티븐 미첼의 관계적 정신분석의 구성 요소, 마이클 화이트Michael White가 도입한 서사치료의 돌파구 등이 있다. 여기에서 우리는 선택한 텍스트에 대한 논의를 열고, 문학 서사와 여러 분석적 방법으로부터 나온 개념이 우리의 관계성에 대한 이해를 깊게 만드는 방식을 탐구하

•   '기입'은 텍스트를 통해서 형성되는 독자의 문학적 정체성을 말한다. 독자는 텍스트를 읽고 그 세계와 반응하면서, 일상적 정체성과는 다른 문학적 정체성을 띠게 된다. 예컨대 한강의 소설 『소년이 온다』를 읽으면서 분노하는 나는, 평소에 뉴스를 접하면서 분노하는 나와는 다르다. 이것은 자신의 자전적 글을 읽는 주체에서 가장 명확하게 드러난다. 일기를 쓰는 나의 정체성과, 쓰인 일기를 읽는 나의 정체성은 다르다.

••   바흐친은 독백주의(monologism)와 대화주의를 구분한다. 독백주의가 주체, 타자를 완성된 것으로 가정하고 인식 대상으로 삼는다면, 대화주의는 타자와의 관계 속에서만 존재하고 구축되는 미완성된 인식을 살핀다.

려 한다. 이것은 권위적인 해석이 아니라 논의를 어떻게 시작할 수 있는 지에 관한 예시이다(물론 형태와 내용은 교육학적 배경에 따라 다를 것이다). 이 장은 문학 텍스트가 관계성의 여러 측면에 접근하고 이를 탐구하는 전략을 어떻게 제시하는지를 임상적 만남과의 관련성 속에서 검토한다.

자기 발화: 콜럼 토빈과 말하기의 욕구

> 만약 내가 전화했다면, 6년 전에 일어난 모든 것을 털어놓을 수 있었을 것이다. 오늘밤 내 마음속은 마치 시간이 전혀 지나지 않았고, 달빛의 힘이 오늘밤 선택된 자들에게 맹렬한 마법을 부려 나에게 일어난 마지막 진짜 사건으로 나를 되돌려놓은 것 같았기 때문이다. 나는 대서양 건너 너에게 전화를 해 우리 어머니 장례식 앞뒤의 며칠에 대해 털어놓을 수 있었을 것이다. 모든 것을 낱낱이 털어놓을 수 있었을 것이다. 마치 그 모든 것을 잊어버릴지도 모르겠다는 듯이.
>
> ─콜럼 토빈Colm Tóibín, 「일 빼기 일One Minus One」[4]

어머니의 여섯 번째 기일에, 콜럼 토빈의 단편 「일 빼기 일」의 서술자는 어머니가 돌아가시던 순간 하나하나를 자세히 말하고 있는 자신을 발견한다. 텍사스의 달밤에 혼자 걷고 있는 그는 마치 "맹렬한 마법"에 걸린 듯이 과거를 떠올리다가, 옛 연인에게 전화하려는 열망에 사로잡힌다. 연인은 그에게 항상 정직하기를 요구했고, "내가 농담이나 잡담을 고집스럽게 계속 하거나 직접적으로 말하기를 피할 때면 크게 화를 내며 고개를 가로젓는 유일한 사람"이었다.[5] 하지만 서술자는 전화하는 대신, 이전 연인에게 전화했다고 가정하고("만약 내가 전화했다면…") 오래전 경험을 털어놓는다. 펼쳐지는 기억은 서술자가 처음 떠올려보거나, 새롭게 다가오는 것일 수 있다. 그 안에서 서술자는 어머니의 무관심, 더 모질게 대하지 못했던 자신에 대한 후회, 지금의 떠돌아다니며 고립된 생활 사이에서 은근히 느껴왔던 연관성을 진술한다.

모든 이야기는 가상적 공간에 존재한다고 할 수 있다. 하지만 여기에서 '만약'에는 관계적 중요성이 부가된다. 자신을 이해할 수 있게 만드는 지점인 말투*를 서술자는 특정한 사람과 나누는 상상의 대화에서 발견한다. 상대방의 물리적 부재에도 불구하고, 기억을 펼쳐내는 것은 상대방이다. 독백으로 보이는 것은 사실 침묵의 수취인 또는 대화 상대와의 대화이다. 서사의 친밀하고 허심탄회한 분위기와 서술자가 '너'라고 지칭하는 여러 문장에서 독자는 '듣는 사람'의 존재와 개별성을 느낄 수 있다. "네가 (…) 장례식 때 흰 셔츠를 입었던 게 기억나. (…) 네가 제단에서 어머니에 대해 이야기하던 게 보이는 것만 같아. (…) 항상 내가 사실을 말하고 싶게 만든 단 한 사람이었지."[6] "너한테 전화하지 말았어야 했어. 그때는 지금만큼 네가 필요하지 않았는데."[7] 이야기의 절박함은 지연되었던 감정의 급격한 발전과 서술자의 말하고 들리고자 하는 욕구에서 나온다. 그 청자가 단지 상상의 존재일 뿐이라고 해도 말이다. 사실 화자로부터 먼 시공간에 있는, 부재하는 청자의 존재는 이야기를 따라가면서 독자에게 손에 닿을 것처럼 사실적인 것이 된다.

「일 빼기 일」은 독자에게 청취자가 만들거나 만드는 데 실패한 공간을, 과거에 맺은 관계가(비록 단 한 번이라 해도) 일상의 상호작용에 어떻게 영향을 미치는지 같은 것을 생각해보게 한다. 이에 더해 이 작품의 세밀한 효

---

* 　원문은 상대, 상황 등에 따른 언어 사용 방식의 변화를 의미하는 사용역(register)이지만, 의미 전달을 복잡하게 하는 것 같아 쉬운 표현으로 변경했다.

과는 이야기를 '엿듣는' 위치에 독자를 놓는 동시에 독자를 이야기가 직접 말을 거는 대상으로 만든다. 물론 독자에 따라 매우 다른 방식으로 반응할 것이며, 이 다양성이 이야기에 대한 소집단 토의를 풍성하게 만들 것이다. 자신에게 특별히 다가온 순간이나 단락을 말해보라고 하면, 독자는 선택을 통해 의미의 새로운 중심지를 발견하게 된다. 어떤 독자는 공항에서 서술자가 아일랜드 커플이 특징적으로 보이는 '조심스러운 자세'를 인식할 때, 동포에 대한 편안함과 친근함을 느끼는 순간에 반응한다. 누군가는 서술자가 밤 비행기로 집에 돌아와 울기 시작하는, 이야기에서 가장 슬픈 장면을 지목한다. "단순한 세계로 돌아왔다. (…) 누군가의 심장소리가 나의 심장소리였던, 그 피가 나의 피였던, 그 몸속에 내가 웅크리고 있던 세계, 어머니가 병원 침대에서 괴로워하며 누워 있던 세계로."[8] 모든 응답에서 이야기는 독자를, 말해지지 않은 채로 남아 쌓인 것들의 무게를 느낄 수 있게끔 구축된 세계에 위치시킨다. 그 세계는 우리에게 서술자의 목소리로 창조된 상호주관적 공간에 머무는 이야기에 대한 우리의 경험과 성찰을 언어로 표현하도록 자극한다. 이것은 연결과 균열에 대한, 함께 구성되는 자기 서술의 이야기를 주고받는 것에 대한 질문으로 우리를 이끈다. 이런 생각은 추상을 통해 파악할 수 없으며, 이야기의 맥락 없이 느낄 수 없다.

임상적 만남에서, 듣는 것이 환자에게 가져오는 치료적 가치는 널리 인정받고 있다. 그러나 교환의 공동구축적 본성, 즉 청자 또는 의료인이 그들이 부여하는 듣기의 맥락과 함께 화자가 나타내거나 표현할 수 있는 것에 기여하고, 심지어 형태를 부여하기까지 한다는 점은 종종 무시당한다.[9] 보건의료는 대부분 사람과 사람 사이에서 진행된다. 서사의학은 모든 인간적인 만남의 관계적 역동성에 주목한다. 의학적 맥락에서, 사실 모든 맥락에서 중립적인 인간 존재 같은 것은 없다. 의료인이 친절한, 판단치 않는 침착함과 관심의 자세를 유지하려고 노력하는 것만큼 중요한 것은, 돌봄 제공자 개인이 돌보는 환자에게 많은 의미를 전달한다는 것이다. 이 의미는 가변적이고, 사회적이며, 개인적이고, 대인관계적이다. 풍성한 개별성 속에서 의료인과 환자는 서로에게 복잡한 방식으로 반응한다. 검사실을 포함한 모든 방에서 분위기는 두 사람 사이에서 만들어진다.

콜럼 토빈의 지적이면서도 달콤쌉쌀한 「일 빼기 일」은 상실과 끊어진 연결에 중점을 둔다. 하지만 이 이야기는 인간 역동성의 복잡함에 대한 신선한, 긍정적인 이해를 가져다준다는 점에서 놀랍다. 끊어진 연결에 감정적으로 관여하게 하여 듣기 기술에 관한 새로운 인식을 독자에게 부여하지만, 미지가 넘치는 장소인 인간 만남의 아름다움도 상기시킨다. 서사의학 교실과 임상 워크숍에서 우리는 생생한 등장인물 사이에서, 환자, 보건의료인, 가족, 돌보는 사람, 동료 등 임상에서 민나는 모든 사람 사이에서 나타나는 상호작용이 무엇인지에 대한 신선한 호기심과 생기를 자세히 읽기가 독자에게 전해줄 수 있음을 경험했다. 우리는 정신분석가 스티븐 미첼이 "관계적 공간"이라고 부른 것이 효과적인 돌봄을 전달하는 데 중요한 요소라고 강력히 주장한다.

독백과 대화: 도스토옙스키와 바흐친

나는 병자이다… 나는 심술궂다. 나는 무척 불쾌한 사람이다. 간에 병이 생긴 것 같다. 나는 내 병에 대해서는 아무것도 모른다. 나는 아픈지도 잘 모르겠다. 나는 치료를 받지도 않고 받은 적도 없지만, 의학과 의사는 존중한다. 게다가, 나는 매우 미신적인 사람이긴 한데, 의학을 존중할 만큼만 미신을 믿는다고 해두자(나는 미신적이지 않을 만큼 충분히 교육을 받았지만 여전히 미신을 믿는다). 아니요, 신사 여러분. 내가 치료받지 않으려는 건 원한 때문입니다. 당신이 절대 이해하지 못할 부분이 있는 겁니다. 그래요. 물론, 지금 내 악의 때문에 누가 다칠지 당신에게 정확히 설명할 수는 없습니다. 심지어 난 내가 치료를 거부하여 의사들에게 '되갚아줄' 수 없다는 걸 너무도 잘 알고 있어요. 이게 다른 누구도 아닌 나만 괴롭히게 될 거라는 걸 누구보다 잘 알고 있죠. 그래도, 내가 치료를 거부하는 것은 악의 때문입니다. 내 간이 아프다고요? 좋아요. 아프라지. 더 아프라고![10]

–도스토옙스키Dostoevksy, 『지하로부터의 수기Notes from Underground』

서술자의 이야기를 시작하는 첫 문장 "나는 병자이다…"는 역설과 모순으로 가득 찬, 거짓과 의문이 섞인 단언이다. 믿음, 지식, 무지, 미신, 존경, 교육, 악의, 이해 결핍, 이해, 무능력, 인식. 이 모든 것이 병치되어 있다. 그것은 초조하면서도 태평한, 묘한 태도를 나타낸다. 청자/독자와 서술자 사이의 관계는 참으로 곤란하다. 그가 독자를 처음 인식하는 순간, "당신이 절대 이해하지 못할 부분이 있는 겁니다"에는 오해라는 비난이 드러나며, 그 자신의 이해를 표출하는 이 부분을 우리가 의심하는 것은 당연하다. 지하생활자는 '믿을 수 없는 서술자'의 전형이며, 우리에게 일부러 거짓말하고 미끼를 던지며, 빙빙 도는 자이다. 1장에서 그는 자신을 증오심에 가득 차 있다고 소개하면서 말한다. "방금 내가 끔찍한 관리였다고 말한 것은 거짓말이었어요. 악의에 차서 거짓말을 한 겁니다."[11] 증오심으로 증오심에 찼다고 거짓말을 하니, 우리는 거짓말쟁이의 역설*에

● 어찌 보면 이를 해결하려고 한 버트런드 러셀(Bertrand Russell)의 시도 때문에 유명해진 거짓말쟁이의 역설은, 화자가 자신의 언명에 대한 신뢰를 부정하는 언명을 할 때 발생한다. 기원전 6세기 크레타의 철학자 에피메니데스(Epimenides)가 썼다고 하는 "크레타인은 모두 거짓말쟁이다" 또는 더 간략히 줄여 "나는 거짓말쟁이다"라는 표현은 언명이 언명의 신뢰성을 부정하여 이를 신뢰할 수도, 부정할 수도 없는 역설적 상태에 놓인다.

갇힌 셈이다. 하지만, 왜?

19세기 문학의 걸작 중 하나인 『지하로부터의 수기』(이하 『수기』)는 여러 관점에서 분석됐다. 서사의학 수업에서 우리는 먼저 성깔 있는 서술자에 대한 우리 자신의 반응을, 그리고 그의 도발을 향한 짜증과 저항을 알아채게 된다. 장광설을 늘어놓는 유아론자로 지하생활자를 치부하고 『수기』를 고립, 풍자, 절망의 독백을 확장한 것으로 읽는 것은 당연하다. 하지만 이 맥락에서 우리는 독자의 그런 강한 반응을 둘러싸고 정밀한 조사에 들어간다. 이 도입부가 어떻게 그렇게 강렬한 감정을 불러일으키는가? 어떻게 텍스트에 초청받은 우리는 그 속으로 기입되는가? 이 일은 부지불식간에 일어나는 것인가?

텍스트와의 복잡한 관계를 인식하면서, 우리는 좌절에 대해 생각하게 된다. 다양한 상황에서 독자, 청취자가 되는 것의 성가심과 저항에 대해서 생각하게 되는 것이다. 의료인과 의학교육자는 '어려운 환자', 즉 반목하고 저항하며 반박하는 비협력적인 목소리 때문에 고전한다. 의학 면담 표준항목으로 쉽게 분류·분할되지 않는 목소리는 '비협력적', '비순응적'인 것 또는 그저 말하기를 거부한 것으로 치부된다. 치료 거부는 엄청난 실천적·윤리적 도전을 초래한다. 테네시의 메리 노던Mary C. Northern 할머니 사례를 보자. 그녀는 다리의 괴저 치료를 거부했고, 1978년 법정에 서게 되면서 생명의료윤리에서 유명한 사례가 되었다.* 우리는 이런 경우 인지에 문제가 있어 거부했다고 설명하고 싶은 유혹에 빠지며, 그런 결정

---

* 72세 여성 메리 노던은 폐렴으로 병원에 입원했고 양쪽 다리에 괴저가 생겼다. 의사는 두 다리를 절단하지 않으면 목숨이 위험하다고 말했지만, 노던은 심각하게 생각하지 않았다. 테네시 보건국은 법적 절차를 밟았고, 노던에게 정신적인 문제는 없으나 다리에 관한 '정상적인' 판단을 내릴 수 없는 상태라는 판정을 받아냈다. 보건국이 대리결정권을 위임받고 수술을 명했으나, 수술을 받기 전 노던은 혈전으로 사망했다.

은 의료윤리에서 가장 어려운 영역 중 하나이다. 도스토옙스키 연구에서
배울 점이 있을까? 어떻게 임상적 만남을 더 풍성하게 '읽을' 수 있으며,
어떻게 이런 이야기가 우리와 대화를 나누는 방식을 탐구할 수 있을까?[12]
이와 비슷하게, 실제 환자가 대화에서 '저항'할 때 이를 어떻게 이해해야
하는가? 토빈 이야기의 서술자처럼, 그들이 말하려는 욕구가 있지만 발
화가 여러 다른 형태를 띠고 있을 때는 어떻게 이해해야 하는가? 발언이
행동의 일환이며, 행동이 발언의 일환인 경우를 어떻게 관찰해야 하는
가? 무수한 의사소통의 형태에 우리는 어떻게 조응할 수 있는가?

　도스토옙스키에 대해 최고의 문학비평가인 미하일 바흐친은 지하생활
자의 독백에서 고립과 관계성 사이의 상호작용이 비비 꼬여 작동하고 있
음을 보여준다. 바흐친은 지하생활자가 자신을 타인에 대해서만 정의할
수 있음을 보여주며, 반면 (어떤 순간에) 타인은 노골적·암묵적이거나 귀
속, 기대, 무시 또는 거부된다. 지하생활자는 환상의 청중을 부른다.

　　신사 여러분, 제가 놀리는 거라고 생각하실지도 모르겠습니다. 틀렸어요.
　　저는 명랑한 사람이 절대 아닙니다. 그럴 수도 없고요. 하지만, 만약 이
　　이야기 때문에 짜증 나셨다면(이미 짜증 나신 건 알고 있지만), 그래서 제가
　　진짜 누구인지 묻고 싶으시다면…[13]

　바흐친은 다음과 같이 설명한다. "주인공이 자신에 대해 보이는 태도는
타인에 대한 그의 태도, 타인의 그에 대한 태도와 분리할 수 없게 묶여 있
다. 그의 자의식은 타인이 그에 대해 가지는 의식을 배경으로 하여 계속
인식된다."[14] 바흐친은 지하생활자 독백의 모든 부분이 사실 관계적이라
고 본다. 더 추상적인 철학적 부분에서도 마찬가지이다. "세계에 관한 담
론은 자신에 관한 담론과 같이 근본적으로 대화적이다. 주인공은 세계의

질서에 대해 강력히 항의한다. 그는 자연의 기계적 필연성에 대해서도 항의한다. 마치 세계에 대해서 말하는 것이 아니라, 세계와 이야기하고 있는 것처럼."[15] 따라서 텍스트의 모든 수준에서 "독백적인 단어는 하나도 없다".[16]

철학자 알리스데어 매킨타이어Alisdair MacIntyre는 대화적 역학의 예를 제시한다. "내가 느끼는 것은 대부분 타인이 느끼거나 느끼지 않는다고 내가 받아들이는 것에 대한 반응이다. 당신의 감상에 대해 나는 의기소침함을 느끼고, 그에 대해 당신이 동정하지 못하는 것에 나는 화를 내며, 이를 마주한 당신의 관대함에 관해 내가 감사하지 않는 것을 보고 당신이 분개하는 식이다." 문학 텍스트는 이 상호작용을 개별적인 뚜렷함을 통해 보여준다. 그것은 우리가 대인관계의 역학, 매일의 만남에서 경험하는 꼬임과는 대조적이다. 매킨타이어는 "그런 감정의 연쇄는 감정적 삶의 특성"이며, "소설의 플롯은 그런 연쇄를 쫓는다"라고 설명한다.[17]

임상적 만남에서 관계성을 어떻게 이해하고 인식할까? 최근 성공적으로 경력을 쌓고 있는 한 의료인이 서사의학 수업에 참여하여 '다른' 환자에 대해 경험한, 예기치 않은 계시적 순간에 관해 말해주었다. "나는 14년 동안 한 환자와 알고 지냈어요. 14년 동안 나는 그가 있는 방에 들어가는 것이 무서웠어요. 지금 막 깨달았습니다. 만약 내가 그를 다르게 대했다면, 그도 나를 다르게 대했을 것이라는 것을요." 그는 상호 좌절의 역동에 자신이 매여 있었음을 성찰하고, 단지 잘해주거나 더 동정하는 것 대신 환자와 연결되는 새로운 방법을 찾는 것, 즉 자신과의 관련성을 파악하는 것이 해결책임을 깨닫는다. 그런 깨달음은 '듣기 기술'과 의료 전문직업성 등 설교를 통해 가르칠 수 있는 접근 방법과는 다르다(보건의료 교육에서 이런 노력이 이롭긴 하지만). 문학 텍스트에서, 독자가 이끌리는 연결은 경험적이며 자신의 역사, 연상, 상황에 따라 개별성을 띤다. 도스토옙스키의

『수기』를 읽는 사람처럼, 의료인과 돌보는 자는 읽거나 들을 때 일어나는 일에서 자신의 반응을 분리해낼 수 없다. 거리를 두려 하고 중립적 관찰자가 되려 하는 우리의 노력은 끊임없이 좌절된다는 것은 문학 경험의 한 부분이다. 자세히 읽기를 연습하면서 이 깨달음이 새롭게 이해되기 시작할 것이다.

벡델의 『펀 홈』 이해하기: 이야기 두껍게 하기

도스토옙스키와 함께 문학의 대화적 본성을 탐구하고 텍스트에 대한 우리 자신의 반응을 인식하는 데서, 앨리슨 벡델Alison Bechdel은 관계적 이슈에 관한 상보적인 조합을 이룬다. 독자 이해의 역할 그리고 화자가 이야기를 '깊게' 만들 수 있는 여러 방식을 벡델은 보여준다. '작가 노트'에서 이것이 소설임을 분명히 하는(그러나 그 말은 책이 사회적 현실을 반영함을 표출하면서 복잡해진다) 도스토옙스키의 이야기와는 달리, 『펀 홈Fun Home』은 저자 자신의 고통스러운 사건에 대해 서사적으로 관여하면서 진행되는 회고록이다. 이것이 자전적이라는 것을 안다는 사실이 이야기를 어떻게 다르게 경험하게 하는가? 독자와 '접촉'이 다양하다는 것은 무슨 의미인가? 이런 유형의 서사적 만남이 임상적 만남과 같은 다른 맥락의 관계성에 관한 우리의 이해에 도움을 줄 수 있을까?

우리를 밀어내면서도 붙잡으려고 하는 도스토옙스키의 지하생활자와는 달리, 앨리슨 벡델은 여러 문을 통해 독자들을 다면적이고 다층적인 자전적 그래픽 노블로 초청한다. 『펀 홈』 초판 양장본의 속표지에는 벡델의 어린 시절 집이 선화線畫로 그려져 있다. 벽을 투시하여 집 안을 보여주는 원 속에는 각자 자기 일을 하는 가족의 모습이 보인다. 아버지는 지하에서 사진 틀을 검사하고 있고, 어머니는 응접실에서 그랜드 피아노를 치고 있으며, 어린 앨리슨은 깃펜으로 그림을 그리고 있고, 형제들은 기타를 치고 비행기 모형을 만들고 있다. 우리가 집에 들어가면 무엇을 발견하게 될까? 이 등장인물들을 한데 모으는 것은 무엇이고, 우리를 이야기로 이끄는 것은 무엇일까? 면지面紙에는 정교한 벽지 패턴이 그려져 있고, 표제지에는 고딕 양식 글꼴로 쓰인 '펀 홈' 위를 집 처마와 사진첩 틀이 이중으로 둘러싸고 있다.[18] 장 표제지에도 가족의 스냅 사진 선화가 사진첩처럼 붙어 있다. 우리는 가족 앨범과 대저택이라는 물리적 공간으로 걸어 들어가, 페이지마다 정교하게 그려진 일기, 소설, 편지의 장들 속에 머문다. 앞서 말했듯이 『펀 홈』은 다층적이고, 자의적으로 '두꺼워진' 이야기를 얼어 보인다. 그것은 아버지의 복잡한 유산에 관한 이야기였다가 커밍아웃으로, 예술가소설kunstlerroman로 변한다. 그 중심에는 아버지의 죽음에 대한 수수께끼와(자살일까, 사고일까?) 그것을 둘러싼 폭로와 함께, 아버지와 공유한 역사를 이해하려는 딸의 노력이 함께하고 있다.

"이야기를 두껍게 한다"라는 것이 무슨 의미일까? 이게 왜 앨리슨 벡델 그리고 의료적 맥락 속 관계와 연관성이 있을까? 심리학자 마이클 화이트는 우리가 살면서 함께하는 자신에 관한 이야기는 대부분 우리나 타인의 정체성에 관한 얇고 간추려진 서술일 것이라고 했다. 그의 견해에 따르면, 얇은 이야기는 부정적인 감정으로 차 있는 경우가 많고, "'절망', '실패', '무력함', '무가치함', '증오', '부적절함' 등으로 끝나는" 특성을 보인다.[19] 앨리슨 벡델이 그린 이야기의 '얇은' 판본은 아버지 브루스가 부끄러운 유산을(그의 숨겨진 성적 지향과 연애 관계 그리고 자살했을 가능성을) 남겼다는 것이다. 이야기를 서사화하고 두껍게 만든다는 것은 호응하는 청자에게 이야기를 새로운 방식으로 말하는 것이다. 이야기의 사건을 바꾸는 것이 아니라, 새로운 중요성을 발견하여 '얇은' 결론을 더는 고정된 것, 요약된 것으로 놓아두지 않는 것이다. 사실 『펀 홈』은 이해를 위한 다양한 관점과 방법을 제시하며, 그것이 탐구하는 수수께끼에 대한 깔끔한 해결책이 있음을 부정한다.

마이클 화이트는 인류학자 클리퍼드 기어츠Clifford Geertz의 연구를 끌어온다. 기어츠는 두꺼운 서술이 "이방인의 삶을 가까이 접할 수 있도록 만드는" 힘을 가지고 있다고 주장한다.[20] 그는 표정과 같은 불가사의한 몸짓의 중요성을 강조하며, 진정한 분석을 위해 민속지학자는 뉘앙스와 맥락을 파악하고, 그에 관해 성찰하며 표현할 수 있어야 한다고 본다. 예를 들어 같은 신체 활동이지만 매우 다른 의미를 지니는 윙크와 눈의 경련을 어떻게 구분할 것인가? 두꺼운 서술은 "경련, 윙크, 가짜 윙크, 패러디, 패러디의 반복"에 대한 구분과, 이것들이 "사실과는 상관없이, 즉 눈꺼풀을 누군가가 움직였는지와는 상관없이 만들어지고, 인지되고, 해석되는" 방식을 이해할 수 있도록 해준다고 기어츠는 말한다.[21] 다시 말하면 몸짓은 여러 관계 속에서, 즉 특정한 순간, 특정한 사람, 표현의 다른 방식 사이에서만 존재하고, 두꺼운 서술은 그 서사적 요소를 설명하기 시작한다. 이런 의미에서 좋은 문학은 두꺼운 서술이다.

임상적 만남에서는 그런 주의력이 중요하다. 자세, 표정, 신체 언어는 의미심장한 방식으로 신호를 보낸다. 예를 들어 처음에 환자는 앉아서 자신의 이야기를 듣는 의료인의 자세를 정확히 기억한다. 그들은 매우 생생하게 장면을 서술할 수 있다. 반면 의사 또한 환자와의 관계를 형성하고 이야기를 더 잘 이해하기 위해 환자의 표정과 자세를 해석하려고 노력할 수 있다. 작가 아나톨 브로야드Anatole Broyard는 주치의의 용모와 행동에 대해 자신이 해석한 바를 기술하면서, 환자로서의 경험에 자신의 문학비평적 감각을 적용한다. 비뇨기과 의사가 그의 수술 모자를 세련되지 못하게 걸친 것을 보고 브로야드는 다음과 같이 쓴다. "그는 프랑스에 온 미국인처럼 입고 있었다. 어떻게 모양을 잡을지, 멋 부려 쓸지 이해하지 못한 채로 베레모를 쓰고 있는 것 같은 모습. 내 눈에 이 의사는 모자를 극복하거나 동화시킬 수 있는 매력을 지니지 못한 것으로 보였고, 그 때문에 정이 뚝 떨어졌다."[22] 자신의 편견을 시인하는 브로야드는 특정한 관계의 맥락에서 단어와 자세의 결정적인 중요성을 그 풍성한 단독성 속에서 드러내 보인다.

벡델의 『펀 홈』에서 모든 장면은 '두꺼운', 풍부한 서술과 가족의 경험을 표현하고 이해하는 여러 방식을 담고 있다. 우리는 등장인물의 내밀한 지식에 끌려 '경련, 윙크, 가짜 윙크, 패러디, 패러디의 반복'의 중요성을 이해하게 된다. 결국 어떤 자세도 '얇거나' 중성적이지 않다는 것이 가족생활의 핵심이다. 예를 하나만 들어보자. 결말로 향하면서, 대학생이 된 앨리슨과 아버지가 대화하는 장면이 나온다. 그녀는 최근 부모에게 자신이 레즈비언이라는 사실을 커밍아웃한 상태이다. 영화를 보러 가는 길, 차의 어두운 앞좌석에 나란히 앉아 그들은 전례가 없는 대화를 나눈다. "아빠가 나한테 콜레트• 책을 준 것이 무슨 의미인지 알고 있었는지 궁금해요." 앨리슨이 아버지에게 말한다. 자신이 동성애자였음을 알고 있었는지 넌지시 물어보는 것이다. "뭐?" 옆에서 아버지가 말한다. "아." 이어서 "아니야, 정말로." 다음 장면에서 둘은 침묵하며 앞을 바라본다. 앨리슨의 회고적 대사가 다음 장면에 나온다. "나는 가만히 있었다. 마치 아빠가 멋진 사슴이라서, 놀라게 만들고 싶지 않다는 듯이." 결국 아버지는 대답한다. "어떤… 일체감이 있었을지도 모르겠다."[23] 같은 각도의 장면들이 영

• 시도니 가브리엘 콜레트(Sidonie-Gabrielle Colette). 프랑스 작가로 1900년 『클로딘, 학교에서』(Claudine à l'école)를 발표하면서 집필을 시작, 자전적 주제를 통한 여성의 심리 묘사에 주력했다. 본문에서 언급되고 있는 책은 그녀의 자서전인 『지상 낙원』(Earthly Paradise)이다.

화처럼 이어지는 이 부분은(같은 크기의 장면들이 두 페이지에 걸쳐 이어지는 것은 책에서 이 부분이 유일하다) 시간이 느리게 가는 것처럼 보이게 하고, 형식적인 대화의 빈틈과 짐묵을 경험하게 한다. 교대로 나오는 대화와 서사는 성인이 된 앨리슨의 기억과 관점을 통해 우리 모두를 이미지의 현시^{現時}로 끌어들인다. 앨리슨과 아버지가 옆모습으로 그려지고, 그들은 길 앞을 내다보고 있다. 그들은 이야기의 유사성을 지닌 두 인물이 되어, 어둠과 불확실한 미래를 향한다. 이 장면은 그녀가 아버지와 나눈 마지막 대화 중 하나로, 여기에서 벡델은 우리에게 지식을 신랄하게 전달한다. 그 풍부하고도 다층적인 '두꺼운' 말하기로, 이야기는 경의의 표현이 되어간다. 벡델의 책 자체가 사랑의 행위인 것처럼 말이다.

인식: 텍스트 속 독자

많은 독자는 이 불확실하지만 의미심장한 아버지와 딸의 대화에 대한 초상에서 인식에 대한 깊은 경험적 친숙함을 느꼈을 것이다. 우리는 책을 읽고 영화를 보면서 어느 정도는 자신을 발견해간다. 소설에 우리의 경험을 빗대어보고, 우리의 삶을 새로운, 다른 관점에서 따져본다. 우리 자신의 이야기를 두껍게 하는 것이다.

독자가 지니는 인식은 『펀 홈』에서도 중요한 역할을 한다. 앨리슨은 콜레트의 소설에서 자신을 본다. 텍스트를 통해 자신의 성적 지향을 인식하는 것이다. "나랑 좀… 닮았다곤 생각했지"라는 아버지의 말은 그들 사이의 소설 텍스트를 통한 동성애적 정체성의 공유를 말하는 것이다. 비슷한 몸짓이 자동차 장면에 이어서 나오는데, 앨리슨은 소설 『율리시스^{Ulysses}』 결말에서 스티븐 디덜러스와 레오폴드 블룸이 코코아를 같이 마시는 장면을 떠올린다. 조이스^{James Joyce}의 저명한 이 작품에서 절정 부분인 '아버지-아들' 장면은 앨리슨으로 하여금 그녀와 브루스 중 누가 아버지/부모인지 묻게 만든다. 앨리슨은 다음과 같이 설명한다. "나는 아빠의 수줍어하는 설명에서 부모로서 듣는 것이 무엇인지를 확실히 느꼈다."[24] 여기에서 조이스는 부모와 자식 관계를 사고하는 본보기를 앨리슨에게 제시한다. 하지만 앨리슨은 차이, 영향력 있는 텍스트와 그의 경험 사이의 단절, 독자로서의 동일시가 지닌 위험의 가능성 또한 주목하게 한다. 예를 들어 아버지는 소설에서 자신을 발견하며, 특히 피츠제럴드F. Scott Fitzgerald와 카뮈Albert Camus 같은 작가의 낭만화된 관점에 사로잡혀 있다. 하지만 그런 인식은 거짓된, 소외된 자아를 간직하게 해 자신의 삶과 가정의 현실에서 벗어나도록 만든다고 주장하는 사람도 있을 것이다.

사실 서사와 우리가 형성하는 동일시의 관계가 항상 도움이 되는 것은 아니다. 보건의료인문학health humanities●은 의료와 대중문화의 주요 요소 중 하나인 '영웅적 의사'의 서사가 가지는 부정적 영향에 대해 오랫동안 주목해왔다. 이언 윌리엄스Ian Williams의 감동적인 그래픽 노블『나쁜 의사The Bad Doctor』는 주인공의 부정적인 자기 평가에 대해 탐색한다. 매일 자신이 환자를 대하는 것이 부적절하고, 질이 떨어지며, 근본적으로 모자란다고 생각하는 것이다. 아마도 이 의사의 부정적인 감정은 이상적인 의사상, 그리고 그를 따르며 감사와 존경을 표하는 환자들을 자기 평가와 대조하면서 나타난 것이다. 우리가 모두 알고 있듯, 서사는 스스로 선을 만들지 않는다. 심지어 좋은 서사도 예상 밖의 반응을 초래할 수 있다. 기능적으로 비판적인 거리를 찾고 유지하는 것이 서사의학 작업의 핵심적인 부분 중 하나이다.

『펀 홈』및 여타 작품의 독자적 인식 경험에서 우리는 무엇을 배울 수

● 의료인문학(medical humanities)을 보건의료 전 영역으로 확대한 학술 분야로, 의료인문학이 보건학 계열에 속하는 여러 영역을 배제하는 표현이라는 문제의식에서 나왔다.

있는가? 비평 이론가 리타 펠스키는 저서 『문학의 활용Uses of Literature』에서 다음 질문으로 시작한다. "책에서 자신을 인식한다는 것은 무엇을 의미하는가?"[25] 이런 의미의 인식은 상황이나 상대, 삶의 조건, 만연한 사회적 권력에 대한 성찰 가능성을 포함한다. 그러나 관계성의 한 형태로서 인식은 주체의 지위, 자기 이해 능력에 대한 오랜 논쟁으로 이어진다. 자크 데리다Jacques Derrida, 자크 라캉Jacques Lacan, 루이 알튀세르Louis Althusser, 미셸 푸코Michel Foucault 등의 20세기 사상가들이 전개한 '의심의 해석학'을 따라 펠스키는 비평가들이 자기인식의 경험을 환상(라캉의 거울 단계에서처럼) 또는 억압의 도구라고 조롱하게 된 경로를 다시 살핀다. 예컨대 알튀세르의 주체는 사회통제의 구조에 관해 질문하는 주체이다. 우리가 독자나 관객으로 만나는 소설, 영화의 등장인물이 지닌 것과 같은 '허구적 주체성의 함정'은 종속의 수단이 되며, 소설은 그런 오해를 영속화한다.[26] 펠스키는 이 비평적 신중함의 특징을 다음과 같이 묘사한다. "등장인물과의 (…) 동일시는 인물의 필수적인 현실성을 믿게 만들기 위한 핵심 기작이다. 비평의 역할은 그런 자아의 허구에 대해 (…) 따져 묻는 것이다."[27]

인식론적 수렁이라고 여겨지는 지점에 머무는 대신, 펠스키는 불완전한 자기 이해의 장소가 필요하며 인식의 구성적 역할을 향해, 구체적으로는 인정을 향해 나아가야 한다고 주장한다. 펠스키가 주장하는 것처럼, 지식과 인정 양쪽 모두에 대한 욕망은 인간으로서는 피할 수 없는 것이며, 읽기라는 역동적인 렌즈는 이 상호주관성의 상호작용에 초점을 맞춘다. 그녀는 동일성과 차이, 친숙함과 생소함, 심지어 문학 텍스트를 이해하지 못하겠다는 현대 독자의 인식까지 망라하여, 인식이 취하는 다양하고 다면적인 형태를 풍성하게 이해할 것을 주장한다. 펠스키는 "인식은 앎에 관한 것이지만, 또한 앎과 알 수 있음의 한계에 관한 것이기도 하며, 자아의 타성他性 인식과 타인을 통해 자기인식이 매개되는 방식에 관한 것이 모처럼 한 번 있는 아버지와 나의 스킨십이었으며, 내가 아빠 위를 날아오를 때 완벽한 균형의 순간을 만나는 것만으로도 확실한 가치가 있었다.

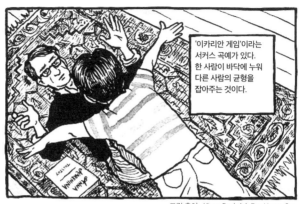

그림 출처: Alison Bechdel, *Fun Home*, 3p.

기노 하다"라고 주장한다.[28]

『펀 홈』으로 돌아가자. 작품에서 우리는 인식과 오인의 여러 형태를 경험한다. 그것은 개별적인 것에서부터 폭넓게 정치적인 것까지, 이야기의 사건으로부터 발화의 의미 자체까지 이른다. 성인 서술자인 앨리슨은 도입부에서 자신을 이카로스와 동일시하던 순간에 관해, 위로 향한 아버지의 발 위에서 균형을 잡으며 아버지가 만든 은유적인 비행기가 되어 '나는 것'에 관해 서술한다. "내가 아빠 위를 날아오를 때 완벽한 균형의 순간을 만나는 것만으로도 확실한 가치가 있었다."[29] 하지만 그녀는 이것이 인식과 오인을 동시에 경험하는 것이라는 것을 알고 있기에, 신화와 자신의 경험 사이의 균열을 살핀다. 앨리슨이 설명하고 있는 것처럼, "신화적 관계를 우리는 재현했지만, 하늘에서 추락한 것은 내가 아니라 아빠였다."[30] 게다가 이카로스/다이달로스의 순간을 그리고 있는 초반 몇 장면에서 알아채기는 어렵지만, 그는 아들이 아니다. 앨리슨이 머리를 짧게 깎고 남자아이를 연상시키는 옷을 입고 있지만 말이다. 그 모호함이 『펀 홈』의 두 등장인물이 모두 헤쳐나가려는 성 역할과 사회적 구조라는 핵심 문제를 끌고 들어온다. 다른 균열도 있다. 어린 앨리슨은 '완벽한 균형'의 순간을 반복하려고 하지만, 아버지는 더러운 양탄자에 주의를 쏟는다. 이것은 집을 청소하고 수선하려는 그의 끝없는 집착이라는 주제를 끌어온다. 펠스키에 따르면, 그런 모든 시도와 인지의 불완전함과 실패는 불가결한 요소이며, 벡델은 이야기의 무대에서 그 과정을 설명하느라 바쁘다.

『펀 홈』의 등장인물은 밀른Alan Milne●부터 프루스트Marcel Proust, 피츠제럴드 그리고 사전에 이르기까지 폭넓은 범위의 텍스트를 읽고 그와 관계 맺는다. 앨리슨과 아버지 사이의 상호 인식 및 인식의 결핍은(자신과 상대방을 향한 지식과 무지, 상대방에 의해 구성되고 오해된 자신) 더 넓은 범위의 사회적 인정을 받으려는 욕망과 동성애의 공유로 얽혀 있으며, 이 탐색은 종종 독서를 통해 수행된다. 아이일 때 서술자는 고향을 『버드나무에 부는 바람The Wind in the Willows』●●에 나오는 지도에 겹쳐본다. 소녀가 된 앨리슨은 "동성애에 대한 현대적·역사적 관점"이라고 스스로 이름 붙인 장르를 탐독하는 것으로 자신의 레즈비언 정체성을 인정받으려 한다. 고등학교에서 아버지의 영문학 수업을 들으면서 그들은 '새로운' 친밀감을 경험한다. 그것은 아버지가 숙제로 내준 책에 그녀가 관심을 보이면서, 그리고 대학을 갈 때 "인정에 관한 윤리적·정치적 주장"의 일부가 된 콜레트와 밀레트Katherine Millett●●● 같은 작가들에 관한 내용을 나누면서 이루어진다. 펠스키가 서술한 것처럼, 그것은 사회 안에서 살 수 있는 공간과 목소

● 영국의 극작가·소설가·동화 작가. 주요 저서로 『곰돌이 푸』(Winnie-the-Pooh), 『도버 가도』(The Dover Road) 등이 있다.

●● 케네스 그레이엄(Kenneth Grahame)의 동화. 동화의 고전으로 칭송받는 이 책은 시력이 나쁜 아들에게 들려주려고 만든 것으로, 강가의 작은 동물 이야기를 상세히 묘사하는 장면들로 유명하다.

●●● 미국의 페미니스트 작가·화가. 페미니즘의 목표와 전략을 제시한 『성 정치학』(Sexual Politics)은 여성 운동에 큰 영향을 미쳤다.

리를 향한 요청이다.[31] 펠스키는 침묵당한, 권리를 박탈당한 집단에 텍스트가 지닌 불가결한 역할을 논의한다.

> 우리는 주변 세계에서 개별적으로 인정받기 위해, 우리 자신의 울림을 찾기 위해 여러모로 노력을 기울인다. 인정 구조가 뚜렷한 비대칭과 불균형을 보일 때, 공적 인식의 다른 형태를 빼앗긴 자들에게 책은 생명줄과 같다. 예를 들어 최근까지 그런 결핍은 다른 여성을 욕망하는 여성의 삶을 짓밟았다. 몸과 정신에 새겨진 동경은 집이나 일터에서 부재로만, 언급할 수 없는 것으로만 기능했다. 매체에서 지워진, 공적 삶에서 보이지 않는 그것은 가끔 은밀한 속삭임, 상스러운 농담에서만 인정받았다.[32]

앨리슨과 아버지가 공유하고 논의하는 텍스트는 동류가 공유하는 거울이자, 서로를 인정하는 간접적 방식이다. 하지만 그것은 또한 벡델이 상호 인정과 오해를 굴절하고 탐구하며 거짓된 자신들에 부딪히기 위해 사용하는 거울의 방이기도 하다. 그것은 집의 "거울, 산만하게 만드는 청동 장식, 여러 출입구" 때문에 방문객들이 길을 잃는 것과 비슷하다.[33] 앨리슨과 아버지 사이에도, 각자의 주체에도 완벽한 투명성이란 없다.[34] 하지만 책의 교환과 책에 관한, 책에서 인식한 자신에 관한 편지는 지식과 인정을 향한 지속적인 욕망을 말하고 있다.

『펀 홈』에 스며들어 있는 이런 인정과 오해의 다양한 예는 우리 삶의 경험에도 마찬가지로 존재하며, 그것은 보건의료에서 중요한 역할을 한다. 아나톨 브로야드는 비뇨기과 의사에 대한 불만을 다음과 같이 적었다. "나는 이 사람과 죽을 수는 없다고 생각했다. 그는 내가 말하는 것을 이해하지 못할 것이다. 나는 죽을 때 뭔가 놀라운 것을 말할 계획이다."[35] 다른 많은 관계에서처럼 임상적 만남에서도 우리는 펠스키가 인정이라고 부른 경험을 갈망한다. 우리 자신의 독특한 개별성을 보기를, 보일 수 있기를 원하는 것이다.

인식: 종결에 저항하기

『펀 홈』 결말에서 벡델은 다이달로스/이카로스 신화로 돌아간다. "만일 이카로스가 바다로 떨어지지 않았다면?" 균열과 확인되지 않은 가설에 주의를 기울이게 만드는 이야기를 지나 우리는 공중에 뜬 채로, 가설을 손에 든 채로 남는다. 책의 마지막 부분에서 그녀는 다이빙대에서 뛰어오르고, 아버지는 풀장에서 앨리슨을 잡아주기 위해 기다리고 있다. "우리의 꼬인 이야기를 몰아댄 이 뒤집힌 설명에서, 내가 뛸 때 잡아주려고 아버지는 거기 있었다."[36] 관계는 두꺼운 이야기이며, 두꺼운 이야기는 관계이다. 이야기의 실은 다른 수많은 이야기와 이어지며, 우리 중 한 사람의 소유가 될 수는 없다. '뒤집힌 서사'는 여러 가지를 의미할 수 있다. 과거로 뻗어나간 기억, 미래로 향하는 서사, 타인의 삶 속 등장인물, 작가, 독자, 이 모두가 각각의 이야기를 만들어간다. 여러 성찰의 순간만큼 다양한 이야기의 판본이 존재한다.

회고록의 결말에 나타나는 이 몸짓은 앨리슨의 가족 경험에 대한 단독적·단성單聲적 진실을 거부한다. 독자는 의미가 계속 발생하는 것을 놔둘 수밖에 없다. 독자이자 청취자로서 판단하고 의미를 확립하려는 강한 유혹이 들 것이다. 우리는 수수께끼를 풀고 질문에 답해 결론에 도달하길 원한다. 우리는 영원히 미궁에서 헤매길 원하지 않는다. 답과 진단이 너무도 중요한 것은 당연하다. 하지만 벡델과 독자에게, 허공에 뜬 결말은 공명하는 진실을 담고 있을 것이다.

가즈오 이시구로의 『나를 보내지 마』에 나타나는 동일시와 거부

이 장의 제목인 '자기 서술Accounts of Oneself'은 주디스 버틀러가 2003년 발표한 『윤리적 폭력 비판: 자기 자신을 설명하기Giving an Account of Oneself』에서 따왔다. 책에서 버틀러는 도덕 철학에 대한 비판적 참여를 시도한다. 그는 근본적인 질문을 제기한다. 말하는 '나'는 누구이며, 나는 어느 정도까지 자기 이해를 지닐 수 있는가? 윤리적 관계를 시작하고 구성하는 자기 서술은 가능한가? 가즈오 이시구로Kazuo Ishiguro의 2005년 소설『나를 보내지 마Never Let Me Go』는 서술자 캐시 H의 목소리를 통해 자기 이해, 관계성, 윤리적 행동에 관한 질문을 신중하게 탐지하고자 하는 자기 서술을 제시한다.

버틀러와 다른 현대 이론가들에게 순전한 자율적 주체 같은 것은 없다. 이런 자율적 주체의 부정은 많은 사람에게 모욕으로 다가온다. 임상 의학과 '자율성'에 관한 존중이 신성한 것이라고 배운 원칙주의 생명의료 윤리를 공부한 사람에겐 특히 더 그럴 것이다[37](5장, '확실성에서 우리를 구원하소서: 서사윤리 훈련'을 보라). 이런 '자율성'은 자기 이해와 타인으로부터의 독립을 전제로 한다. 하지만 버틀러가 묻는 것처럼 우리가 우리 자신을, 우리의 소망과 욕망을 온전히 알 수 있다고 어떻게 자부할 수 있는가? 그의 탐구는 '주체'와 인간 자아를 향한 현대의 폭넓은 비판에서 나온다. 미셸 푸코, 자크 라캉, 자크 데리다, 줄리아 크리스테바Julia Kristeva 등 많은 이론가는 세계를 거리를 두고 바라보는 합리적·객관적·자기결정적 개인이라는 계몽적 주체의 모형을 따져 물었다. 이런 비판은, 넓게 말하면 피할 길 없이 타인과의 관계로 형성되고 언어와 사회 구조에 의해 형성된 자아를 남겼다.

그런 자아 개념 아래에서, 도덕적 책임의 근거를 어디에 둘 것인가? 버틀러가 담아낸 질문을 보자. 우리는 윤리적으로, 아니, 조금이라도 자신을 설명할 수 있는가? 내가 사회적 존재에 의해, 내 존재의 맥락과 조건에 의해, 또는 내 서사를 구성하는 주어진 언어에 의해 형성되었다면, 나는 자신에 관한 충분한 서사를 제시할 수 있을까? 고대의 명령 "너 자신을 알라"는 전복되었다. 버틀러는 그 자리에 철학자 에마뉘엘 레비나스Emmanuel Levinas와 아드리아나 카바레로Adriana Cavarero의 작업을 끌어들여 우리 자신의 불투명성에 관한 인식과 자아 및 타인 사이의 근본적 타성他性에 기초한 윤리학을 제시한다. 이 겸손과 연약함의 윤리학에서 섬세한 윤리가 나온다.

서사의학은 버틀러의 '말하는 나'가 지닌 잠정성, 관계성, 공동구축성co-constructedness의 신념을 공유한다. 우리는 이 어수선한 심적 부침을 관찰하는 것이 가치 있다고 생각한다. 우리의 사회적 내재성과 우연적 정체성을 요구해야 하는 곳은 의료 환경, 그것도 권력 불평등과 견고한 위계가 만연한 그곳 말고 어디가 더 있겠는가? 환자의 묻지 않은 질문, 말하지 않은 걱정, 연결되지 않은 전화는 의료적 만남에서 의사소통이 너무도 연약함을 잘 보여준다. 이 기술 중심 시대에 우리는 합리성과 실증주의의 한계를 반드시 찾아내야만 한다. 마지막으로, 주관성에 거부감을 느끼는 의료인과 의료계열 학생은 "말하는 '나'는 누구인가?"라는 질문의 답을 시급히 요구한다. 이제 우리는 이런 질문이 생생한 형태로 빈번하게 나오고, 그럼으로써 독자에게 우리가 누구인지에 관해, 우리의 삶을 구성하는 관계와 우연성에 관해 새롭게 생각하도록 해주는 철학·심리학·문학 텍스트로 돌아가겠다.

이시구로의 『나를 보내지 마』가 바로 그런 문학 텍스트로(스포일러 주의), 작품은 영국의 대처 수상 이후 시대에 관한 대안 역사를 배경으로 복제인간들의 매혹적인 디스토피아를 그린다. 복제인간들은 장기기증을 위해 만들어졌으며, 복제되지 않은 인간들에게 삶을 박탈당한다. 생명윤리 수업에서 종종 읽는 이 소설은 장기이식, 인간복제, 유전공학, 보건의료 불평등, 사회정의 등 공공정책과 관련된 문제를 논의하기에 좋은 자료이다. 독자는 소설이 기묘한 정확성, 우화적 서사, 대안적 현재, 가능한 미래를 통해 어떻게 우리의 곤경을 반영할 수 있는지를 보고 경탄하게 된다. 우리 사회는 그런 디스토피아와 다르다고 믿고 싶지만, 소설은 그곳과 세상이 별로 다르지 않다며 우리를 시험한다. 이 시급한 질문들에 관심을 두듯이, 서사의학적 맥락에서 우리의 관심은 서사적 결정과 윤리적 결정 사이의 관계로 향한다. 이야기는 어디서 시작하는가? 누가 말하고, 누구에게 말하며, 무슨 이유로 말하는가? '이야기'에는 무엇이 포함되고 무엇이 배제되며, 말하는 방식에서 우리는 무엇을 배울 수 있는가?

호명의 장면

이시구로의 소설은 평범하게 시작하는데, 이것이 오히려 독자의 눈길을 끈다. "내 이름은 캐시 H." 물론 누가 말하는지, 소설의 세계가 어디인지 알지 못하는 우리는 이 무척 건조한 시작의 표식에 놀라게 된다. 그리고 책을 읽어가면서 이 표현에 서술자의 이름보다 훨씬 많은 것이 담겨 있음을 깨닫게 된다. 서술자가 자기 배경을 제시할 때는, 그와 관련되어 우리를 어떤 방향으로 이끌기 위함이다. 그러나 캐시는 (나중에 알게 되지만) 가족사나 정체성을 가지고 있지 않다. 이야기는 그녀의 이름과 '학교', 헤일셤Hailsham, 동료들과 '보호자들'에 대한 기억에만 기초하고 있다. 처음 읽을 때 우리는 H가 무엇의 약자인지 궁금해진다. 성의 첫 글자인가? 다른 캐시와 자신을 구분하기 위해 사용하는 표시인가? 이후 우리는 그녀에게 '성'이 없다는 것을 알게 되면서, H가 숫자일지도 모른다고 생각하게 된다. 이를테면 캐시, 모델 번호 8.

캐시의 소개는 그 직접성으로 우리를 놀라게 하면서도 소설의 첫 문장부터 우리를 잠깐 생각하게 한다. 누군가가 그녀의 이름을 우리에게 말해주는 가장 친숙한 표현을 낯설게 느끼는 자신을 발견하게 되는 것이다. 그리고 이 도입부에서 이야기와 우리의 관계가 형성되기 시작한다. 우리는 캐시 H가 자신을 우리, '피와 살을 지닌 독자'에게 소개하는 것인지, 아니면 이야기를 듣는 가상의 수신자인 서사 독자를 상정하고 있는 것인지 곰곰이 생각해보게 된다. 아니나 다를까, 우리는 곧 캐시 H가 다른 동료 복제인간에게 자신을 소개하고 있다는 것을 알게 된다. 그들은 헤일섬에서 성장할 수 있었던 캐시처럼 '운이 좋지는' 않았다. 캐시는 "네가 있었던 곳이 어땠는지 나는 몰라"라고 말문을 열면서 헤일섬의 특징을 설명한다. 신체검사, '수집품', 보호자의 행동, 성에 관한 태도 등. 엿듣는 사람처럼 되어버린 우리 독자는 캐시가 우리를 직접 부를 때보다 훨씬 더 그녀의 운명에 말려들게 된다. 소설의 독자는 종종 불편하지만 그 원인을 딱 짚어 말할 수 없는 느낌을 경험하는데, 이 호명의 장면이 전개되면서 이런 으스스함uncanny과 동요는 등장인물, 텍스트와 우리가 맺는 관련성 때문임을 알게 된다. 그러한 미완성의 반응에 이름을 붙이는 것은 깨달음을 준다. 이 부분은 우리의 정서적 반응을 더 잘 이해하는 분석적 도구가 되는 것이다.

게다가 버틀러가 설명한 것처럼, '호명의 장면'은 자기 서술을 제시하는 데 핵심적인 역할을 한다. "타인이 나를 설명하고, 나를 호명하는 타인에게 자신을 제시하려고 할 때, 즉 자신의 서사적 설명을 확립할 때 나는 성찰적 주체로 존재하게 된다."[38] 레비나스, 푸코, 아드리아나 카바레로 등에 힘입어 버틀러는 다음 질문을 제기한다. 이러한 '호명의 구조'의 본성은 무엇이며, 이 만남이 윤리를 어떻게 정초定礎할 수 있는가? 으스스한 허구적 형태를 지닌 캐시의 호명 장면은 우리의 화자에 대한 윤리적 책임을 새로운, 종종 불안하게 만드는 방식으로 따져 묻게 만든다. 문학에서 호명의 장면을 비교해보면서 우리는 그 형태와 의미에 새롭게 적응하게 된다.

동일시와 부정

도입부에서 어떤 의미로는 훔쳐보는 사람의 위치에 있던 우리는, 복제인간의 경험과 그들의 무서운 처지를 점차 공유하게 된다. 초반부에서 캐시는 헤일섬의 기억을 나눠달라고 요청하는, 죽어가는 '기증자'를 돌본다. "그가 원한 것은 헤일섬이 어떤 곳이었는지를 단순히 듣는 것이 아니라, 마치 자기가 유년기를 그곳에서 보낸 것처럼 헤일섬을 '추억하는' 것이었다. 그는 완성이 가깝다는 것을 알고 있었고"(완성이란 마지막 기증을 하고 복제인간이 죽는 것을 말하는 표현이다) "그래서 나로 하여금 여러 가지 것들을 자세히 묘사하게 해서 그것들이 실제로 자기 머릿속에 서서히 자리를 잡아서는, 약 기운과 통증과 피로감으로 잠 못 이루는 그런 밤 동안 나의 기억과 자기 기억 사이의 경계가 허물어지기를 원했던 것이다."[39] 우리는 이 개별적인 청자와 어떤 비교도 거부할지도 모른다. 독자로서 그런 경험을 공유하는 것을 말이다. 우리는 캐시의 회상으로 들어간다. 그것은 우리의 삶에 대한 인정과 가치만큼 생생하다. 기억의 성셔, 그 풍부한 불완전성과 우연성, 우정과 다툼, 시, 그림, 상상, 그리워함과 상실. 캐시의 이야기가 진전되면서, 우리는 학생의 성장과 함께 이 세계를 이해하게 된다. 우리의 지식은(부정도 함께) 인물의 성장과 함께 자란다.

하지만 그들의 아동기를 향한 핵심 질문은 답해지지 않은 상태로 남는다. 왜 헤일섬 학생이 그린 최고의 예술 작품은 마담의 '미술관'으로 옮겨지는가? 이 과거에 관한 수수께끼들은 캐시에게 자신과 자신이 사랑했던 사람들을 이해하기 위한 열쇠이다. 소설의 끝이 가까워지면서 캐시와 어릴 적 친구인 토미는 답을 찾기 위해 헤일섬의 관리자인 마담과 에밀리 양을 만나려고 규칙을 어긴다. 그들의 사랑이 진실임을 증명하면 '기증'이 3년 미뤄진다는 소문에 관해 질문하기 위해서이다. 토미는 그림을 내밀어 자신과 캐시의 내면을, 서로를 향한 사랑의 진실성을 증명하려 한다. 진심으로, 그들은 자신만의 이야기를 찾으려 하며, 그것이 그들의 운명을 결정하리라 믿는다. 자신을 이해하고, 상상하며, '완벽한' 자기 서술을 제시하여, 비록 일시적이라 해도 자유를 획득하기 위해서 말이다. 결국 어떤 의미에서 그들은 자기 이야기의 증인이 된다. 하지만 그것은 인간성을 대가로 한다. 에밀리 양은 그들에게 3년 유예는 '유치한 공상'일 뿐이라고 말해준다. 그들은 그 이상의 것이 있다고 생각하며, 어린 시절에 관한 가장 중요한 질문을 던진다. 왜 마담은 그들의 최고의 작품을 가져갔는가? 에밀리 양이 설명한다. "너희 영혼이 드러나 있다고 생각했기에 우리는 너희 예술품을 가져갔어. 더 품위 있게 말하자면, 너희들이 영혼이 있다는 것을 증명하기 위해 그랬지."[40] 그들에게 영혼이 없다고 여겨졌다는 폭로는 충격적으로 다가온다. 그들의 인간성이 그저 가정된 것일 때에만, 그간의 모든 지식을 받아들일 수 있다. 에밀리 양은 계속 설명한다. "복제인간, 아니면 우리 식으로 학생은 단지 의과학 때문에 존재한 거란다. 전후 초기에는 사람들 대부분이 너희를 그렇게 여겼지. 시험관의 그림자 같은 존재라고."[41] 사실 텍스트에서 '복제인간'이 나오는 것은 이 부분까지 포함해서 두 번뿐이다. 에밀리 양은 그들이 '학생'이라고 불린 것은 개혁가들의 대안적 호칭이었을 뿐이라는 사실을 밝힌다. 캐시가 자기 서술을 완성하지 못한 것은, 그녀가 자기 이야기에서 벗어나 영혼 없는 복제인간이 되었기 때문이다. 버틀러의 표현을 보자. "'나'는 자신이 존재하지 않을 수 있었던 상태를 목격하지 않고는 내 자신의 탄생과 그

가능성의 조건에 관해서 이야기할 수 없다. 그 조건은 앎의 주체로 탄생하는 것에 앞서며, 기원의 조건을 구성한다. 이것은 권위적 지식을 희생해야만 서술 가능하다."[42] 자신의 기원적 서사가 밝혀지자, 캐시는 과거도 미래도 유지할 수 없게 된다. 그녀는 가장 소중하게 여기는 자신을 희생하지 않고서는 자기 서술을 완성할 수 없다. 하지만 그녀가 서술을 제시하고 그 불가능성을 인정하면서, 우리는 인간성의 모든 비극적 차원을 발견하게 된다.

여기에서 '호명의 장면'은 무엇인가? 마담과 에밀리 양은 캐시와 토미의 무서운 운명을 재확인시켜주지만, 그곳에는 사랑도 존재한다. 캐시와 마담은 인정의 순간에 있는 것처럼 보인다. 그들은 각각 어린 캐시가 〈네버 렛 미 고Never Let Me Go〉라는 노래에 맞춰 춤추고, 마담이 문가에서 그것을 보며 눈물짓는 장면을 떠올린다. 캐시가 옛적의 이 장면을 떠올리고 마담의 슬픔에 대해 말하자, 마담이 캐시에게 말한다. "독심가 자질이 있는걸." 하지만 그녀는 캐시의 마음을 읽지 못한다. "나는 어린 소녀를 보았어. 소녀의 눈은 꼭 감겨 있었고, 가슴 속엔 옛날의 친절한 세계를 품고 있었지. 그 마음속에 있는 과거의 세계는 계속될 수 없었어. 소녀는 그것을 꼭 쥐고 간청했지. 자기를 보내지 말라고. 이게 내가 본 거야. 실제의 너나 너의 행동을 본 게 아니란 걸 알아. 하지만 난 너를 보았고 그게 내 마음을 아프게 했어. 잊히지가 않는구나."[43] 여기에는 오해가 있다. 캐시는 사실 아기를 안고 있는 걸 상상한 것이다. 하지만 오해에는 어떤 의미에서 진실도 있다. 캐시에게 자신이 절대로 가질 수 없는 것에 대한 갈망은 상실하게 될 자신의 순수함에 대한 애도이다. 마담은 으스스한 복제인간을 향한 혐오에도 불구하고, 감동의 눈물을 흘리고 그 사건을 생생히 떠올린다. 이 오해에는 펠스키가 주장한 것처럼, 인정의 결정적인 형태가 담겨 있다. 이와 비슷하게, 독자들은 인물들의 참혹한 운명에 전율하면서도 그 두려움과 사랑을 자신의 것으로 여긴다. 캐시와 친구들을 인정하려고 노력하는 것이다.

독자들은 『나를 보내지 마』에 매우 단호하게 반응하면서, 다른 사람들이 매우 다양한 방식으로 반응한다는 것에 놀란다. 캐시와 친구가 인간의 감정을 경험했는지 질문하면 일부는 "당연하죠!"라고 대답한다. 반면에 "당연히 아니죠. 그들은 인간이 아니잖아요!"라고 대답하기도 한다. 캐시의 말투와 목소리의 결에 대해 어떤 독자는 차분함, 내성적인 성격, 절제력이 느껴진다면서 이는 그녀의 힘, 공감력, 적응성을 드러낸다고 한다. 어떤 독자는 그 목소리가 기묘할 정도로 무덤덤하다며 강한 거부감을 느낀다. 캐시가 삶의 참상에 감정적으로 반응하는 데 실패했다고, 현실 수용을 애써 거부한다고 보는 것이다. 그럼에도 어떤 독자는 캐시의 말투를 사고를 결여한 복종의 증거로, 더 심하게는 복제인간을 순종하게 만드는 억압적 통제 시스템과의 공모라고 느낀다. 캐시는 죽음을 다루는 체제에 적응하면서 이에 말려든 것인가, 아니면 연대감과 이해를 구하는 외로운 목소리인가? 혹은 둘 다인가? 복제인간들이 반항하거나 도망가지 않는 이유는 독자들을 혼란시키곤 한다. 이 문제는 여러 끔찍한 불평등을 정상으로 만드는 사회로 인해 괴물과 같은 세계의 문제에 저항하지 못하는 우리에 대한 논의로 이어지기 마련이다. 우리는 복제인간들의 조용함을 비판할 수도 있다. 하지만 우리에게도 처벌의 체계가 기입되어 있다. 사회통제를 위한 이 체계는 너무 광대하여 인식하기조차 어렵다. 우리, 순종적인 신체docile body는 소설의 '학생들'이 서로를 지켜보고 있는 것처럼 서로를 감시한다. 이 문제는 학생들, 특히 의과대학생에게 자기 사고와 행동을 규제하고 제한하는 방식을 생각해보게 한다. 보호자인 루시 양이 한 것처럼, 헤일셤 학생들을 자신의 운명에 거칠게 노출시키는 것이 더 윤리적인가, 아니면 에밀리 양이 선택한 것처럼 무지의 상태로 놓아두어 아동기를 보호해주는 것이 더 윤리적인가? 지식이 가져오는 책임은 무엇인가? 의료적 맥락에서, 관계를 붙들어 매거나 불안정하게 만드는 것은 무엇인가?

결론

> 당신이 이해하지 못하는 것을 내가 설명할 수 없어서가 아니라, 내가 설명할 수 없다는 것을 당신이 이해하지 못하기 때문입니다.
> ─엘리 위젤Elie Wiesel● 44

앞에서 우리는 서사의학 수업을 맛보았다. 계속 진화 중인 이 수업의 계획서에는, 여기에서 다루지 못한 여러 이론가의 텍스트가 담겨 있다. 그 목록에는 벨 훅스bell hooks, 제롬 브루너Jerome Bruner, 일레인 스캐리Elaine Scarry, 아서 프랭크Arthur Frank, 도리 라우브Dori Laub, 폴 리쾨르Paul Ricoeur, 조너선 셰이Jonathan Shay, 도널 스턴Donnel Stern이 포함되며, 이들은 사람과 사람 사이, 사람과 서사 사이의 동적 관계에 관한 사고의 폭을 넓혀준다. 철학자와 정신분석학자의 작업을 통해, 우리는 자율성의 모형으로부터 관계성의 모형으로 개념적 전환을 이룰 수 있었다. 임상적 만남에서 보자면, 이것은 관찰자와 관찰대상자라는 모형에서 의료인이 자신과 환자를 주관적 행위자로 인식하며 나타나는 양방향적 상호작용으로의 전환이다. 스티븐 미첼은 정신분석 임상에서 나타난 이런 전환을 설명한 바 있다.

● 　루마니아 태생의 소설가. 보스턴대학교 인문학부 교수로 재직하면서 구호와 핵전쟁 방지 운동 등 폭넓은 사회 활동을 펼치고 있다.

"역사적으로 정신분석학적 기술은 환자의 심적·정신적 과정을 분석가의 감정, 행위와의 상호작용과 독립적으로 '분석'할 수 있다는 가정에 기반하고 있었다. 적절한 기법을 통해 분석가의 감정과 행위를 배제하거나 고정할 수 있다고 가정한 것이다. (…) 전통적인 분석 기법은 상호작용을 피하려는 노력을 통해 (…) 철저함을 유지하려 했다."[45] 관계성 이론은 이런 모형에 근본적인 전환을 가져온다. 관계적 정신분석이 중립적 수용자로서의 분석가라는 개념을 버리고 대신 분석가를 임상가-환자 관계에서 공동구축자로 바라보는 모형을 취하는 것처럼, 의료 또한 같은 방향을 취할 수 있다.

우리는 관계적 역동성에 집중하여 문학 텍스트를 읽는 것이 삶의 사회적·구조적·전문가적·개인적 관계를 일깨워준다는 것을 알게 되었다. 문학 텍스트에 표현된 인간적 나눔의 공동구축적·대화적 본성에 관해 생각하고 쓰는 것은 타인을 향한 자신의 영향을 더 세밀하게 알아차리도록 독자를 이끈다. 임상적 맥락에서 그런 성찰의 결과는 생생하고 직접적이며, 더 많은 시간을 들이지 않아도 임상가는 더 깊은 관계를 형성하고 타인과의 경험에 자신을 열 수 있게 된다. 그것은 언어의 한계를 넘어선다. 아니, 언어의 한계 때문에 가능한지도 모르겠다. 문학이 이야기를 풍부하고 깊게 만드는 것처럼 의사, 환자, 간호사, 가족, 병자의 돌봄에 참여하는 모두는 말하기와 듣기를 두껍게 만들 수 있으며, 모호함과 다양한 관점을 편안히 받아들일 수 있게 된다.

2장

우리가 한 것과 일어난 일:
문학, 경험, 감정, 교실 속 관계성

마우라 스피겔, 대니엘 스펜서

(…) 우리에게 일반적으로 편안한 것이 아니라면, 우리는 정서적 경험을 통제하기 어렵다고 생각한다. 우리의 감정과 행위는 어느 정도 그 자체로 지저분하며, 나와 타인 사이의 틈새, 그 공간에 위치한다.

–스티븐 미첼, 「상호작용의 위계An Interactional Hierachy」[1]

어떻게 설명할 수 있을까? 설명할 수나 있을까? 여행 자체와 여행에 관한 이야기는 언제나 다르다. 서술자는 집에 머물고 있지만, 자기 입을 여행자의 입이 되도록 강제하여 그 입이 작동하게 만들고, 계속 말, 말, 말하게 만든다. 어떤 장소에 가서 그 장소에 관해 말할 수 있는 사람은 없다. 보면서 동시에 말할 수는 없다. 한 사람은 갔다가, 수많은 손동작과 팔의 작용과 함께 돌아온다. 눈의 지시를 따라 빛의 속도로 일하려면 입자체는 반드시 가만히 멈춰서야 한다. 너무도 빠르고, 너무도 보고할 게 많은 입은 열린 채로, 알맹이 없는 종처럼 침묵한다. 말할 수 없는 삶이라! 그 자리에 서술자가 들어온다. 서술자는 축복을 받아 흉내 내고 정리한다. 서술자는 입의 좌절을 향해 느린, 거짓된 노래를 부른다.

–로리 무어Lorrie Moore, 「여기, 유일한 인간 같은 사람들People like that are the only people here」[2]

7월 1일 아침 6시 30분, 하우스 오브 갓은 나를 삼켰다. 어느새 나는 6층의 끝없는 담즙 색 복도를 걷고 있었다. 내가 일을 시작한 남측 6번 병동이었다. 팔에 엄청나게 털이 많은 간호사가 회진이 진행 중인 당직실을 가리켰다. 나는 문을 열고 들어갔다. 순수한 공포를 느꼈다. 프로이트가 베리를 통해 말한 것처럼, 내 공포는 "이드의 직격탄"이었다.

–사무엘 셈Samuel Shem●, 『하우스 오브 갓House of God』[3]

사회-관계적 역동과 의학교육

의과대학 1학년생은 임상 환경에서 환자를 만나기 시작할 때 환자를 향한 감정을 갖는 것이 '옳은지 그른지'를 궁금해하곤 한다. 컬럼비아대학교 의과대학 서사의학 선택과목에서 이 질문은 어떤 방식으로든 꼭 제기된다. 우리는 환자에게 동정심을 느껴야 하는가(또는 적절한 관심과 몸짓이 그 역할을 다할 수 있는가)? 학생들은 '그 환자가 만약 우리 할머니였다면' 느꼈을 감정의 깊이에 자신이 다다르지 못했다고 생각하는 경우, 강렬한 부적절감feeling of inadequacy을 표출한다. 그들은 의학교육을 통해 엄청난 스트레스와 도전을 마주하는 중인 것이다.

의료인 대부분은 감정 표현을 통제하는 것이 전문직업성에 필수적이며 중요한 요소라는 데 동의할 것이다. 한 동료는 자기 아들이 태어났을 때, 산부인과 의사가 눈물을 쏟으며 아기가 다운증후군이 있다는 소식을

● 미국 정신과 의사 스티븐 조지프 버그먼(Stephen Joseph Bergman)의 필명.

전하던 것을 떠올린다. "그가 울었다는 것 때문에 엄청 화가 났어요. 의사는 모든 것이 잘될 것이라고 안심시켜줘야 하는 것 아닌가요?" 누군가는 암 진단을 받을 때 의사의 눈시울에 눈물이 맺히는 것을 보면서 편안함을 느꼈다고, 덜 외로웠다고 말한다. 그렇다면, 무엇을 느끼고 어떻게 표현할 것인지에 대한 복합적인 메시지가 의학교육에서 전달되고 있다는 것은 이상한 일이 아니다. 이런 충돌은 의학교육이 감정에 관해 주의를 거의 기울이지 않는 이유이기도 하다. 교육자인 요안나 샤피로Joanna Shapiro는 다음과 같이 적었다. "공식적인 [의과대학] 교과과정이 학생들의 감정을 직접적으로 다루는 일은 거의 없다. 주기적으로 적절한 태도 및 존경, 이타심, 돌봄의 가치를 나열하긴 하지만 말이다."[4] 그러나 그녀는 비공식적 교과과정이 대안적 메시지를 전달하고 있음을, 즉 "감정적 거리두기와 초연함"이 적절한 전문가적 자세로서 주입되고 있다는 점을 지적한다. 일반적으로 의사의 감정은 "믿을 수 없는 것, 의료에서 발 디딜 자리가 없는 것"으로 다뤄진다고 샤피로는 주장한다. 감정을 방종이라고 느끼거나, "동정심으로 인한 피로"에 내몰리기 때문이다. 샤피로에 따르면, 부적절한 감정적 통제 또는 "너무 신경 쓰는 일"은 "감정적 고갈"과 "전문가적 태만"으로 이어진다는 메시지를 의학계열 학생은 주로 받는다.[5] 그런 감정에 대한 의심은 부정적 느낌 그리고 긍정적 느낌 양쪽으로 확장된다.

교육자들은 감정이 학습에서 중립적인 요소가 아니라는 것을 이전부터 이해하고 있었다. 심리학자 대니얼 골먼Daniel Goleman은 다음과 같이 썼다. "걱정, 화, 우울을 느끼는 학생은 학습하지 않는다. 이런 상태에 사로잡힌 사람은 정보를 효과적으로 (…) 받아들이지 못한다."[6] 페미니스트와 인종차별 이론가는 교실에서 받은 느낌을 말하는 방법을 학습하는 것이 교육학적·정치적 가치를 지닌다는 점을 인정하고 있다. 데럴드 윙 수가 『인종 간 대화와 침묵의 음모Race Talk and the Conspiracy of Silence』에서 적고 있는 것처럼, 학생들은 학급 토론에서 발생하는 인종 간 긴장을 인정하기를 두려워하지 않고, 그 느낌을 표현하는 교사를 높이 평가한다. "뛰어난 교사는 타인이 이런 감정을 느낄 수 있도록 돕고, 그에 지배당하지 않도록 개개인을 자유롭게 하는 사람이다. 느낌에 이름을 붙이지 않고 이해하지 않은 채로 남겨두면, 그것은 성공적인 대화를 막는 감정적 걸림돌이 된다."[7] 더군다나 교육자 엘리자베스 보겔Elizabeth Vogel은 다음과 같이 지적한다.

> 감정을 드러내는 것과 드러내지 않는 것은 정치적으로 중립적이지 않다. 침묵을 강요당하는 사람은 보통 주변인, 유색인종, 여성 등이다. 종종 이 침묵은 진짜 통증에 대한 반응이기에 부적절한 것이 아니다. 이렇게 감정은 풀어내어 분석하기 어려운 영향력의 그물을 형성해간다.[8]

이런 복잡한 역동성은 의과대학 교실부터 진료실에 이르는 상호작용의 모든 수준에서 나타난다. 수사학자 린 워셤Lin Worsham은 교실에서 감정의 자리를 만들어야 한다고 주장하며, 이런 맥락에서 도움이 될 수 있는 감정의 정의를 제시한다. 감정이란,

> 정서와 판단을 단단히 꼰 끈이다. 그것은 사회적·역사적으로 구성되며 신체성을 띤다. 이를 통해 상징은 복잡하고 모순되는 방식으로 개인, 사회질서, 의미구조를 묶고 그에 영향을 미친다.[9]

의학교육자와 의료인은 감정적 자기인식이 교실과 보건의료 훈련에서 결핍되었던 중요한 차원임을 인식하기 시작했는데, 감정을 무시한 결과가 분명하게 드러나고 있는 것이다. 많은 사람이 관찰한 것처럼, 의과대학생과 젊은 의사들은 자신이나 타인의 감정적 반응에 익숙해지도록 격

려받지 못한다. 이런 느낌 중 뚜렷하게 나타나는 것은, 지배적인 의료 문화의 가치 속에서 자신의 감정적 외피를 지키려는 욕구이며, 이는 충분히 이해가 가는 부분이다. 더구나 샤피로가 관찰한 것처럼 "의과대학생이나 레지던트의 감정적 정직성을 개발하려는 노력은 전혀 이루어지고 있지 않다." 그 결과 중 하나는, 훈련생들이 "혼란, 위험, 어려움"의 느낌을 경험할 때, "감정적 초연함과 거리두기의 입장을 받아들이기로 결정"한다는 것이다.[10]

『의사의 감정What Doctors Feel』에서 의사 대니엘 오프리Danielle Ofri는 의료인이 경력 내내 공포, 부끄러움에 대한 애도, 분노 등 부정적인 감정에 휘둘리고 있다는 점을 지적한다. 게다가 감정적으로 압도당한 경험은 종종 소진으로 이어진다. 병원에서 훈련받는 젊은 의사가 아픔과 죽음의 맹습을 목도할 때, 의료오류로 고뇌할 때, 이상과 현실이 충돌하여 의학 자체에 대해 환멸을 느낄 때 이런 '원초적 감정'이 따라 나온다는 것은 당연하다.[11] 어느 교육자는 연약한 환자가 "의과대학생들에게 공포, 반감, 연민을 불러일으키는데", 그것은 "환자를 '돕고' 문제를 '고치려'" 의학에 입문한 학생들이 "연약한 환자가 처한 문제의 크기와 양에 압도당하기" 때문이라고 본다.[12] 의사는 이 어려운 전문가적 영역에서 어떻게 길을 잡아야 하는가? 학생들이 근저에 깔린 고통, 공포, 빈곤, 건강 불평등이라는 감정을 건드리는 시나리오에 노출되었을 때, 이 경험을 세계와 자신에 관한 인식과 통합할 수 있는 전략을 제시받지 못한다면 그들은 어떤 메시지를 전달받을까?

의학교육과 훈련에서 감정이라는 요소가 빠져 있음을 고치려 할 때 또다른 문제가 있다. 세라 드 레우Sarah de Leeuw 등이 관찰한 것처럼, "감정, 복잡성, 비판, 자기 성찰에 너무 집중하는 것은 어떤 학생에겐 의학에서 배우려고 했던 것, 특히 '실용, 응용/임상' 영역에서 멀어지는 것처럼 여겨진다."[13] 사실 학생에게 "네 감정을 이야기해봐"라고 요청하면 학생은 당황하여 좋은 의도를 가진 교육자에게 침묵과 적개심으로 반응하곤 한다. 사회학자 아서 프랭크가 관찰한 것처럼, "전문직 문화에는 개인적 성장의 자리가 없다. 젊은 의사들은 앞에 놓인 경력을 자신의 도덕적 발전의 궤적으로 생각하도록 훈련받지 않는다."[14] 의료 문화가 감정의 침묵을 훈련시키는 장소라는 점을 인식하며, 문학비평가이자 교사인 수잰 포리에이 Suzanne Poirier는 의학 학습자들에게 감정에 정직하라고 권면한다. 자신과 타인의 느낌 그리고 그것이 미치는 영향을 이해하고 인정하는 것을 목표로 삼아야 한다는 것이다.[15]

모범적인 목표이지만, 질문은 여전히 남아 있다. '감정에 정직하기'를 어떻게 가르칠 수 있는가? 의학훈련에서 감정에 관한 질문은 제대로 제시되었다. 하지만 '해결책'은 불충분하다. 일부 의학교육자는 "감정 지능"(샤피로)이나 "감정 기술", "감정 노동"(맥노튼)의 모형을 도입하고 감정 조절 훈련을 주장하지만, 목표를 달성하기 위한 전략은 모호하다.[16] 우리는 서사의학에서, 창의적 표현 작업을 향한 자세히 읽기가 학생들이 감정을 말하고 자신에게 의미 있는 경험을 할 수 있는 거리를 제공한다는 점을 확인했다. 흥미진진한 이야기를 읽거나 영화의 한 장면을 보는 것은 감정을 표출시킨다. 매개와 연결이라는 즐거운 행위를 통해 학생들은 논의 중인 이야기와 자기 이야기가 상호작용 하는 방식을 따져보는 자신을 발견하게 된다. 이 장, '우리가 한 것과 일어난 일'을 기술하면서, 우리는 우리 작업이 기반을 두고 있는 철학적·심리학적 지반을 탐구하려 한다.

우리의 전제 중 하나는, 자신의 정서적 반응을 알고, 정직하게 탐구하는 것이 다음보다 낫다는 것이다.

1. 바닥없는 동정심의 이상적 모형에 자신의 감정을 맞추려고 에너지

를 소모하는 것

2. 환자와 만날 때 혼란스러운, 방어적인 정서 상태를 갖고 들어오는 것

3. 불쾌한 느낌을 누르거나 밀어내 감정 '과도' 상태 또는 감정이 없는 상태가 되는 것

우리의 주장은 다음과 같다.

1. 서사의학은 정서적 반응을 판단·수정·교육하려 하지 않는다. 오히려 그것은 감정에 대한 공포를 줄이고 그에 이름을 붙여(즉, 전달을 위한 다른 표현 방식을 찾아) 자신과 타인에게 감정을 제시할 수 있는 능력을 강화하려 노력한다.

2. 사람들은 타인이 자신에게 어떤 느낌을 주는지에 묘하게 민감하다. 감정을 정말로 숨길 방법은 없다.

3. 타인의 고통에 마음을 닫는 것은 불가능하다. 그것은 어떻게든 정신 생활에 끼어든다. 막으려고 하는 것은 심리적 비용을 초래하거나 소진으로 이어진다.

4. 서사의학이 사회정의에 이바지할 수 있는 방법을 찾을 때마다 편견과 인종차별의 본성과 구조에서 감정의 역할에 관해 주목하게 된다.

5. 서사의학은 미학적 경험이 정서적 반응을 열어 보이며, 신뢰와 협력이 경쟁을 대체하고, 참여가 자아와 타인을 향한 인정으로 이어지는 환경을 조성하고자 한다.

최근 의학계에서는 하나의 정서적 용어가 전체를 주도하고 있으며 엄청난 양의 문헌을 쏟아내고 있다. 그것은 공감이며, 의료적 맥락에서 느끼게 되는 유일한 감정은 아니라 할지라도 가장 중요한 것으로 취급받고

있다. 여기에서 이 용어와 관련된 논의·논쟁에 할애할 자리는 없다. 하지만 타인의 경험에 들어가거나 그것을 알 수 있다는 가정에는 오해가 있으며, 이런 관점에서 이 개념을 비판하는 사람들이 있다는 점은 주목할 필요가 있다. 누군가는 공감을 '가르칠' 수 있는 것인지에 대해 궁금해하지만, 누군가는 의료인과 학생이 감정에 관한 교육을 받아야 한다는 것에 모욕감을 느낀다. 우리는 여러 이유에서 공감이 유용한 용어가 아니라는 점을 발견했으며, 인간 상호작용에는 아주 다양한 차원이 존재하기 때문에 어떤 이상화된 관계적 영향이나 역동성에 초점을 맞추는 것은 매우 부적절하다고 생각한다. 교실에서 '일어난 일'을 설명한 다음, 우리는 철학자·교육자였던 존 듀이로부터 우리 교실과 워크숍에 밀접한 관련이 있는 미학, 정서, 학습 경험의 복잡한 상호작용에 대한 이해와 정립에 도움을 받을 것이다. 듀이에게 예술과 미학적 경험은 일상생활과 분리될 수 없다. "보기, 듣기와 같은 인지에 감정이 결합하는 것이 아니다. 인지된 사물이나 정경에는 도처에 감정이 퍼져 있다."[17]

교실은 정보 처리와 감정적 반응이 복잡하고 풍부하게 결합해 있는 곳이다. 서사의학에서 우리는 느낌이 우리의 지적 작업의 일부이자 통로임을 확립하고, 관계와 관계성relatedness에 감정이 차지하는 역할을 인식할 수 있는 자리로 초청하려 한다. 이 장은 서사의학 워크숍과 수업에서 보건의료의 관계적 차원을 다루기 위해 우리가 사용하는 방법의 정서적·경험적 차원을 탐색한다. 우리는 그것을 사회-관계적 역동성socio-relational dynamics이라고 부른다. 앞 장에서 우리는 문학의 관계성이라는 주제를 탐색했다. 여기서 우리는 문학 작품 그룹 토의와 지시문을 통한 글쓰기를 통해 감정과 관계성이 어떤 역할을 하는지 살펴볼 것이다.

서사의학 수업/워크숍

이 작업에는 여러 맥락이 관여하고 있다. 대학에서 서사의학 세미나는 (보건의료 관련 학과나 다른 맥락에 있는 대학생 및 대학원생이 듣는) 읽기 자료, 분석 에세이, 과제에 대한 공적 평가로 구성된, '학문적'으로 인정된 형식으로 진행된다. 교실은 여러 목표를 수행한다. 학생들에게 서사의학을 연습시키고 가르쳐서 이후 자신의 임상이나 다른 의료인, 환자, 가족 또는 복지, 법조계, 종교계 등 보건의료와 관련된 영역의 사람과 일할 때 적용할 수 있도록 만드는 것이다. 워크숍은 좀 더 유연하다. 한 번으로 끝날 수도 있고, 여러 번 진행될 수도 있으며, 집중 훈련 방식으로 진행되기도 한다. 호출기가 책상 위에 늘어서 있는 병원 회의실에서 진행될 수도 있고, 요양원에서 간병인·환자·가족을 대상으로 할 수도 있다. 또는 종교계 인사나 사회복지사가 모인 국제회의의 일부일 수도 있으며, 공립학교 선생님의 모임에서 진행되거나 고도의 스트레스 환경에 있는 사람들의 모임에서 진행될 수도 있다. 워크숍 참가자에게 추가 읽기 자료를 제공할 수도 있지만, 보통 짧은 산문, 시, 담화문 또는 기간 내에 같이 읽거나 보고 들은 다음 논의할 수 있는 창작물에 주안점을 둔다.

공간이 다르면 방법론도 달라지지만, 공통의 주제와 실천 방법이 존재한다. 자세히 읽기가 문학 텍스트, 영화, 시각예술, 춤, 음악 등에 관한 핵심이며, 짧은 시간의 글쓰기와 논의가 포함된다. 어떤 배경에서든 우리는 분석 기술을 적용할 것을 요청하며, 이와 동시에 텍스트와 타인을 향한 정서적 반응에 주의를 기울일 것을 강조한다. 우리는 참가자들이 자신의 관찰에 귀 기울일 수 있도록 격려한다. 스스로 발견한 것이 무엇이든 그 정보는 가치 있다. 워크숍 환경에서 우리는 자신을 퍼실리테이터facilitator●로 여기지만 '교실'에서 우리 역할은, 모두가 능동적인 역할을 하는 협력적 학습 환경을 만드는 것을 목표로 하여 교사와 퍼실리테이터 사이에서 계속 변화한다. 여기에서 우리는 다양한 환경에서 우리가 작업에 접근하는 몇 가지 방법, 텍스트에 대한 빙향성과 활용할 수 있는 연습 방법들을 다룰 것이다.

우리는 엘리스 먼로의 단편 「물 위의 다리」가 학교 수업뿐만 아니라 워크숍이나 다른 환경에서도 매력적이고 환기하는 텍스트로, 참가자들이 이후에 더 긴 텍스트를 읽게 한다는 것을 발견했다. 이 단편은 지니라는 한 여성의 이야기이다. 그녀는 말기 암 치료를 받고 있다. 앞 장과 이 책의 다른 부분에 나오는 것처럼, 우리는 보건의료 주제를 직접 다루지 않는 텍스트를 선택하기도 한다. 여기에서 우리는 질환 경험을 겪는 사람으로서 주인공의 경험에 주안점을 두지 않고, 이야기의 풍성한 복잡성과 관계적 역동성에 초점을 두려 한다. 지니의 암, 치료, 사망은 모두 서사의 요소이지만, 먼로의 이야기가 가지는 힘 일부는 환원적 병리화라는 색안경에 도전하는 것에 기인한다. 어떤 워크숍과 수업은 작품 생산의 특정 조건에 대한 논의에서(그 역사적·민족적·문화적·사회경제적 배경) 출발하는 반면, 여기에서 드는 예시처럼 그런 배경에는 상대적으로 거의 주의를 기울이지 않고 텍스트에만 집중하는 경우도 있다. 워크숍에서는 특히 참가자들이 작가의 전기적 요소에 권위를 부여하는 경우가 많으며(오, 작가의 아내가 암으로 죽었군요. 그것이 이 작품이 '다루는' 게 아닐까요?) 그런 이해가 타당하긴 하지만, 우리가 불러일으키려는 열린, 창의적 논의를 가로막을 수도 있다. 우린 중립적인 교육학적 입장은 없다는 것을 잘 알고 있으며, 우리

● 　　주로 지식을 전달하는 데 초점이 맞춰진 교사와 달리 개인과 집단이 문제해결에 도달하도록 도우며, 교육 프로그램 과정을 조정하는 사람으로서 구성원에게 질문을 던지고 발언을 격려한다.

는 편의성이 사회문화적 배경에 관한 고려를 배제한다고 주장하는 것도 아니다. 사실, 오히려 그 반대이다. 이것은 하나의 선택이며 서사의학에는 엄청난 범위의 전략이 있다. 독자에게 이데올로기, 인종, 젠더, 민족성이나 개인적·문화적 정체성의 다른 측면에 관한 고려를 포함한 다양한 해석과 관점을 불러일으키는 역할을 한다.

「물 위의 다리」는 더운 여름 오후의 궤적을 쫓는다. 남편 닐은 지니를 데리러 간다. 지니는 막 종양내과 의사를 만나 예후에 대한 정보를 들은 참이다. 차에는 헬렌이라는 젊은 여성이 동승하고 있다. 닐은 지니를 돌보기 위해 그녀를 고용했으며, 다들 지니에게 남은 날이 이제 얼마 없음을 알고 있다. 닐은 헬렌을 만나 흥분과 즐거움에 사로잡혀 있다. 그래서 지니는 그에게(또는 독자에게) 의사가 알려준 것을 전달하지 않기로 한다. 닐은 헬렌의 신발을 찾기 위해 돌아가자고 주장하지만, 지니는 열 때문에 지쳐 있는 상태이다. 셋은 결국 마을에서 한참을 운전해서 나와 헬렌의 양부모인 매트와 준의 이동주택으로 향한다. 닐은 맥주 한잔하고 가라는 초대를 승낙한다. 지니는 다른 사람의 초대에도 불구하고 밖에 남기로 하고, 닐은 그것을 집주인에 대한 냉담함으로 해석하고는 짜증을 부린다. 지니는 옥수수밭으로 걸어 들어가 소변을 보고나서 길을 잃을 뻔하지만, 차로 다시 돌아온다. 매트와 준의 아들 리키는 열일곱이나 열여덟쯤 먹은 청년으로, 막 자전거를 타고 와서 지니가 완전히 지쳐 있는 상태라는 것을 알고 자신이 집에 데려다주겠다고 한다. 지니는 자신이 제안을 받아들였다는 사실에 놀라며, 그들은 다른 사람들에게 말하지 않고 떠난다. 깊은 밤, 리키는 예정 밖의 길로 들어서고, 지니에게 그전에 보지 못했던 것을 보여주겠다고 약속한다. 그녀는 생각한다. "이게 이전의 정상적인 삶에서 벌어진 일이었다면, 매우 두려워하기 시작했겠지."[18] 그들은 차 밖으로 걸어 나가고, 리키는 나무판자로 된 물 위의 다리를 건너야 한다고 주장한다. 물 위에 반사된 별을 보는 경험은 예기치 않게 그녀의 상상을 자극한다. 청년은 갑작스레 그녀에게 키스하고, 지니는 그것을 경이롭게 느끼고 심지어 감사하기까지 한다. 이야기는 닐에게 돌아가는 길에 지니가 떠올리는 생각과 함께 끝난다.

이 이야기를 학교에서 읽을 때 우리는 학생들에게 수업 전에 여러 논의 주제 중 하나에 관한 답을 인터넷에 써보라고 요청하곤 한다. 그에 답하면서 독자들은 생각을 모아 표현해야 하며, 텍스트에 수동적으로 참여하는 것에서 능동적으로 참여하는 것으로 나가는 중요한 단계를 거친다. 응답은 독자가 이야기에 대해 처음 보인 반응을 부분적으로 보여준다는 점에서 가치가 있으며, 지도자-퍼실리테이터가 수업의 토의 방향을 잡는 데 도움을 준다. 또 응답은 서로 간에 이어져 대화를 촉진한다. 이때 인터넷 게시글의 요점들을 이용하면 텍스트에 대한 다양한 반응을 제시할 수 있다. 이런 사전 질문과 토의 주제는 관계성, 기억, 판단과 같이 보건의료와 관련된 것에 강조점을 두어 설정할 수도 있다. 분석하기부터(우린 종종 수업계획서에서 텍스트와 특정 이론가를 연결 짓곤 한다) 더 창의적인 지시까지 그 범위는 매우 다양하다. 일부러 이런 방식들을 섞어 진행하게 되는데, 분석적 사고는 또한 창조적이며, 창의성은 당연히 매우 분석적일 수 있기 때문이다. 「물 위의 다리」를 놓고 비판적 텍스트와 연결하는 논의 지시문의 예를 들어보자. 이것은 인용으로 시작한다. 일레인 스캐리는 『고통받는 몸Body in Pain』이라는 책의 서문에서 앨리스 먼로의 책에 관해 다음과 같이 적었다. "그 책은 타인이 우리에게 보이게 되거나, 보이기를 멈추는 방식에 관한 것이다."[19] 이야기에서 사람들이 보이거나 보이지 않게 되는 것에 관해 토론해보라. 다음의 생산적인 지시문은 관계성의 주제를 강조하며 학생들에게 묻는다. 두 명 이상의 등장인물 사이의 상호작용이나 대화를(말해지거나 말해지지 않은) 자세히 읽고, 그에 관해 적어보라.

질문에 대한 답변이 다양하다는 것은 텍스트와 상호작용 하고 반응하는 방식이 무수히 많다는 것을 보여준다. 독자에게 문학 작품에서 자신을 동요하게 만든 한 단락이나 측면을 짚어보라고 요청할 때, 응답이 개인적 표현의 형식을 띠는 것을 볼 수 있다. 어떤 독자는 닐의 행위에 초점을 맞춰 아내를 대놓고 무시하는 것에 대해 혹평하며, 도덕적 책망과 혐오를 풀어놓는다. 누군가는 닐과 지니의 '단조롭고 견디기 어려운 결혼'에 대해 쓰면서 지니가 원하지 않던 자동차 여정을 언급한다. "고용한, 성적 매력을 지닌 젊은 여성의 잃어버린 신발을 찾기 위해 게으름뱅이 남편의 히피 밴을" 타는 지니는 "지상을 떠나는 상징적인 신발에 발을 넣는 것"이라고 적었다. 닐이 헬렌에게 시시덕거리는 것을 비판하면서, 그가 아내의 편안함에 관심을 보이는 것은 의무감에서 나온 것일 뿐이며, 그에게 아내는 '투명인간'(스캐리의 표현을 빌려)일 뿐이라고 비판한 사람도 있었다. 누군가는 매우 놀라지만(당황하거나, 관심을 표하지만) 이런 반응에 공감하지 못하는 사람도 있다. 닐의 성격은 욕설을 퍼붓는 전 남편이나 실패한 관계 그리고 질환과 돌봄의 경험을 떠오르게 하며, 다른 독자가 다양하게 반응할 때 그들은 과거의 인물과 사건의 대리인이 되기도 한다.

어떤 환경에서도 우리는 사생활에 관해 고도로 민감해야 하며 개인적 경험을 파고들어서도, 자기 노출을 기대해서도 안 된다. 이런 보호 수단이 있을 때만, 교실이나 워크숍의 관계적 공간은 강력한 감정으로 뒤덮일 수 있다. 참가자의 강렬한 인생 경험은 공중에서 떠돌다가 토의 작품에 대한 자세히 읽기와 성찰을 통해 표현된다. 텍스트는 생산적 투사의 기회를 만들어, 독자가 자신의 감정을 파악하고 논의하며, 자신의 판단과 반응을 검토할 수 있게 돕는다. 이렇게 자세히 읽기를 함께하면서, 우리는 등장인물에 대한 처음의 성찰적 혐오를 넘어 다른 해석에 마음을 열게 된다. 예를 들어 누군가는 「물 위의 다리」에서 명쾌한 판단적 해석을 복잡하게 만드는 단락을 짚어낼 수도 있다. 닐이 지니의 죽음을 생각조차 할 수 없다고 말하는 장면에서 표출하는 민감함 같은 것 말이다. 지니가 자기 죽음에 관해 농담으로 닐에게 "남은 가족들을 위로한답시고 달려드는 카운슬러들일랑 집에 들이지" 말라고 경고하자, 그는 "잘 내지 않는 화난 목소리로" 대답한다. "괴롭히지 마."[20] 이런 텍스트의 미묘한 순간들을 보며, 우리는 이야기에서 부주의해 보이는 닐의 행동을 장기적인 관계가 나타내는 상호적 특성의 증거라고 볼 수도 있다. 아픈 아내에게 과도한 걱정을 보이지 않음을 통해 그는 지니를 '아픈 아내'로 환원하는 것을 거부하고 있다. 묘지를 지나칠 때 던지는 그의 농담은 유머와 인간성을 보인다. 어떤 독자는 그가 아내를 돌보고, 그녀를 진료실에서 데려오고, 그녀를 돌보기 위해 집 안의 사소한 부분까지 신경 쓰는 일에 헌신한다고 적었다.

텍스트를 자세히 보면, 헬렌을 향한 닐의 추파를 지니의 내적 성찰에서 나온 것으로 다시 읽을 수도 있다. "닐이 다른 사람과 같이 있을 때, 이를테면 지니 말고 한 명만 더 있어도, 행동 방식이 변했다. 더 활동적이고, 열정적이며, 알랑거렸다. 이제 지니는 신경 쓰지 않았다. 21년이나 같이 살았기에 지니 자신도 변했다. 반응한 거라고 혼자 생각하곤 했다. 지니는 더 수용적이고 조금 꼬인 사람이 되었다."[21] 이런 행동의 '위반'은 닐과 지니가 서로에게 토대가 되고 있다는 증거이기도 하다. 어떤 상황에서도 닐이 지니를 떠나지 않을 것이고, 함께하는 생활에 지저분한 활력을 계속 가져올 것이라는 합의를 증명하는 것일 수도 있다. 닐이 그의 역할을 완수하고 있는 것이라고 볼 수도 있다. 불완전하고 때로 부적절한 표현을 내보이는 역할 말이다. 그것은 지니와 세계를 연결하며, 그 와중에 지니는 수용과 침착을 유지한다. 예를 들어 이야기는 "한 번 지니는 닐을 떠난 적이 있다"로 시작하며, 닐의 냉대를 느낀 지니의 분노 회상 장면이

다음에 이어진다. 떠남과 미래의 고독을 관조하며, 지니는 버스 정류장 벽의 낙서를 읽는다.

> 지니는 사람들이 낙서를 적을 때 느꼈던 것과 자신의 감정이 연결되어 있다고 생각했다. 그는 자신의 감정을 분노, 옹졸한 격노와(옹졸한 거 맞나?) 연결 지었고, 닐의 행동에 대해 흥분하여 갚아주리라고 생각했다. 하지만 지니가 짊어진 인생은 남에게 화내거나, 다른 사람이 지니에게 어떤 것을 빚지게 하거나, 보답하거나 복수하거나 자신의 행동에 진정으로 영향받을 일이 없도록 만들고 있었다. 남에게 하등 중요치 않을 자신의 감정은 지니의 안을 가득 채워 가슴을 꽉 조여 왔다.[22]

분노로 연결되는 것은 비상식적일지도 모른다. 하지만 주의 깊게 읽으면, 먼로의 복잡하고 날카로운 초상에 등장하는, 두 사람 사이에 나타나는 친밀함의 특별한 형태를 존중하게 된다. 또한 우리는 지니가 지닌 고립에 대한 공포를 엿보게 된다. 흥미롭게도 이 단락에서 고독에 질식당하는 것은 암의 출현을 환기한다. "그저 자신의 내면에서 부풀어 올라 심장과 숨통을 조여대겠지." 등장인물 각각은 우리 모두처럼 관계적 자아이며, 그들에 관한 우리의 이해는 서로와의 복잡한 연결 속에 묻혀 있다. 먼로가 그들을 풍부한, 뒤얽힌 방식으로 그린 것처럼 말이다.

등장인물의 개별성과 관계에 관한 역동적인 논의에 참여하면서, 참가자들은 자신의 정체성과 투사에서 한 걸음 벗어나게 된다. 우리는 함께 다른 목소리를 듣게 되며, 우리가 멈추어 설 때 새로운 것이 시작됨을 더 잘 알게 된다. 게다가 우리는 이야기에 관한 우리의 최초의 반응을 관찰하면서, 우리 경험이 우리 관계에(이야기의 등장인물과 맺는 관계를 포함하여) 영향을 미치는 방식에 놀랄 수도 있다. 전통적인 문학 수업에서 독자의 이런 감정적 반응은 잘 나타나지 않거나 관심의 대상이 아니지만, 우리 수업에서 감정은 의식되지 못한 채로 우리의 판단이 작동하는 방식을 인징하고 인식하는 통로가 된다.

타인에게 우리의 감정과 가치를 투사하게 되는 시간을 놓치지 않는 것은 보건의료에서 매우 중요하며, 이런 맥락에서 소설 텍스트를 주제로 논의하는 것은 큰 도움이 된다. 예를 들어 몇 년 전 한 의과대학생이 "당신의 마음을 움직인 타인의 고통에 관해 적어보세요"라는 요청에 이렇게 답한 적이 있다. "나는 T 여사에게 미안함을 느낍니다. 그날 밤 응급실에서 문제의 원인이 자신이 아닌 유일한 사람이었기 때문입니다." 도전적인 순간이었다. 학생에게 부끄러움을 느끼지 않게 만들면서 그 감정을 논의로 끌고 나올 방법은 무엇인가? 다른 상황에서 의과대학생이 비슷한 감정을 표출한 적이 있었다. 하지만 이번에 비난의 화살은 허구적 인물을 향했다. 페드로 알모도바르Pedro Almodovar의 영화 〈내 어머니의 모든 것 All About My Mother〉에서 페넬로페 크루즈Penelope Cruz가 연기한 로자 수녀는 에이즈에 걸린 인물로 동정심을 불러일으키지만, 그녀에 대해 한 학생은 다음과 같이 썼다. "병에 걸린 건 그녀의 책임이기 때문에 동정심이 느껴지지 않아요." 이 사례와는 반대로, 교실에서 그 인물에게 어떤 감정을 느꼈냐고 묻는 것은 쉬운 일이었다. 모두가 동등한 입장에서 마주한 인물이었기 때문이다. 동정심의 복잡한 우연성에 관한 유익한 논의가 이어졌다. "동정심을 느끼고 싶지만 그럴 수 없었던 순간에 관해 적어보세요"라는 요청에 관한 응답으로 학생들은 자신의 판단을 열린 자세로(후회를 포함하여) 탐색하기 시작했다. 사람들의 평가와 감정을 효과적으로 다루는 방식을 찾는 것은 특히 어려우므로, 창조적 작업의 중재 기능이 뚜렷하게 드러난다.

「물 위의 다리」에 관해 논의하면서 우리는 무엇이 우리의 반응을 불러

일으키는지, 이야기 자체가 판단의 탐구에서 어떻게 작동하는지에 관심을 둔다. 문학적 등장인물을 혹평하는 것의 매력 중 일부는 그것이 이야기를 '풀어내어' 잠잠하게 하는 기능을 한다는 데 있다. 닐을 비판하는 것은 지니의 상황을 그의 결점 탓으로 돌리게 만든다. 그것이 질환과 죽음의 운명보다 훨씬 눈에 잘 들어오는 악이기 때문이다. 그러나 우리가 도전해야 하는 것은 이런 고정된 결말이다. 닐의 행동을 판단하는 것은 전혀 잘못이 아니지만, 충분하지 않다. 자세히 읽기는 환원주의가 관계와 인간 경험의 엄청난 복잡성을 정당하게 다룰 수 없음을 증명한다. 지니를 질병의 관점으로만 보는 것이 그녀의 경험과 성격을 정당하게 다룰 수 없는 것처럼 말이다. 이런 논의가 닐에 대한 사람들의 평가나 적대감을 근절히는 것은 아니며(그럴 필요도 없지만) 요점은 짧은 대화에서도 해석의 공간이 충분하다는 인식에 열린 자세를 가지는 것이다. 동료의 관점을 듣는 것은 우리의 관점을 넓히거나 변화시키며, 우리의 반응이 어떻게 형성되었는지 관찰하는 데 도움이 된다.

이야기로 돌아오면, 우리는 사건뿐만 아니라 그 구조에도 참여한다. 텍스트에는 일어난 일이(문학비평가 제라르 주네트Gerard Genette가 이스투아르histoire 또는 이야기라고 부른 것) 담겨 있지만, 당연히 사건이 풀려가는 특정한 방식(주네트가 레시récit 또는 서사라고 부른 것) 또한 담겨 있다.[23] 앞서 제시한 「물 위의 다리」 요약은 이런 의미의 '이야기' 또는 사건의 시간적 순서를 잘 보여준다. 하지만 플롯에 초점을 두는 것은 매우 환원적이다. 수업 토론에서 시간성, 관점, 서사 구조, 비유적 언어에 관한 질문을 나누면서, 우리는 이야기의 여러 층과 뉘앙스를 조금씩 알게 된다. 예를 들어 「물 위의 다리」는 지니의 진료가 끝난 뒤 닐이 데리러 오는 장면에서 시작하지 않고, 지니가 남편을 '떠난' 순간과 진료실에서 본 종양내과 의사의 '성직자 같은 표정'을 회상하면서 시작한다. 세 번째 페이지에서야 우리는 닐과 헬렌이 있는 끔찍하게 더운 밴 안으로 들어간다.[24] 몇 년 전 자신을 "내숭쟁이"라고 부르던 여성에 관한 생생한 기억이나, "앉아서 자신에 대한 사람들의 떠드는 소리를 듣는 것"에서 느낀 격노 같은 지니의 기억은 서사를 통해 이야기와 엮인다.[25] 그녀는 과거의 순간들을 다시 찾아가며, 이야기에 관한 우리의 이해는 이런 서사적 선택으로 만들어진다. 순서와 시간성을 논의하는 것 말고도, 서술자의 유형에 관해 생각해보라고 요청할 수도 있다. 사실 이야기는 대부분 '제한적 삼인칭'인 지니의 시점에서 서술된다. 우리는 그녀의 생각과 회상을 들을 수 있지만 다른 인물의 내부는 들여다볼 수 없다. 이런 서술 유형의 내용은 우리의 이해를 (그리고 아마 동정심을) 통해 채워진다. 이야기에서 시점이 하는 역할을 논의하면서, 우리는 자신과 다른 독자의 특정한 관점을 인식하게 된다.

마지막으로, 물 위의 다리를 문학적 기능과 이야기 안에서의 기호적 역할로 각각 논의해보자. 미래가 점점 불확실해지는 지니에게 다리는 무엇을 의미하는가? 이야기 뒷부분, 물 위의 다리로 가기 바로 전에, 우리는 종양내과 의사에게 들은 소식이 조심스러운 낙관을 담은 내용임을 알게 된다. 지니는 헬렌의 양아버지 매트의 농담을 듣고 있는 것처럼 보이지만, 사실은 의사의 목소리를 떠올리고 있다. "잘못된 인상을 주고 싶진 않아요. 낙관하면 안 됩니다. 하지만 기대치 않았던 결과가 나온 것처럼 보여요."[26] 이 사실을 뒤늦게야 드러내고, 그것도 매트와의 대화 사이에 어색하게 삽입한 것은 이를 인정하는 것에 대한 두려움을 반영한 것일 수 있다. 희망은 위험하며, 그녀는 어떤 의미에서 새로운 공포를 느낀다. "있는지 몰랐던 흐린 보호막이 찢어져서 알몸을 드러낸 것 같은 기분이었다."[27] 물 위의 다리는 지니의 불확실한 미래로(옆에 없었지만, 닐에게도 마찬가지이다) 나아가는 다리이자 보이지 않고 느껴지기만 하는 어두운 물 위를 지나는 통로이다. 물 위의 다리는 또한 시작과 끝을, 어디로 가는지를 알 수 없는 이 이야기 자체의 구조를 반영한다. 갑작스럽고 낭황스러울 수도 있는 반전에서 우리는 인간사에 대한 불확실성과 의문을 품은 채 물 위의 다리에서 쉬면서 조용히 앉아 우리 주변을 둘러볼 수밖에 없다. 이야기의 어조가 바뀌면서, 우리는 새롭고 예기치 못한 서정성과 시적 표현이 가득한 은유적 언어에 잠긴다.

> 다리가 살짝 흔들려서 지니는 나무와 갈대밭이 지구라는 넓은 접시 안에 잠겨 있고, 길은 둥둥 떠 있는 리본이며, 그 밑은 전부 물이라는 상상에 빠졌다. 물은 잔잔한 것 같았지만, 물에 비친 별이 윙크를 보내며 모양을 바꾸고, 시야에서 미끄러지는 것을 보면 그렇지도 않았다. 별이 다시 돌아왔나 싶어도, 같은 별이 아닐지도 몰랐다.[28]

교실에서 우리는 이렇게 반짝이는 문장들을 소리 내어 읽고, 이 장면에 대해 논의한다. 그런 후 글쓰기 지시문을 제시하는데, 그 전에 글쓰기 지침을 집단 전체에게 확실하게 설명해둔다. 참가자들에겐 보통 5분 정도의 짧은 글쓰기 시간이 주어진다. 쓴 것을 공유하고 싶은 사람은 다른 사람과 글을 나눈다. 옆 사람과 할 때도 있지만 보통 전체와 공유한다. 퍼실리테이터-지도자 또한 지시문을 놓고 쓰며, 쓴 내용을 집단과 공유한다. 모두가 꼭 쓴 글을 읽어야 하는 것은 아니며, 학교에서는 발표한 학생에게 점수를 꼭 줘야 하는 것도 아니다. 응답의 창의성을 평가하지도 않는다. 모든 맥락은 다르며, 매우 민감하게 다뤄져야 한다. 예를 들어 개인적인 이야기를 더 많이 끌어내는 지시문은 집단이 여러 번 만난 적이 있고, 신뢰와 참여 수준을 퍼실리테이터가 가늠할 수 있는 경우에 더 적절하다. 환경과 별도로, 지시문은 고통스러운 경험을 직접 겨냥해서는 안 된다. 그러면서, 지시문은 글 쓰는 사람이 자기 반응을 다듬는 방법을 정할 수 있을 만큼 충분히 개방적이어야 한다. 어떤 환경에서는, 특히 위계가 강한 집단이라면(예를 들어 펠로fellow, 레지던트, 의과대학생, 지도감독 의사로 구성된 집단) 우리는 참가자가 자기 관점에서 쓸지 다른 사람의 관점을 상상해서 쓸지 선택할 수 있음을 명확히 해야 한다. 논의를 이끄는 사람은 구성에서 오는 변화와 개인이 원하는 것에 꼭 신경 써야만 한다. 그와 동시에, 교실이나 워크숍 환경에서 감정은 중요한 역할을 한다. 이 장 후반부에서 이 주제를 다시 다룰 것이다.

글쓰기 지시문은 이야기를 놓고 진행한 논의와 이어져 있으며, 독자가 글을 쓰는 동안 떠올린 연상을 포함한 텍스트와 맺은 개인적 관계를 표현하도록 요청한다. 서사의학의 지시문을 만드는 일은 섬세한 균형을 필요로 한다. 예를 들어 몇 시간 동안 무더운 차에서 다른 사람의 신발을 찾다가 물 위의 다리에서 10대와 키스한 경험에 관해 적어보세요처럼 너무 구체적이어서는 안 되고, 불치병 진단을 받은 사람을 돌본 경험에 관해 적어보세요처럼 너무 개인적이어서도 안 되며, 기대하지 않은 일이 일어난 경험에 관해 적어보세요처럼 너무 모호해서도 안 된다. 「물 위의 다리」에서 우리는 참가자들에게 물 위의 다리에 서 있던 경험에 관해 적어보세요라고 요청한다. 이 지시문은 이야기에 나오는 물 위의 다리에 실제로 서 있는 모습뿐만 아니라 쓰는 사람 자신의 경험과 관계된 은유적 연상을 떠오르게 한다. 특정 분량을 써야 한다고 요구하지는 않지만, 시간이 정해져 있다는 것을 말해줘야 참가자들이 빨리 시작하는 경향이 있다. 5분이면 한두 단락에서 몇 단락까지 상당량을 쓴다.

이 과정에서 만들어지는 짧은 글은 종종 신선하고 놀랍다. 이 방식은 이야기가 사람들로부터 끌어낸 것을 찾아내 글로 표현하게 하고, 가장 의미 있다고 생각한 것을 상세히 설명할 기회를 준다. 때로 처음에는 어디서부터 써야 할지 아무 생각도 나지 않았지만, 연습을 통해 자신의 경험이 지닌 특징을 새롭게 관찰하게 되었음을 발견하기도 한다. 사람들은 글에 떠오른 목소리와 그 글이 담아낸 복잡성을 보고 놀라기도 한다. 그리고 그 특징들을 글을 쓴 사람이 성찰하도록 만드는 것은 서사의학 과정의 중요하고도 만족스러운 요소이다. 서사의학 석사과정 수업에서 학생들이 물 위의 다리에 서 있던 경험에 관해 적어보세요라는 지시문에서 적어낸 것을 소개한다.

> 나는 흔들리는 다리 위에서 운전해본 적은 있지만, 물 위의 다리에 가본 적이 없다. 미시간 남북을 잇는 매키노 다리는 세계에서 가장 큰 현수교로 알려져 있다. 하지만 물 위의 다리를 생각하면, 은유적 의미로 빠져들게 된다. 나는 내가 맺고 있는 관계들이 물 위의 다리 같다. 때로 깨어지기도 하고, 쉽지 않은 방식으로 연결되기도 하는 것. 형과의 관계가 그중 하나이다. 한때는 튼튼한 다리였다. 최소한 내가 보기엔 그랬다. 그는 내 형, 영웅, 롤 모델이었고, 나는 그의 동생이었다. 죽기 전에 전화를 한 통만 걸 수 있다면, 형에게 하겠다고 생각한 적이 있었다. 그 관계는 바위처럼 단단한 것 같았다. 하지만 상황은 변했다. 그리고 나는 가끔 우리가 맺었던 관계가 저기 저 늪에 아직도 남아 우리를 이어주기를 기다리고 있는지 궁금하다. 우리가 예전의 단단했던 다리를 잊지 못해 다시 이어지지 못하는 것은 아닐까?

***

> 나는 구술사 수업에서 친구를 면담한 적이 있었다. 나는 그것이 친구를 지지하는 일이라고 생각했다. 하지만 어제 마지막 에세이를 쓰기 위해 면담 녹음을 다시 들으면서, 우리가 공유하는 이야기 때문에 면담한 것이라는 걸 깨달았다. 우리는 둘 다 아버지를 어릴 때 갑작스럽게 잃었다. 둘

다 어머니를 돌보기 위해 오랜 시간을 들여야 했다. 친구와의 면담은 나에게 들려주는 회복과 책임에 대한 이야기였다. 나를 슬프게, 그리고 자랑스럽게 만드는 이야기였다. 친구와 나 사이의 다리는 어머니의 필요와 일 사이의 계속 바뀌는 물 위에서 균형을 잡고, 우리가 계속 떠 있을 수 있게 만든다.

***

집에는 공간이 있다. 경사진 지붕 맨 위에는 가로세로 1미터 반 정도의 평평한 지점이 있다. 나머지 지붕의 넓은 30도의 날카로운 각도로 하늘과 땅을 잇고 있다.

이 다락 구조의 표면은 검은색이다. 겨울비가 지나가고, 세찬 여름 볕을 받으며 더러워졌다.

그곳은 내 것이다. 여름, 석양이 길 때 나는 이 1미터 반의 공간에 웅크려 눕는다. 태양으로 데워진 지붕은 따뜻하다.

자몽색 석양이 남색 빛으로 지고, 우주의 빛이 드러나는 것을 본다. 여기… 시골, 별은 뚜렷하고 무한하다. 나는 생각하기 시작하고 멈춘다. 늦여름의 하늘 아래 나는 무한해진다.

***

길Passage

여섯 달 지나
1월 초 근방

남부 캘리포니아의 섭씨 24도 겨울은

길거리에 만발한 장미를

모두의 마음속 축구를

마르 비스타 거리의 작은 우리 집을 자랑한다

그 모든 것을 미루고

모르핀 튜브, 식염수 소독면,

피 얼룩, 대변, 머리카락 찌꺼기

우리가 보는 것은

삶의 흔적

갈색 다람쥐는 모으고

칭세치는 경쟁하며

담쟁이덩굴은 전망대를 기어오르네

뒤처지지 않도록

***

어제 집에 가니 열세 살 먹은 여동생이 내 부츠를 신고 있었다. 나한테 물어보지도 않고. 그게 최후의 결정타였다. 아버지는 "음, 네가 여기 없었으니 물어볼 수 없잖아"라고 말했다. 나는 할 말이 없었는데, 집의 무언의 규칙을 지켜야 하고 전에 신발을 '빌린' 적이 있음을 신이 알고 계시기 때문이다. 하지만 젠장, 물어보라고. 그럼 응, 하고 대답했을 거야. 나한테 기회를 주면 안 되는 건가.

신발 대참사 때문에 MRI 예약에 늦었다. 식료품을 사려던 아버지도 늦었다. 나는 일곱 명이 타는 차에 타기 위해 기다려야 했다. 아버지가 기다렸다가 같이 가자고 말했지만 세라가(열세 살짜리) 야구 연습이 있었고,

오는 차를 보낼 수도 없었다. 그래서 혼자 갔다.

옷과 금속 장신구를 벗고 들것에 실렸다. 이 고통이 모두 정신적인 거라서 한 시간과 부담금 2만 원을 날린 것이기를 바랐다. 사람들이 기계를 가동했고 나를 크고 시끄러우며 윙윙 소리가 나는 구조물 속으로 밀어 넣었다. 불편해도 움직이지 말라면서. 생각했던 것보다 기계 안쪽으로 더 많이 들어가야 했고 숨쉬기가 어려웠다. 하지만 욱신거리는 엉덩이를 떠올리면 움직일 수가 없었다. 누워서 기도하며 듣기 싫은 팝 음악을 들었다. 근육이 통제를 벗어나 수축하는 것 같을 때, "잘했어요. 안 움직이고 잘 계셨네요"라는 말이 들렸다.

부모님이 동생을 먼저 돌보게 두었고, 신발에 관해서는 말하지 않았다. 끝났다.

이 글들이 보여주듯이, 좋은 서사의학적 지시문은 해답이나 분석이 아니라 오히려 독자들에게 자기 내면을 들여다보고, 텍스트에 나타나는 소망과 공명하는 지점을 찾도록 하며, 자신의 기억과 경험을 독자들에게 뒤섞어보도록 하는 것이다. 글의 어조와 주제가 문자 그대로 또는 상징적으로 방금 논의한 문학 작품을 반향하는 방식을 확인하는 일은 인상적이고 흥미로우며, 글쓴이를 놀라게 만든다. 이러한 중재는 글을 쓴 사람에게 중요했던 순간을, 어쩌면 스스로 되뇔 필요가 있었던 경험을 다시 구성하고, 다시 채우고, 다시 해석하고, 다시 판단하게 한다는 점에서 유용하다. 예를 들어 지붕 위 공간에 관한 글은 먼로의 이야기에서 지니의 경험과 닮은 즐거운 고독의 감정을 반영한다. 그것은 물 위의 다리 장면의 특징인 영원함의 감각, 우주에 녹아드는 불가사의하면서도 강렬한 느낌을 불러일으킨다. 글이 "별은 뚜렷하고 무한하다. 나는 생각하기 시작하고 멈춘다. 늦여름의 하늘 아래 나는 무한해진다"로 끝맺는 것이다. 반면 말 그

대로 연결점이 없음을 언급하며 시작하는 글도 있다. "나는 (…) 물 위의 다리에 가본 적이 없다." 하지만 보통 그런 언급은 일련의 연상으로 이어진다. 부정과 연결의 결핍으로 시작하는 것은 이야기의 주제인 불확실성을 반영한다. 쓰기 시작할 때 어디로 갈 줄 알았는지 글쓴이에게 물어보는 것도 좋다. 사실 이런 반응은 물 위의 다리를 불확실성으로, 상실의 고통스러운 인식으로 읽을 수 있음을 보여준다. "그리고 나는 가끔 우리가 맺었던 관계가 저기 저 늪에 아직도 남아 우리를 이어주기를 기다리고 있는지 궁금하다. 우리가 예전의 단단했던 다리를 잊지 못해 다시 이어지지 못하는 것은 아닐까?" 이 글 또한 우리가 구술사 면담에 관한 글 등에서 반복적으로 만나게 되는 주제인 관계성의 중요함을 반영하고 있다. 여기에서 글쓴이가 품고 있는 실문은 이것이다. 우리가 서로를 통해 우리 자신의 이야기를 말할 방법은 무엇인가? 단편에, 토의 질문에, 글쓰기 지시문에, 다른 사람의 글에 반응하면서 다른 텍스트와 타인을 통해 자신을 표현하는 방법을 탐구하는 것은 우리의 기본 목표 중 하나이다. 실제로 참가자들이 쓴 글의 풍부함에 직접적으로 영향을 미치는 것은 집단의 관계적 공간과 여러 다른 요소의 조합이다.

앞서 본 것은 지시문에 따른 글쓰기의 소소한 예시일 뿐이다. 참가자들의 적극적인 참여를 통한 토의에서 글쓰기가 나오는 것이 이상적이다. 맥락에 따라 달라지는 것은 당연하다. 또한 집단의 구성에 따라서, 사람들이 전문적으로 쓰고 사고하는 방식을 어떻게 훈련받고 실행하는지가 글의 스타일에 드러나게 된다. 예를 들어 의료인은 서사를 별개의 순서로 쪼개고, 짧은 문장을 활용하는데, 고도로 구조화된 임상 기록이나 환자 병력을 반영하는 것처럼 먼저 이것이 일어났고, 다음 이것이 일어났다는 식으로 쓴다. 또한 의료인과 과학자는 일인칭으로 쓰는 것을(이야기에서 자신을 드러내 경험 속에서 자신을 발견하는 것을) 피하도록 훈련받은 경우가 많다.

이런 분야에서는 수동태를 매우 권장하고 자주 활용한다. 우리가 이런 스타일에 주목하면, 참가자들은 훈련에서 영향을 받은 방식, 그들의 전문적 사고와 글쓰기를 주관하는 관례 등에 관해 이야기한다. 그러면 의료인은 '창조'적으로, 열린 형식으로 글을 쓴 지 오래되었다고 말하곤 한다. 슬프게도, 상당히 오래된 경우가 많다.

퍼실리테이터로서 우리도 같이 쓰고 쓴 것을 공유하는데, 이는 서로 간에 신뢰를 쌓기 위해서이다. 참가자들 모두가 쓴 것을 읽기를 권하며, 퍼실리테이터는 서두나 논평을 달지 않는다. 그 전제는 글쓰기 워크숍과 비슷한데, 무엇을 썼는지에 집중하는 것이다. 참가자들은 쓰기 실력과 유창함의 수준이 서로 다르며, 그런 능력을 평가하지 않는다는 것을 이해시키는 것이 중요하다. 사람들이 글로 무언가를 표현할 때 말로 하는 것과는 상당히 다르다는 것, 누군가 쓴 것을 읽는 일은 교실 안에서 새로운 책임과 공감을 형성한다는 것이 우리가 작업하면서 중점을 두는 부분이다. 독자가 쓴 것을 손질하고 싶어 하거나, 겸연쩍어하는 때도 있다(별로예요, 끝내지 못했어요…). 그래도 쓴 것이 긍정적인 반응을 받으면 깜짝 놀라곤 한다. 사실 이런 짧은 글은 억지스러운 결말 없이도 그 자체로 완성품이라고 느껴질 때가 많다. 가끔 글쓴이는 방금 읽은 이야기를 말로 더 잘 표현하려는 욕심에 빠진다. 하지만 즉흥적인 이야기는 되도록이면 하지 않도록 해야 한다. 이와 비슷하게, 사람들은 글에 반응하여 글쓴이의 곤경에 관해 질문하려는 경향을 보이곤 한다. 이런 친절한 동정의 표현은 자연스럽지만, 말투의 변화를 초래할 수 있으며, 표현 형식에 강조점을 둔 것이 흔들리게 된다. 실제로 많은 경우, 참가자가 특정한 경험과 그에 수반하는 감정을 공유하는 것은 연습의 중재를 통해 가능하다. 또한 훈련에 앞서 사생활에 관해 주의를 환기하여야 하며(필요할 때마다 강조해야 한다) 워크숍의 누군가가 개인적인 경험을 공유하기로 했어도, 다른 사람들은 비밀을 보장해야 한다. 이런 맥락에서 어떤 주제에 관해 쓴다는 것이 다른 사람들의 의견을 묻는다거나, 글쓴이가 공유하기로 선택한 경험의 범위를 넘어서는 것에 관해 대화를 요청하는 것은 아니라는 점을 기억할 필요가 있다. 석사과정에 있던 두 학생이 함께 진행하던 워크숍에서 이 문제를 다룬 적이 있다. 그들은 어떤 사건에 대해 이렇게 적었다.

> 한 참가자가 암에 직면했던 고통스러운 기억을, 그리고 기억을 바꾸고 싶다는 소망에 관해 적었어요. 글은 명료했고, 상상력이 풍부했으며, 강력했어요. 하지만 다른 학생들, 특히 두 사람이 글쓰기 훈련과는 무관하게 이 개인적 경험에 관해 질문하기 시작했어요. 파고들어가는 질문은 주제 넘이 보였어요. "암에 걸린 게 언제예요? 학교 다니는 건 어땠어요?" 참가자는 용감했고 질문에 답하려 했지만, 그런 논의를 나누는 건 워크숍 환경에서는 너무 나갔죠. 우리, 퍼실리테이터는 대화를 중단시키고 쓰기로 돌아와, 쓴 것을 공유해주서서 고맙다고 말했어요. 그때 〔내 동료가〕 책상 중앙에 손을 대고 말했어요. "껴들어야 할 것 같아요. 하나만 지적할게요…" 그는 워크숍에서 참가자들의 글에 관해서만 이야기하는 것과, 사람들의 이야기와 그가 나누기로 한 선택을 존중하기 위한 수단으로서 글쓰기를 인식하는 것이 중요하다고 말했어요.

이 사건은 서사의학 과정이 지닌 위험성과 제대로 훈련받은 퍼실리테이터의 중요성을 잘 보여준다. 퍼실리테이터는 대단히 주의 깊게 훈련의 틀을 짜고, 참가자들의 글에 대한 반응을 이끌어야 한다. 먼로의 작품을 통해 본 것처럼 텍스트의 구조와 스타일을 강조하고, 세심함과 엄격함을 통한 자세히 읽기를 실천해야 한다.

결론

사고, 감정, 행위의 건설적 통합 저변에 놓인 유의미한 학습은 (…) 참여
의 역능강화로 이어진다.

–조지프 노박Joseph D. Novak [29]

의학교육과 진료에서 어려운 경험이나 만남의 감정적 부분을 토로할
기회는 없다. 불편함이나 문제에 사로잡힌 환자나 동료를 도울 방법을 택
할 수도 없다. 방법이 있더라도 대부분은 서투르거나 부적절하다. 컬럼
비아 의과대학생 두 명은 최근에 4학년 서사의학 수업 프로젝트로 3학년
임상 로테이션에 관한 연극 각본을 쓰면서 이러한 비효율적인 방법을 패
러디했다. 연극은 비非서사의학 교과과정을 광대를 통해 그려 보이고, 환
자가 말하지 않는 감정을 더 잘 관찰하고 유념하도록 3학년 학생들을 북
돋운다. 밖에서 기다리던 학생 엘리자베스는 교실로 불려 들어간다. 엘
리자베스는 반 친구들이 짓는 자세와 표정이 어떤 감정을 표현한 것인지
알아맞혀야 한다.

> 실내 장면. 일반 교실 밖 복도 — 낮
> 엘리자베스는 복도에서 기다리다가 잠시 정처 없이 걷는다. 복도에 있는
> 초상화 앞에 선 그녀는 유리에 살짝 비친 자기 모습을 보고 머리를 묶는
> 다. 그리고 슬쩍 시계를 보다가 교실 문을 두드린다. 광대가 문을 열고, 엘
> 리자베스는 조용한 교실 안으로 들어간다. 학생 중 몇 명은 앉아 있고, 몇
> 명은 서 있는데, 다들 공감하는 자세와 표정을 꾸며내고 있다.
> 한 명이 엘리자베스에게 다가가 어깨에 손을 올린다. 엘리자베스는 혼란스
> 러워 보이지만, 학생들로부터 본 것이 무엇인지 알아내기 위해 주의를 기

울인다.

엘리자베스: 연민?

학생들은 엘리자베스를 계속 본다.

광대: 비슷해… 공감. 네가 보고 있듯이 우리는 몸짓만으로도 많은 내용을 전달할 수 있지. 유머도 중요해. 그러니까 주머니에 빨간 코가 있다는 걸 항상 명심할 것!

세이비가 주머니에서 빨간 코를 꺼내 코에 붙이고는, 엘리자베스에게 엄숙하게 속삭인다.

제이미: 당신, 암에 걸렸어요.

엘리자베스는 혼란과 경멸에 빠진 눈으로 그녀를 바라본다.

이 장면에서, 연습은(좀 과장되었지만 심한 것 같지도 않다) 의도한 효과를 내지 못한다. 그것은 엘리자베스와 제이미, 학생들을 엉뚱한 방향으로 이끌어 경멸을 불러온다. 엘리자베스는 공감을 표현하려 한 친구들의 몸짓에서 '연민'을 읽는다. 연민을 누구도 바람직한 감정이라고 생각하지 않는 곳에서, 각본은 의과대학에서만 통용되는(용인되는 감정인) 공감과 연민 사이의 종잡을 수 없는 구분을 재치 있게 무효화시킨다. 엘리자베스가 보기에 둘은 서로 비슷하다. 그렇다면 우리가 꾸며내는 것은 무엇인가? 유머가 감정에 추가적인 영향을 미친다는 광대의 암시도 역효과를 낸다. 강요된 유머는(빨간 코로 형상화되고 있는) 제이미의 심적 상태와 상응하지 않는다. 대신 두 학생이 나누는 것은 블랙 유머가 된다. 굳이 옹호하자면, 그것은 의과대학생들이 신뢰하는 대비책이다. 이 의과대학생들은 연극에서 유머를 활용하여 논쟁거리인 의학교육의 감정적 차원을 탐구한다. 또한 갈망, 두려움, 부적절감, 자신감, 경쟁심, 경쟁에 대한 회한, 정체성 상실, 자유 시간의 상실(최근 한 의과대학생은 잠시 공부를 내려놓고 숲속을 산책한 일에 관해 쓴 글을 읽다 울기 시작했다) 등과 같은 복합적인 감정을 아름답게 그려낸다. 이런 스트레스로 가득 찬 감정과 함께, 연극은 성취의 만족과 자랑, 학습의 즐거움, 동료와 교사를 향한 존경심, 우정의 따뜻함도 담아낸다.

극본 쓰기 연습의 가능성에서 볼 수 있듯이, 우리가 자세히 읽기와 지시문을 통한 글쓰기에서 얻을 수 있는 기대치 않은 결과 중 하나는 참가자들이 어려운 주제, 경험, 감정에 접근하는 것을 덜 두려워하게 된다는 것이다. 읽기와 쓰기는 과거에(환자와의 면담을 포함하여) 한쪽 구석으로 치워놓았거나 회피했던 감정을 검토하고 소화할 수 있는 능력을 신뢰하라고 명령한다. 우리는 이 효과를 어떻게 설명할 수 있을지 잘 모르겠다. 이것을 감정적 기민함이 늘었기 때문이라고 봐야 할까? 순간이나 상황을 맥락화할 수 있는 창조적·비판적 능력이 향상된 걸까? 잘 쌓인 신뢰가 어려운 상황과 감정을, 비참한 결과를 피하면서 살필 수 있도록 해주는 걸까? 말한 것을 받아들이는 능력, 더 풍부한 뉘앙스로 의사소통할 수 있다는 신뢰 때문일까? 앞서 설명한 광대 연습과 달리, 우리의 작업은 어떤 순간 다른 사람들과 맺은 연결에 주의를 기울인다. 함께 그리고 직접 확인해가는 것은 치료자로서 보건의료인의 임무이다. 주머니에서 빨간 코를 꺼내는 것 같은 전문가적 태도는 편리할지도 모르지만 얼마 가지 못한다.

이 장에서 우리는 서사의학 강의, 워크숍에서 벌어지고 있는 일을 설명했다. 부분의 합이 전체보다 큰 것처럼, 서사의학 강의 과정은 참가자에게 탄탄한 미학적 경험을, 문학 작품과 미술의 협력적·창조적 분석을, 중요한 어떤 것에 관해 말하고 쓸 기회를, 그리고 언어를 신선한 방식으로 활용하는 것의 놀라움과 즐거움을 선사한다. 구성원이 직관이나 경험을 솔직하게 공유하면, 신뢰가 빠르게 방을 가득 채운다. 참가자는 내적 경험에(예술 작품이나 최근에 경험한 의료적 만남에 관한 자신의 반응에) 의미를 부여하는 방법을 배운다. 그것은 매우 만족스럽고 즐거운 일이다. 존 듀이가 적은 것처럼, 참가자들은 전문가적·지적·실존적 자아를 하나로 모으는 통합 활동에 참여한다. 협력 관계를 좀먹는 두 개의 거대한 요소인 경쟁과 불신은 경험에서 사라진다. 각 사람은 질문과 자신의 확실성이 지닌 한계에 몰두한다.

논의한 것처럼 우리는 참가자에게 자기 감정을 말하는 것, 느낌을 공유하는 것을 목적으로 삼으라고 말하지 않는다. 이야기, 시 등 창조적 표현 작업에 관한 적절히 인도된 토론에서, 감정은 그 관념적·사회적 복잡성과 함께 유기적으로 표면화되는 것이지 주어진 의제를 따라 표현되는 것이 아니다. 앞서 인용한 글쓰기 지시문의 예시에서, 우리는 여러 감정이 존재함을 감지할 수 있었다. 그러나 학생들은 "이 이야기는 내가 가진 형제에 대한 죄책감을 떠오르게 해요"라거나 "이 시는 내가 때때로 놓치는 평화로운 자기 헌신의 감각을 불러일으켜요"처럼 감정을 직접 말하지 않는다. 여기에 쓴 것 같은 명확한, 단정적인 표현은 일반적으로는 쓴 사람과 듣는 사람 모두에게 충분한 만족을 주지 않는다. 오히려 기억을 이야기하는 과정에서 그 일부나 이미지로 나타나는 완곡하고 간접적인 전달이 더 진정한 표현으로 받아들여지곤 한다.[30] 경험에 단순히 이름을 붙이는 일이 경험에 접촉이나 생명력을 불어넣지 않는다. 내적 삶의 복잡성을 표현할 수 없음은 물론이다.

　이런 많은 교육학적 요소는 단독적이고 경험적이며, 어떤 의미에서 교실 안에 있는 사람들에게 속하는 독특한 분위기를 만들어낸다. 존 듀이가 경험이라고 부른 것은 이 특별한 화학작용을 일부나마 설명할 방법을 제시한다.『경험으로서의 예술』에서 듀이는 미학적 인지가 흔히 일어나는 경험임을 강조한다. 그것은 매일 어디에서나 나타나며 훈련받은 자, 특권을 누리는 소수에게만 주어지지 않는다. 예술가의 창조적 작업은 넓게 보았을 때 인간의 지적 활동에 속한다. 예술 창조처럼 지성의 상상적 활용은 감정을 요구한다. 미학적 경험에서도 마찬가지이다. 창조성은 여러 능력을 요청한다. 우리가 예술 작품에 집중할 때, 우리는 제작자의 활동을 모방한다. 우리는 세부에 관심을 기울이고 부분을 연결하는 데 흥미를 느낀다. 우리는 요소를 선택하고 모아 전체로 빚어낸다. 이런 미적 관심은 우리를 예술 작품 가까이 이끌며, 듀이가 관찰한 것처럼 그것은 우리를 일상생활이 지닌 측면으로 더 가까이 끌어당긴다. 듀이는 우리가 일상의 사건들을 미학적으로 인지할 수 있다고 주장한다(우리는 이것을 자세히 읽기라 부른다). 이런 활동은 우리가 표류하고, 회피하며, 타협하는 매일의 '비-경험'으로부터 우리를 건져낸다. 듀이는 다음과 같이 썼다. "우리를 둘러싼 것과의 교제에서 물러나는 일은 때로 두려움 때문이기도 하고, 저장된 에너지를 과도하게 소비한 것만으로도 벌어지며, 어떤 경우 다른 문제에 (…) 몰두하기 때문이다."[31] 우리 자신의 경험을 즐거운 주의 집중에 맞출 때 우리는 예술 작품을 만든다. 우리는 무엇인가를 경험하는 것이다. 서사의학에서 이 경험은 사람들을 다른 방식으로 만나게 한다. 그런 순간, 미학적 경험은 고립이 아닌 협력적 활동이 된다. 듀이는 이런 경험이 우리에게 더 큰 활력을 부여한다고 했다.

　듀이는 다음과 같이 썼다. "[지각은] 항복을 수반한다. 그러나 자신을 적절히 양보하는 일은 상당히 강렬할 수 있는 통제된 활동을 통해서만 가능하다."[32] 우리는 그런 통제된 활동이 자세히 읽기와 지시문을 통한 쓰기라고 생각한다. 미적 연관성을 통해 막 벌어지는 사건들은 형식, 형태, 때로 의미를 찾게 된다. 미학적 형식의 역할이 우리 정신적 삶에서 하는 역할을 다루면서, 듀이는 "미학은 무익한 사치나 초월적 관념이 경험을 침범하는 것을 의미하지 않는다. (…) 그것은 모든 정상적이고 온전한 경험에 속하는 특성의 명확하고 강화된 발전이다"라고 적었다.[33]

20세기 초 진보적 교육을 주도한 인물 중 하나인 듀이는 학생 경험의 주관적 특징에 집중하여, 내용만큼이나 과정에, 무엇을 배우는지만큼이나 어떻게 배우는지에 초점을 맞췄다. 창조적 해결책을 계발하기 위해 협력 기술을 중시하고 학습이 사고와 함께 감성과 상상력을 자극하는 창조적 활동으로 이해되는 교실 문화를 만들기 위해, 듀이는 학습자와 교사가 자아의 요소를 통합할 수 있는 교실을 만들려 했다. 한 사람의 전반적인 (통합된) 자아를 교육과 학습 과정에 도입하는 것은 창조적 행위이다. 좀 더 확실히 말하자면, 민주주의가 의존하는 책임 있고 능동적인 시민 의식 그 자체이다. 이런 여러 방법을 통해 듀이는 서사의학에서 우리가 하는 작업을 설명하는 교육학적 모형을 제시했다. 교육은 돌봄의 관계이기도 한 것이다.

서사의학에서 등장인물의 활동, 뉘앙스, 이야기의 전달 방식, 관점, 시간적 전개, 어조, 이미지 등에 관심을 기울이는 것은 듀이가 설명한 경험을 제공하고자 함이다. 또한 환자, 동료, 제도와의 경험이 지닌 역동성에 (미적 참여를 통해) 더 주의를 기울이는 마음의 습관을 만들고자 함이다. 이것은 편견, 판단, 불확실성과 조급함이라는 중요한 정서적 반응에 주의를 기울이는 것을 포함한다. 다른 사람의 이야기에서 어떤 것을 들을 수 있는지는 각자의 경험과 마음 상태에 의존한다는 인식은 문화를 포함한 모든 것을 바꿀 수 있다. "이 환자의 이야기에서 나는 어디 있는가?"와 "오늘날 보건의료의 이야기에서 나는 어디 있는가?"라는 질문을 지속적이고 정직하게 묻는다면, 우린 보건의료의 지형을 바꿀 수 있을 것이다.

2부

이원론, 개인성, 체화

The Principles
and Practice of
Narrative Medicine

3장

이원론에 대한 불만 1:
철학, 문학, 의학

크레이그 어바인, 대니엘 스펜서

나는 인간의 신체를 뼈, 신경, 근육, 혈관, 혈액, 피부로 구성된 기계라고 간주한다. 그 안에 정신이 없다 해도 인간의 신체는 여전히 같은 동작을 보일 것이다. 단, 작동하도록 만드는 것이 의지의 명령이나 결과적으로 정신으로부터 오는 것이 아니라는 점에서 차이를 보일 것이다.

—르네 데카르트, 「제6성찰Sixth Meditation」[1]

이것이 데카르트의 오류이다. 신체와 정신을 분리한 한없는 심연. 다시 말해 크기를 지니고 공간을 차지하며 기계적으로 작동하고 무한히 분할 가능한 신체 성분과, 크기가 없고 공간을 차지하지 않으며 순서가 없고 분할할 수 없는 마음 성분이 분리되었다. 이성과 도덕적 판단 그리고 물리적 고통이나 감정적 격변으로 인한 고통은 신체와 별개로 존재한다. 특히 생물학적 유기체의 구조와 작동에서 정신의 가장 정련된 작동이 분리되었다.

—안토니오 다마지오Antonio Damasio, 『데카르트의 오류: 감정, 이성 그리고 인간의 뇌Descartes' Error: Emotion, Reason and the Human Brain』[2]

최고의 의사는 철학자이기도 하다.

-페르가몬의 갈레노스Galen of Pergamon(129∼199)³

"안녕하십니까. 오늘 기분은 어떠신가요?"
- 보건의료에서 벌어지는 소외 이야기

오드리 로드Audre Lorde는 「빛의 폭발: 암과 함께 살기A Burst of Light: Living with Cancer」 도입 부분에 간 우엽右葉에 생긴 큰 종양 때문에 암 전문의를 만난 일을 적었다. 평판이 훌륭한 전문의는 종양이 악성일 가능성이 매우 높아 바로 수술하는 게 좋겠다고 권한다. 과거 유방암으로 유방절제술과 치료를 받은 적이 있는 로드는 먼저 "내 몸의 변화를 느끼고 그 안에서 어떤 일이 벌어지는지 볼" 시간이 필요하다고 대답한다.⁴ 그리고 공포에 질린 채로 행동하기를 원하지 않는다고 설명한다. 그러나 암 전문의는 여유를 용납하지 않는다. 로드는 다음과 같이 설명한다.

> 의사는 나에게 이렇게 말할 수 있었다. 나는 이런 말을 들을 수 있었다. "지금 환자분은 심각한 상태입니다. 무엇을 하든, 그것을 무시하거나 어떻게 할지 결정하는 것을 늦춰서는 안 됩니다. 당신이 어떻게 생각하든 그것은 사라지지 않을 것이기 때문입니다." 내 몸에 대한 책임을 인식시키는 것이다. 하지만 이런 말 대신 그가 나에게 말한 것은 "토 달지 말고, 내가 말한 대로 당장 하지 않으면 당신은 곧 끔찍하게 죽을 거요"였다. 정확히 이런 표현이었다.
>
> 나는 내 몸 안에 전선戰線이 그어졌음을 느꼈다.⁵

로드는 이 고통스러운 장면을 통해 의학적 가부장주의•와 편견의 끔찍한 합류를 생생히 그려낸다.

> 내가 진료실을 안내받고 그가 내 X선 사진을 본 순간부터, 그는 잘 훈련된 기술을 발휘하여 나를 어린애 취급하려 했다. 내가 간 생검biopsy을 재고하기를 원한다고 말하자, 그는 내 기록을 흘끗 보았다. 내가 대학을 졸업했다는 것을 보자, 인종차별과 성차별이 책상 위에서 손을 맞잡았다. "글쎄요, 똑똑한 분인 건 알겠지만요." 그는 말하면서 내 한쪽 가슴을 응시하고 있었다. "바로 생검을 하지 않는 것은 머리를 모래에 파묻는 거랑 똑같아요." 이어서 그는 말했다. 어느 날 진료실 구석에서 내가 고통에 친 비명을 지르더라도 사기는 책임이 없을 거라고!⁶

이 이야기에는 극심한 소외감이 엿보인다. 의사·철학자 에드먼드 펠레그리노Edmund Pellegrino는 다음과 같이 설명한다. "돌보고, 위안을 주며, 함께 있고, 극복을 돕고, 통증과 고통을 완화하는 것은 치료만큼 회복을 위한 행위입니다. 이런 의미에서, 회복은 치료가 불가능하여 환자가 죽어갈 때도 가능합니다. (…) 치료는 무익할 수 있지만 돌봄은 무익할 수 없습니다."⁷ 로드가 적은 이 장면에 결핍된 위로와 함께함은 그 자체로 실질적인 손상이다.

슬프게도, 이런 유형의 경험은 서구 보건의료에서 흔하며 질환에 관한

• 　의학적 가부장주의란 전문가로서 의료인이 환자에게 선택권을 부여하지 않고 환자에게 좋은 것을 결정하는 방식 또는 이를 기반으로 한 환자-의료인 모형을 말한다. 이는 권위적 강압으로 여겨지나, 정보 비대칭을 상정하는 현대 의학은 가부장주의적 결정이 있어야 하는 경우가 여럿 있다. 이런 경우엔, 의료윤리의 원칙 중 선행에서 출발하는 후견주의적 결정이라고 구분하여 부정적 의미를 지닌 가부장주의와 구분한다.

회고록, 문학, 영화, 연극 등 여러 작품에서 주제로 다뤄졌다. 역사 속 의학적 만남을 상상하여 살펴보는 세라 메이틀런드Sara Maitland의 단편 「겸자 분만Forceps Delivery」은 17세기 휴 체임벌렌Hugh Chamberlen 의사가 겸자*를 (그 도구는 체임벌렌 선생의 가족이 발명했지만, 오랫동안 비밀로 내려왔다) 당대 유럽을 선도하던 산과 의사인 프랑수아 마리수에게 설명하는 이야기이다. 단편의 도입부에는 사건의 일시, 장소, 등장인물을 포함한 이야기의 정황에 관한 설명이 적혀 있다. 체임벌렌이 생소한 도구에 대해 제시한 가격이 마음에 들지 않는 마리수는 시험을 해볼 것을 제안한다. "그는 구루병으로 심한 기형을 지닌 익명의 28세 초산부를 돌보고 있었다. 그녀를 검사한 후 [마리수는] 이 사례는 어쩔 수 없다고 결론 내렸다. 만약 체임벌렌이 분만에 성공한다면, 그 비밀스러운 도구에 그만큼의 값을 치러도 좋을 것이다."[8] 도입부에 이어 메이틀런드의 이야기는 '시험 사례'에 관한 일인칭 서사의 상상적 관점으로 전환하고, 환원적인 임상 용어를 사용하면서 이야기를 하는 초산부의 목소리가 들린다.

아기는 얼굴을 내 배 쪽으로 향하고 있었다. (…) 나는 석결명 즙**이 아기를 밀어내 돌아눕게 했는지 궁금했다. 의사에게 물어볼 수 없는 것들이 있다. 그들은 분명히 분만할 수 없다고 말했다. 체임벌렌이 그 비밀스러운 도구를 사용하게 해보자. 성공한다면 그만한 값어치가 있으니.
당신은 내 심장 소리와 그들의 심장 소리가 겹쳐짐을 안다. 나 또한 이성적이며, 세속적이고, 약간 황달에 걸린 상태로 그들의 말을 듣는다. 나는 침묵과 무거운 기다림으로 돌아갈 수 없다. 그들이 있는 한 불가능하다.

---

* 날이 없는 가위처럼 생긴 도구로, 좁은 공간에서 무엇인가를 잡는 데 사용한다.
** 석결명 잎을 말려서 만든 약제로, 설사약으로 사용되었다.

이 두 사람은 서로를 좋아한다. 나는 불현듯 그 사실을 깨닫는다. 이것은 그들이 벌이는 게임이다. 자부심과 돈을 약간 걸고 진행하는 게임. 하지만 서로를 존중하는 친구 사이에서 진행되는 게임인 것이다. 나도 할 수만 있다면 같이 하고 싶었다. 나는 강패強牌를 들 수도 있을 것이다. 하지만 그러면 친구끼리 하는 게임은 아니겠지. 이 비싼 게임에서 누가 이기는지는 중요하지 않다. 최소한 승자는 나는 아닐 테니까. 나는 아니니까.[9]

이 '비싼 게임'은 기술, 공예, 연구, 거리감에 관한 것이다. 여기서 고립감은 손에 만져질 것처럼 두드러지는데, 이는 로드의 글에서 나타나는 소외감을 떠오르게 한다. 또한 환자와 의사 사이의 친밀함에 대한 동경과, 객관화된 희생자 대신 친구 사이가 되어 '게임'을 하고픈 욕망을 확인할 수 있다.

현대를 배경으로 한 작품인 마거릿 에드슨Margaret Edson의 1995년 희곡 〈위트W:t〉는 보건의료에서 나타나는 소원함과 인정사정없는 기술 지배의 초상을 그리고 있다. 17세기 시를 전공한 비비안 베어링 교수가 암 진단을 받는 장면으로 시작하는 연극에서, 교수는 병실에서 직접 관객에게 말을 건다.

> 비비안: (친숙함을 가장하며, 관객에게 팔을 흔들고 고개를 끄덕거린다.) 안녕하십니까. 오늘 기분은 어떠신가요? 좋아요. 아주 좋습니다.[10]

여기서 우리는 주인공이 의사 또는 간호사를 흉내 내며 하는, 가식적인 친밀함이 담긴 인사를 받으며 무대와 직접적으로 연결된다. '당신'은 추상화·이상화된 환자로, 완전히 순응하는 유아적 존재이자, 정황이나 내력이 지워진 신체이다. 비비안의 암 전문의 켈레키언은 회진 때 침상에

펠로 무리를 끌고 오고, 그들은 비비안의 신체를 촉진하고 검사하며 자기 지식을 자랑해 켈레키언에게 좋은 인상을 주려 한다. 그들은 비비안을 거의 무시하고 신체 징후와 증상에만 관심을 보인다. 임상 펠로 제이슨은 수동태로 가득 찬 '환자' 보고를 한다. "첫 수술에서 종양의 상당 부분이 이 부분에서 감소되었습니다. 여기요. (그는 각 기관을 가리키고, 비비안의 복부를 찌른다.) 좌우측 난소, 나팔관, 자궁. 모두 들어냈습니다." 동시에 비비안은 관객에게 자신의 논평을 전달한다. 이 의식은 대학원 문학 세미나와 닮았지만, "회진에서는 그들이 책처럼 나를 읽는다"라는 차이가 있다.[11] 의사들이 결론을 짓자, 켈레키언은 침상을 떠나려는 팀에서 제이슨을 멈춰 세운 뒤 그에게 주의사항을 전달한다. "병상이잖나." "아, 예." 대답한 제이슨은 비비안에게 돌아서서 말한다. "베어링 교수님, 잘 협조해주셔서 감사합니다." 그들은 떠났지만, 비비안의 상의는 여전히 걷어 올려진 상태이다. "병상이잖나"라는 말은 여기 있는 환자가 연구 대상이 아님을 강조한다. 아니, 형식적으로 인정한 것뿐이라고 말해도 좋겠다. 이런 강조는 〈위트〉가 그리고 있는 가혹한 초상화에서 극명한 대비를 이룬다. 연극 후반부 제이슨이 비비안에게 설명하는 장면에서, 이 의무감을 부여하는 펠로 역할은 제이슨이 연구를 진행하는 데 방해물로 작용한다. 의료인은 "혈거인"이며 침상 옆에서 예의를 차리는 것은 "연구자에게 엄청난 시간 낭비이다".[12]

극작가 마거릿 에드슨이 연구병원의 암·에이즈 병동에서 직원으로 일했던 경험은 〈위트〉가 묘사하는 의료적 돌봄의 기초 자료가 되었다.[13] 이런 장면은 병원이 개인의 인간성에 거시적·미시적으로 퍼붓는 수많은 공격에 대한 환자의 관점을 허구적으로 제시한다. 한편 연극은 학자인 비비안의 완고한 성격과, 학문적 의학의 견고한 위계 안에서 움직이는 연구지향적인 의사들의 여러 유사점 또한 보여준다. 도입부에 등장하는 진단 장면에서 의사와 환자는 서로의 신원을 확인한다. 켈레키언은 처음에는 비비안을 '베어링 씨'라고 부르다가, 학생들의 부족함에서 느끼는 전문가적인 절망감을 공유하면서 그를 '베어링 박사'라고 바꿔 부른다. 그가 추천하는 매우 강력한 화학요법을 설명하면서 켈레키언은 서로가 지식을 추구한다는 공통점이 있음을 들먹이는데, 이는 비비안도 내심 생각하고 있는 것이다. 우리는 비비안이 자신의 학문적 성취에 관해 당당한 자신감을, 심지어 오만함을 내비치기도 한다는 것을 알게 된다. "자신 있게 말하는데, 나만큼 뛰어난 사람은 없어요."[14] 학창 시절을 회상하는 장면에서 비비안은 사교 모임 대신 도서관을 선택하는데, 여기서 우리는 그녀가 엄격하고 가차 없는 교수라는 것을 알게 된다. 50세인 비비안은 남편과 자녀가 없으며, 성관계노 가지지 않는다. 따라서 우리는 비비안이 자기 몸, 개성, 개인적 관계를 정신의 삶에 바쳤음을 알게 된다. 결말 부분에서 그녀의 간호사인 수지는 연명의료 중단 문제를 꺼내면서, 의사들이 연구를 위해 연명의료를 추천함을 넌지시 내비친다. "(…) 그들은 항상… 더 많은 것을 알기 원하니까요." 비비안이 대답한다. "나도 항상 더 많은 걸 알기 원했어요. 나는 학자예요. 아니, 구두와 눈썹이 있었을 때* 나는 학자였죠." 구두와 눈썹은 더는 없지만, 그녀는 수지의 응원을 통해 연명의료 중단을 선택한다. 비비안의 비참한 고통, 추가 치료의 무익함, 연명의료가 가하는 폭력을 생각하면 분명히 옳은 결정이다. 하지만 그 때문에 비비안은 사상가로서의 정체성을 부정해야 한다. 그것의 허식이 드러났기 때문이다.

> 비비안: (빠르게) 지금은 말싸움도, 비약적인 상상도, 제멋대로의 관점도, 형이상학적 자만도, 위트도 필요 없어.

---

* 암 치료를 받으면서 머리와 눈썹이 다 빠진 현재 상태를 암시한다.

세밀한 학자의 분석보다 더 나쁜 것은 없겠지. 박식함. 해석. 복잡하게 만들기.

(천천히) 지금은 단순해야 할 때야. 말하자면, 친절해야 할 때이지.[15]

왜 비비안은 말 속도를 늦추고 지식을 향한 사랑을 부인한 뒤, 친절을 택했을까? 재클린 반호우트Jacqueline Vanhoutte가 주장한 것처럼, 자신의 인간성을 무시한 오만에 대한 처벌로 비비안의 암을 바라볼 때 〈위트〉는 비극으로 읽힌다. 그 오만은 연극이 환원적으로 그리고 있는 현대 의학의 차가움을 반영하고 있다. "〈위트〉의 의사들은 모두 무신경한 괴물이며, 남보다 지식에서 한발 앞서기 위해 모든 것을 바친 자들이다. 그들의 가치를 거부할 때에만 비비안은 구원받을 수 있다."[16] 비비안이 병원의 오만과 비인간성에 희생당하는 것은 비비안이 정신에 가치를 부여하고 신체와 영혼을 부정한 것에 대한 응징이다. 비비안의 마지막 구원과 승천의 장면은 이 분열을 강조하기 위해 임종을 맞는 침대에서 그녀의 영혼이 신체에서 일어나는 모습으로 그려진다. 따라서 〈위트〉는 의학 연구와 기술이 환자의 신체와 영혼을 대립시키는 것, 보건의료가 정신과 신체를 나누는 것을 가열차게 비판하고 있다. 또한 연극은 감정보다 지성을 앞세운 비비안에게 커다란 통증과 고통을 가하여 이 분열을 강조한다.

연극에 관한 이런 해석이나 그 재현의 사실성에 동의하든 하지 않든, 독자와 관객은 치명적인 질병의 잔혹함뿐만 아니라 현대 의학의 분리와 소외를 마주한 주인공이 겪는 극적 변화를 경험한다. 사실 이 세 가지 예시, 「빛의 폭발: 암과 함께 살기」, 「겸자 분만」, 〈위트〉는 의료인-의학연구자의 관점과 개별 환자의 관점을 세밀하게 대조한다는 공통점이 있다. 회고록, 역사 소설, 희곡 각 작품에 반영된 것은 아서 클라인먼Arthur Kleinman이 다음과 같이 설명한 개별 서술자의 질환 경험이다. "타고난 인간의 증상과 고통의 경험, (…) 병자와 가족 구성원, 사회망이 증상과 장애를 인지하고, 함께 살아내며, 반응하는 방법."[17] 또한 "생의학적 모형*에서 활용하는 협소한 생물학적 용어에서 (…) 질병은 생물학적 구조나 기능의 변화만을 의미하는 것으로 변경된다"[18]라는 클라인먼의 표현에서 제시된 질병에만 임상적 응시gaze**가 초점을 맞추고, 다른 경험은 축소하거나 노골적으로 생략하는 모습을 작품 속 이야기는 그리고 있다. 여기에 실은 작품들이 모두 여성 환자의 질환 경험에 목소리를 부여한 것은 우연이 아니다. 로드는 아프리카계 미국인 레즈비언 여성이다. 메이틀런드가 쓴 이야기에서 화자는 표준과 상당히 다른 신체 조건을 지녔다. 이는 여성 환자가 임상적 만남에서 권력 불균형 때문에 더 큰 소외에 처하기 때문이다. 유색인종, 상애인, 트랜스****환자, 정신질환자 등을 향한 일반적인 선입견 및 이들의 목소리와 경험을 침묵시키는 일이 사회에 만연해 있다. 이것은 보건의료에서 질환의 취약성을 두드러지게 하고 의료인과 환자 사이의 신뢰를 희석한다.

물론 암 진단을 받은 사람이나 난산 예정인 사람이 아니어도 이런 인물의 이야기를 어느 정도 받아들일 수는 있다. 온전히 이해하는 것은 어

---

*　생물학에 기초를 둔 의학적 지식이 의료적 실천과 의료체계 전체를 포괄하는 방식을 말하며, 질병을 통한 개인적·사회문화적 경험은 무시되고 오로지 질병과 치료의 생물학적 사실만이 남는다.

**　응시란 어떤 주체가 대상을 바라볼 때 그것에서 보이는 것과 보이지 않는 것을 구분하는 틀이자, 보는 자와 보이는 자 간에 나타나는 인식의 투쟁이다. 장폴 사르트르(Jean-Paul Sartre)는 타인의 응시 때문에 항상 고통받을 수밖에 없는 주체의 조건을 가리켜 "타인은 지옥이다"라고 말했으며, 라캉은 이를 일반 사물에까지 확장해 세계의 응시에 반응하는 인간 존재의 조건을 논했다. 이 위에서 푸코는 임상적 응시(clinical gaze)가 어떻게 의학적 지식과 권력을 특정 짓는지 살핀다.

***　트랜스젠더를 포함해 다양한 트랜스 성 정체성을 가진 사람 일반을 가리켜 트랜스*라고 칭한다. 6장, '정치학 교육: 보건의료인문학 병신화, 퀴어화, 낯설게 만들기'에 자세한 설명이 나온다.

렵더라도 말이다. 작품 속 인물이 받은 물건 취급을 우리도 진료실이나 병원에서 자주 경험한다. 비비안 베어링이 그랬던 것처럼, 환자는 등록번호나, 주치의의 성*으로만 불린다. 어색한 언어의 이상한 리듬이 환자를 부상이나 병으로 환원해 질병 단위로 그려내고,[19] 환자를 '3번 병실에 있는 무릎 환자'로 바꾼다. 대체 가능한 기관과 신체 각 부분의 조립체 assemblage가 되어, 각 부분은 병원에서 각기 다른 서비스를 받는다. 또한 환자는 전자의무기록과 디지털 영상을 통해 가상의 신체로 변하며, 인간적 경험은 의무기록 안에서 '사회력'으로 격하된다. 물론 보건의료에 관한 우리 경험이 복잡하고 다양한 것처럼, 임상 환경에서 나타나는 엄청난 동정심과 그 효과를 반영한 여러 자서전, 소설 작품이 존재한다. 그러나 여기서 인용한 작품에 나타난 불만은 여러 곳에 만연해 있다.

의료인 또한 점차 축소되고 권한을 빼앗긴다고 느낀다. 관료주의적 문서화와 부담스러운 규제의 구멍에 갇혀 돌봄과 환자-의사 관계의 친밀성에 대한 요청에서 소외되는 것이다. 닥터 X**, 사무엘 셈, 대니엘 오프리 등 의사가 쓴 회고록은(보통 의과대학과 수련 기간을 다룬다) 모두 깊은 어리둥절함, 창피, 피로, 잔인함, 공감과 이상주의의 상실을 경험한 일들을 이야기한다.[20] 이런 책에서 주로 나타나는 주제인 무감각을 살펴보자. 살바토레 이아퀸타Salvatore Iaquinta가 2012년 쓴 회고록 『그들이 나를 죽이려 했던 해: 외과 인턴에서 살아남기… 환자는 살아남지 못한다 해도The Year They Tried to Kill Me: Surviving a Surgical Internship… Even If the Patients Don't』에는 수석 레지던트가 새로 온 인턴에게 조언하는 장면이 나온다.

---

*   환자의 이름 대신 "김 선생님 환자"라고 부르는 것을 말한다.
**   『인턴 X』를 쓴 앨런 너스(Alan Nourse)의 필명.

"외과 의사가 너를 깔 때 가만히 있어. 그저 까려고 까는 것일 뿐임을 기억해. 그들이 하는 모욕이 물방울처럼 흘러가게 놔둬. 말대꾸하면 시달릴 뿐이야. 여기 모두는 아무것도 잊어버리지 않아. 한번 받아치면 매일 앙갚음을 당할 거야. 울지 마. 집에서도 울지 마. 1년뿐이라는 걸 기억하고 하루만 더 버텨. 나는 대단한 친구들이 그저 받아들일 수 없어서 프로그램을 떠나는 걸 봐왔어. (…) 여기 사람들은 무자비하니까." 브래드퍼드는 웃음기 없이 말했다. 그는 환자의 생징후를 기술할 때 사용하는 것과 같은 단조로운 어조로 이 내용을 전달했다. 그의 말은 의견이 아니라 사실이었다.[21]

여기 인용한 극적 부분은 의학교육의 거친 성격을 반영하고 있으며 군대의 세뇌와 매우 유사하다. 여기 풋내기 의사는 환자가 경험하는 것과 같은 분리를 경험한다. 배우기 위해선, 의학훈련이라는 시련의 장을 견디기 위해선 자신으로부터 분리되어야 한다. 신체와 영혼의 필요를 무시해야 하는 것이다.

이런 예시는 환원적 초상일 수밖에 없고, 환자와 의사 양측이 경험하는 폭을 전부 다 포함할 수는 없는 일이다. 이런 글이 현대 보건의료에 대한 슬픔에 찬 애도를 조명하고 있으며, 이런 염려와 이를 다루기 위한 노력도 널려 퍼져 있는 것은 사실이다. 그러나 이런 이슈를 조사하기 위해선 그 뿌리를 탐구해야만 한다.

생물의학의 최근 역사

보건의료가 현재의 소외, 제도화, 전문화에 도달한 이야기는 매우 복잡하다.[22] 그것은 여러 환자, 사회과학자, 문화비평가, 작가, 의사를 바쁘게 만들고 괴롭혀왔으므로, 우리가 어떻게 현재 상태에 도달했는지에 대한 질문을 던져봄 직도 하다. 이 분야에서 1910년 에이브러햄 플렉스너 Abraham Flexner가 의학교육에 관한 카네기재단 보고서를 발표한 것은 역사적 분수령이 되었다.[23] 플렉스너는 혼란스럽고 잘 규제되지 않은 보건의료 교육과정의 현재 상태를 기술하고, 생물학을 기초로 한 표준화와 강한 토대의 구축을 주장했다. 플렉스너는 의과대학 입학은 지원자의 화학·생물학·물리학 지식에 따라야 하며(오늘날에도 마찬가지이다) "이 기초에서 벗어날 때마다 의학훈련 자체가 훼손된다"라고 강조했다.[24] 플렉스너 보고서는 의학교육과 실천에서 생의학 모형을 널리 퍼지게 했으며, 보건의료와 의과학에서 혁명적인 발전을 가져온 과학주의를 실례로 보여주었다. 그러나 의사 찰스 오데가드Charles Odegaard가 『친애하는 의사에게: 의사에게 보내는 개인적인 서한Dear Doctor: A personal letter to a physician』에 적은 것처럼 플렉스너 모형의 약점은 "그것이 포함한 지식이 아니라 그것이 무시한 지식에 있다". 오데가드의 설명을 보자.

인간은 생물학자가 관찰한 동물의 세계에만 속하는 것이 아니다. 인간은 철학자가 관찰해온 것처럼 사회적 동물이며, 소설가가 써온 것처럼 정서적 생물이다. 환자를 서로 연결된 조직과 기관의 집합으로만 보도록 교육받은 의사는 환자 전체를 보지 못한다. 그가 배운 바 없는 직관이 우연히 도움을 주는 경우를 제외하면, 그는 환자 건강의 모든 측면을 다룰 수 없다.[25]

사실 플렉스너 보고서에서 잘 알려지지 않은 부분이 있다. 그는 생명의과학이 단지 진료를 위한 최소 기준일 뿐이라며 "다양한, 확장되는 문화적 경험에서 온 통찰과 동정심을 필요조건"으로 요구하고 사회적·도덕적 책임을 덧붙였다.[26] 그러나 중요한 점은, 플렉스너가 윤리학·사회과학·인문학 영역에서 구체적인 훈련을 제시하지 않았다는 것이다. '통찰과 동정심'을 보존하고 심어주기 위해 어떻게 해야 하는지를 숙고하는 것은 우리의 과제로 남았다. 여러 연구는 의학교육이 공감을 둔하게 하는 데 성공하고 있음을 증명했으며, 우리는 여전히 동정심과 이해의 침식을 막기 위해 분투하고 있다.[27] 이아퀸타의 기록 등이 의학훈련 문화에서 우리가 어마어마한 도전을 마주하고 있음을 가리킨다는 점은 분명하다. 이와 비슷하게, 1978년 출판된 사무엘 셈의 전설적인 작품 『하우스 오브 갓』은 저자 자신의 경험에서 나온 대학병원 인턴 경험에 관한 풍자적 소설[28]로, 젊은 의사가 병실에서 일하는 첫날, 환자를 기괴한 동물들로 상상하는 장면을 담아 통렬한 비판을 가한다.

> 나는 공포에 빠졌다. 결국, 여러 방에서 들려오는 울음소리가 나를 구했다. 갑자기 '동물원'이 떠올랐다. 여기는 환자가 동물인 동물원이다. 한쪽 다리를 꼬고 서서 짧은 투덜거림을 내뱉는 흰 머리카락 몇 가닥이 남은 왜소한 노인은 왜가리이다. 대형 해머처럼 생긴 손에 몸집이 거대한 농부 유형의 폴란드 여성은 아래 어금니 두 개가 휑덩그레한 입에서 튀어나온 하마이다. 여러 종류의 원숭이가 있고, 암퇘지들이 몰려다닌다. 하지만 내 동물원에는 멋진 사자도, 껴안아주고 싶은 코알라도, 토끼도, 백조도 없었다.[29]

의료인의 직관과 동정심을 어떻게 보호하고 배양할 것인가에 관한 질문은 20세기부터 현재까지 계속 제기되어온 질문 중 하나이며, 인문학적 요청을 되살려야 한다는 경고는 의료계에 낭랑하게 울려왔다. 1926년,

의사(이자 플렉스너 비판가) 프랜시스 피바디Francis Peabody는 하버드대학교 의과대학생들에게 연설하던 중 진료에서 비인격화와 의사-환자 관계의 악화에 대해 경고했다. 그의 유명한 경고를 보자.

> 인간의 질병은 실험동물의 질병과 같지 않습니다. 인간 질병은 우리가 감정적 삶이라고 부르는 것과 서로 영향을 주고받습니다. 따라서 이 요소를 비과학적이라고 무시하고 환자를 돌보려는 의사는 실험에 영향을 줄 수 있는 다른 조건을 무시하는 연구자와 같습니다. 좋은 의사는 환자를 속속들이 알아야 하며, 그 지식은 큰 대가를 치르고 얻어지는 것입니다. 시간, 동정심, 이해가 충분히 베풀어져야 하고, 진료에서 가장 큰 만족을 가져다주는 인간적 유대가 그 보상으로 돌아옵니다. 의사의 가장 중요한 특질 중 하나는 인간을 향한 관심이며, 환자 돌봄의 비밀은 환자 배려에 있습니다.[30]

동어반복인 것처럼 들리는 피바디의 격언은 실험실 과학, 질병 과정, 신체의 객관화를 넘어 돌봄 자체를 생각해보도록 이끌며, 이 질문은 20세기부터 지금까지 계속 이어지고 있다. 《뉴잉글랜드 의학 저널The New England Journal of Medicine》에 1982년 게재되어 많은 영향을 미친 논문 「괴로움의 본질과 의학의 목적Nature of Suffering and the Goals of Medicine」에서 에릭 카셀Eric Cassell은 괴로움이란 질환이나 손상 경험으로, 신체적 고통을 넘어 인간성에 위협을 가하는 것이라고 적었다. 이 위협에는 의학적 개입 자체도 포함되곤 한다. 환자의 신체를 물건 취급하는 일이 의학 전체에 편만한 것을 지적하며 카셀은 말한다.

> (…) 정신/신체 이원론을 수용하는 한, 괴로움은 주관적이며 '실재'가 아

122

닌 것(의학 영역 안에 위치하지 않는 것) 또는 신체적 통증으로만 인정될 것이다. 그런 구분은 오해이자 왜곡이며, 병자를 비인간화하며, 그 자체가 괴로움의 원천이기도 하다. 병을 신체에서만 벌어진 일로 생각하여 그 사람에게 아무런 피해를 주지 않는 것처럼 다루는 것은 불가능하다.[31]

카셀이 설명하고 있는 것처럼, 인간성으로부터 질환을 분리하는 일은 그 자체로 하나의 손상이자 위해이며 우리는 이를 피하기 위해 노력해야 한다. 이런 분리는 서사적 용어로도 이해할 수 있다. 질환 서술을 서사적 유형에 따라 구분한 사회학자 아서 프랭크의 작업을 보자. 프랭크는 '복원의 서사'가("어제 나는 건강했다. 오늘 나는 아프지만, 내일 나는 다시 건강할 것이다") 규범으로 자리 잡을 만큼 우리 문화를 지배하고 있다고 쓴다.[32] 이 이야기는 의과학에 신체를 양도하면 '새것처럼 좋은' 신체가 귀환할 것을 약속한다. 프랭크의 설명을 보자.

> 일시적으로 망가진 신체는 치료받아야 할 '그것'이 된다. 따라서 주체는 신체로부터 분리된다. (…) 신체는 그 안에 있는 사람이 운전하는 차와 같은 것이라, '그것'은 망가지면 다시 수리할 수 있다. 복원의 이야기는 "나는 괜찮지만 내 몸이 아픈데, 곧 고쳐질 거야"라고 말하는 것과 같다. 이 이야기는 필멸성에 대한 모더니스트적 해체를 지지하며, 해체 또한 이 복원 이야기를 지지한다. 필멸성은 신체의 조건으로 주어지고, 신체는 여러 조각으로 나눠지며, 각 부분은 고칠 수 있다. 따라서 필멸성은 미리 막을 수 있다. 내 존재가 필멸이라고 위협하는 병은 사고에서 빠져나가 버린다.[33]

프랭크는 복원 서사의 강압적 효과를 생각해볼 것을 우리에게 촉구한다. 그것은 어떻게 아픔의 경험을, 신체와 변화의 경험을 느끼는 것을 묵살하는가? 이를 이해하는 것은 우리 앞에 놓인 이야기가 정신과 신체를 향해 지닌 태도를 구분하는 데 도움을 주며, 우리 문화에 복원의 서사가 얼마나 퍼져 있는지, 그 효과는 무엇인지 알려준다.

보건의료의 분리 효과에 대한 비판은 새로운 것이 아니다. 과학사학자 찰스 로젠버그Charles Rosenberg는 진단의 변화 가능성, 구체적 질병 단위 개념의 역사적 우연성에 관한 연구에서 생물의학biomedicine에 대한 '반환원주의적 비판'이 진부하게도 반복되었음을 개탄한다. 로젠버그는 기꺼이 현대 보건의료가 소외를 가져온다는 것을 인정한다. 그러나 그는 푸코주의자의 표현을 빌려 진단 범주의 제도적 공간으로 개인을 추상화하는 것은 어떤 의미에서 피할 수 없으며 그 자체가 의미를 만든다고 주장한다.• 이런 "수집된 자료, 소프트웨어, 관료주의적 절차, 겉보기에 객관적인 치료 계획을 양분으로 하여 성장한 [진단 범주라는] 복제품"은 생산적이며 실제적이다.[34] 사적 경험으로서의 질환, 그 과정을 생물의학적으로 구성한 질병이라는 아서 클라인먼의 구분은 거짓 이분법이라고 로젠버그는 주장한다.

진료에서 병은 당연히 둘의 구성적·상호적 결합이다. 우리는 진단 과정에서 단지 희생당하거나, 소외되거나, 객관화될 뿐인 것은 아니다. 질병 분류는 개인과 집단을 연결하는, 규정하기 어려운 관계를 관리하는 도구

• 미셸 푸코의 주된 논의 중 하나는 권력이 개인을 억압하지만, 동시에 개인을 주체로 형성하는 힘을 지니고 있다는 것이다. 권력의 작용으로 우리는 삶을 제한당하나, 권력이 없다면 우리는 사회 속에서 존립할 수 없다. 이렇게 권력이 생활 깊숙이 침투해 있음을 가리키는 표현이 미시권력이다. 로젠버그는 진단명이 개인의 경험을 축소하지만, 진단명이 의료 제도 안에서 개인을 환자로서 자리 잡게 한다는 점 또한 인정해야 한다고 말하는 것이다.

인 동시에 의미를 부여한다. 그것은 인간 경험의 지리멸렬함과 독단을 제도, 관계, 의미의 더 큰 체계에 동화시켜 우리를 사회적 존재로 있을 수 있게 만든다.[35]

개인과 의료 공간의 미묘한 관계를 이해하려면 그 토대를 검토해봐야 한다. 우리는 돌봄이 어떻게 상품이 되어 '보건의료 공급자'에 의해 '전달'되는지, 어떻게 CPT*, ICD-10**, 상대 가치 점수Relative Value Units***, 질 보정 생존년수Quality-Adjusted Life Years****의 행렬과 코드로 환원되는지 이해하려 노력해야만 한다. 우리 또한 이런 분류, 명칭, 분할에 의해 구성되므로, 이것이 비현실적이라 무시한다면 위험을 초래한다고 로젠버그는 경고한다. 우리 자신의 방식을 찾기 위해, 우리는 먼저 이렇게 어디까지 왔는지 이야기해야 한다. 물론 이것은 여러 가능한 이야기 중 하나이다. 철학자 알리스데어 매킨타이어는 다음과 같이 적었다. "'무엇을 할 것인가'라는 질문에 답하려면 그에 앞선 질문인 '내가 속한 이야기는 무엇인가?'에 답해야만 한다."[36]

의학이 속한 이야기에는 여러 가지가 있겠지만, 특히 중요한 이야기는 서양철학에서 이원론의 발전이다. 드루 레더Drew Leder는 다음과 같이 적었다. "현대 의학이 병인론과 질병 치료에서 심리사회적 요인의 중요성을 무시한다는 것은 이제 상투적 문구일 뿐이다. 잘 알려지지 않은 것은 이

---

*   Current Procedural Terminology. 미국의사협회가 사용하는 진료 코드 집합이다. 내과, 외과, 진단 분야로 나뉘며 의료 서비스와 술식 소통을 위해 사용된다.

**   국제질병사인분류 10차 개정판. 세계보건기구가 질병, 징후, 증상, 비정상적 발견, 사회적 상황, 외적 요인들을 분류해놓은 코드이다.

*** 미국 메디케어가 의료 서비스의 상환에 사용하는 가치 척도.

**** 질병 부담을 측정하기 위한 것으로, 남은 삶의 기간과 질 모두를 수치화한다.

런 무시의 형이상학적 뿌리이다."[37] 사실 이 철학 이야기는 의학에서 체화 (신체와 자아의 관계) 및 상호주관성(체화된 주체와 타인의 관계를 이해하는 방식)에 심원한 영향을 미쳤다. 의학의 이원론적 틀이 근거한 철학을 이해하게 되면, 이런 틀을 넘어서려는 활동을 더 잘 이해할 수 있게 될 것이다. 그 활동은 다음 장에서 더 다루도록 하고, 일단 철학적 뿌리를 살펴보자.

동굴과 기계: 이원론의 철학적 뿌리

우리는 지하 깊숙한 곳에 있는 감옥에서 태어난다. 여기, 여러 사람은 아기 때부터 사슬에 매여 있어, 주변을 살펴볼 수가 없다. 앞에 놓인 벽에서 그들은 그림자놀이를 본다. 소, 사슴, 사람 등 이것저것이 등장하는 그림자가 그들에겐 유일한 현실이다. 그들 뒤에 있어 보이지 않는 곳에는 모닥불과 꼭두각시 인형이 있어, 죄수들이 보는 그림자를 드리운다. 어느 날, 사슬 하나가 헐거워진다. 매여 있던 사람 한 명이 일어서서 꼭두각시를 보고, 평생 속았음을 깨닫는다. 꼭두각시가 진짜였고, 그림자는 그저 허상일 뿐이라는 것. 이 깨달음은 죄수가 겪는 깨우침의 시작일 뿐이다. 그는 결국 세계 표면으로 올라와서 진짜 소, 사슴, 사람을 보고 꼭두각시 또한 모형이었음을 발견한다. 준비가 충분히 된 그는 마지막으로 태양을 바라본다. 모든 것이 선명히 드러나리라 믿으며.

플라톤의 『국가Republic』 제7권에 나오는 동굴의 우화는 더 높은 추상의 세계로 나아가는 여행을 그렸다. 플라톤의 선생이며 『국가』의 등장인물인 소크라테스는 질문을 던진다. "우리 사상이란 감옥에서 보던 광경에 비유할 수 있으며, 그것은 태양의 힘과 비교할 수 없는 불이 밝혀준 부분일 뿐이네. 땅 위로 올라가서 그곳을 보는 일은 지성의 공간으로 향하는 영혼의 여행에 비유할 수 있지. 내 기대를 저버리지 말게."[38] 다시 말하면, 동굴은 우리가 사는 세상이다. 구체적이며 물리적인 신체의 세상에서 우리는 알기 위해 냄새 맡고, 들으며, 맛보고, 만지며, 무엇보다 플라톤에게 중요했던 보는 감각에 의존할 수밖에 없다. 이 세계에서 우리는 감각에 자주 속고, 그저 그림자, 환상일 뿐인 것을 현실로 받아들이게 만든다. 감옥에 갇힌 사람의 사슬은 우리가 감각과 신체, 그로부터 오는 즐거움과 고통에 묶여 있음을 의미한다.

즐거움과 고통은 우리를 특수성에(바로 이 풍미, 이 끓는 열, 이 즐거운 소리, 이 날카로운 상처) 묶어두어 지혜의 보편성으로 나아가는 것을 막는다. 예를 들어 나는 지금 앉아 있는 의자에서, 내 등을 받치도록 꺾어진 방식에서, 결이 좋은 참나무 골격의 색깔과 질감에서, 그 기분 좋은, 균형 잡힌 형태에서 기쁨을 느낀다. 그러나 내가 바로 이 의자에 관한 숙고를 벗어나지 않는다면, 나는 의자를 의자로 만드는 것, 즉 '의자' 자체가 무엇인지 알 수 없을 것이다. 이 의자에 관한 내 경험에만 기초한다면, 나는 의자의 본질이란 참나무로 만들어져야만 하며, 특정 높이의 팔걸이와 내 등에 닿은 모습과 같은 굴곡을 가지고 있어야만 한다고 확신할지도 모른다. 특정 의자에 관한 내 경험의 한계 때문에 나는 모든 의자가 의자의 본질이 아닌 '우연적' 특징을(팔걸이, 참나무 재질, 굴곡 등) 가지고 있다는 것을 깨닫지 못할 수 있다. 본질을 알기 위해 나는 이런 비본질적 특징을 추상화해야 하며, 내 구체적 경험의 특수성이라는 사슬에서 풀려나야 한다. 만약 의자의 본질이 사실이라면, 미의 본질은 진리에 더 가까울 것이다. 정의나 선의 본질은 어떤가. 따라서 나는 정신을 체계적으로 훈련하여 특수한 것만을(동굴 벽에 비친 그림자로 표현할 수 있는) 보게 하는 내 신체에서 벗어나야 한다. 정신만이 보편을(모든 것의 진짜 본질에 빛을 비추는 태양으로 은유한) 볼 수 있기 때문이다. 플라톤에겐 보편만이 실재이다. 동굴의 우화는 특수, 구체, 물리적 신체의 세계가 만드는 어둠과 구속에서 벗어나려는 정신의 운동을 그리고 있다. 그림자로부터 실재로, 보편의 빛과 자유로, 형이상학적 이데아*로.

우화를 이야기한 소크라테스는 동굴로부터, 신체의 감옥으로부터 자유로워지도록 설계한 이상적인 도시국가의 수호자를 교육하는 방법을 제안한다. 그들 중 가장 재능이 뛰어난 자가 철인왕이 될 것이다. 태양을 숙고할 수 있는 자에게만 주어진 지혜의 빛으로 도시국가를 다스리는 자. 소크라테스는 수호자가 익혀야 하는 첫 과제가 체육이라고 주장한다. 체화의 구속으로부터 영혼을 자유롭게 하려는 노력은 역설적이게도 신체 훈련에 집중하는 것에서 출발한다. "체육을 통해 각자가 무엇이 될 수 있는지 시험하는 것이 그중 하나이지."[39] 가장 뛰어난 신체를 가졌으며 이상적인 건강을 누리는 자, 건장하여 충분히 훈련받은 자가 신체를 초월하는 고된 교육을 견딜 수 있다. 만성질환자나 치료할 수 없는 병약자는 지도자가 될 수 없다고 플라톤은 생각했다. 질환과 장애에는 지혜가 없으며, 그것은 우리를 묶고 눈멀게 하여 신체에 더 매이게 할 뿐이다. 의학은 건강을 빨리 회복하여 다시 생업으로 돌아갈 수 있는 사람들을 위해 쓰여야 한다고 소크라테스는 말한다. 질병, 장애, 만성질환으로 질질 끄는 자, 즉 '생산적' 건강을 회복할 수 없는 자는 치료하지 말고 죽도록 놓아두어야 한다.[40] 무엇보다 만성질환으로 신체를 과도하게 돌보는 일은 "학습, 생각, 명상을 어렵게 만든다. 머리의 긴장과 회전을 (…) 항상 돌봐야 하는 것이다".[41] 건강에서 생각이, 다시 말해 최고의 생각은 완벽한 건강

● 　플라톤의 핵심 개념으로, 불변하며 초월적인 실재를 가리킨다. 플라톤은 실재에 사물의 원본이 있다고 생각했다. 세계는 이 실재의 복사물이며, 복사 과정에서 열화하므로 세계는 실재에 대해 열등하다.

에서 나온다. 소크라테스는 교육한 자 중 철인왕을 고르는 방법에 관해 말한다. "가장 착실하고 가장 용감하며, 가능한 한 가장 뛰어난 외모를 가진 자를 뽑아야 하네."[42] 철인왕 교육은 신체에서(이상적 형태와 흰 피부를 지닌 남자의 신체에서) 출발한다. 그래야 그것을 초월할 수 있으니까.

이미 2,000년 전에 여성과 유색인종은 말할 것도 없고 병자, 환자, 장애인을 소외하는 이론이 나타났다. 〈위트〉에서 비비안을 '돌볼' 책임이 있는 이들 중 누구도 암이나 화학요법이 비비안에게 무슨 의미가 있는지에는 관심이 없다. 이 특수한, 체화한 대상이 지니는 의미는 정신의 상위 기능인 본질화와 무관하다. 비비안은 그들이 수행하고 있는 질병 연구에서 질병으로부터 고통받는 개별자의 삶을 추상한 그저 하나의 예시, 환자 번호 000으로 표현되는 자룟값일 뿐이다.

신체에서 이데아로 향하는 추상의 상승은 플라톤의 『향연Symposium』에서 더 부각된다. 이 책에서 소크라테스는 디오티마Diotima와 나눈 대화를 회상한다. 디오티마는 사랑의 본질을 배운 여성으로, 에로스의 여행을 통해 동굴을 빠져나온 자이다. 대화 초기에 디오티마는 소크라테스를 설득하려 한다. 에로스, 욕망의 목표는 좋은 것을 소유하는 것이다. "행복이 행복일 수 있는 이유는 선한 것을 획득하는 일이기 때문이지요." 행복은 모든 욕망에서 바로 목적 그 자체이므로 이는 진리이다.[43] 선한 것을 소유하려는 한 사람의 욕망은 그것을 영원히 소유하려는 욕망으로 이어진다. 지금 가진 선한 것을 언젠가 빼앗긴다는 사실을 안다면 행복할 수 있을까? 디오티마는 이어서 선한 것을 영원히 소유하려면 아이를 낳아야 한다고 주장한다. "신체와 영혼 모두에서" 우리의 필멸성을 넘을 방법이니까.[44] 우리는 순간적인, 반드시 죽는 존재이다. 그러나 우리 욕망의 목적은 시간을 초월하는 것, 다음 세대를 만드는 것으로만 달성할 수 있는 초월이다.

디오티마는 아름다움이 다음 세대를, 따라서 불멸성을 만든다고 주장한다. 아름다움이 우리에게 출산을 갈망하도록 만든다. 그것이 진짜 아이를 낳는 분만이든, 시, 법, 과학, 철학을 낳는 일이든 말이다. "부적합자에게는 [임신과 출산이] 불가능하지요. 추한 자는 모든 신성한 것에 맞지 않아요. 그러나 아름다운 자는 잘 맞지요."[45] 에로스를 배우는 학생은 사랑의 사다리를 한 번에 한 단씩 올라가야 한다. 가장 저급한 형태의 아름다움을 낳은 뒤 다음 상위 단계로 한 단계씩 올라 마지막에 정점에 도달해야 한다. 아름다움의 가장 저급한 형태는 신체에서 나타난다. 따라서 학생은 여기서 출발해야 한다. 『국가』에서처럼 초월을 향한 여행은 건강하고 아름다운 신체에서 시작하는 것이다. "이 문제에서 제대로 나아가려면 젊을 때 아름다운 신체를 가져야 해요. 제대로 지도받았을 때, 그는 가장 먼저 하나의 신체를 사랑하고 아름다운 연설을 만들어낼 수 있어야 하지요."[46] 하나의 아름다운 신체를 사랑하고 이 아름다움에 취해 시를 짓는 것을 통해(시가 부여하는 불멸성을 공유하며) 학생은 깨닫는다. "어떤 신체의 아름다움이란 다른 신체와 연관되어 있지요. 그가 외모의 아름다움을 추구할 때, 모든 신체의 아름다움이 동일하다는 것을 믿지 않는다면 멍청이일 거랍니다."[47] 아름다움이 한 신체에만 속하지 않음을 인식한 학생은 점차 체화된 아름다움으로부터 추상하여 아름다움의 상위 형태를 생각할 수 있게 된다. "다음, 영혼의 아름다움이 신체의 아름다움보다 더 고귀하다는 것을 알아야만 해요. 품위 있는 영혼을 소유한 자로부터 젊음의 매력이 많이 가셨을지라도, 연인은 그에 만족할 수 있어야 하지요. 그를 사랑하고 소중히 여겨서 [연인은] (…) 신체의 아름다움이란 사소한 것일 뿐임을 깨달아야 해요."[48] 이 시점에서 에로스의 학생은 그 자신이 선생이("젊은이를 더 낫게 만들 말을 만들고 추구하여") 되어야 한다. 그리하여 그는 그다음, 더 높은 단계의 추상으로 나아간다. 모든 아름다운 신체에 공통된 아름다움을 사랑하는 것에서 영혼의 아름다움을 사랑하는 것으로.

이 교육학적 힘은 상승을 쫓는 이를 다음 단계로 밀어붙인다.

> 이런 것들을 추구한 다음 학생은 [상대를] 지식으로 이끌어야 해요. 그리하여 자신이 지식의 아름다움을 보고, 그 광대한 아름다움을 통해 어떤 소년 또는 한 인간 존재의 아름다움으로 만족하는 종, 비참한 노예, 쩨쩨하게 타산적인 인간의 단계에서 벗어나야 하죠. 아름다움의 드넓은 바다로 영원히 돌아서서 이를 바라보고 아름답고 놀라운 말과 생각을 아낌없는 철학으로 낳아야 합니다. 그곳에서 힘을 기른 자는 하나의 철학적 지식을 발견할 수도 있겠죠.[49]

따라서 연인은 상대에게 지식을 가르쳐야 한다. 이를 통해 모든(신체와 영혼의) 아름다움이 '서로' 닮았다는 것이 밝혀진다. 지식의 아름다움에서 영감을 받아 사상을 낳는 자는 추상에서 무척 높은 수준까지, 모든 지식을 통합하는 아름다움의 이데아로 올라갈 수 있다. 그것은 오직 철학만이 볼 수 있다.

이 마지막, 최상위 지식인 철학의 진짜 목적, 즉 아름다움의 계시를 설명하기 전에 디오티마는 소크라테스를 가르친다(플라톤은 이를 통해 우리를 가르치려 한다). "할 수 있는 한 주의를 기울이세요." 우리는 여전히, 디오티마의 말에 세심하게 주의를 기울이고 있다. 디오티마가 설명한 모든 지적 노동의 목표, 즉 최상위의 앎, 평범하고 땅에 매인 몸으로부터 가장 높은 형태의 추상에 도달하는 것은 2,500년 전 디오티마가 소크라테스에게 가르친 후 서양에서 강력한 지식의 이상으로 자리 잡았다. 디오티마는 소크라테스에게 말한다. 지식의 최상위 형태는 불멸하는 소유를 만들어내는 아름다움으로서, 영원하고("항상 있으며 생기거나 사라지지 않으며") 불변하며("늘어나거나 줄어들지 않고") 객관적이고("어떤 면에서 아름답고 어떤 면에서 추한 것도 아니고") 보편적이며("아름다움과 추함 모두에서 이때는 이렇고 저때는 저렇지 않으며, 여기선 아름답고 저기선 추하지도 않으니, 누구에겐 아름답고 다른 사람에겐 추하지도 않지요") 비물질적이고("얼굴이나 손이나 몸에 속한 어떤 형태로 나타나지도 않으며") 하나이다("신체의 다른 곳에 속하지 않으며 (…) 그 자체로 자존하기에, 항상 하나의 형태만을 지닌답니다").[50] 다시 말해서 진리는 항상, 모든 곳, 모든 관점, 모든 사람에게 진리이다. 그렇다면 앎의 최상위 형태는 시간적인 것(변화, 생성과 소멸에 묶인 지식), 주관적인 것(특수한 것, 개인적 관점, 특정 장소와 시간에 묶인 지식), 다수인 것(통일, 통합적 시각 없이 여러 특수한 것에 걸쳐 있는 지식)에서 철저히 추상해낸 것이다.

지식의 이상적인 대상인 아름다움과 다른 이데아들이 땅, 죽음을 초월한 천상계에 존재한다는 플라톤의 견해를 고려할 때, 이데아를 숙고하려는 자는 신체의 감옥에서 영혼을 자유롭게 만들기 위해 노력해야 한다고 플라톤이 주장한 것은 놀랍지 않다. 신체는 숙고와 집중을 방해하고 성가신 필요, 쾌락, 고통을 가지고 우리를 땅으로 끌어내린다. 『국가』에서 본 것처럼 체육에 뛰어난 자만이 수호자-지배자가 될 수 있으며, 『향연』은 여기에 더해 초월적인 것에 관한 성적 충동이 건강한 남자의 이상을 체화하는 것에서 출발한다고 말한다. 다른 사람은 동굴에 그대로 남아 있도록 저주받았으며, 우리가 할 수 있는 최선은 그들이 유익한 그림자를 보도록 하는 것뿐이다. 신체에서 영혼을 자유롭게 만들려는 충동은 신체/정서/질병/죽음을 한편에, 영혼/이성/순수/불멸을 반대편에 놓는다. 이것은 서양 사상, 기독교, 유대교, 이슬람 신학의 발전에서 활용되어 [51] 2,000년 동안 이어졌다. 이 분리는 17세기 중엽 데카르트가 『방법서설 Discourse on Method』을 발표했을 때 절정에 다다른다.

데카르트가 미친 영향을 따져보지 않고 현대 의학에서 이원론의 중심 역할을 이해할 수는 없다. 정신과 신체를 분리한 플라톤의 이원론을 밀어붙여 과학 혁명의 기초로 만든 것이 『방법서설』이었다. 데카르트는 책을 이성의 보편성에 관한 주장으로 시작한다. "잘 판단하여 거짓으로부터 진실을 구분하는 힘은(다시 말해 사람들이 '분별'이나 '이성'이라고 부르는 것은) 모든 사람에게서 자연적으로 균등하다. (…) 그것은 우리 각 사람에게 온전히, 전부 존재한다."[52] 이성이 보편적이며 하나라는 주장은 데카르트가 단일하고 통합된 과학을 수립할 수 있다는 확신의 바탕을 이룬다. 이성이 하나이고 모든 시간에 모든 '사람'에게 같으므로, 모든 시간에 모든 '사람'에게는 하나의 진리만이 있다. 플라톤이 2,000년 전에 참된 지혜의 통일성, 보편성, 무시간성atemporality을 확립했지만, 데카르트는 철학마저도(말 그대로 '지혜의 사랑') "몇 세기 동안 가장 뛰어난 지성에 의해 경작되었으나 (…) 그럼에도 논쟁이 없는 곳이 없으니, 결국 의심할 수 없는 것이란 없다"라고 개탄한다.[53] 이것이 철학과 모든 과학에서 사실이라면, 시, 연극 등 현실을 상상으로 재현한 모든 것에서는 그것이 허구인지 여부와 상관없이 더더구나 사실이다. "우화는 그럴듯하지 않은 여러 사건을 상상하게 만든다. 좀 더 정확한 역사는 사건의 중요성을 바꾸거나 과장하지 않아 읽을 가치가 있지만, 기초적이고 가치가 덜한 세부를 생략해버린다."[54] 단단한 기초 위에 과학을 올려놓기 위해 데카르트는 "한 사람이 의심할 수 있는 모든 것을 절대적으로 거짓인 것으로 부정하고 난 다음에 남은 것은 전적으로 의심의 여지가 없을 것이다"[55]라고 생각했다. 데카르트는 이성이 보편적이므로 전면적인 의심 과정을 통해 확립한 의심의 여지가 없는 것은 단일한, 진리의 과학을 수립하는, 반박할 수 없는 기초를 마련할 것이라고 주장했다.

데카르트가 먼저 의심의 여지가 없는 지식의 원천으로 거부한 것은 감각으로부터 온 증거이다. "우리 감각이 때로 우리를 속이므로, 나는 그것이 상상하게 만드는 어떤 것도 정확하지 않다고 가정할 것이다."[56] 지혜의 기초가 무엇으로 판명 나더라도, 신체는 그 원천이 될 수 없음은 확실하다. 우리가 감각하는 사실을 확고히 판단하기 위하여 데카르트가 이성의 반박할 수 없는 기초를 확립할 때까지, 그는 우리 신체 감각이 제시하는 모든 것을 제쳐둔다. 데카르트는 더 철저한 방향으로 나간다. "사람들이 추론에서 실수하기 때문에 (…) 나는 이전에 증명되었다고 한 모든 추론을 거짓으로 간주한다."[57] 모든 추론 중 가장 확실해 보이는 수학적 연역도 데카르트가 이성의 확실성을 확립하기 위한, 절대적으로 난공불락인 토대를 확립하기 전까진 거짓으로 여겨져야 한다. 이전의 모든 추론을 제쳐놓은 데카르트는 아직 만족하지 못한다. "깨어 있을 때와 똑같은 생각을 잠들어 있을 때도 할 수 있다는 사실, 그리고 그것 중 어떤 것도 사실이 아니라는 점을 고려할 때, 나는 내 마음에 있는 것이 꿈의 환상과 별차이 없다고 가정한다."[58] 여기서 데카르트는 생각하고 느끼고 경험한 내용을 과학의 제1원칙으로 세우기를 포기한다. 그러면 무엇이 남는가? "하지만 바로 나는 깨닫는데, 내가 모든 것이 거짓이라고 생각하는 동안 나, 이것을 생각하는 자가 반드시 있어야 한다는 것이다. 그러므로 '나는 생각한다, 그러므로 나는 존재한다Je pense, donc je suis'라는 진리가 확실하고 아무리 화려한 회의주의자가 추론하더라도 흔들리지 않으리라는 것을 확신하며, 나는 거리낌 없이 내가 찾던 철학의 제1원칙으로 이것을 받아들인다."[59] 데카르트는 다른 모든 것을 의심할 수 있으나 의심하고 있는 그 자신의 존재는 의심할 수 없다고 생각한다. 따라서 과학의 체계 전반은 그 자신의 사고로부터 필연적으로 나오는 자기 존재의 확실성 위에 구축되어야 한다. 메를로퐁티는『지각의 현상학Phenomenology of Perception』에서 다음과 같이 말한다. "데카르트는 (…) 우선 파악하는 행위 안에서 존재하는 나를 경험하지 않는다면, 나는 존재하는 어떤 것도 파악할 수 없음을 확립하여 주관 또는 의식을 자유하게 했다."[60]

코기토(데카르트의 『제일철학에 대한 성찰Principles of First Philosophy』에 나오는 "나는 생각한다, 그러므로 나는 존재한다"의 라틴어 표현인 '코기토 에르고 숨 Cogito, ergo sum'에서 유래)를 철학의 제1원리로 삼는 것은 하나의 진실하며 영원한 통합 과학의 기초가 된다(디오티마의 이상을 마침내 이루어낸 것이다). 데카르트는 적는다.

> 그렇다면 나에게 신체가 없으며 내가 속한 세계나 공간도 없다고 가정할 수 있음을 검토해볼 때, 내가 전혀 존재하지 않는다고 가정하는 것은 불가능하나. 반대로 내가 나른 것의 신실함을 의심하고 있을 때, 그로부터 명석판명하게 내가 존재한다는 사실이 따라 나온다. 반면 내가 생각하기를 그치면, 내가 상상한 나머지 모두가 사실이라 해도 나는 내가 존재한다고 믿을 만한 근거를 갖지 못한다. 이것에서 나는 내 본질이나 본성을 규정하는 데 생각할 수 있음이 충분함을 알게 되고, 존재함에서 어떤 장소를 필요로 하거나 어떤 물질에 의존할 필요도 없다. 따라서 이 '나'는 스스로 존재하는 영혼이며, 그것은 신체와 완전히 구분되는 것으로 신체보다 더 알기 쉽고, 전혀 신체가 없다 해도 나는 존재하기를 그치지 않는다고 말할 수 있다.[61]

여기에서 데카르트는 플라톤이 신체와 영혼을 구분한 것을 더 밀고 나간다. 그것은 엘리자베스 그로스Elizabeth Grosz의 표현에 따르면 "자연과 영혼"의 분리이다.[62] 데카르트를 따라 그로스는 적는다. 신체는 "자동기계, 인과법칙과 자연법칙에 따라 기능하는 기계장치이다. 사유 실체인 정신과 영혼 또는 의식은 자연계에 존재하지 않는다. 자연으로부터 영혼을 배제하는 일은 (…) 지식, 더 나아가 과학을 자연의 규정 원리로 수립하기 위한 전제조건이며, 주체의 고려를 배제하고 이에 무관심한 과학으로 성립한다. (…) 간단히 말해 데카르트는 정신/신체의 대립을 지식 자체의 기초와 연결하는 데 성공했다".[63] 신체는 자연 쪽에 속한다. 즉, 신체는 '외부' 세계의 일원이다. 그것은 자연 바깥에 존재하는 의식/영혼/정신/자아에 필수적이지 않다. 나는 내 신체가 아니다. 나는 본질상 합리적 존재이다. 자연법칙의 대상이 아니며, 공간에 존재하지도 않는다. 따라서 나는 모든 물질적인 것이 위치하는 연장 실체에 속하지 않는다. 신체는 자연에 종속되어 있어, 마음과 독립적으로 행동한다.

따라서 데카르트는 과학을 대립적 이원론 위에 세웠다. 엄청난 성공을 거두었다는 것은 말할 것도 없다. 의과학은 데카르트 최고의 꿈을 실현했다고 말해도 좋겠다. 『방법서설』 6부에서 그는 과학을 통해 "자연의 지배자와 소유자"로 우리를 제시하고자 함은 "땅의 소산과 거기서 나오는 모든 유익을 아무런 불편 없이 누리는 무한한 도구를 발명하고자 함이며, 건강의 유지가 당연히 이 삶의 모든 선 중 가장 좋은 것이자 기초임을 원칙으로 내세우고자 함이다".[64] 건강은 최고 선이므로(여기에서 다른 선이 유래한다) 효과적인 의과학을 발전시키는 일은 데카르트의 최고 목표이다. 마지막 문단에서 데카르트는 "남은 삶을 현재 우리가 가지고 있는 것보다 더 믿을 만한 의학의 규칙을 확립하기 위한 자연 지식을 획득하는 데 바치겠노라"라고 장담한다.[65]

데카르트가 항생제, 마취, MRI, 유전학 등 현대 의학의 경이를 본다면 얼마나 자랑스러워할까? 그러나 역설적이게도, 뇌과학 연구의 발전은 데카르트 철학에서 필수적인 것으로 여겨지곤 하는 생각과 감정의 분리가 거짓임을 보여주고 있다. 예를 들어 『데카르트의 오류: 감정, 이성 그리고 인간의 뇌』에서 안토니오 다마지오는 자율 감정 체계가 논리적 사고와 인식의 기초이자 필수적 요소라는 주장을 뒷받침하는 신경생물학적 증거를 모은다. 그의 설명에 따르면, 데카르트의 주장은 과학적 통찰과 보건의료 모두에게 문제를 일으킨다. "지난 300년 동안, 생물학 연구와 의학의 목적은 신체 자체의 생리학과 병리학을 이해하는 것이었다. 정신은 빠져 있었고, 주로 종교와 철학의 관심 대상으로 남았다. (…) 이 모든 것의 결과로 의학에서 인간성이라는 개념이 잘려나가 버렸다."[66] 다마지오의 생리학적 은유는 보건의료에서 인간성이 필수적이라는 점에서, 그리고 인간성의 배제가 우리 의학 지식과 돌봄 의무를 위험에 빠뜨린다는 점에서 시의적절하다.

데카르트의 역할은 르네상스와 계몽주의 시대의 폭넓은 변화, 즉 레오나르도 다빈치Leonardo da Vinci, 산토리오 산토리오Santorio Santorio*, 쥘리앵 오프루아 드 라메트리Julien Offray de la Mettrie**, 프랜시스 베이컨Francis Bacon, 갈릴레오 갈릴레이Galileo Galilei, 아이작 뉴턴Isaac Newton 같은 중심인물이 이어간 이야기 안에서 이해되어야 한다. 유물론은 서양 사상의 발전에 엄청난 영향을 미쳤고, 의학에서는 '의학적 기계론'이 발달했다. 예를 들어 뉴턴을 추종한 의사 아치볼드 피트케언Archibald Pitcairn은 "의사는 천문학자의 방법을 모방의 대상으로 삼아야 한다"라고 주장했다.[67] 역사를 보는 관점에 따라 기계론의 발흥은 누구 한 사람을 원인으로 삼을 수 없는 '자연적 운동'으로 이해할 수도 있다.[68] 하지만 데카르트가 정리한 생각의 영향력은 무척 컸다. 의학은 여전히 이원론의 세계에 산다. 철학자 케이 툼스S. Kay Toombs는 다음과 같이 적었다. "전통적인 생물의학 패러다임은 '데카르트

- 체온계, 맥박계 등을 만든 이탈리아 의사.
- `『인간 기계론』`(L'Homme Machine)을 저술한 프랑스 유물론 철학자. 신과 관념론을 배격하고 기계론에 최신 생물학을 결합하여 생기론으로 나아가는 기초를 마련했다.

적'인 기계로서의 신체에만 초점을 맞추었고, 환자의 개인성과 질환 경험의 사실성과 중요성을 전혀 강조하지 않는 현실을 낳았다. (…) 사실, 지배적인 모형은 생물학적 신체와 사람을 너무 효과적으로 분리해서, 의학교육은 학생들에게 환자가 사람이라는 것을 자꾸 꼭 집어 말해야 할 정도이다."[69] 우리는 의사소통 기술과 같은 인간적 특성을 결여한 외과 의사에 대한 불평이 여기저기서 들린다는 것에서 이 분리를 확인할 수 있다. "'훌륭한 임상적 태도'를 가진 사람보다 기술적으로 뛰어난 외과 의사가 더 낫다니까." 기술과 동정심이 양립 불가능하다는 전제를 받아들이는 것은 기계론적 신체와 인간 영혼의 분리를 반복하는 것이다.

어떤 면에서 기계로서의 신체는 의과학, 의학교육에서 시신과 해부에 집중하는 것 때문에 계속 이어지고 있다. 드루 레더가 기술한 것처럼, 해부는 데카르트를 몇 년 동안 사로잡았다. 그는 "거의 매일 푸줏간을 방문했고, 이 목적으로 여러 자료를 수집했다".[70] 푸코와 엥겔하르트H. Tristram Engelhardt를 인용하며 레더는 18세기에 나타난, 임상적 지향*이 환자가 호소하는 증상보다 해부를 통해 분간할 수 있는 변화로 옮겨 갔음을 살핀다. 개인의 주관적 경험을 부정하는 현대적 관점은 '시신의 인식론적 우위'에 그 뿌리를 두고 있다. 생명 없는 신체/기계는 생활세계Lebenswelt**를 소유할 수 없는 것이다. 사실 현대 의학교육에서 임상 육안 해부학***이 차지하는 중요성이 이런 관점을 잘 보여주고 있다. 1980년대 미국 의과

•   17세기까지 의학은 환자가 말하는 증상을 해석하는 데 집중했다. 반면, 18세기부터 의학은 시신에서 나타난 병리학적 변화를 통해 질병을 해석하는 방식을 받아들인다.

••   현상학의 개념인 생활세계는 경험의 기반으로 작동하는, 주체에게 주어져 있는 세계를 가리킨다. 주체는 이미 어떤 세계 안에서 살면서 그 세계가 주는 대로 경험한다. 이 세계를 해석하고 변형할 수 있다는 데서 주체와 다른 존재자의 차이가 나타난다. 4장에서 의학적 경험과 생활세계에 관한 설명이 더 전개된다.

•••   거시 차원의 해부학적 접근으로, 현미경을 통한 세포 차원의 조직학적 접근과 구별된다.

대학 해부 실습실을 연구한 피터 핀켈스타인Peter Finkelstein은 실습실이 엄청난 양의 지식을 얻고 적절한 '임상적 태도'를 받아들이는 데 초점이 맞춰져 있는 반면, 학생들은 자신의 감정을 내면화하여 숨긴다고 적고 있다. 핀켈스타인은 학생들이 "난도질하고 후려친다"와 같은 표현을 쓰며 그들의 행동이 "신체를 물질로 대하려는 경향을 보인다"라고 적고 있다.[71] 여기에 더하여 "해부용 시신을 인간 이하의 것 또는 인간 아닌 것으로 대하는" 유머가 사용된다. "비인간화는 유용한 반응이다. 그것은 경험이 주는 충격을 줄인다."[72] 몇십 년이 지난 후, 크리스틴 몬트로스Christine Montross는 해부 실습실 첫날 자기 경험을 기록하면서, 해부용 시신이 어떤 식으로 제시되는지를 다음과 같이 적었다.

> 그 손, 발, 머리는 투명한, 성긴 면직물 같은 것으로 싸여 있었고 꽉 묶인 플라스틱 백으로 봉해져 있었다. [교수는] 이 정교한 포장이 우리가 공부를 시작하기 전까지 신체 부분이 건조하지 않도록 보호하는 것이라고 설명했다. 그는 이 덮개가 신체를 탈인격화하는 데도 도움을 준다고 말했다. 손, 발, 머리는 인격을 부여하는 부위이다. 개인의 삶을 금방 재구성할 수도 있는 것이다.[73]

몬트로스는 "신체의 인간성이 예측하지 못했던 순간에 떠오르는" 일, 예를 들면 매니큐어를 바른 손톱에 관해 적는다. 그러나 그는 절개 과정에서 학생들은 "어떤 의미에서 인간성과의 연결을 끊을 것"을 요구받는다고 쓴다.[74] 물론, 실습을 통해 태도와 실력은 눈에 띄게 향상된다. 몬트로스가 경험을 사려 깊게 숙고하는 것은 그런 변화의 증거이다. 여러 의과대학은 해부용 시신을 위한 추도식을 열고, 학생들은 시신을 기증한 분의 가족에게 편지를 쓰곤 한다. 그럼에도 정식 의학교육이 시신을 절개하면서 시작하는 이 극적 상황은 여전히, 작동시키는 힘을 벗겨내고 자연만을 남긴 기계로서의 신체라는 모형이 의학 구석구석에 스며들어 있음을 보여주는 사례라고 할 수 있다.

이런 데카르트적 도식은 의학 외부까지 이어진다. 그로스는 다음과 같이 적었다. "데카르트적 전통은 이후의 주관성과 지식 개념에서 부정적이든 긍정적이든, 철학적 숙고에서 문제들과 그 영역을 결정하는 데 다른 어떤 전통보다 큰 영향을 미쳤다."[75] 데카르트가 정한 인식론적 영역이 의미하는 바를 구체화하기 위해, 그로스는 데카르트적 이원론에 이어지는 다른 이분법을 찾아본다.

> 정신/신체 관계는 이성과 열정, 감각과 감수성, 바깥과 안, 주체와 타인, 깊이와 표면, 현실과 외양, 기계론과 생기론, 초월과 내재, 시간성과 공간성, 심리학과 생리학, 형식과 질료 등 수많은 구분과 연관된다. 이런 용어는 신체를 비역사적·자연주의적·유기론적·수동적·비활성적 용어로 정의하고, 그것을 정신의 작동을 침해하거나 방해하는 것으로 보도록 만든다. 신체는 볼품없이 주어진 것으로, 극복이 필요하며 동물성 및 자연과 연결되어 있어 초월해야 할 대상이 된다.[76]

그로스는 이원론이 수많은 구별에 간접적이나마 영향을 미쳤다고 생각한다. 여러 분야를 역사적으로 구분하고, 양적 연구와 질적 연구를 나누며, 수학과 과학을 지식의 본보기로 삼은 과학의 위계가 여기에서 나왔다는 것이다.[77]

이런 철학적 혈통이 여기저기 퍼져 있어서 그것이 어디에 적용되고 있는지 구분하기 어려울 때도 있다. 철학을 읽기 위해선 집중력과 사고력이 필요하며, 이런 생각은 학생들의 눈에 곧바로 들어오지 않을 때가 많다.

30년 넘게 내분비학과에서 진료한 바버라는 서사의학 석사과정에서 진행하는 철학 핵심 강좌에서 데카르트를 처음 읽었다. 그녀는 갑자기 일어서서 손을 흔들며 소리쳤다. "이제야 알겠어! 의학은 데카르트적이야! 이게 우리가 신체를 대하는 방식이잖아. 신체가 완전히 인간으로부터 분리된 것처럼 다루지." 데카르트를 읽기 전, 바버라는 수백 년 동안 이어진 객관화하는 의학적 시선이 어디에서 왔는지 알지 못했다. 깨달음의 순간이 지나간 뒤, 바버라는 자기에게 주어진 현현*이 전체로서의 환자를 치료하려고 노력한 자신에게 확신을 주었다고 말한다. "당뇨 환자가 만성질환에서 느끼는 감정을 탐구해야만 해요. 환자를 '당뇨병자'로 보지 말고 '당뇨병이 있는 사람'으로 여겨야 합니다"(사실 이런 관심은 내분비학 내에서, 그리고 보건의료 전반에서 나타나고 있는 언어의 변화를 반영하고 있다).[78] 비비리는 다음과 같이 설명한다. "나는 이런 형태의 진료를 추구해왔어요. 교실에서 논의한 것이 내 강한 믿음에 다시 확신을 주었습니다. 데카르트 패러다임을 이해하는 것은 현재 의학교육 패러다임에 어떻게 도전할 것인가를 알려줍니다."

생명의과학 발전을 받아들이고 데카르트의 계몽 정신에 진 빚을 인정하면서도 현대 보건의료에서 나타나고 있는 이원론의 불편한 후유증을 파악하는 방법을 바버라는 깨달았다. 데카르트의 기계론적 관점이 과학적 지식과 기술을 엄청나게 성장시키는 데 도움을 주었다는 것에는 이론

• 기독교에서 신의 존재가 현실에 드러남을 의미한 현현(epiphany)은 영국 낭만파 시인들이 자연에서 오는 갑작스러운 계시의 체험을 표현할 때 사용했다. 이 단어를 현대 문학에서 중요한 것으로 다루게 한 것은 아일랜드 소설가 제임스 조이스로, 그는 소설 『젊은 예술가의 초상』(A Portrait of the Artist as a Young Man) 초기 판본인 『영웅 스티븐』(Stephan Hero)에서 언어·몸짓이나 마음속에서 갑자기 나타나는 영적 나타남으로 현현을 정의하며 문학자의 임무를 현현을 기술하는 것으로 정의했다. 그의 작품에서 중요하게 사용되는 현현은 이후 여러 현대 문학 작품에 영향을 미쳤다.

의 여지가 없지만, 그 지배는 인간성이 결핍되는 결과로 이어졌다. 펠레그리노와 토마스마David C. Thomasma는 1981년 책에서 다음과 같이 말한다. "오늘날 의학이 기술주의에 빠진 것은 그 기술적 능력이 엄청나게 발전했기 때문이다. (…) 역설적으로, 기술주의가 승리하면서 우리는 의학이 이해와 지혜를 (…) 얼마나 시급하게 필요로 하는지 깨닫게 되었다."[79] 우리는 여러 영역과 실천 중 철학으로 돌아가 이런 이해와 지혜를 찾고 있다. 다음 장에서 우리는 이런 이원론적 유산에 대한 철학적 응답을 탐구해보겠다.

4장

이원론에 대한 불만 2:
철학적 치료제

크레이그 어바인, 대니엘 스펜서

현상학과 서사적 현상학

앞 장에서 우리는 서양철학에서 이원론의 전개에 관한 이야기를 들었다. 이에 관해 알리스데어 매킨타이어는 유명한 격언을 남겼다. "'무엇을 할 것인가?'라는 질문에 답하려면 그에 앞선 질문인 '내가 속한 이야기는 무엇인가?'에 답해야만 한다."[1] 의학의 이원론적 틀이 철학 어디에 뿌리를 내리고 있는지 이해했으니, 이제 이를 넘어서기 위한 작업을 더 잘 이해하고, 이용하며, 전개할 수 있을 것이다. 그러나 아직 우리의 철학적 이야기는 끝나지 않았다. 서양철학은 데카르트에서 끝나지 않았다. 17세기 중엽 이후, 여러 철학자가 데카르트의 이원론적 존재론에 도전했다. 서사의학은 인류학, 여성학, 사회학, 장애학, 성소수자 연구 등 여러 분야와 함께 의학이 신체에서 자아를 소외시키는 과정을 다시 생각해볼 수 있는(이원론적 틀을 넘어서는) 철학적 기초를 마련하기 위해 노력해왔다. 우리는 이 장을 여러 영역의 학자들에게 영감을 불어넣은 학자, 모리스 메를로퐁티의 이야기로 시작하려 한다. 그의 철학은 자아의 '완전한 본질'이 '단지 생각하는 것'이라는 데카르트의 결론에 대한 가장 철저한 도전 중 하나이다. 메를로퐁티는 철학적 방법 중 하나인 현상학을 통해 체화된 경험을 일차적인 것으로 놓으면서 플라톤의 이데아가 만드는 위계를 전복한다. 이 전복은 과학적 추상과 우리의 관계를 전환하여 경험을 일차로, 추상을 이차로 놓는다. 경험은 근본적으로 체화된 것이다. 앞으로 보겠지만, 현상학은 의철학philosophy of medicine●의 현대적 관점에 풍부한 기반을 제공한다.

『지각의 현상학』 서문에서 메를로퐁티는 현상학이라는 기획이 스승 에드문트 후설Edmund Husserl에 의해 설립되었다고 적고 있다. 현상학이 어떤 철학인가 하면,

> 세계가 반성 전에 '이미 거기에', 빼앗아 갈 수 없는 존재처럼 있다고 보며 모든 노력을 세계와의 소박한 접촉을 재발견하는 데 기울여 그 접촉에 철학적 지위를 부여하려 한다. 그 철학은 '엄밀한 학문'이 되고자 열망하지만, 또한 '체험된' 공간, '체험된' 시간, '체험된' 세계를 설명하려 한다. 그것은 심리학적 기원 또는 과학자, 역사학자, 사회학자가 경험에 제시하려는 인과적 설명 없이 우리 경험을 직접 기술하려는 시도이다.[2]

메를로퐁티는 경험주의 또는 그가 '자연주의적 경향'이라고 부르는, 세계가 의식과 독립적으로 존재한다고 보는 생각에 도전한다. 경험주의에서 신체는 여러 사물 중 하나일 뿐이며, 본질상 의식에 외부적인 것으로서 감각 경험의 수동적 수용기로 기능한다. 메를로퐁티가 경험주의에 던지는 도전은 우리를 다시 경험으로 돌아오게 한다. 그는 의식이 본질상 체

● 의학의 철학적 기초를 탐구하는 분야로 의학철학, 의학의 철학 등 여러 표현으로 불린다. 한국의철학회는 의철학이라는 표현을 선호하는데, 이는 의학이 철학과 분리된 영역이 아니라는 인식을 같이 나타내고자 함이다.

화되어 있으며, 근본적·능동적으로 그 환경에 내재되어 있다고 주장한다. 신체는 세계의 다른 객체들처럼 우리 정신과 분리된 것이 아니다. 신체가 의식이며, 신체 자체가 자아이다. 메를로퐁티는 우리가 세계와 맺는 체화된 관계를 주체로부터 추상한 것이 아닌 의식의 삶 자체로 생각하라고 독려한다. 그렇다면 우리는 의식적 경험을 설명하는 대신 기술하는 방법을 배워야 한다. 이렇게 하여 메를로퐁티는 현상학이 일차적·전반성적·전과학적 경험을 기술하려는 노력을 더 밀고 나간다.

> 학문을 통해 알게 된 것을 포함해 내가 세계에 관해 알고 있는 모든 것을 나는 내 자신의 관점 또는 세계로부터 주어진 경험을 통해(이것 없이 학문적 기호는 무의미하다) 안다. 학문 전체는 체험된 세계 위에 구축된 것이며, 우리가 학문을 엄밀하게 사유하고 그 의미와 범위를 정확히 이해하려 한다면, 먼저 세계로부터 온 경험을 일깨워야 한다. 학문은 그 경험의 이차적 표현일 뿐이다.[3]

메를로퐁티가 적은 것처럼, 체화를 벗어던진 과학의 추상은 우리의 세계에 관한 체화된 생활 경험인 우리의 세계-내-존재being-in-the-world●에 의존한다. 그것은 "숲, 구릉, 강을 처음 우리에게 알려주었던 풍경에서 지리학이 나온 것과 같다".[4]

우리가 보통 육신과 분리된 지식이라고 여기는 정신 상태와 활동은 사실 세계와 우리 신체가 맺는 관계 속에서 구성되는 것이라고 현상학은

● 하이데거(Martin Heidegger)의 중심 개념 중 하나로, 인간이 세계와 고립된 상태에서 세계를 인식하는 것이 아니라 이미 인간이 세계 속에 존재한다는 사태를 주어진 것으로 발견할 수밖에 없음을 강조한다.

본다. 사실 메를로퐁티는 세계 속 우리 신체의 작용이 어떻게 우리의 모든 의식 상태와 사고 자체마저도 구성하는지 기술하고 있다. 심지어 언어마저도 신체적 표현이다. 여기에서 서시의학은 가장 강력한 철학적 기반을 찾을 수 있다.

모든 발화는 몸짓이다. 즉, 발화는 우리의 체화된 세계-내-존재를 정교화한 것이다. 사실 발화는 신호를 보내기 위해 한쪽 팔을 들고, 불만을 나타내기 위해 노려보며, 지시하기 위해 가리키는 몸짓과 같다. 나는 나를 표현하기 위해 말하기 전에 정신에 단어를 요청할 필요가 없다. 오히려 "신체의 가능한 조음, 사용 방식 중 하나로 내가 분절과 울림의 본질을 지니고 있다고 말하는 것으로 충분하다".[5] 발화는 몸짓을 통해 세계를 의미로 만드는 신체의 발음, 울림 작용이다.

> 다윈에 따르면 (…) 눈썹을 찌푸림은 태양으로부터 눈을 보호하기 위한 것이며, 눈의 수렴은 뚜렷한 시야를 제공하기 위한 것이다. 그것은 명상하는 인간 활동의 요소가 되며 이 활동을 관찰하는 사람에게 의미를 부여한다. 결국 언어 또한 같은 문제이다. 목구멍의 수축, 혀와 치아 사이 치찰음을 내는 공기의 흐름. 신체를 움직이는 특정한 방식이 형상적 의미를 부여받고 이것을 외부로 의미화한다. 이것은 욕망에서 사랑이 출현하는 것만큼 (…) 기적과도 같은 일이다.[6]

메를로퐁티는 "단어, 모음, 음소는 세계를 노래하는 여러 방식"이며, 각 언어는 "인간 신체가 세계를 기념하고 그 안에서 살아내기 위한" 독특한 양식을 지닌다고 쓴다. "이것이 언어의 온전한 의미가 다른 언어로 번역될 수 없는 이유이다."[7] 말하면서, 즉 소리의 울림을 수행하면서 신체는 "그 자체로 우리에게 의미하는 생각이나 의도"가 된다. "보여주고 말하는 것,

(…) 그것은 신체이다."[8] 생각은 몸짓, 보여줌, 말함 이전에 존재하지 않는다. 우리의 공유 세계를 표현하는 것은 신체이며, 따라서 신체가 생각을 존재하게 한다.

이렇게 체화와 언어의 관계성을 이해하는 방식은 영혼의 이성에 고립된 데카르트적 주체와 대조적이다. 그것은 생각을 본질상 내적인, 주체 안의 과정으로 여기고, 데카르트적 우주에서 신체를 바라보는 것처럼 발화를 개념의 외부 표현으로 이해하는 관점에 질문을 던진다. 사고가 언어에 포함되어 있다는 이해는 여러 담론에 반영되어 있다. 인지언어학에서 사피어-워프 가설Sapir-Whorf hypothesis●과 그 변형이 대표적이고, 후기구조주의적 사고에도 흔히 나타난다. 메를로퐁티의 착상으로 돌아가자. 그의 작업에서 우리는 인어의 제화된 몸짓에 사고가 귀속되어 있음을 보여주는 설득력 있는 논증을 여럿 발견할 수 있다.

만약 발화가 사고를 전제한다면 (…) 우리는 왜 사고가 자기 완성을 향하듯 표현을 향하는지를, 왜 이름을 기억하지 못하면 매우 친숙한 사물도 막연하게 느껴지는지 알 수가 없다. 많은 작가가 책을 쓰면서 그들이 적으려고 하는 것이 무엇인지 알지 못하는 것처럼, 왜 생각하는 주체 자신이 스스로 조직·발화·기록하지 않으면 자기 생각을 알 수 없는지 이해하지 못하게 된다. (…) 말하는 사람에게서 발화는 이미 완성된 사고를 번역하는 것이 아니다. 오히려 발화가 사고를 완성한다.[9]

● 흔히 "언어가 사고를 지배한다"라는 명제로 표현되는 가설로, 한 사람이 사용하는 언어와 그가 세상을 이해하고 그와 상호작용 하는 행동이 연관되어 있다고 주장한다. 이를 구체적으로 입증할 수 없으며 반례도 충분히 존재하기 때문에(예를 들어 어떤 주제에 관해 다른 언어를 사용하지만 같은 행동 양태를 보이는 두 문화) 여전히 가설의 단계에 머물고 있다.

그렇다면 사고는 데카르트가 생각했던 것처럼 본질상 정신의 내적 작용이 아니다. 메를로퐁티의 기술에 의하면, 사고는 "세계 바깥에, 단어 바깥에" 존재하지 않는다.[10] 우리는 사고가 마음속, 언어 표현과는 독립하여 존재한다고 생각하며 이미 구축된 사고를 언제나 회상할 수 있다고 믿는다. 메를로퐁티는 이미 조직된 사고를 '이차' 발화 또는 '이차적 표현'이라고 부르며, 그 기원이 되는 일차적 활동에 부차적인 것으로 생각한다. 평범한 언표는 사고의 침전과 같다. 다시 말해, 이미 준비된 사고의 표현은 "표현을 위한 진지한 노력을 필요로 하지 않으며 청자가 해석을 위해 노력을 들이지 않는" 사고이다. 이런 '틀에 박힌 단어'는 우리가 매일 사용하는 언어 대부분을 구성하고 있다. 다른 사람에게 말하든 속으로 되뇌든 마찬가지이다.

> 따라서 언어와 언어의 해석은 자명해 보인다. 언어적 세계와 상호주관적 세계는 더는 어떤 궁금함도 일으키지 않는다. 우리는 우리와 세계 자체를 구분하지 않고, 우리는 이미 말해진, 말하는 세계 속에서 성찰한다. 말하기를 배우는 아이나, 처음으로 무엇인가를 말하고 생각하는 작가, 간단히 말해 침묵을 발화로 전환하는 사람에게서 우리는 표현과 의사소통에서 무엇이 우발적인지 알지 못한다. 그러나 우리가 일상에서 활용하는 것과 같은, 이미 구성된 발화가 표현의 결정적인 단계를 거쳤다고 가정하는 것은 분명하다. 기원으로 돌아가지 않는 한, 말의 소음 아래 원시적 침묵을 재발견하지 않는 한, 이 침묵을 깨는 몸짓을 기술하지 않는 한 인간을 향한 우리 관점은 피상적일 뿐이다. 발화는 몸짓이며, 그 의미는 세계이다.[11]

평범한 발화와 구분되는 "진정한 발화는 [사고를] 최초로 형성한다".[12]

진정한 발화는 창조적·독창적 몸짓이며 이전에 존재하지 않았던 사고를 존재하게 한다.

> 기적이 일어나기 위하여, 음성적 몸짓은 이미 습득한 의미의 철자를 사용해야만 하고, 구술적 동작은 대화 상대와 공유하는 전체 모습 안에서 수행되어야만 한다. 그것은 다른 동작을 이해하기 위해 동작의 의미가 전개되고 전시되는 인지 세계를 모두가 공유하고 있음을 가정함과 같다. 그러나 이것만으로 충분하지 않다. 동작이(그것이 개시하는 동작이라면) 대상에 인간적 의미를 최초로 부여하는 것처럼, 진정한 발화는 새로운 의미를 일으킨다. 게다가 획득된 의미는 새로운 의미일 수밖에 없다.[13]

메를로퐁티는 새로운 사고 조직 과정이 "의식의 어떤 공백"과 "순간적 희망"으로 시작한다고 썼다. 새로운 사고란 "충족을 찾는 어떤 결핍"으로, 존재의 중심에서 진공이 갑자기 열린 것과 같다.[14] 자연은 진공을 혐오하며, 의식도 예외가 아니다. 어휘("사용할 수 있는 의미")가 공백을 채우기 위해 밀고 들어오며, "알려지지 않은 법칙에 따라" 뒤얽혀 "단번에 새로운 문화적 존재가 존재하기 시작한다. 따라서 우리의 문화적 자산이 이 알려지지 않은 법칙에 따라 작동할 때 사고와 표현은 동시에 구성된다".[15] 창조적 발화는 표현이며, 새로운 사고의 실현이다. "보통" 발화의 침전과 달리,[16] "표현의 작동이 성공하면 독자나 작가에게 기억거리로 남는 것으로 끝나지 않는다. 그것은 의미를 텍스트의 핵심에 놓인 사물로 존재하게 하고, 말로 된 유기체에 생명을 불어넣는다. 새로운 감각 기관이 생긴 것처럼 작가와 독자에게 의미를 심어 경험에 새로운 영역, 새로운 차원을 연다."[17]

의사소통의 영향력은 엄청나다. "그렇다면 말하는 이에게 발화는 이미 만들어진 사고를 번역하는 것이 아니다. 오히려 발화는 사고를 완성한다. 더욱이 듣는 사람은 발화 자체로부터 사고를 받아들인다는 점을 인정해야만 한다."[18] 다른 사람의 발화를 듣거나 읽는 중에, 우리는 그 사고에 외부적인(단지 표상일 뿐인) 단어를 수용하는 것이 아니다. 오히려 우리는 발화에서 사고를 직접 수용한다. 듣거나 읽는 중에, 내 생각은 다른 사람의 생각이다. "발화를 통해 다른 사람의 사고를 수용하고, 타인을 성찰하며, 타자를 따라 생각하는 힘을 얻고, 이것이 우리의 사고를 풍성하게 한다."[19] 타인의 본질적이며 사고하는 자아가 내부의 접근 불가능한 영역 '저기 너머'에 있어 타인과 나의 관계가 언어를 통해 중재되는 것이 아니다. 오히려 그의 언어는 타인의 주관성을 직접 현존하게 한다. 타인의 말을 듣거나 읽을 때,

> 나는 '표상'이나 사고를 통해 소통하지 않는다. 오히려 특정한 존재 양식을 지닌 말하는 주체 그리고 그가 바라보는 '세계'와 소통한다. 다른 사람의 발화를 시작하게 한 의미 부여의 의도는 분명한 사고가 아니라 오히려 충족을 찾는 어떤 결핍이다. 이처럼 나에게 어떤 의도를 취하게 하는 것은 사고의 작용이 아니라, 내 자신의 실존이 공시적으로 조응하고 변형하는 데서 나타난다.[20]

타인의 창조적 발화를 수용함은 나의 존재를 그의 존재와 맞추는 일이다. 이것은 의료인이 육체를 벗어난 정신으로서, 환자의 인간성으로부터 분리된 신체를 치료한다는 개념에 도전한다. 발화의 체현을 인식함은 임상에서 이루어지는 만남과 모든 자기 서술이 지니는 독특성을 재확인하는 일이다. 서사의학에서 우리는 발화에 주의를 기울이는 일이 본질적으로 창조적 행위가 되는 방법을, 창조적 발화의 가능성을 탐구하여 우리가

생각하고 창조하며 표현하는 '보통' 발화의 퇴적을 깨부수는 기회가 되는 방법을 찾는다. 이를 통해 우리는 타인의 경험이 지닌 의미에 집중함과 동시에 우리의 경험이 지닌 의미를 알게 된다. 우리는 발화의 다양한 형태, 그리고 침묵의 존재와 의미, 즉 말할 기회를 얻지 못하고, 그 말을 들을 귀를 얻지 못한 사람의 메아리치는 외침을 유념해야 한다.

언어의 창조적 가능성을 향한 인식을 향상하기 위해 문학으로 눈을 돌려보자. 모든 창조적 발화처럼 문학은 우리, 체화된 세계-내-존재를 정교히 한 것이며, 새로운 문학은 '세계를 노래하는' 새로운 방법이다. 서사의학은 이런 노래의 스타일, 목소리, 리듬, 은유, 관점, 시간성, 침묵, 장르에 집중하여 우리 자신과 타인의 체화된 경험이 지닌 의미를 표현하는 방식을 확인하려 한다. 메를로퐁티는 다음과 같이 제안한다. 위대한 문학 작품은 단어의 "공통 의미를 수정하는 데 이바지"하며 "[단어가] 표현하는 것에 즉자적 존재를 부여"하고, "모두가 접근 가능한 인지 대상으로서 자연에 자리 잡게" 한다.[21] 랠프 앨리슨Ralph Ellison을 읽은 뒤 나는 전과 다른 세상에서 살게 된다. 그 자신의 세계-내-존재를 표현한 앨리슨의 발화가 내게 존재의 새로운 방식을 직접 부여한다. 다시 말해, 이전에 알지 못하던 세계를 향한 새 감각 기관이 생긴 것이다.

앞 장에서 본 문학 작품들, 오드리 로드의 글, 「겸자 분만」의 화자, 〈위트〉의 비비안 베어링으로 돌아가자. 이들의 목소리 각각은 독특한 방식으로 질환과 보건의료가 만들어내는 소외의 효과를 표현한다. 서양의학의 경계를 만든, 만연한 이원론의 뿌리를 조사하면서, 우리는 이런 창조적 작품들에서 표현된 분리 경험을 더 깊이 이해하게 되었다. 또한 우리는 이런 유산에 대한 철학적 응답으로서 현상학적 연고 또는 치료제를 확인했다. 돌봄에 관해 탐구했던 우리의 선구자 세 사람에게 이 연고는 도움이 될 것이다. 우리의 체화된 생활 경험을 정교히 하는 것은 질환을 다르게 이해할 수 있도록 도와줄 것이며, 아마도 의학훈련과 진료에서 더 유망한 모형을 제시할 수 있을 것이다.

『아픔이란 무엇인가Illness: The Cry of the Flesh』에서 철학자 하비 카렐은 자신의 건강과 질환 경험을 기술하며 메를로퐁티와 다른 사상가의 논의를 혼합했다. 회고록의 주인공이자 학자로서 카렐은 '일인칭과 삼인칭, 주관성과 객관성, 개인적인 것과 철학적인 것'을 결합, 이야기 속 구체적·지적 요소를 서로 연결짓는다.[22] 그는 35세에 매우 희귀하고 심각한 폐 질환으로 진단받았을 때의 충격을, 일상에서 신체에 일어난 변화의 영향을, 가족, 친구, 동료가 소식에 반응한 방식을, 그가 받은 의료 경험을 생생히 기술하고 있다. 그가 진단과 치료를 묘사하는 부분은 비인격적인 임상 진료와 신체의 대상화를 분명히 그려내고 있으며, 〈위트〉의 장면과 거의 구분하기 어렵다.

> 나는 의사가 "잘 지내셨어요?"라고 물을 때 "몸은 어떠세요?"라고 물어본 것임을 재빨리 배웠다. 폐 X선 사진이 화면에 걸리면 여러 의사가 주변에 서서 내 '증례證例'를 논의했고, 나는 논의에 끼지 못했다. 그들은 질환 때문에 내 삶이 어떻게 변했는지 알고 싶어 하지 않았으며, 나를 위로하려 노력하지 않았다.[23]

카렐이 설명한 것처럼, 이런 행동은 데카르트적 형식에 따라 신체를 물질로 환원하는 생의학 모형의 자연주의적 질병 이해를 반영하고 있다. 이와 대조적으로 규범주의 또는 사회구성주의는 건강과 질환의 문화적 이해가 질병 정의와 분류를 결정한다고 본다. 카렐은 두 관점 모두 질환이나 장애가 있는 사람의 생활 경험을 축소하거나 생략한다고 주장한다. 이 경험은 생물학적 신체와 체험된 신체 사이 표면적 일치의 붕괴로 이해할 수 있으며, 습관적 경험의 기본적 요소에 생긴 균열로 작용한다. 현상학은 이런 균열의 중요성을 인식하기 위한 수단을 제공한다. 만성질환과 장애를 가지고 사는 자신의 경험에 관해 적었던 철학자 케이 툼스는 현상학이 "질환과 함께하는 삶illness-as-lived이란 체험된 신체lived body의 붕괴임을 인정하게 한다"라고 적었다. "그것은 (…) '나'의 핵심을 찌른다." 왜냐하면 자아는 내 신체적 세계-내-존재 속에서, 신체를 통해 구성되기 때문이다.[24] 게다가 현상학적 관점은 이 균열을 수선할 방법도 제공한다. 카렐에 따르면, 현상학은 질환 경험을 생략하거나 추상화하지 않고 "세계에서 살고 경험하며 다른 사람과 상호작용 하는 방식"으로 바라본다. "질환을 특정 기능의 부분적 중단으로 보는 대신, 현상학은 이 장애의 생활 경험에 주목한다. 그것은 아픈 사람의 습관, 역량, 활동의 전반적 중단에 집중한다."[25] 이런 접근은 개인의 세계가 변화하는 방식을 인정하고 탐구하며, 생활 경험과 아픈 신체를 재결합하여 질환을 '좋은 삶'에 통합하는 구조를 제공할 수 있다. 사실 손상이나 질환이 빠른 변화를 가져올 때도 있다. 하지만 개인적·물리적 세계와 사회가 서로 맺는 관계의 변화는 자연적 노화 과정의 일부이며, 따라서 개인이 급작스러운 신체적 경험의 변화를 마주했는지 여부와 상관없이 현상학적 이해를 내세우는 것은 모든 사람에게 생산적인 도구가 될 수 있다.

이와 같이 철학자-환자에 관한 풍성한 관점과 함께, 몇몇 철학자-의사도 임상적 만남에 특히 방점을 두어 현상학과 의료의 교차점을 탐구해왔다. 내과 의사 리처드 바론Richard Baron은 흉부를 청진할 때 자주 벌어지는, 환자가 말하기 시작하는 상황을 예로 든다. 의사는 환자에게 "조용히 하세요"라고 말한다. "듣는 중이라 뭐라고 하시는지 들을 수가 없어요."[26] 바론은 이 대화가 의사와 환자 사이의 분열을 잘 묘사하고 있다고 본다. 이 분열은 객관화된 질병 단위와 해부병리학, 기술의 지배 앞에서 나타난 것이다. 후설의 판단중지* 또는 현상학적 환원을("세계를 과학적으로 생각하는 대신 의식에 주어진 그대로 이해하기 위해" 선입견과 믿음을 의식적으로 억제하는 것) 참고하여 바론은 이 진료에 참여하는 의료인을 떠올려본다. 이것은 그에게 질환 경험을 철저히 다른, 생산적 방향에서 탐구하도록 만든다.[27] 이런 접근은 질환이 생활세계를 붕괴시키는 것을 의사가 이해하도록 하고, 환자의 경험을 더 잘 이해할 수 있는 다리를 놓을 것이라고 바론은 주장한다.

생명윤리와 철학에 관해 엄청난 저술을 남긴 의사인 에드먼드 펠레그리노는 20세기 미국에서 의철학과 의료윤리가 발전하는 데 매우 중요한 역할을 수행했다. 펠레그리노는 자신을 '게으름뱅이 의사'라고 소개하며, 철학자·정신의학자 칼 야스퍼스Karl Jaspers를 인용해 "우리는 과학적 태도와 그 과학의 의미에 관한 철학적 반성이라는 두 길에 모두 헌신해야만 한다"라고 주장했다.[28] 그는 무척 좁은 시야를 지닌 생물의학을 비판하는 대열에 합류하여, "기술-의학적 선은 의사가 의무로 삼아야 할 선을 전부다 다루지 못한다. 그것은 필수적이지만, 좋은 의료의 충분조건은 아니다"라고 말한다.[29] 좋은 의학을 위한 윤리학을 구축하기 위해선 임상 진료의 본질에 기초해야만 한다고 펠레그리노는 주장한다.

- 에포케(epoché)라고도 부르는 판단중지는 후설이 철학을 엄밀한 학문으로 다시 확보하기 위한 과정에서 외부세계에 대한 믿음을 의도적으로 중단해야 한다는 입장표명 또는 그 방법론을 가리킨다. 후설은 자연주의와 역사주의를 비판하며, 유명한 '사태 자체로'(zu den Sachen selbst)를 외쳤다. 학문이 무엇인지에 관해 기존에 가지고 있는 상식, 사고, 개념을 놓아두고 벌어진 사건에 직접 다가가야 한다는 후설의 주장은 이후 사태로 다가서기 위한 현상학적 환원(phänomenologische reduktion)으로 정리된다. 이때 세계에 대해 판단을 중지한다는 것은 그것을 생략한다는 것이 아니라 그에 대한 편견을 차단한다는 의미이다.

임상적 만남, 임상적 진실의 순간, 생활세계가 교차하는 의사와 환자의
대치라는 현상에서 나는 의철학을 끌어내고자 했다. 여기가 개별 의사의
행동과 전체 보건의료 체계가 수렴하는 최종 종착점, 괴로움에 찬 인간
존재가 돌봄 체계의 맥락 속에서 의사의 도움을 찾는 순간이다.[30]

이 만남의 본질은 무엇인가? 펠레그리노의 글에 등장하는 의사는 전지
全知하지 않으며, 의료에서 만남은 동등한 지식과 권위를 가진 두 행위자
가 대체 가능한 재화를 교환*하는 것도 아니다.[31] 이 만남은 매우 개인적
이며, 대화적인 치료 관계이다. 그것은 펠레그리노의 의철학과 의료윤리
가 기초하는 지점이기도 하다.

세나가 펠레그리노는 선상의 텔로스, 즉 농기 노는 녹석을 언급하면서
그것이 히포크라테스Hippocrates, 아리스토텔레스Aristotle, 플라톤의 사유에서
차지하는 역할을 언급한다. 중세 이후 목적에 따른 위계가 붕괴했음을 한
탄하는[32] 펠레그리노는 환자의 선이라는 개념에서 '의학적 선'**은 하나
의 구성요소일 뿐이며, 오히려 환자의 가치, 경험, 힘에 집중해야 한다고
주장한다.[33] 따라서 질환의 현상학을 인식하는 일은 의사에게 윤리적 명
령으로 주어진다. 다시 플라톤, 아리스토텔레스, 스토아 철학자들을 인용

- 시장의 논리를 따르면, 의료 또한 소비자와 공급자 사이 교환 논리로 설명되어야 한다.
  여기에서 소비자-환자는 공급자-의사와 동등한 지식과 권위를 가지며, 금전과 의료 서
  비스를 대체 가능하다고 여긴다. 그러나 그렇게 따지면 의료인에게 윤리를 요구할 근
  거는 없어진다. 시장에서 물건 파는 사람에게 의료인의 책임, 예컨대 선행을(환자의 이
  익을 우선할 것) 요구하는 일은 과도하기 때문이다.
- 환자의 선이란 환자에게 좋은 것이며, 의학적 선은 의학적으로 볼 때 좋은 것이다. 이
  두 가지는 일치하지 않는다. 좋은 것은 가치, 선호에 따라 결정되며, 환자의 가치, 선호
  는 의학의 가치, 선호와 다르기 때문이다. 존엄사·안락사, 임신중절 등 의료윤리의 대
  표적인 쟁점에서 이 불일치를 확인할 수 있으며, 의사가 권하는 치료와 내가 원하는 치
  료 결과가 다를 때와 같은 일상의 진료에서도 이 차이는 잘 드러난다.

하면서 그는 의료 전문직에게 덕윤리● 개념을 적용할 필요가 있음을 강조한다. 그것은 '신뢰와 약속에의 충실'에 대한 책임, 선행, 사리사욕 말소, 동정심과 배려, 지적 정직, 정의, 신중함 등을 덕으로 삼는 것이다.[34] 분명히 의료인-환자 관계는 상호적이며, 여러 가치와 윤리 사이에서 어떻게 협상할 것인지가 임상윤리에 관한 펠레그리노의 작업에서 중심을 이룬다. 그러나 철학적으로 펠레그리노는 선 개념과 그 내재적 역할을 보건의료에서 되살리고자 했으며, 생활 경험에서의 질환과 돌봄의 여러 차원에 계속 관심을 기울였다.

임상윤리학자 리처드 재너도 임상적 만남을 의학의 윤리적 기초로 삼으며, '삶의 맥락' 안에서 '생활세계'가 지니는 현상학적 복잡성에 주의를 기울일 것을 촉구했다. 재너의 설명을 보자. "임상적 만남에 집중하기 위해, 우리는 여러 관점의 존재와 성찰적 참여의 특징을 지니는 복잡한 맥락에 관심을 기울여야 한다. (…) 따라서 우리에겐 그 맥락, 즉 구성 요소, 상호 구성 및 다중 상호관계, 시간적·사회적으로 변동이 심한 상황을 (…) 존중할 책임이 부여된다."[35] 임상적 만남을 탐구하기 위해 재너는 그 대화적 특성을 강조하고 개념과 본질의 이해에서 헤겔의 탈자태脫自態●●와 후설의 판단중지 같은 현상학적 개념, '상상에 따른 자유변경free-fantasy variation'●●●과 같은 초월론적 방법을 끌어들인다.[36] 재너는 임상적 만남이

● 현대 윤리학이 행위 중심이었던 것을 비판하며, 아리스토텔레스의 윤리가 행위자 중심임을 제시하고, 여기에서 다시 새로운 윤리학을 구축하려는 이론. 윤리적 행위란 무엇인지를 묻는 대신, 덕 있는 행위자는 이 상황에서 어떻게 행동할지를 묻는다. 따라서 덕윤리에서 중요한 것은 행위자의 덕이자, 이를 개인에게 함양하기 위한 방법론이다.

●● 자신을 벗어나거나 잊음(忘我)을 의미하는 이 표현을 하이데거는 『존재와 시간』(Sein und Zeit)에서 시간성을 규정하는 개념으로 변주한다.

●●● 직관에서 출발하여 자유롭게 이를 변화, 본질에 도달하는 과정을 가리키는 현상학적 용어로, 이념화작용을 거쳐 보편적인 본질을 직관하려는 노력이다.

겪는 상호 과정을 인간과 인간이 만나는 방식의 특별한 사례로 기술하면서, 그 안에서 환자와 의사 모두 그 자신을 빼앗기지도, 비워지지도 않는다고 말한다. "오히려, 나는 애초에 대화가 가능하려면 타인(그 또한 내 앞에서 그가 가치를 부여하는 모든 것을 통해 그 자신이 되도록 격려받아야 한다) 앞에서 내가 가치를 부여하는 모든 것을 통해 나 자신이 되어야 한다고 믿는다."[37] 이런 만남에서 중요한 것은 두 존재가 신체적이어야 한다는 것이다. 즉, 의료적 만남에서 우리는 체화된 자신으로 나아가야 한다.

재너의 작업을 자신의 내과 의사 경험에 비추어보면서 리타 샤론은 임상적 만남이 지닌 몸의 측면을 강조한다. "의료인-청취자의 신체는 말을 우회하는 지식의 변환기가 되어 감각적 몸에 등록된다."[38] 등에 심한 욕창성 궤양decubitus ulcer이 생긴 환자가 방문했던 일을 떠올리며, 샤론은 환부를 제대로 치료할 수 있을지 불확실하다는 생각 때문에 자신이 느낀 불안과 짜증에 대해 쓴다. 전문의에게 조언을 구한 다음에야 샤론은 걱정을 덜고, 이제야 환자와 온전히 함께할 수 있음을 느낀다. "그것은 매우 이상한 느낌이었다. 내 의료인으로서의 뇌가 몸 바깥으로 여행을 떠나, 매우 복잡한 질문의 답을 찾다가 내가 어떻게 해야 할지 모른다는 사실 때문에 굴욕감을 느끼고, 결국 환자를 어떻게 대할지 모르는 상태로 만든 것 같았다. 하지만 필요한 답을 찾자 뇌는 제 위치로 돌아왔고, 내 몸과 함께 전체로서의 나를 다시 이루었다."[39] 샤론은 환자와 관련한 자기 입장과 자세를 생생하게 묘사하고 있으며, 자신의 수용성이 환자로 하여금 공포, 불안을 포함한 자신의 생활세계를 완전히 공유할 수 있는 공간으로 만들어낸 방식을 설명한다. 여기서 우리는 현상학자의 개념이 임상윤리학자의 의료에 관한 저술에서 어떻게 자리 잡는지, 그리고 이러한 전통과 자신의 진료가 지니는 섬세한 뉘앙스에 민감한 의사-학자에게 새로운 형태와 생명력을 가지고 나타나는지, 또한 풍부하고 특별한 세세함으로 타인에게 이 계시를 드러낼 수 있는 능력을 부여하는지 확인할 수 있다.

　신체의 역할을 논의하면서 재너 또한 질환이 가져오는 혼란을 기술한다. 나와 내 신체는 어떤 의미에서 하나이다. 하지만 내 신체는 질환 중에 내 통제를 벗어나 소외와 섬뜩함의 경험을 제공하기도 한다.

> 만약 내 자신의 신체가 친숙한 나의 것이라는 의미가 성립한다면, 이에 더하여 내가 신체에 속한다는 똑같이 결정적인 의미가 성립한다. 말하자면, 나는 그 처분이나 자비에 따른다. 내가 사는 세계처럼 내 신체는 그 자체의 본성, 기능, 구조, 생물학적 조건을 지니고 있다. 그것이 나를 체화하므로, 나는 나 자신을 내 신체와 그 다양한 조건, 기능 등과 밀접하게 결합된 것으로 경험한다. 나는 내 생물학적 유기체에 영향을 미치고, 위협하며, 금지하고, 변경하고, 이득을 주는 모든 것에 노출되어 있다. 특정 조건에서 내 신체는 (대략) 나를 실망하게 하고 내 요구나 욕망, 심지어 생각마저도 실현하지 못하며, 신체를 통해서 행하려는 것과 집중하려는 것에서 나를 돌아서도록 강제한다. 피로, 굶주림, 질병, 부상, 통증, 심지어 가려움마저도 나를 강제하여 그에 집중하게 만들고, 그 순간 더 중요한 것이 있다 해도 소용없어진다. 따라서 그 명백한 '친밀감'에도 불구하고, 나 자신의 신체는 좌절, 분노, 고통, 공포, 두려움뿐만 아니라 즐거움, 만족, 기쁨, 웰빙(카스Leon Kass가 말한 '건강')의 경험적 기초를 이룬다. 결국 죽음, 즉 나 자신의 존재 중단 또한 그럴 것이다.[40]

　그렇다면 질환 경험의 섬뜩함을 인정하는 것은 임상 진료와 질환 경험 이해의 핵심 요소가 된다(프레데릭 스베너스Frederik Svenaeus의 작업을 논의할 때 이 주제로 다시 돌아올 것이다). 바론, 펠레그리노, 재너와 함께 현상학과 의학을 통해 중요한 목소리를 낸 사람이 페미니즘과 현상학의 비판적 분파를 포함하여 여럿 있으며, 이런 사상가들과 그 논의의 폭을 축약하여 판단하는 것은 불가능하다. 그러나 간략한 묘사는 이 학술 분야와 실천의 풍성함을 드러내는 창문의 역할을 할 수 있을 것이다.[41]

질환에 관한 현대 철학적 관점으로 현상학과 밀접한 관련을 맺고 있는 것으로 서사해석학narrative hermeneutics이 있다. 이것은 의미창조와 그 서사적 구조의 역동적인 해석 과정을 강조한다. 브록마이어Jens Brockmeier와 메레토자Hanna Meretoja의 설명을 보자. "서사해석학이라는 기획은 서사적 실천에서 의미 행동이 어떻게, 그리고 얼마나 실현되는지를 탐구하고, 이런 실천을 통해 개인이 자신을 문화적 세계에, 문화적 세계를 그 정신에 어떻게 결속하는지를 살핀다."[42] 한스 가다머Hans Gadamer, 폴 리쾨르, 마르틴 하이데거 등의 사상가들에 따르면, 서사적 정제싱에서는 이야기가 능동적인 해석의 역할을 한다. 이야기는 단순히 경험을 반영하는 것을 넘어, 지속적인 상호 교환 과정을 통해 경험을 형성한다. 우리는 항상 다양한 이야기 안에 기입되어 있으며, 우리가 서사를 통해 세계를 이해하는 과정 또한 우리의 정체성과 세계를 구축한다. 하비 카렐이 자기 진단을 설명하던 모습을 다시 떠올려보자. 우리는 나는 능동적인 사람이다, 나는 자전거로 출퇴근한다, 나는 아이를 낳고 몇십 년 동안 함께 살기 원한다와 같이 자기를 서술하는 이야기를 질환이 얼마나 철저하게 바꿔놓는지 확인할 수 있었다. 자신에 관해 타인에게서 듣는 이야기 또한 암묵적·명시적으로 극적인 변화를 겪는다. 이런 의미에서 질환 경험은 건강과 의학의 맥락을 넘어 우리가 서사 속에서, 서사를 통해 자신의 정체성과 관계를 구축하는 방식에 관한 특별한 통찰을 전해준다.

우리가 이야기를 단독적이고 구체적인, 때로 매우 신체적인 방식으로 경험한다는 점에서 서사해석학은 세계-내-존재의 독특성과 물질성을 향한 관심을 현상학과 공유한다. 애나 도널드Anna Donald는 서사를 창조하는 과정이 때로 무의식적이고 무척 물리적이라는 점을 기술한다.

> 상징계*/이야기 구축 과정은 어딘가에 있는 지성이나 대뇌 피질의 회백
> 질이 단독적으로 추상하여 이루어지는 것이 아니다. 오히려 (…) 뇌와의
> 연계 속에서, 서사는 근육과 자율신경계, 즉 몸 전체에서, 그리고 분노,
> 고통, 즐거움 등 우리가 부주의하게 감정이라고 부르는 정보의 정서적 반
> 응과 감각의 전체 영역에서 처리·설계된다.[43]

도널드는 보건의료의 내부적 차이들, 즉 의료인과 환자 사이 또는 의학
의 다른 유형과 전통을 따르는 의료인 사이의 조화를 이루지 못하는 관
점들을, 누가 옳은 자연주의적 해석을 내리고 있는가에 관한 논증으로만
보는 대신 지배적 서사에 충돌을 일으키는 과정으로 이해하는 방법을 탐
구한다.[44] 오드리 로드의 진단 장면에서 가부장주의적 의학의 권위 서사,
인종차별과 성차별 서사, 자신의 신체, 정신, 경험에 관한 로드의 지식 서
사가 충돌하고 있음을 떠올려보라. 이와 비슷하게 의료인으로부터 소외
당한 하비 카렐의 경험은 서사적 손상의 형태를 띠고 있다. 의사는 단독
적이고 체화된 복잡성을 지닌 카렐의 경험을 대부분 무시한다. 이런 의
미에서 서사해석학은(그리고 서사윤리를 다루는 5장을 참조하라) 다른 이야
기 사이 균열과 차이를 이해하는 도구를 제시하며, 서사적 틀에서 작동하
는 권력과 권위를 인식하도록 우리를 훈련한다. 예를 들어 힐데 린데만
넬슨Hilde Lindemann Nelson은 정체성 구축에서, 개인의 도덕적 행위성을 제한
하거나 확장하는 데서 서사가 수행하는 역할을 살핀다. 특정 집단의 억압

• 라캉 정신분석에서 상상계, 실재와 함께 세계의 세 가지 구조를 이룬다. 상징계는 언어
적 질서로 구조화된 세계로, 우리가 보통 말과 글로 공유하는 세계를 가리킨다.

적 정체성을 관통하는 '주인 서사master narrative'• 앞에서 넬슨은 '서사적 수리narrative repair' 역할을 하는 대항서사counterstory의 작동을 기술한다. 대항서사는 억압받는 집단에 대한 타인의 인식과 집단 내 개인의 자기 인식을 바꾼다.[45] 마지막으로, 진행 중이며 역동적인 과정으로 해석에 특권을 부여하는 관점으로서 서사해석학은 대상화하는 결말에 저항하며, 우리가 살고 타인에게 전하는 이야기의 중요성에 집중하도록 우리를 독려한다.

현상학과 해석학을 둘 다 활용하는 현대 철학자 프레데릭 스베너스는 의료에 관한 독특한 이해를 제시한다. 보건의료에 데카르트의 영향이 만연함을 인정하는 스베너스는 "현상학과 해석학은 분자, 조직, 기관을 넘어서 아픔을 생각하는 도구를 제공하기에, 이원론보다 유용하다"라고 주장한다.[46] 현대 의학의 협소한 생물통계학적 시향과 환원하는 병리학적 색안경을 통한 환자의 대상화에 대항하여 스베너스는 "의학이란 무엇인가"와 "의학적 지식이란 무엇인가"라는 물음을 설명하는 방법을 찾아, 보건의료를 의료인과 환자가 경험한 것으로 표현하려 시도한다.[47] 의사와 환자 사이에서 일어나는 만남과 실천이 의학적 존재론에 필수적이라고 설명하는 스베너스는 앞에서 살폈던 펠레그리노, 재너 등 의료현상학자와 강조점을 공유하고 있다. 여기에서 만남이란 고립된 이항관계가 아니다. '의사'는 임상적 맥락 속 여러 전문가적 역할 모두를 포괄하는 약칭이며, 환자의 경험은 복잡한 사회적·관계적 그물망 속에 묻혀 있다고 스베너

• 　주인 서사 또는 마스터플롯(masterplot)은 사회 구성원 다수가 공유하는 이야기로, 개인의 경험이나 생각을 조직하는 틀로 주로 활용되는 이야기를 가리킨다. 예컨대 아이를 낳는 어머니를 설명할 때 모성서사를 적용하여 어머니의 경험을 서술하는 것이다. 대항서사는 주인서사와는 다른 관점이나 흐름을 지닌 이야기를 내세워 기존의 정형화된 인식이나 이해를 바꾸는 데 사용된다. 모성서사 대신 태어난 아이를 어색한 존재로 여기는 어머니의 이야기를 제시하는 것이 대항서사의 예가 된다.

스는 적는다. 의학사를 기술하며 스베너스는 여러 시대, 이론, 실천 양상에서 공통으로 나타나는 요소를 찾는다.

> 의학은 해석적 만남으로, 아파서 도움을 찾는 사람을 이해하고 치료하려는 목적으로 두 사람(의사 또는 다른 의료 전문인과 환자) 사이에서 벌어진다. 임상의학은 (…) 다른 무엇보다 실천이지 과학이 아니다. 임상의 해석적 만남 안에 통합된 일부로 의과학을 바라보아야 하며, 의과학은 진정한 본체가 아니다. 의과학은 임상 진료의 중심 양태가 아니라, 실험실의 순수 과학과 달리 '응용'된 것일 뿐이다.[48]

에드슨의 〈위트〉에서처럼 의사가 특권을 부여한 과학적 지식이란 의학에서 비판적으로 가치를 지니는 도구이지 중심 목적이 아니다. 이런 윤리는 〈위트〉의 주인공에게 유익했으리라. 비비안이 죽어가자, 임상 펠로 제이슨과 간호사 수지는 소생을 할지를 놓고 몸싸움을 벌인다. 수지가 제이슨을 잡고 외친다. "비비안은 연명의료 중단 의사를 밝혔어!" 제이슨은 외친다. "그는 연구 대상자야!"[49] 스베너스가 주장하는 것처럼, 진리와 지식을 향한 의료인의 추구는 환자 돌봄에 포함되지 않을 수도 있다. "임상에서 왜곡된 행위가 나타나는 것을 막으려면, 이 호기심과 경의라는 기분은 (…) 도움의 기분과 통합되어야 한다. 환자는 언제나 도와야 할 사람이지 연구 대상이 아니다."[50]

여기서 스베너스는 현상학적 전통에 기대고 있으며, 특히 하이데거(자신도 인정하듯 전통적이지 않은 독해를 통해), 가다머, 스트라우스Erwin Straus, 메를로퐁티를 참조해 건강과 질환의 개념에 접근한다.[51] 위에서 언급한 호기심과 도움의 '기분'은 하이데거적 의미에서 "존재 이해로서 세계의 의미 구조 속에서 자신을 발견하는 세계에 던져진 존재"의 측면에서 이해되어야 한다.[52] 세계-내-존재로서 나는 내 바깥으로 이동하여 세계와 그 의미 구조, 상호주관성 안으로 들어간다. 이것이 기분과 초월의 과정이다. 스베너스는 세계 속 고향에 위치한 존재being-at-home를 의미하는 친밀함 heimlichkeit, homelikeness과 이에 대치되는 소원함unhomelikeness 개념을 언급한다. "내가 사는 세계는 분명히 다른 무엇보다 나의 세계이다(원자와 분자의 '객관적' 세계가 아니다). 그러나 바로 이 '나에게 속함'은 세계가 타인에게 속해 있다는 의미에서 타자에게 속한 것이기도 하다. 그러나 세계의 타성 otherness은 내가 세계를 타인과 공유하기 때문만이 아니라, 문화의 반대로서의 자연이 나의 이해에 저항하는 어떤 것이기 때문이기도 하다."[53] 따라서 세계의 친숙함과 '생경한 자연' 모두가 우리 존재 안에 침투해 있다. 개너의 작업에 의거하여, 스베너스는 고향에 위치한 존재의 신상 상태를 고향에 위치하지 않은 존재가 침식하고, 그 과정에서 질환이 '고향상실 homelessness'을 드러내 세계를 향한 우리의 기분과 초월에 영향을 미치는 과정을 설명한다. 스베너스는 일시적인 불편함을 말하는 것이 아니다. 그는 지속하는 특징을 지니며, 자아성의 핵심을 이루는 체화된 경험의 의미 구조를 파열하는 질환을 지목한다.[54] 스베너스의 설명을 보자. "질환이 주는 소원함은 결과적으로 무의미성의 한 형태이다. 예를 들면 방향 상실, 속수무책, 저항, 절망의 기분이다."[55]

스베너스는 환자 피터의 예를 제시한다. 그는 낫지 않는 인후염과 피로로 닥터 X를 방문한다. 의사는 항생제를 처방하고 휴식을 권하지만, 질환은 계속된다. 피터는 돌아오고, 전문의 방문을 포함한 광범위한 검사 결과, 당시 잘 이해되지 않은(이론의 여지가 있던) 질병인 만성피로증후군으로 진단받는다. 질환은 피터의 업무능력, 가족관계, 정서 상태에 영향을 미친다. 이것이 고향상실의 경험으로, 피터의 '생활세계'를 근원적이고 달갑지 않은 방식으로 파괴한다. 닥터 X와 피터는 치료 선택지, 직업, 가족과의 상황, 새로운 체화된 경험에 관한 다양한 접근을 논의한다. 스베너스가 설명한 것처럼, 생물의학은 이런 만남 중 하나의 측면일 뿐이다. 닥터 X가 이 특정 상태에 관해 만족할 만한 과학적 이해를 제시하지 못한다 해도, 그는 피터의 세계-내-존재가 변화했음을 인지하고 그것을 가능한 치료법 등을 포함하는 생물의학 및 직업, 사회망, 삶에 관한 태도 등을 포괄하는 피터의 생활세계로 연결할 수 있다.[56]

그렇다면 임상 진료에서 건강의 목적이란 '친밀한 세계-내-존재'를 회복하는 것이다. 앞에서 설명한 임상적 만남은 이 과정에 필수적이다.[57] 가다머에 의거, 이 만남은 해석학적 맥락에서 이해되어야 한다. 스베너스는 만남의 대화적·해석적 본성을 강조한다. 임상적 만남은 "두 지평의(환자의 소원함의 관점, 의사의 의학 전문성과 도우려는 임무의 관점) 점진적인 융합이다. 서로 해석을 겹침으로써 이루어지는 두 지평의 만남은 두 당사자가 새로운, 더 생산적인 이해를 위해 상대방의 관점에서 사물을 볼 수 있어야 함을 의미한다."[58] 의사와 환자는 다른 지평을 지니는바, 환자는 소원함을 경험하고 있으며, 의사는 보통 더 큰 의학적 지식을 소유하고 환자를 도울 의무를 진다. 여기에서 둘 사이의 만남은 상대방의 역할 및 각자의 경험이 지닌 특수성을 서로 인정한다는 특징을 지닌다. "만남의 목적이 이루어지려면, 의사가 자신을 환자의 상황에 놓는 것만으로는 충분하지 않다. 환자 또한 의사의 의학적 관점에서 사태를 바라볼 수 있어야 한다."[59] 현상학과 해석학적 전통에 근거한 스베너스의 임상적 만남에 관한 이해는 서술적이며(널리 받아들여지지는 않았지만, 만남의 작동과 의미는 이것이다) 규범적이다(만남은 이렇게 이루어져야 한다).[60] 스베너스가 임상적 만남을 설명하는 방식은 오드리 로드가 암 전문의를 방문한 이야기를("내 몸 안에 전선이 그어졌음을 느꼈다") 공상적으로 다루는 것과는 상당히 거리를 둔다. 그렇다면 로드의 호소력 있는 설명과 함께할 때 스베너스의 설명은 교훈적인 이상으로 작동할 수 있을 것이다.

여기 현대 의철학의 한 흐름을 개괄하면서 본, 우리 경험을 체화, 해석, 관계로 이해하는 방식은 서양 철학의 전통에서 발견한 본질주의나 이원론의 방식과는 상당히 대조적이다. 바라건대, 이 방식은 질환, 부상, 장애를 경험하는 사람에게 특히 유익하다. 하비 카렐이 설명한 것처럼, 철학은 실용적·치료적 유익을 준다. 카렐이 그리스 철학자 에피쿠로스 Epikouros를 인용한 부분을 보자. "인간의 어떤 고통도 낫지 않으리라는 철학자의 논증은 무의미하다. 신체 질병을 몰아내지 못하는 의학이 쓸모없듯, 영혼의 고통을 몰아내지 못하는 철학은 쓸모없다."[61] 물론 의학이 '신체 질병을 몰아냄'에 국한되지 않는 것처럼 철학도 생활에 실용적 조언을 던지는 것에 국한할 필요는 없다. 하지만 의학과 철학은 서로를 풍성하게 만들 것이다. 툼스, 카렐, 클라인먼 등이 풍부하게 설명한 것처럼, 철학은 질환과 돌봄의 경험을 이끄는 도구를 제공한다. 철학적 담론과 그 영향의 유산을 잘 이해하게 되면, 우리가 보건의료에서 매일 마주하는 도전을 더 잘 다룰 수 있게 될 것이다.

철학적 서사: 복잡성과 다수성

지금까지 우리는 서구 전통의 몇몇 철학자와 그들이 내놓은 개념을 포괄하는 서사 그리고 현대 의료에서의 그 영향을 보여주었다. 철학적 탐구의 가장 큰 선물이자 도전은 그것이 절대 끝나지 않는다는 것이다. 우리는 철학과 대화하면서 그 안에 완전히 다른 서사들이 함께 들어 있음을 발견하고, 이런 복잡성은 우리 이해를 풍성하게 한다.

예를 들어, 앞서 우리가 읽은 플라톤의 책은 물리적 세계란 단지 주의를 산만하게 할 뿐이라며, 영혼과 신체 사이의 위계를 강조한다. 『파이돈 Phaedo』은 이 위계를 다른 방식으로 설명하고 있다. 영혼의 불멸성과 환생 그리고 그 승천에 관한 피타고라스Pythagoras적 개념*을 감각적인 경험의 우발성과 기만성에 대조하는 것이다. "사실 영혼은 이런 감각이 영혼을 괴롭히지 않을 때, 듣지도 보지도 않고 고통과 즐거움도 없을 때 가능한 한 자신이 되어 신체를 벗어나 가능한 한 접촉이나 연관성 없이 실제를 탐구할 때 최상의 사유를 할 수 있네."[62] 물질계와 지성계를 이렇게 이해하는 방식은 플라톤주의의 핵심이며 서양 사상의 근본 도식을 보여준다.

그러나 이 모형이 당대의 의료에 얼마만큼 영향을 미쳤는가? 초기 서양의학의 발전에서 가장 중요한 인물로 특히 해부학과 생리학 영역에서 중세, 계몽주의 시대, 그 이후까지 영향을 미친 2세기 의사·철학자 갈레노스Claudius Galenus는 영혼과 신체를 어느 정도는 플라톤적인 관점에서 바라보았다. 하지만 어떤 부분에서는 플라톤을 벗어나기도 한다. 갈레노스는 플라톤이 이성, 기개, 욕망으로 삼분한 욕망을 뇌, 심장, 간에 연결한다. 하지만, 동시에 아리스토텔레스와 스토아 사상을 그의 구성에 활용한다. 핸킨슨R. J. Hankinson의 설명을 보자. "그리스 사상에서 흔히 나타난 것처럼, 갈레노스는 물질적인 것과 정신적인 것(더 정확히는 영혼적인 것) 사이에 철저한 구분은 없다고 생각했다."[63] 게다가 갈레노스는 불멸성을 영혼에 귀속하지 않았으며, 철학의 사변적 영역과 의학의 경험적 영역을 구분했다.[64]

또한 플라톤 사상 내부에서 건강과 의학의 역할은 상당히 복잡하다. 펠

---

* 피타고라스는 흔히 피타고라스 정리를 발견하고 완전 화음의 비율적 관계를 정리한 수학자로 알려져 있으나, 이런 피타고라스의 노력은 그의 종교적 열정에서 비롯된 것이었다. "만물의 원리는 수(數)"라는 피타고라스의 생각을 따른 제자들이 이룬 종교는 기원전 4세기까지 번성했다. 여기에서 피타고라스적 개념이란 영혼의 탈물질성을 가리킨다.

레그리노와 토마스마가 설명한 것처럼,『프로타고라스Protagoras』와『고르기아스Gorgias』를 따를 때 철학과 의학은 동조하며 이때 의학은 신체를 적절히 돌볼 것을, 철학은 영혼을 바르게 가꿀 것을 요구한다. 하지만 물질계에서 지성계로 상승하는 철학자의 처방은『향연』에 나오는 의사의 역할과 공존할 수 없다.『향연』의 의사 에릭시마코스Eryximachus●는 과잉 기술주의의 한 예로 기능한다. 펠레그리노와 토마스마의 묘사에 따르면, 그는 "신체를 가꾸는 것을 인생의 진짜 목적으로 선포한다. '이것이 의사가 하는 일이며, 여기에서 의술이 이루어지네. 의학은 신체를 향한 사랑과 욕망 그리고 이를 어떻게 만족시킬 것에 관한 지식이라고 볼 수 있지…' 의사는 신체를 찬양하지만, 철학자는 신체를 초월하는 감각을 꿈꾼다".[65] 펠레그리노와 토마스마에 따르면, 의학과 철학 사이 이런 '모호함과 긴장'이 플라톤의 저작에서 특징적으로 나타난다.

누군가는 현대 의료에서 우리가 찾는 인본주의적 관점이 플라톤의 글에 나타나는 의학 개념에 이미 예견되었음을 찾아낼 수도 있을 것이다.『뤼시스Lysis』등에서 찾을 수 있는 것처럼 의학의 목적은 건강이며, 소크라테스가『국가』제1권에서 주장하고 있는 것처럼 '엄밀한 의미에서' 진짜 의사는 병자를 치료하는 사람이다(돈벌이꾼이 아니라). 의학은 그 자체를 풍성하게 하는 것보다 그 기술에, 신체에 유익을 가져오는 것에 목적을 두어야 한다.[66] 우리가 본 것처럼, 펠레그리노는 플라톤주의의 목적론적 윤리학이 의술의 목적, 즉 선을 위한 실천을 정의한다고 주장한다. 그것은 현대 의술을 회복하기 위해 펠레그리노가 추구하는 윤리적 기초가 된다. 게다가 플라톤이 건강을 논의할 때 말한 신체와 영혼의 관계는 히

● 『향연』의 등장인물. 의사 출신이며 파이드로스와 각별한 사이이다. 에로스에 관해 의술의 관점에서 논의한다.

포크라테스와 갈레노스 의학이 말한 신체의 균형, 영혼과 신체의 균형이라는 원칙에 근거를 제시한다. 『티마이오스Timaeus』를 보자.

> 따라서 생명체가 좋은 상태에 있으려면 그것이 적절한 비율로 구성되어 있어야 함을 우리는 기억해야 하네. (…) 건강과 질병, 덕과 악덕이 나뉨은 비율의 문제이며, 이는 신체와 영혼 사이의 비율보다 더 중요하네. 그러나 우리는 용맹하고 탁월한 영혼이 노쇠하고 허약한 틀에 실려 있거나 둘이 반대 방향으로 결합되어 있을 때 생명 전체가 아름다움을 결여한다는 것을 생각하거나 깨닫지 못하네. 가장 중요한 비율이 결핍되어 있기 때문이지.[67]

따라서 영혼은 물질세계와 구분되는 지성의 고차원 영역과 연결되어 있지만, 그것은 반드시 신체와 균형을 이루어야 한다. 사실 윌리엄 스템시William Stempsey가 적었던 것처럼, 좁은 의학-과학 개념과 비교할 때 플라톤의 건강과 의학에 관한 기술은 여러 면에서 전체론적이고 평형을 옹호하며, 이런 평형은 좋은 삶을 위한 개념으로 활용된다. 스템시의 설명에 따르면, 플라톤의 사상에서 "건강은 과학 용어만으로 환원하여 이해할 수 없다. 우리는 건강하고 건강하지 않음에 관한 우리 경험을 이해하기 위해 건강의 이데아를 이해해야 한다".[68] 예를 들어 『카르미데스Charmides』에서 소크라테스는 트라키아 의사의 말을 인용하며 두통 부적이 신체와 영혼 모두를 치료하는 것이라고 말한다. "'부적으로 영혼을 치료하기 전까지는, 머리를 치료할 수 있다는 말을 믿지 말게.' 이어서 소크라테스는 말한다. '오늘날 인간을 치료하는 데서 가장 큰 오류는 건강의 의사와 절제의 의사가 따로 되려고 한다는 점이네.'"[69] 여기에서 나타나는 전체론은 현대 보건의료를 개혁하기 위한 모형이 될 수 있다. 생의학적 해결책을 무시하는 대신, 신체와 영혼을 함께 존중하고 관심을 가져야 한다는 것이다.

이런 관점은 플라톤주의가 제기한 철학적 질문의 중요성과 복잡성을 보여준다. 영혼과 신체 사이의 관계는 의학과 건강에 적용되며, 그 질문은 오늘날까지 우리를 매혹하고 괴롭히고 있다. 이와 비슷하게, 데카르트 사상의 이원론에 관한 면밀한 연구는 철학과 의철학 속에서 다양한 뉘앙스를 제기하며 논란을 불러오고 있다. 예를 들어 리처드 재너는 데카르트가 의학에 관해 남긴 글, 특히 1645년 엘리자베스 공주에게 보낸 편지는 '신체와 정신의 끊임없는 상호작용과 통합'이라는 데카르트의 생각을 드러내는 증거라고 주장한다.[70] 엘리자베스 공주의 열이 '슬픔에 의해 일어난 피의 나쁜 기질' 때문이라고 주장하는 데카르트는 온천에서 목욕을 하고 슬픈 생각을 마음에서 몰아내라는 처방을 내린다.[71] 데카르트가 의학에 관해 쓴 것을 보면 『성찰Meditations』에서 정식화한 코기토와는 다른 관점이 나타난다고 재너는 주장한다. 그는 데카르트가 신체와 영혼이 기능적으로 통합되어 있다고 말하는 『방법서설』과 『성찰』의 여러 부분을 인용한다. 데카르트가 쓴 것을 보자.

> 자연은 나에게 고통, 굶주림, 목마름 등의 감각을 통해 내가 신체를 조종할 뿐만 아니라 그것과 매우 밀접하게 통합되어 있음을 가르쳐준다. 말하자면 나는 신체와 뒤섞여 있으며 나는 그것이 하나의 전체로 구성되었다고 여긴다.[72]

재너에 따르면, 흔히 언급되는 데카르트 이원론 개념은 "거의 꾸며낸 이야기로, 이후의 역사와 혼합된 것이다".[73] 이 주장에 동의하든 아니든, 앞서 살핀 것처럼 정신/신체 이원론 모형이 역사에서 수행한 역할은 매우 컸다. 데카르트의 글에서 이원론 문제에 관한 판결을 내리는 것이 우리의 목표는 아니다. 단지 철학과 의학 사이에서 여러 다양한 해석과 서사가 있음을 제시하고 중요한 역사와 핵심 질문에 관한 엄격한 연구가 계속되어야 한다는 표현을 (격하게) 한 것뿐이다.

이런 질문은 보편적일 수 있으며, 우리 상상의 한계를 넘어서 의과학이 발전하고 있음에도 우리에게 계속 도전을 던진다. 이언 매큐언Ian McEwan 의 소설 『토요일Saturday』에서 신경외과 의사 헨리 퍼론은 환자의 뇌 속에 관해 생각하며, 익숙한 광경을 떠올린다. "고향 같은 곳, 각기 이름을 지니고 기능이 부여된 대뇌 열구의 낮은 언덕과 계곡들은 퍼론에게 집과 같이 익숙했다."[74] 그러나 정신, 신체, 영혼의 수수께끼를 숙고하는 퍼론에게 이 익숙함의 경험 속으로 미지의 것이 침투한다.

생명을 복제하는 DNA의 디지털 부호처럼, 뇌의 근본적인 비밀은 언젠가 밝혀질 것이다. 그러나 그 비밀이 알려진다 해도, 경이로움은 여전히 남아 있을 것이다. 축축한 물질일 뿐인 것이 어떻게 생각을, 시각·소리·감촉을 순간적으로 존재하는 생생한 환영에 엮어 내면에 밝은 극장을 만들고, 그 중심에 유령처럼 떠돌며 또 다른 빛의 환영으로 작동하는 자아를 등장시킬 수 있을까? 물질이 어떻게 의식이 되는지를 도대체 어떻게 해명할 수 있단 말인가?[75]

영혼

머릿속에서 맴도는 데카르트 이원론과 현상학의 통찰력을 간직한 채 다시 문학 작품으로 돌아가자. 다음 시를 크게 읽어보라. 두 번 읽으라.

누군가 옆에 있다면, 그에게 읽어준 다음 소리 내 읽어달라고 해보라.

영혼Soul

나는 이 노인의 몸속에서 무엇을 하고 있는가?

마치 가재 속에 들어와 있는 것 같구나,

모든 생각과 소화 작용, 외설적인

질문과 방황과 미혹,

공포와 문제 회피, 무엇을 믿었는가,

친구들은 어젯밤 뭐라고 말했더라, 누가 알겠는가,

희미한 구들익 기어. 어기 니, 인에시

바깥을 내다본다. 흔들리는 집게는

보잘것없이 망설인다. 촉수는

기이하게 전율한다, 위협에

놀랍도록 민감해져 괴롭다.

나를 지키는 껍질을, 내가 어떻게 돌아다니는지를

알기에 난 부끄러워하네.

이 차가운 바닷물이 내 등을 씻는 동안,

내가 사랑했던 그녀는 어디로 가버렸는가?

―데이비드 페리David Ferry[76]

"나는 이 노인의 몸속에서 무엇을 하고 있는가?"

여기에서 말하고 있는 '나'는 누구인가? 영혼? 그렇다면 화자 또는 영혼과 그의 신체적 존재 사이의 관계는 무엇인가? "마치 가재 속에 들어와 있는 것 같구나"라고 적었다. 그가 가재인 것이 아니라, 그가 가재 속에 있다. 얇게 벗겨지는 흰 살(엘리자베스 비숍Elizabeth Bishop은 생선의 살을 떠올리며 "깃털처럼 쌓였다"라고 적었다), 데쳐진 녹색 내장이 우리 손가락을 물들인다. 식도와 소화관이다. 이 내부에 우리는 갇혀 혼란스러워하고, 취약하고, 알지 못하는 것을 쫓으며, 의심을, 갇혀 있음을 느낀다. 이어 우리는 점차 바깥 세계를 관찰하는 쪽으로 움직인다. "여기 나, 안에서 / 바깥을 내다본다 (…)" 우리도 함께 안에서 밖을 내다보고 있다. 그리고 마지막에 도착하는 곳은 타인, 잃어버린 연인이다. 우리는 질문에서 시작했다. "나는 이 노인의 몸속에서 무엇을 하고 있는가?" 이 질문은 거침없이, 피할 길 없이 우리를 타인에게로 끌고 간다. "이 차가운 바닷물이 내 등을 씻는 동안, / 내가 사랑했던 그녀는 어디로 가버렸는가?" 결국 우리는 체화된 자아이자 관계적 자아이다. 우리 내면과 외면은 연결되어 있다. 우리는 우리 신체 그리고 우리와 접촉했던 사람들에 관해 이야기하지 않고는 자신을 전할 수 없다.

타인, 신체, 필멸성에서 누구와 어떤 관계를 맺느냐가 우리 존재를 정의한다. 페리의 잊을 수 없는, 선명한 목소리에서 그가 거주하는 신체를 믿을 수 없게 된, 몸에서 이질감을 느끼고 환영받지 못하는 노인의 애처로운 울음소리가 들린다. 그것은 스베너스가 말한 소원함의 경험이자, 껍질 속에서 만져지는 소외이다. 하지만 시는 단순히 노화에 관한 것만은 아니다. 우리가 뇌졸중, 치매, 노쇠의 결과나 사춘기가 지나감, 친구와 연인을 만나고 헤어짐, 삶의 성쇠가 만드는 조류와 파도 앞에서 변화해갈 때 우리는 같은 사람인가? 말하는 '나'는 본질적이며 변하지 않는가? 아니면 그것은 신체 안에 둥지를 튼 영혼이자 영혼 안에 둥지를 튼 신체이며, 우리를 둘러싼 운명 안에 파묻혀 있는가? 신체 안에 있던 것이 이제 영혼 안에 있는 것인가?

껍질은 고향이자 소원함의 형상이다. 차가운 바다 밑을 따라가면서

1,000년 동안 사상가들이 생각한 질문을 새로이 숙고하고 경험해보았다. 철학적 전통을 공부하고 질문하는 것만큼이나 예술이 이런 질문을, 야만의 외침과 울음소리 그리고 의기양양함을 어떻게 표현하는지 살피는 것은 매우 중요하다. 철학, 문학, 경험의 교차점은(다양한 형태의 지식을 통해 개념에 도달하는 것은) 질환과 보건의료에 관한 우리의 이해에 강력한 영향을 미치며, 서사의학의 원칙과 실천에 필수적이다.

5장

확실성에서 우리를 구원하소서:
서사윤리 훈련

크레이그 어바인, 리타 샤론

> 우리 자신을 이해하는 방식도, 문화 속 우리의 존재도, 우리와 타인이 우리에 관해 말하는 이야기와 떨어질 수 없다.
>
> ―젠스 브록마이어, 『문헌 보관소 너머Beyond the Archive』[1]

이야기는 삶의 관념을 만들고 의미를 전달하는 원초적 방법이다. 이것이 철학자 폴 리쾨르가 "삶이란 서사를 찾기 위한 활동과 열정"이라는 말을 통해 의미한 것이다.[2] 사실 리쾨르에게 삶이란 "구성적 활동의 장으로, 여기에서 우리는 (…) 우리를 구축하는 서사적 정체성을 찾으려고 시도한다".[3] 의료사회학자 아서 프랭크는 리쾨르의 사유를 이어간다. "자아는 이야기 속에서 계속하여 재창조된다. 이야기는 단순히 자아를 기술하는 것이 아니다. 이야기는 자아의 매개체이다."[4] 자서전, 회고록, 정신분석 보고서, 임상 기록, 꿈 등 한 사람이 비밀스럽게 자신에게 말하는 것이나, 친구에게 말하는 가벼운 이야기와 같은 자신에 관한 서사적 설명은 개인의 서사적 정체성을 보고할 뿐만 아니라, 애초에 '주체'로서의 경험을 창조해낸다.

서사의학은 서사성과 정체성 사이의 관계 인식에서 나왔다. 우리의 상

174

호주관성과 관계성의 원칙과 실천, 주요 방법으로 선택한 자세히 읽기, 보건의료 업무에서 창의성의 회복, 협력적 교육 방법, 우리의 서사 임상 진료 모두는 앞서 말한 서사성과 정체성의 의존 관계를 이해하고 그를 통해 살아내려는 노력을 담고 있다. 필멸의 삶에서 가장 많이 노출되는 경험은 질환과 부상이기에, 그 경험이 삶이라는 방을 차지하고 있는 사물들에 덮인 베일을 걷어 올리기에, 서사의학은 누군가가 절실하게 자신의 정체성을 질문하거나 받아들이려고 하는 순간에 자리한다. 지금 고통받고, 회복하며, 죽어가는 나는 누구인가? 지금 나에게 중요한 것은 무엇인가? 이 질환이나 부상에도 불구하고 살아가기 위한 최선의 길은 무엇인가?

이 장에서 우리는 서사적 정체성의 가능성에 관한 서사의학적 이해의 확장이 가져온 실제적 결과를 표명하려 한다. 보건의료에서 서사의 정체성의 질문이 제기되는 분야는 생명의료윤리bioethics*이다. 따라서 생명의료윤리적 실천에서 서사의학의 역할을 탐구해보려 한다. 우리 탐구는 서사윤리에 집중할 것이다. 서사윤리란 임상 의료윤리의 하위분야로, 환자가 자신을 서사적으로 설명한 것을 통해 환자가 다른 미래를 그리고 선택할 수 있게 돕는다. 때로 말기의료end-of-life care**에서 마주하는 가슴 아픈 윤리적 딜레마에서, 때로 일상적인 보건의료의 상대적인 고요함에서 활용되는 서사윤리는 숙련된 자세히 듣기를 환자, 가족, 의료인에게 확장하여, 개인의 상황에 관한 서사적 관점을 낳게 돕는다. 개인의 윤리적 문제

- 생명의료윤리는 의료와 의과학 전반의 윤리적 문제를 다루는 분야를 가리키기도 하고, 의과학의 윤리적 문제만 말하기도 한다. 혼란을 피하기 위해 의료와 의과학 윤리 전반을 다룰 때는 '생명의료윤리'로, 의료의 윤리 영역은 '의료윤리'로, 의과학 실험의 윤리는 '생명윤리'로 옮겼다.

•• 암이나 다른 질병으로 인하여 생의 마지막에 있는 환자에게 주어지는 치료 및 돌봄을 말한다.

를 해결하기 위해 보편적인 법칙과 원칙을 적용하는 여타 생명의료윤리 접근법과 달리, 서사윤리는 환자의 개별적 상황으로부터 개별적 삶과 죽음에 자리한 가치, 의미, 선택, 욕망, 사랑의 얽힘을 다루는 독특한 방식을 활용한다. 문학에도 서사윤리라고 불리는 영역이 있어 상당한 성취를 이뤘다. 생명의료윤리의 서사윤리에 대응하지만 구별되는 이 영역은 청취자나 독자가 또 다른 사람의 서사에 지는 근원적 의무를 조명한다. 이 의무는 구술 서사를 들을 때와 기술된 문자 텍스트를 읽을 때 모두에서 발생한다. 마지막으로, 우리는 서사윤리란 타인의 삶과 죽음을 도우려고 하는 자에게 교육과 실천의 방법을 제시하는, 생명의료윤리 환경에서 전개되는 서사의학임을 제안하려 한다.

이야기가 우리에게 행하는 것: 윤리학으로서의 서사적 이해

세계를 인지, 경험, 표현, 해석하는 데서 서사적 행위의 탁월함은 다양한 분야에서 인정받고 있다.[5] 이 장에서 상세히 다루겠지만, 역사가[6], 심리학자[7], 사회과학자[8], 교육자[9], 신학자[10], 철학자[11], 정신건강과 의사[12], 문학비평가 모두 우리 삶에서 서사가 핵심적인 역할을 함을 인정하고 있다.[13] 여러 분야에서 나타나는 서사 이론과 실천에 관한 관심은 상대적으로 최근의 현상이지만, 서사의 중요성, 그리고 문학 작품과 같은 서사에 참여하면서 계발되고 끌어내지는 서사적 역량은 오랫동안 인간 학습과 사유의 토대로 인식되어왔다. 리쾨르는 윤리가 서사에 처음 눈을 돌린 것은 24세기 전 아리스토텔레스가 『시학Poetics』을 저술할 때였다고 주장한다. "아리스토텔레스는 훌륭히 전달되는 모든 이야기가 무엇인가를 가르친다고 말하는 것을 주저하지 않았다. (…) 아리스토텔레스 당시 알려져 있던 문학 장르인 비극, 서사시, 희극은 서사적 이해라고 이름 붙일 수 있는 종류의 이해를 전달하며, 그것이 과학 또는 보편적 이성의 이론적 활용보다 훨씬 실천적 지혜에 근접해 있었다는 것은 분명하다."[14] 이론적 이해는 윤리 원칙과 인간 행위의 관계에 관해 추상적으로 말할 수밖에 없지만, 실천적 또는 실천지적phronetic• 이해의 형태를 띤 서사적 이해는 상상적 사고 실험을 제시하여 우리를 학습하게 한다. 리쾨르의 표현에 따르면, 서사적 이해는 "인간 행위의 윤리적 측면과 행운, 불행을 함께 연결한다".[15] 이렇게 아리스토텔레스에서 출발하여, 리쾨르는 플롯화에 관한 그의 이론을 전개한다. 이 서사의 중심에 있는 "구성, 배치의 과정"이 "완결되는 것은 텍스트에서가 아니라 독자에서이나. 이내, 삶은 서사를 통해 재배치될 수 있다. 더 정확히 말하면, 서사의 의미와 중요성은 텍스트의 세계와 독자의 세계가 겹쳐지는 데서 뻗어나간다".[16] 문학 텍스트는 가능한 경험의 세계를 보여주며, 그 속에서 살 수 있음을 알려준다. 그 자체로 완결된 것이 아닌 텍스트는 우리가 사는 곳과 다른 새로운 우주를 투영한다. 따라서 우리가 읽을 때, 우리는 상상 속에서 작품의 세계-지평world-horizon•• 에 속하는 동시에 우리 '실제 삶'의 행위가 전개되는 세계-지평에도 위치

• 아리스토텔레스는 『니코마코스 윤리학』(Nicomachean Ethics)에서 지식을 소피아와 프로네시스(또는 실천지) 두 가지로 구분한다. 우리가 보통 지식이라고 말하는 것이 소피아이며, 행위에서의 앎(따라서 윤리적 앎)은 프로네시스이다. 간단히 말해서, 우리는 옳은 일을 알기만 해선 행동으로 옮기지 않는다. 옳은 일을 행동으로 옮기는 방법과 그 행동이 프로네시스이다.

•• 현상학에서 지평이란 어떤 사건에 체험 가능한 잠재적 영역을 가리키며, 지각의 배경을 이룬다. 예컨대 꽃을 볼 때, 내 눈은 줄기, 잎, 꽃병, 책상 등 또한 받아들인다. 이 모두가 지평을 구성한다. 여기에서 세계-지평이란 작품을 읽을 때 받아들이는 작품 속 세계의 잠재적 영역을 말하며, 그것은 구체적으로 설명되어 있을 수도 있고 암묵적으로만 드러날 수도 있다.

한다. 그것은 생의 경험이라고 부를 수 있을 만한 것으로 기하급수적으로 확장된다. 임상 의료윤리에서 구술 서사를 듣는 것 또한 청취자의 지평을 확장하고 실제 경험을 확대하는 비슷한 결과를 낳게 됨을 뒤에서 확인할 것이다.

철학자 한스 가다머는 텍스트 이해의 기술에 꼭 필요한 '지평의 융합'에 관해 말한 바 있다.[17] 이 융합의 작용을 통해 우리는 실제를 바라보는 우리의 시각을, 우리 자신의 존재 상태를 확장하며, 다음 텍스트와 만나기 위해 우리 자신을 영구히 변화시킨다. 새로운 서사는 각각 새로운 지평을 열어 우리가 대안적 현실, 세계-내-존재의 새로운 방식을 경험하고 탐험하며 시험해볼 수 있도록 한다. 시각예술, 음악, 희곡, 춤은 각자 고유의 감각과 상상의 방식으로 지평을 넓힌다.[18]

언제나 이미• 우리는 상상의 세계에 살고 있다. 이 세계의 감각과 경험은 각 수용자에 따라 다르게 구성되며, 의식 자체도 우리가 들어온 서사에 의해 형성된다. 사유, 환상, 믿음, 감정, 애착, 그리고 궁극적으로 행동 모두는 만들어지는 중에 이미 각자의 의식을 틀 짓는 이야기를 통해 구체화된다. 따라서 우리가 경험이라고 부르는 것은 순전한 백색의 현실이 아니다. 그것은 이전의 인지, 선행 사건과 상상한 결과에 기초를 두고 있다. 이것은 혁신이 없다는 의미가 아니다. 상상은 새로운 것, 전에 보지 못한 것을 창조하지만, 그것은 항상 개인의 사적 경험을 반영하는 인지적 기초

• 데리다가 『그라마톨로지』(Of Grammatology)와 이후 작업에서 사용한 표현으로, 도달 불가능성 또는 시간의 엇갈림을 의미한다. 우리는 어떤 사물의 실제와 그 표현 또는 상징을 구분할 수 있다고 생각한다. 하지만 우리는 상징의 연쇄를(사전에서 어떤 단어가 기술되는 방식을 떠올려보면, 어떤 단어는 다른 단어로 표현될 뿐이다) 벗어날 수 없으며, 사물 그 자체의 현전에 직접 다가갈 수 없다. 따라서 사물은 '언제나 이미' 상징이다. 여기에서, 저자는 우리의 세계가 언제나 상상의 산물이며 그것을 인식하기 전에도 상상이라고 말한다. 내가 경험하는 세계는 서사로 구성된 것이기 때문이다.

에서 출발한다.[19]

만약 각 사람이 (부분적으로라도) 각자의 서사적 방식을 통해 현실을 인지하고 경험한다면, 현실을 반복 가능한, 보편적인 사실로 다뤄서는 안 된다. 자세히 읽고, 그에 관해 쓰고, 그 의미를 파악하려 노력하며 서사 텍스트에 깊이 몰두하는 일은 우리가 기술적 발전을 통해 현실을 정의하고 정복할 수 있다는 믿음에 이의를 제기한다. 이야기의 불확정성은 구체적이며 명확한 결론을 찾는 지성을 혼란에 빠뜨린다. 텍스트의 서사 세계에 들어가는 사람은 그 의미를 찾기 위한 열쇠가 서사와 만나는 경험 그 자체에 있다는 확신에 동참하게 된다.[20] 1940년대와 1950년대 미국 신비평 운동을 주도했던 사람 중 한 명인 클린스 브룩스Cleanth Brooks는 시란 바로 말힐 수 없는 어떤 것이라는 견해를 표한 바 있다.

시의 총체적 의미를 적절히 표현할 수 있는 진술이나 명제를 구성하는 것은 불가능하다. 즉, 시가 '말하는' 것을 명제의 형태로 요약할 수도 없고, 시를 시로 '만드는 것'을 명제로 표현할 수도 없다. (…) 만약 필요하다면, 시인이 그런 명제를 구성할 수는 없었을까? 우리 독자와 비평가가 그런 명제를 구성하는 것은 불가능한가?
답은 시인이 그렇게 하지 않았다는 데 있다. 그럴 수 있었다면, 그는 시를 쓰지 않았을 것이다.[21]

비슷한 방식으로, 이야기는 그 내용을 분석 가능한 자료로 환원할 수 없는 어떤 것이다. 윤리적이든 아니든 의미를 마치 그 형식과 독립적으로 존재하는 것처럼 이야기에서 추출해낼 수 없다. 대신 이야기는 이야기의 요소인 플롯, 장르, 말투, 은유, 암시, 그 시간적·공간적 특성 모두를 경험한 독자나 청취자에게만 그 의미를 내어준다. 이야기에 들어가는 독자나 청취자는 이 모든 요소의 통합적인 흐름을 경험하며, 이 중 어느 것도 이 야기를 완전히 파악하기 위해 취사선택할 수 없다. 독자가 그 윤리적·개 인적·정서적 의미를 이해하려면 이야기 전체가 필요하다. 그 반대도 마 찬가지로 사실이다. 문학 이론가 마셜 그레고리Marshall Gregory가 『이야기로 만들어지다Shaped by Stories』에서 주장했듯, "이야기의 윤리적 관점을 이해하지 못 했다는 것은 그 미학적 형태 또한 이해하지 못했다는 것이다".[22](강조는 원문)

텍스트의 세계로 들어가는 독자는 그 안의 행동 규약을 인식하며, 텍스 트의 도덕적 나침반과 그것이 형성하는 힘에 영향을 받는다. 모든 서사는 특정 관점과 입장에 특권을 부여할 수밖에 없으며, 소외된 목소리는 침묵 당하고, 평등을 향한 노력은 독자/화자의 위치에 있는 사람에 '동등한 접 근'을 요구한다는 것을, 서사의학에 기반을 둔 서사윤리는 상기시킨다. 소외된 자를 배제하는 이야기가 있다면, 추가적인 이야기를 요구하라. 아 무 이야기나 더하라는 것이 아니다. 이전에 침묵당한 등장인물이 바라보 는 세상을 드러내도록 관점을 전환하는 이야기를 추가하는 것이다.

서사와 생명의료윤리

서사성과 정체성의 개념이 생명의료윤리에 어떻게 영향을 주게 될까? 의료를 배경으로 한 여러 작품을 발표한 소설가 리처드 파워스Richard Powers 는 깊이 있는 독서가 의미심장하게 활용될 수 있는 방식을 제안했다.

> 이야기는 분산화·모듈화되어 있는 뇌가 빠져 있는 혼란에 총체적 형태를 부여하는 정신의 작동 방식이다. 동시에 이야기를 공유하는 것은 자아의 구속복에서 벗어나는 유일한 방법이다. 좋은 의학은 항상 내력을 듣는 것

에 의존한다. 상처 입은 마음을 이해하려는 시도는 자연적으로 전통적인 이야기의 장치로 향할 수밖에 없다. (…) 다른 사람의 이야기에 거주하려는 시도만이 확실성에서 우리를 구원할 것이다.[23]

자아의 구속복에서 탈출하는 것. 이것은 윤리적 실천을 강력히 요청하는 메시지일 수 있다. 파워스가 분명히 밝히고 있는 것처럼, 이 구속복은 우리 자신의 확실성이 우리 자신을 구속하도록 한 데서 연유한다. 친구와의 대화, 환자와의 면담, 리처드 파워스의 소설을 통해 잠시 들여다보게 되는 생경한 서사 세계로 빠져들면서 한 사람은 가정, 편견, 계보, 습관의 제한에서 벗어나 마음을 넓혀, 타인의 세계와 만날 수 있다. 일상의 여러 중대한 행위는 타자성을 상상하는 역량을 필요로 한다. 주장컨대, 이 역량은 자세히 읽기를 실천하는 독자가 됨으로써 계발할 수 있다. 타자가 지인이든 이방인이든, 타자의 서사 세계로 들어가는 것은 상상력, 자기 안에 정주하기, 공감, 가정에 도전하기의 능력을 요구한다.

철학자·소설가 아이리스 머독Iris Murdoch은 타자의 이야기를 상상하는 것이 도덕적 삶에서 얼마나 중요한지 이해할 수 있도록 도와준다. 머독의 소설 『검은 왕자The Black Prince』에서 주인공 브래들리 피어슨은 말한다. "아플 때 우리는 상상력을 마비시킨다. 많은 사람에게 이것은 아프기 위한 전제 조건이자 아픔의 일부이기도 하다."[24] 마사 누스바움Martha Nussbaum은 다음과 같이 썼다. "머독은 선을 방해하는 내적 힘을 잘 이해할 때에만 우리가 옳은 선택을 할 수 있다고 여겼다. 그녀의 관점에서 볼 때, 선을 방해하는 힘 중 가장 강력한 것은 다른 사람을 정확하게 보지 못하는 능력이다."[25]

파워스가 말한 확실성에서의 탈출을 보건의료적 맥락에서 생각해보자. 일반적으로 전문가는 환자의 질환 상황에 관해 환자보다 더 많이 알고 있으며 확실히 알고 있는 것으로 가정된다. 질병으로 인한 환자의 생활 체험은 보건의료 절차에서 그다지 고려되지 않는다. 힘은 한쪽에 쏠려 있다. 둘 사이에 불일치가 발생하면, 힘의 불균형은 전문가의 입장에 특권을 부여한다. 만약 환자가 의학적 치료에 동의한다면, 치료는 진행된다. 만약 환자가 의학적 치료를 거부한다면, 환자는 무능하다는 비난을 받는다.

보건의료에서 힘의 불균형은 1960년대에 시민 평등권 운동, 여성 운동, 환자 권리 운동을 포함한 포퓰리즘의 도전을 받았다. 동시에 의학 자체는 새로운 윤리적 곤경을 일으키거나 기존의 윤리적 곤경을 증폭시키는 일련의 사건들에 의해 좌초했다. 사건들 각각은 환자와 임상가 사이에 존재하는 힘의 불균형을 드러냈고 생명의료윤리의 응답을 요구했다. 이런 사건 중에서 크게 부각된 것에는 심장 활동 대신 뇌 활동의 정지로 죽음을 재정의한 것(1968)*, 터스키기 매독 실험에 관한 정보 발표(1972), 미국 전역의 임신중절 합법화(1973), 카렌 앤 퀸란Karen Ann Quinlan의 부모가 호흡기를 제거할 것을 요구하면서 제기한 소송(1975)**, 다운증후군을 갖고 태어난 아기의 부모가 생명 유지 처치를 중단하며 '무명 아기'가 사망한 사건(1982)이 있다. 이런 사건에 대한 반응으로 점차 복잡한 생명의료윤리 사례의 숫자가 증가하면서, 전국이 윤리 전문가를 급하게 요청하는 상황에서 생명의료윤리가 상호학제적 학문 영역으로 제도화되었다.

● 장기, 특히 심장 이식이 성공하면서 아직 살아 있는 장기가 필요해졌다. 이전 죽음은 심장과 호흡의 정지로 정의되었는데, 이때까지 기다리면 이미 장기 손상이 시작되어 장기이식이 어려웠다. 이 필요에서 뇌사 개념이 탄생했다.

●● 존엄사 논쟁을 불붙인 사건으로, 약물 과다복용으로 식물인간 상태가 된 퀸란의 인공호흡기를 제거하는 것을 놓고 부모와 의료진이 의견 충돌을 빚었다. 결국, 대법원은 인공호흡기를 제거하라고 판결했다.

어떤 환자를 돌보는 데서 윤리적·법적 딜레마가 발생하면, 임상가는 무엇을 할지 결정하는 데 도움을 받고자 생명윤리 컨설턴트를 찾았다.

의료윤리 임상의 발전을 주도한 윤리적 틀 몇 가지가 경쟁을 하다가 원칙주의principlism가 주도권을 차지했다. 1979년 톰 비첨Tom Beauchamp과 제임스 칠드리스James Childress가 『생명의료윤리의 원칙들Principles of Biomedical Ethics』을 발표했다.[26] 비첨과 칠드리스는 책에서 지난해에 발표된 〈벨몬트 보고서Belmont Report〉[27]가 공표한 원칙들을 정련·확장했다. 이들은 "도덕성을 핵심 요소로 응축하여 일반 지침의 틀을 제시하고 다양한 영역의 사람들에게 도덕적 표준의 집합을 쉽게 파악할 수 있도록 하는 목적"에서 (1) 자율성 존중, (2) 악행 금지, (3) 선행, (4) 정의의 네 가지 원칙을 제시했다.[20] 윤리 전문가는 이 보편 원칙을 특수 사례에 적용하여 어떤 원칙이 행위를 규정할 것인지를 결정한다.* 비첨과 칠드리스는 원칙주의가 윤리적 딜레마를 해결하기 위해 적용하는 방법은 단순한 연역이 아니라고 주장했다. "법칙과 판단을 원칙에서 바로 연역할 수는 없다. 정책을 결정하고 사례에서 결정을 내리는 데 원칙의 추가적인 해석, 구체화, 균형이 필요하기 때문이다."[29] 원칙은 이른바 일견prima facie** 의무로 이해되었다. 원칙 사이에 충돌이 발생하는 경우에 관해 비첨이 쓴 것을 보자. "둘 이상의 규범 사이에서 어떤 균형, 조화, 평형이 발견되어야 한다. 또는 한 규범이 다른 것을 기각한다."[30] 비첨과 칠드리스는 이런 원칙을 지침으로만 이해할 것을 강조했다. 비첨이 적은바, 임상적 결정에 이 지침을 적용하는 것은 "해석과 구체화를 요청하며 (…) 그 활용에는 창의력과 상상력의

---

* 이런 하향식 접근은 비첨과 칠드리스가 의도한 바가 아니다(최소한 『생명의료윤리의 원칙들』 5판 이후에선 분명하다). 그러나 급박한 의료 환경에서 의료윤리적 문제에 관한 빠른 결정이 내려져야 했고, 많은 의료인과 의료윤리 컨설턴트는 손쉬운 방법을 택했다.

** 법률용어에서 '언뜻 보기에 타당한, 일단 진실로 추정되는'을 의미한다.

발휘가 필요하며 권장된다".[31]

우리는 비첨이 임상적 의사결정에서 창의력과 상상력이 핵심적인 임무를 수행한다고 적은 것에 갈채를 보낸다. 우리는 창의력과 상상력의 활용이 단지 '권장'되는 것 이상이라고 믿지만 말이다. 사실 창의력과 상상력을 계발하고 적용하는 도구를 제시하지 않고 단지 필수적이라고만 말하는 것은 문제가 있다. 그것이 단지 지침이라고 해도, 보편 원칙을 적용하는 데서 각각의 특수한 상황이 지닌 복잡성과 독특성에 충분한 주의를 (창의력과 상상력을 요구하는) 기울이지 않는다면 환자와 가족이 마주한 윤리적 난국의 이야기 '위에' 의료인, 윤리학자, 임상윤리학자가 있다는 인식을 심어줄 것이다. 이런 거리두기는 보건의료에 만연해 있는, 한 사람은 타인의 이야기 밖에 머물러야 한다는 가정에 기반을 둔 객관성의 이상을 수용하는 태도를 반영하고 있다.[32]

의료사회학자 찰스 보스크Charles Bosk는 유전 상담을 맡은 의사들을 연구하던 중 심한 인지 질환을 지닌 환자들을 돌보는 의사 '빌 스미스'에게 질문을 던진다. 그가 어떻게 유전 질환이 나타내는 생물학의 "모든 '사고'와 '실수'를 납득"하게 되었는지 말이다. 스미스의 답을 따라가보자.

보스크, 당신이 해야 하는 것은 이것 하나예요. 아침에 일어나서 당신의 차가 우주선인 체해요. 자신에게 다른 행성을 방문한다고 말해줍니다. 이렇게요. "그 행성에서는 온갖 끔찍한 일이 일어나지만, 우리 행성에서는 그런 일은 일어나지 않아. 그런 사건은 내가 매일 아침 우주선을 타고 방문하는 행성에서만 일어나거든."[33]

스미스의 대답은 "전문가적 훈련이 어떻게 다른 부분에선 선한 마음을 뒤틀 수 있는지 보여주는 예로서 모든 의과대학 수업 시간에 소리 내어 읽어야 한다"라고 아서 프랭크는 주장한다.[34] 육체에서 분리된 이 관점으로 인하여, 의사, 간호사, 사회사업가, 목사는 병원이라는 행성에서 일어나는 '끔찍한 일들'에서 자신이 분리되어 있다고 스스로를 설득한다고 프랭크는 말한다. 그들은 '우주선 윤리'를 실천함으로써, 병들고 죽어가는 사람들의 복잡하고 모호하며 모순적인 삶 바깥에, 또는 너머에 자신들을 위치시키는 원칙에서 안식을 얻는다.[35] 우주선에 타려면 그들은 자기 신체를 부정해야 하는바, 기꺼이 그 부정의 대가를 치른다.[36]

1980년대 중엽, 생명의료윤리를 지배하던 원칙주의에 도전한 대안적인 윤리 틀 몇 가지가 나타났다. 이들 중 가장 두드러진 것은 대너 클로저K. Danner Clouser와 버나드 게르트Bernard Gert가 제안한 공통 도덕성common morality 체계이다.[37] 공통 도덕성이 원칙주의에 제기한 반박의 핵심은, 원칙을 뒷받침하는 통합적 이론이 없다는 것이다. 클로저와 게르트는 비첨과 췰드리스의 원칙을 포괄적인 윤리 이론과 체계의 '약칭'인 전통 윤리 원칙과(예컨대, 공리주의 원칙●과) 대조한다. 그들은 원칙주의가 이런 포괄적 이론 또는 체계의 지지를 받지 못한다고 주장한다. 오히려 원칙주의는 "정의에 대해 생각해보라" 또는 "사람들을 돕는 것을 생각해보라" 등을 상기시키는 데 그칠 뿐이다.[38] 원칙을 뒷받침하는 포괄적 이론을 제시하면서 클로저와 게르트는 원칙주의가 사실은 그렇지 않음에도 우리의 도덕적 의사결정에 굳건한 토대를 제시한다고 믿도록 호도하고 있다고 주장한다. 원칙주의는 우리의 개인적이고 편향된, 때로 자의적인 도덕적 사고를 정당화하는 방법을 제시해왔다. 클로저는 묻는다. "판단을 결정하는 데 원칙이 충분하지 않다면, 어떤 특징, 편견, 주관적 요소가 도덕적 결정

● 공리주의는 행위로 인한 선의 양을 극대화하는 여러 윤리 이론을 포괄하여 말하는 것이나, 우리에게는 그 대표 원칙인 "최대 다수의 최대 행복"으로 널리 알려져 있다.

이나 판단에 개입하는가?"[39] 원칙주의의 원칙이 지니는 피상성과 달리, 클로저는 공통 도덕성의 접근방식이 인지, 열망, 절차, 사법적 요소를 결합한다고 말한다.

> 공통 도덕성의 복합 체계는 네 가지의 중심 요소를 가지고 있다. 도덕 규칙, 도덕적 이상理想, 상황의 도덕적 유관 요소, 충돌을 다루는 세부 절차. (…) 〔공통 도덕성은〕 사려 깊은 사람들이 특정한 사례에서 무엇을 할지 판단하고 결정하는 데 실제로 사용하는 도덕 체계에서 출발한다. (…) 공평무사한 이성적 개인은 자신과 그들이 관심을 두는 모든 사람에게 적용할 수 있는 공적 체계라는 점을 받아들일 수 있을 것이다.[40]

결의론casuistry은 원칙주의의 대안 또는 보완으로, 추상적 원칙 대신 사례를 통해서 사고하는 방식이다.[41] 고대의 도덕적 추론 형식인 결의론은 앨버트 존슨Albert Jonsen과 스티븐 툴민Stephen Toulmin이 『결의론의 남용: 도덕 추론의 역사The Abuse of Casuistry: A History of Moral Reasoning』를 1988년 출판하면서 윤리의 장으로 다시 돌아왔다.[42] 결의론은 1992년 존슨, 마크 지글러Mark Siegler, 윌리엄 윈슬레이드William Winslade가 『임상윤리Clinical Ethics』 초판을 발표하면서 의료윤리에 적용되기 시작했다.[43] 사례는 상황이 '응결'된 것이므로 구체적이다. 각 사례가 행위자, 행위, 장소, 시간의 독특한 결합이라면, 그것은 비슷한 유형의 사례로 일반화될 수 있다. 존슨은 "사회 질서를 구성하는 다양한 제도와 실천"을 포함한 사례의 "상황, 즉 상세"를 ("누가, 무엇을, 왜, 언제, 어디서") 결의론자가 기술하고 평가하는 방식을 설명하면서, "삶의 구체적 실천을 초월하는" 보편주의적 합리성에 매혹된 도덕 철학자가 이를 너무 오랫동안 무시해왔다고 말한다.[44] 사고의 보편적 형태에 초점을 맞추는 윤리학자는 이론화에 매우 능숙할지 모르나 윤리 사례의 특수한 상황을 고려하는 데에는 서투르다고 결의론자는 주장한다. 하지만 결의론은 사례의 특별한 상황에 주의를 기울일 것을 말하는 방법이기만 한 것은 아니다. 그것은 윤리적 딜레마의 해법을 찾기 위해 상황을 평가하는 방식이기도 하다. 해결책을 찾는 결의론의 논증은 사고의 긴 연쇄를 따라가지 않는다. 대신 결의론은 축약 삼단논법이나("누구도 헛된 일을 할 의무를 지지는 않는다") 격언의("해를 끼치지 말라") 형태를 따르며, 이들은 "다양한 종류의 문제에 열려 있다. (…) '이 사례에서 소생술은 정말 헛된가?'의 질문을 예로 보자. 문제는 결의론 안에서 해결될 수도 있다. 하지만, 더 사변적인 철학으로 올라갈 필요가 있을 때도 있다. 예를 들면 '헛됨'이라는 용어 뒤에 있는 효용성, 권위, 가능성의 개념을 조심스럽게 검토하는 일 말이다".[45] 후자의 경우, 결의론은 노덕 철학으로 불려야 할 것이다. 비록 이런 요청이 자주 발생하지는 않겠지만 말이다. 그러나 모든 경우에서 마지막 단계는 사례를 비교해 "엄격하게 검토하여 유사한 사례를 찾고, 이전에 내린 것과 다른 판단을 새로운 사례에서 내리는 일을 바뀐 상황이 정당화할 수 있는지 분간해야 한다".[46]

덕 기반 윤리 또한 고대의 도덕적 추론 방식이었으며 원칙주의의 대안으로 제시되고 있다. 덕윤리의 주된 초점은 원칙이나 포괄적 윤리 체계 또는 사례에 있지 않다. 대신 에드먼드 펠레그리노가 주장하듯, "행위자, 행위자의 의도·기질·동기, 특정 방식으로 행동한 습관적 경향의 결과로 도덕적 행위자가 어떤 사람이 되었는지, 되고자 하는지, 되어야만 하는지"를 살핀다.[47] 물론, 이 덕 있는 사람이라는 표본 또는 표준은 문화마다, 시대마다 다르다. 알리스데어 매킨타이어가 역작 『덕의 상실After Virtue』에서 주장한 것처럼, 계몽 이후 도덕적 판단에 관한 철학적·신학적 규범의 합의가 점차 사라지면서 덕윤리의 영향력은 약화되어갔다.[48] 펠레그리노는 고전-중세의 덕 개념에 기초하여 덕윤리의 부흥이 필요함을 역설했다. "'생명의료윤리'라는 제목 아래 점차 흡수되어가고 있는 윤리적 문제 일단, 즉 생명유지 장치를 유지할 것인지 중단할 것인지, 안락사 또는 조력 자살을 허용할 것인지, 배아 연구, 장기, 조직 이식을 허용할 것인지, 의료보장이 옳은지 등, 의학 기술이 진보하면서 나타나는 새로운 문제들의 파노라마 전체"에 초점을 맞추는 대신, "전문가 윤리" 또는 "의사-환자, 간호사-환자 관계의 윤리"에 집중해야 한다는 것이다.[49] 펠레그리노는 앞서 언급한 딜레마를 해결하는 데 덕이 규범적 역할을 회복할 것이라고 기대하기는 어렵다고 본다. 적용해야 할 덕의 기초를 놓고 합의가 불가능하기 때문이다. 반면 전문가 윤리에서는 치료적 관계의 목적 또는 텔로스의 본성에 관한 합의가 가능하다.[50] 펠레그리노가 생각하기에 임상적 관계에서 회복을 촉진할 수 있는 덕은 (1) 신뢰와 약속에 충실함, (2) 선의善意, (3) 사욕 추구의 말소, (4) 동정심과 돌봄, (5) 지적 정직, (6) 정의, (7) 신중함(실천지 또는 실천적 지혜)이다.[51]

현대 생명의료윤리의 역동성에서, 원칙주의와 그에 대한 도전은 임상가와 환자가 각자의 윤리적 문제에 접근하는 데 맞는 방식을 선택하도록 도울 수 있을 것이다. 앞서 살핀 원칙주의의 대안은 원칙주의의 비인간성, 무심함, 피상성을 교정하려는 노력에서 나타났다. 한편, 페미니스트 의료윤리, 집단 윤리collective ethics, 사회정의적 관점 등 다른 윤리적 체계는 생명의료윤리의 주류 접근방식이 개인적 도덕성에 집중하는 것에 도전하여, 자율성, 구조적 정의, 제도적 도덕성 전반에 걸친 문제를 제기한다.[52] 이제 우리는 도덕적 삶에서 서사적 지식이 이바지하는 부분에 중점을 둔 윤리적 실천인 서사윤리를 논의하고자 한다. 우리는 원칙주의의 한계에 답을 내놓는 동시에 보건의료 내부에서 발생하는 개인적·전 지구적 윤리 문제 모두를 개선하고자 하는 페미니즘과 구조적 정의를 수용하는 서사적 접근을 제시할 것이다.

서사윤리

서사윤리는 1980년대 주류 임상 의료윤리 내부에서 출현한 방법론이다. 개별 사례에 승인된 이론이나 규칙을 맞추려고 시도하는 대신, 단독자인 환자의 상황에서 출발하여 구체적인 환자의 상황에 맞춰가는 방식을 찾는 '상향적' 윤리이다. 다음에서 보겠지만, 서사윤리의 발생은 문학 연구에서 개념적 서사윤리가 전개된 시기와 우연히 일치했으며, 문학 연구의 서사윤리는 보건의료의 서사윤리와는 별개로 발전했으나 서로 도움을 주고받았다. 의료윤리 분야에 참여한 문학 이론, 서사학, 철학, 종교학을 공부한 의료인과 학자 공동체는 환자와 가족의 염려에 서사적으로 접근하는 것이 중요함을 깨닫게 되었다. 앞에서 요약한 생명의료윤리의 원칙주의와 그 대안 모형이 의학적 비행非行에 판결을 내리거나 기술 주도 생명의학에서 나타나는 문제를 해결하기 위해 전개되었던 것과는 달리, 서사윤리는 문학과 해석적 사상의 폭넓은 지적 활동에서 나타났다. 의료인문학, 인간적 의료 가치 추구 운동human values in medicine, 환자 중심 보건의료 운동 등에 영향을 받아 형성된 서사윤리는 환자 돌봄에서 윤리적 상황을 마주하는 의료인의 시각을 인문학자의 관점과 결합했다. 이들은 함께, 환자의 생활 경험과 가까운 윤리적 결정을 내릴 수 있는 방법을 찾고자 했다. 질환의 윤리적 작업을 수행하는 것은 결국 환자 자신이라는 깨달음이 그 출발점이었다.[53]

임상 상황의 객관적 요소에서 출발하여 행위자가 다음 무엇을 해야 하는지 묻는 대신, 서사윤리는 그 사람이 여기까지 어떻게 오게 되었는지, 그 길이 앞으로 어떤 방향으로 펼쳐질 수 있는지를 묻는다. 이 상황을 헤쳐나가는 과정에서 무슨 일이 일어나는가? 이 이야기에서 다른 결말을 상상할 수 있는가? 질환 경험을 포함한 환자의 생활 경험 전부가 그 개별성과 의미를 통해 뒤따르는 의학적 행동에 관한 생각과 판단을 인도한다.[54] 서사윤리학자는 환자, 가족, 의료인이 주어진 상황에서 말하고 쓰는 것에 면밀한 주의를 기울이도록 훈련을 받는다. 문학·언어학·사회과학 분야를 통해 윤리학자는 대화나 기록된 텍스트의 장르, 관점, 은유, 말투, 시간성을 이해하는 법을 배워 이야기의 내용이 정말 말하려고 하는 것이 무엇인지 이해하려 한다. 서사윤리학자는 말해진 것들의 수사적·수행적 측면•이 지닌 힘과 함의를 풀어낸다.[55] 이 과정을 통해 윤리학자는 점진적으로 이야기 안에 있는 것이 어떤 것인지에 관한 뉘앙스를 느끼는 방법을 배운다. 서사에서 환자와 다른 행위자에게 작용하는 힘을 상상하고, 가족 사이의 대화를 증거로 하여 환자의 상황에 관한 정신 이미지를 구축하는 것이다. 주의 깊은 청취자가 서사 세계의 분위기를 느끼고 그 안에서 사는 것이 어떤 것인지 깨닫게 되는 것처럼, 서사윤리학자는 환자와 가족의 세계를 진지하게 받아들이며, 그 자체로 (반대하지 않고) 존중함을 보여주는 질문을 던진다. 이 인식을 토대로 서사윤리 작업은 진행된다.

서사윤리적 실천은 어떻게 이루어지는가? 이 환자의 삶에 관한 이야기가 지닌 특수성에 치료를 맞추도록 동정심을 활용하고, 정의의 보편주의적 원칙이 매어놓은 눈가리개를 풀어 환자의 구체적인 요구에 주목하며, 구체적 인물의 특별한 상황에 맞는 (보편적 상황이라면 적용되지 않았을) 덕을 실천하기 위해서 서사적 기술이 필요하다. 아서 프랭크는 다음과 같이 말한다. 이야기는 "삶에 가독성을 부여한다. 서사의 형태를 띨 때 삶은 어딘가로부터 와서 어딘가로 간다. 서사가능성narratability이 가독성을 준다면,

---

• 말의 표현 방식은 두 가지로 구분할 수 있다. 하나는 내용을 표현하는 언어적·비언어적 형식(수사)이며, 다른 하나는 말이 사용되는 방식(수행)이다. 전자는 문학비평이, 후자는 분석철학의 일상 언어 학파가 주로 다룬다.

서사가능성과 가독성 모두에서 도덕관념이 나온다. 우리가 어떻게 살아야 하는지에 관한 암묵적 대답이라는 점에서 그것은 실천적이다".[56]

서사윤리학자에게 주어지는 책임 중 하나는 이 이야기의 화자가 누구인지 구별하는 것에 있다. 서사윤리학자는 환자 상황의 총체적인 관점을 얻기 위해 가족, 친구, 이웃, 의료인 등 여러 사람으로부터 이야기를 듣는다. 사회과학의 질적 연구와 문학·서사학 분야의 서사적 탐구 방법을 활용하여, 서사윤리학자는 상황에 관한 경쟁하고 충돌하는 설명을 다루고, 주어진 전체 설명에서 어렵더라도 일종의 일관성 또는 통일성을 찾고 발견한다.[57] 그들은 의료인을 포함한 참여자들이 각자 서로의 이야기를 듣고, 연관된 모두의 대화를 통해 종합적으로 밝혀진 것은 무엇인지 판단한다.

병원에 세로 입원힌 시람이든 일치진료를 몇십 년 동안 받아온 사람이든 환자의 이야기 속으로 들어가 그것을 인정한다는 것은 쉽고 간단한 일이 아니다. 타인의 알 수 없는 세계로 들어가기 위해선 의미의 출발점 자체에 관한 가정을 내려놓아야만 한다. 그것은 파워스가 말한, 자아의 구속복을 벗는 일이다. 자신의 가치와 우선순위가 최고가 아니라는 것을 인정하기 위해선 용기와 의지가 필요하다. 삶의 의미와 필요를 자신의 것처럼 정연하게 밝힐 수 있으려면 대립하는 가치와 관점을 존중해야만 한다. 타인을 온전하게 그리고 충실하게 본다는 것은 자기 확신을 의문에 부치고, 타인의 개별성, 모호성, 모순 모두를 받아들이는 일이다. 따라서 다른 사람의 이야기를 듣기로, 이야기에 주의를 기울이도록 결정하는 일은 그 자체로 윤리적이다. 이야기에 들어가기 위해, 청취자는 그 모든 모호함을, 도덕적 복잡성을 경험하고 자신의 도덕관념에 도전해야만 한다.

이제 서사윤리학자가 병원에서 윤리 상담을 수행하거나 의료인으로서 윤리적 기술을 실천할 때 무엇을 하는지 보자.[58] 임상에서 서사윤리학자는 환자와 가족이 말하는 이야기를 매우 주의 깊게 들으면서 꼭 있어야 함에도 침묵당한 목소리가 있는지를 탐색한다. 어떤 서사윤리학자는 글쓰기와 같은 재현의 행위를 통해 복잡한 사건에 관한 앎이 확장될 수 있음을 알기에, 이야기를 받아 적어 혼란스럽고 무정형이었던 상황에 형식을 부여한다. 서사윤리학자는 환자와 가족에게 자신의 이야기를 쓰거나 구술할 것을 제안하여 그들의 이야기를 표현을 통해 가시화하고, 앞으로의 방향을 그려보는 데 도움을 준다. 이렇게 쓰인 기록을 함께 읽으면서 환자, 윤리학자, 의료인은 그들이 마주한 상황에서 핵심적이지만 감춰져 있던 요소를 발견할 수 있다. 서사윤리학자는 환자와 가족의 분위기, 그들이 사물에 의미를 부여하는 방식, 중요한 문제가 있을 때 결정을 내리는 습관적 방법을 알기 위해 시간을 쏟는다. 윤리학자는 때로 의료인과 환자 사이에서 조정인의 역할을 하여 직접 전달하지 못하는 것을 상대편에게 전할 수 있도록 돕고, 비난과 불신이 아닌 솔직한 대화가 나눠질 수 있도록 이끈다. 종교학자이자 윤리학자인 래리 처칠Larry Churchill은 다음과 같이 적었다. "서사는 윤리 상담을 이해하는 심원한 방식이다. 그것이 문제를 해결하기 때문이 아니라, 그것이 말해진 것 너머에 있는 인간의(우리 자신을 포함한) 목소리에 주의를 기울이도록 강제하기 때문이다."[59] 처칠은 윤리학자의 가장 중요한 덕목으로 겸손함을 꼽았는데, 이는 우리에게 대답의 불충분함과 질문의 중요성 모두를 떠오르게 한다.

문학 연구에서의 서사윤리

이어서 두 번째 '서사윤리'를 살펴보자. 생명윤리에서 서사윤리가 대두되었던 당시, 1980년대의 문학 연구는 자신만의 서사윤리 영역을 만들어 냈다. 이는 생명의학의 난제를 푸는 쪽보다는 서사성과 정체성의 질문을 핵심 탐구 주제로 삼았다. 생명윤리학자는 반드시 문학 서사윤리를 이해해야 한다. 보건의료의 도덕적 문제가 지닌 지적·관계적·구조적 측면을 다루는 데 필수적이기 때문이다. 정리하면, 문학 서사윤리는 보건의료 환경에서 서사윤리가 실천될 수 있는 지적 토대를 제공한다.

서사와 윤리 사이의 관계에서 특히 초점을 맞췄던 것은 문학 연구 그리고 서사학narratology이라고 불리는 분과이다. 이 서사윤리는 독자와 텍스트 사이의 윤리적 관계에 깊은 관심을 보인 학자들을 불러 모았다.[60] 그들은 독자가 등장인물의 역경과 그것에 관해 말하는 저자의 행위 모두에 윤리적으로 관여해야만 소설이나 시를 읽을 수 있다는 이해에 도달했다. 읽기란 등장인물의 행동을 판단하고, 서술자를 신뢰할 수 있는지 없는지 평가하며, 이야기 속의 도덕적 분위기와 수상을 따져보는 데서 독사의 윤리적 분별력을 요구하는 적극적인 과정임을 학자들은 알게 되었다. 여기에서 이야기란, 그 도덕적 환경이 독자의 삶에 주장 또는 도전을 던지는 세계이다. 등장인물의 의식과 양심이 텍스트에 드러나므로, 독자의 의식과 양심 또한 일깨워진다. 문학비평가와 철학자는 진지한 독자에게 개인적 선택을 검토하고 현실을 새롭게 하는 지반과 함께, 윤리적 행위를 위한 맥락을 형성하는 독자와 텍스트 사이 관계의 기반을 서사 텍스트가 제공한다고 제안했다.[61] 보건의료의 문제를 직접 다루지는 않더라도, 문학 서사윤리는 지식과 견해의 원천이 되었고, 생명의료윤리의 서사윤리는 그에 엄청난 빚을 지고 있다.

자세히 그리고 진지하게 읽는 것은 독자에게 텍스트 속, 그리고 그것을 읽는 경험 속 의미의 원천이 어디인지 탐색하도록 만든다. 문학자 애덤 재커리 뉴턴Adam Zachary Newton은 저서 『서사윤리Narrative Ethics』에서 서사윤리가 "서사 담론에 일종의 윤리적 지위를 부여하며 (…) 윤리 담론은 서사 구조에 의존하곤 한다"라고 적었다.[62] 독자는 저자와 등장인물이 세계에 도덕적 의미를 부여하는 방식에 독자를 개방하라는 도덕적 명령에 답해야 한다. 위험하게도, 그러한 문학 작품은 삶의 사건에 의미를 부여하는 다른 방식에 독자를 노출시키고, (그것이 이떤 것이든지 간에) 서사 텍스트 속에 제시된 '기본 규칙'을 수용할 것을 독자에게 요구한다. 문학 연구자 힐리스 밀러J. Hillis Miller의 말을 빌리면, "윤리와 서사하기는 분리될 수 없으나 둘의 관계는 대칭도 조화도 이루지 않는다".[63]

명저『소설의 수사학The Rhetoric of Fiction』을 쓴 문학자 웨인 부스Wayne Booth는『우리의 친구The Company We Keep』에서 그의 윤리적 입장에 관해 견해를 밝히면서, 진지하게 읽은 책은 독자에게 삶의 친구 역할을 한다고 말한다. 독자가 자신의 윤리적 입장을 세워가면서 그의 책 선택이 영향을 받지만, 그동안 각각의 책은 독자의 윤리적 입장이 발달하는 데 이바지한다는 것이다.[64] 부스는 친구와의 경험과 마찬가지로 개인은 어떤 책의 친구가 되는 것을 승인하거나 거절할 수 있으며, 그것은 때로 취향의 문제이고 때로 도덕적 원칙의 문제이기도 하다는 점을 지적한다. 매체에 폭넓게 퍼진 폭력적이거나 편협한 문학이 설득력을 보이는 것을 볼 때, 독서가 평생의 도덕적 나침반을 형성하는 데 미치는 영향을 경고한 부스의 말을 진지하게 들을 필요가 있다.

문학 서사윤리학자는 문학 텍스트가 플롯뿐만 아니라 형식을 통해서도 윤리적 힘을 표출한다는 것을 우리에게 상기시킨다. 서사학자 제임스 펠란James Phelan은 독자의 윤리적 작업은 등장인물의 도덕적 선택을 저울질하는 것에 그치지 않고 재현의 윤리• 그 자체를 검토하는 데까지 이어

• 재현의 윤리는 작가 또는 창작자가 어떤 대상을 재현할 때의 방식을 문제 삼는다. 이를테면, 홀로코스트를 재현할 수 있는가? 그것을 재현한다는 것은 어떤 의미이며, 어떤 영향을 미치는가? 그 재현은 누구의 관점인가? 재현 방식에는 문제가 없는가? 가장 큰 문제가 되었던 작품으로 1994년 퓰리처상을 수상한 케빈 카터의 〈무제(수단의 굶주

진다고 주장한다. "기법(텍스트가 제시한 신호) 그리고 독자의 인지적 이해, 감정적 반응, 윤리적 입장의 연결에 집중할 때 나는 (…) 서사 기법 자체와 윤리적 반응이 연결되어 있다고 생각하게 된다."[65] 형식과 내용이 독자에게 이중적으로 작용하고, 독자는 묘사된 세계를 개인적으로 알아가는 동시에 그 세계에 담긴 현실성을 검토하게 된다. 그 결과, 독서는 독자가 자신의 내면 깊숙이 자리한 아름다움, 추함, 관심, 도덕의 판단 방식을 깨닫는 실험실이 된다.

독서의 윤리가 의미를 부여하는 방식은 심리학과 철학의 세계를 보완한다. 인지심리학 영역의 창시자이자 최근에는 문화심리학을 일구고 있는 제롬 브루너는 의미창조meaning-making에서 서사의 문학적 형태가 가장 중요하다고 주장한다. "서사의 효과는 (…) '문학성literariness'에 의존하는 것으로 보인다. (…) 서사는 '가능성의 지평을 확장'하기 위해 은유, 환유, 제유, 함축 등 문체의 힘에 의존한다."[66] 아리스토텔레스학파 철학자 마사 누스바움은 문학 작품, 특히 헨리 제임스의 후기 작품을 자유와 책임의 질문에 대한 철학적 사고의 원천으로 삼는다. 저작 『사랑의 지식Love's Knowledge』은 철학적 사고가 철학적 언어로 완성될 수 없으며, 오히려 그 사고는 소설가 특유의 방식을 통해 단어로 옮겨져 표현되어야 함을, 그때에만 단어에 휘감긴 사고를 이해할 수 있음을 보여준다. "'결정은 지각에 달렸다'라는 아리스토텔레스의 주장이 지닌 힘과 진리를 보여주려면 (…) 도덕적 선택의 복잡성, 미결정성, 순수한 어려움을 보여주는 텍스트가 필요하다. 헨리 제임스의 『황금 그릇The Golden Bowl』처럼 철없고, 선행하는 신성한 규칙 체계에 따라 모든 것이 규정되어 있는 삶을 부정하는 텍스트

린 소녀》)를 꼽을 수 있다. 아사 직전의 소녀 옆에 앉은 독수리를 찍은 이 작품은 타인의 고통을 볼거리로 만들었다는 비난을 받았고, 결국 카터는 비극적인 선택을 했다.

말이다."[67] 이 두 문장이 보여주고 있는 것처럼, 문학 작품의 형식과 내용은 도덕적 세계를 이해하고, 그 한가운데서 어떤 구분을 (선택까진 아니더라도) 내리도록 준비하는 데 핵심적인 역할을 한다.

문학 연구에서의 서사윤리의 실천을 잠깐 알아보았는데, 이는 생명윤리에 내재한 서사윤리의 실천과 유기적으로 연결된다. 두 형태의 서사윤리는 일상이 도덕으로 가득하다는 깨달음으로 수렴한다. 우리가 진료실에서 환자의 이야기를 들을 때나 잘 쓰인 소설의 단어를 읽을 때, 자신이 겪는 것을 말로 표현하는 인간의 능력을 우리는 진지하게 받아들이는 중이다. 우리는 문학과 임상 모두에서 같은 서사적 기술을 활용한다. 언어에서 단서를 파악하는 훈련을 받은 우리는 화자나 저자를 그들의 세계에서 만나려고 시도할 수 있다. 최소한, 우리 자신에게 그 세계에 사는 것이란 어떤 것인지 떠올려볼 수 있다. 청취자, 독자로서 우리의 임무는 타인의 설명이 가진 온전한 힘을 경험하고, 의미를 부여하려는 타인의 노력이 지닌 무게에 끌려감을 인정하며, 그런 설명이 우리 자신의 도덕적 발달에 영향을 미침을 아는 것이다.

컬럼비아 서사의학 석사과정의 서사윤리 교육에서 우리는 서사윤리의 문학적·임상적 측면 모두를 교육한다. 환자, 가족, 의료인이 보건의료에서 잘 맞는 결정에 도달할 수 있도록 돕는 것에 더하여, 서사윤리 교육은 문학, 법, 임상 텍스트를 자세히 읽는 훈련을 수반한다. 서사윤리학자는 학술 잡지, 대중매체, 소셜미디어 등 윤리적 쟁점에 관한 거시적·미시적 담론에 영향을 미치는 모든 텍스트와 대화를 검토할 의무를 진다. 임상윤리 사례를, 윤리적 충돌을 다룬 논픽션을, 보건의료의 도덕적 이슈를 표현한 문학을 자세히 읽는 것은 모두 다 서사윤리학자로 성장하는 데서 중요하다. 모든 종류의 텍스트와 이미지가 지닌 서사 구조를 이해하고 서사적인 것과 윤리적인 것의 상호작용을 따라가는 일은 학습자로 하여금 작품의 지적·임상적·이데올로기적 힘을 구분하고 그에 사려 깊게 반응할 수 있도록 한다. 이러한 학습은 학습자에게 다양한 의사소통적 틀에 위치하는 생명의료윤리 담론의 복잡성을 경험하게 하고, 보건의료 윤리에 관한 수많은 정보를 이해하는 데 도움을 줄 수 있는 능력을 부여한다. 이런 능력을 통해 윤리학자는 지적으로 성장하고, 질환에 시달리는 환자와 그 가족을 도울 수 있게 된다.

서사윤리의 두 형태에서 가장 중대한 국면은 세계에서 서사적 참여가 지니는 윤리적 본성을 드러내는 데 있다. 개별자가 보편자를 반영하므로, 한 환자 개인의 윤리적 딜레마는 사회체적·지구적 불평등, 안전과 평등에 대한 광범위한 위협을 드러내고 있다. 페미니스트 생명의료윤리학자 수진 셔윈Susan Sherwin은 기후 변화부터 악화되는 생산·건강 격차까지, 신박한 지구적 위협을 다루는 '공공 윤리public ethics'를 제안했다. 셔윈은 생명의료윤리가 개인의 도덕적 딜레마를 넘어 집단의 도덕적 위협을 다룰 책임을 인식할 것을 촉구했다. 그녀는 페미니즘의 관계적 접근이 이러한 규모의 생명의료윤리에 가져올 기여에 관해 자세히 적고 있는데, 이것은 서사의 비가역적인 기여에서 나온다.

> 페미니즘의 관계 이론은 개별 환자, 공급자, 관리자의 행위뿐만 아니라 사회를 함께 관찰하며, 그 지배적 가치와 제도적 선택지가 명백한 문제를 지니고 있음에도, 개인을 특정 방향으로 끌고 가는 방식에 관해 질문한다. 그것은 도덕적 가치를 추구함에 있어 모든 수준의 공식적·비공식적 인간 조직에서 변화를 추구할 것을 독려한다. 그렇게, 관계 이론은 앞에 놓인 파국으로부터 인간을 벗어나게 하기 위한 공공 윤리를 전개해야 한다는 도전을 받아들이려는 윤리학자에게 중요한 모형을 제시한다.[68]

이런 접근법은 한 사람이나 한 단체의 곤경을 넘어, 상호 연결된 지구적 위험의 기원을 다루는 폭넓은 개념적 범위에 관한 광대한 지평을 요구한다. 셔윈은 이어 제안한다. "우리에게 필요한 것은 우리 자신의 해석에 관한 겸손함을 북돋고, 신뢰할 만한 지침을 탐구하는 가치를 포기하지 않으면서 그 논의와 수용을 마땅히 촉진할 수 있는 윤리적 접근법이다."[69]

우리가 집단적 문제의 윤리를 다루기 위해 윤리학자의 시야를 넓히고자 할 때 생명의료윤리학자에게 요청되는 자질은 서사윤리의 두 형태가 부여하는 능력과 닮았다. 책임의 연결망을 향한 안목, 부분에서 전체로 나아가고 다시 부분으로 돌아올 수 있는 능력은 처음부터 기초적인 서사 능력을 토대로 한 해석적 기술이다. 사회가 그런 질문을 던질 때조차 대화를 시작하고, 다양한 관점을 요청하며, 반대자를 침묵시키지 않으면서 의견충돌을 감내하는 서사적 기술을 필요로 한다. 서사적 역량의 여러 형태는 좁은 곳을 벗어나 더 많은 사람을 위한 정의를 숙고할 수 있도록 우리의 윤리적 시각을 넓히도록 개입한다.

철학자 젠스 브록마이어와 한나 메레토자는 다음과 같이 제안한다. "만약 서사의 해석학에서 꼭 따져보아야 할 점이 있다면, 언어학적·담론적·미학적 맥락 속 이야기하기의 문제와 (자기) 이해와 세계 내 존재를 위한 서사적 실천의 폭넓은 실존적 관련성을 함께 연결하는 방식이다."[70] 우리는 서사윤리의 두 형식이 성장하는 것을 참여에 관한 진지한 연구의, 인간 접촉의, 철저한 겸손을 향한 성장의 신호로 받아들인다. 여기에서 겸손이란 한 사람의 말을 듣고자 하며, 다수의 관점을 살피고, 의미 부여의 이질적인 방식을 수용하는 방법을 찾고, 이를 통해 우리가 살도록 주어진 삶을 더 충실히, 이 땅에 던져진 모두와 함께 살아내는 것을 말한다.

서사의학 윤리의 교육과 실천

서사의학은 문학 서사윤리와 임상 서사윤리를 통합하고자 한다. 두 세계의 시민이 되어 임상윤리적 숙고를 문학과 수사학의 통찰을 통해 전개하는 것이 이제 서사 연구를 통해 가능해졌기 때문이다.

서사윤리는 서사적 역량을 통해 수행하는 윤리학이다. 여기에서 서사적 역량이란, 타인의 이야기를 인식, 흡수, 해석, 공감하여 그에 따라 행위하는 인간의 근본적 기술로 정의한다.[71] 이런 윤리학은 서사 훈련을 받은 윤리학자/컨설턴트 또는 서사 훈련을 통해 자신의 임상이 지닌 윤리적 차원에 주의 깊게 반응하게 된 의료인 모두가 수행할 수 있다.

말하자면, 서사윤리는 생명의료윤리 속에서 수행하는 서사의학이나. 프랭크가 적은 것처럼,

> 서사윤리는 익숙한 행위 과정에서 나타나는 충돌에 대해 판단을 내리는 것보다, 상호 이해가 와해하는 것을 방지하는 데 더 관심을 둔다. 일차적 초점은 상황이 사례*로 전환되는 것을 방지하는 데 있다. 이때 평소의 임상이 어떻게 수행되는지, 우리가 여기에서 어떻게 괴로움의 이야기를 존중하는지와 같은 데 관심을 두기에, 서사윤리는 필연적으로 서사의학으로 변화한다. (…) 서사의학을 익힌 의사는 윤리적 충돌, 자율성과 선행의 대립을 피할 수 있다.[72]

●   여기에서 프랭크가 말하는 사례란 병원의 증례 보고를 가리킨다. 그것은 제삼자인 의료인의 객관적 시각에서 정리된 질병 기록으로, 질환으로 인한 개인의 변화나 관심, 가치는 모두 누락하고 질병의 객관적 요소만을(발병일, 증상, 병소의 크기와 색깔, 검사 결과 등) 건조하게 기록한다. 결의론에서 말하는 사례와는 차이가 있다.

서사윤리에 필요한 서사적 역량은 문학 공부, 자세히 읽기 기술을 통해 계발할 수 있다. 이야기하는 사람이 처한 현재 상황을 파악하는 방식을 이해하기 위해 환자의 이야기를 듣는 일은, 문학 텍스트를 읽을 때와 같은 서사적 역량을 요구한다. 우리는 도덕적 복잡성과 모호함을 이해하는 데 필요한 서사적 역량을 (아리스토텔레스의 실천지를 경유하여) 고전 자세히 읽기가 계발한다고 주장한다.[73] 비록 원칙주의자가 개별 사례의 복잡성에 관심을 기울이는 것의 중요성을 온전히 알고 있다 해도, 그들에겐 관심을 증진하기 위한 지침이 없다.[74] 결의론자는 각 사례의 개별성에 초점을 맞추지만, 서사가 형성된 방식을, 기능과 의미를, 애초에 누군가가 어떻게 그런 일을 겪게 되었는지에 관해서는 자세히 설명하지 않는다. 결의론적 사고의 서사적 본성을 지목한다 하여 더 나아갈 수 있는 것도 아니다.

우리는 서사의학 교육을(자세히 읽기, 창의적 글쓰기, 다른 사람의 글에 반응하기, 함께 서사 만들기) 통해 서사윤리를 가르친다. 독자가 배움을 통해 무엇인가를 얻기 위해선 텍스트를 읽는 것뿐만 아니라 그것에 관해 이야기하고 그것을 통해 글을 쓰는 것이 꼭 필요한 것 같다. 자세히 읽기를 통해 독자와 작가가 얻는 통찰력과 의미는, 환자, 가족, 의료인, 보다 넓은 공동체의 의미부여 과정을 서사윤리학자가 그려내고 이해하는 데 꼭 필요하다. 그들이 자세히 읽기 독자가 되는 법을 배웠다면 자세히 듣기 청취자가 되는 법 또한 익혔을 것이다. 그들이 글쓰기를 통해 표현의 기법을 익혔다면, 그들은 그 기법을 자기 설명을 글로 표현하려는 환자에게 빌려줄 수 있을 것이다.

이 교육법을 통해 독자는 자신의 습관적인 해석 방법, 맹점, 가정, 편견을 인식하게 된다. 서로 존중하는 동료 독자들 사이에서 상반되는 반응이 나오더라도 승자를 결정하기 위한 적대적인 논쟁을 벌일 필요는 없다. 오히려 누군가의 해석을 뒷받침하는 토대가 무엇인지를 함께 검토해볼 수 있다. 함께 가능한 해석의 범위를 깨닫는 독자는, 이를 통해 확실성의 위험으로부터 벗어나도록 도움을 받는다. 서사 훈련은 서사윤리 훈련의 주요소이며, 질환, 돌봄, 회복과 죽음을 풀어나가는 이야기에 관한 면밀하고 비판적인 관심을 통해 서로 연결된다.

이 교육법은 창의성을 강화하기에, 서사윤리를 실천하는 이에게 중요하다. 우리는 도덕적 삶에서 상상력이 중요함을 보았다. 상상할 수 없는 삶을 살아가도록 선택할 수 없기 때문이다. 의료인은 환자에게 가능한 대안이 무엇인지 보여주고, 선택의 기회를 제공하기 위해 이런 상상력을 익혀야만 한다. 서사윤리 작업에 참여할 때, 윤리적 파악과 서사적 인식 모두를 활용한다. 리쾨르가 말한 아리스토텔레스의 실천지는 마토 이 잠어를 가리키는 것이다. 서사적 인식 또는 논리는 서사적 일관성을 고집하지 않는다. 이야기하는 방식과 변화된 삶의 상황이 더는 맞지 않아 윤리적 충돌이 발생하는 경우가 더러 있다. 그런 경우, 이전의 서사적 패턴에 맞는 다음 이야기를 만드는 것이 아니라, 환자가 자신의 이야기를 말하고 해석하는 새로운 방식을, 과거의 삶을 사는 대신 앞으로 나아갈 가능성을 여는 방법을 찾을 수 있도록 돕는 데 노력을 기울여야 한다.

우리는 사회정의로 나아가는 데 서사윤리가 책임이 있다고 가르친다. 자아의 구속복에서 탈출하는 기술을 기르는 이유는 타자성을 능동적으로 알고 존중하기 위해서이다. 소설 읽기가 "타성他姓의 가능성을 믿는 의지"를 가능케 한다고 했던 문학 연구자 도로시 헤일Dorothy Hale은 다음과 같이 결론을 내린다.

소설 독자가 경험하는 자의적 항복, 소설의 성취에 '환호'하는 독자의 반응은 (…) 다양성을 사회적으로 성취하고 타자성을 예우하는 훈련에 필수적이다. 이것이 소설의 윤리적 속성을 결정한다. 또한 문학 연구, 특히 소설 읽기의 기초이자, 긍정적 사회 변화에 필수적인 사전 조건을 구성하는 것도 바로 이것이다.[75]

서사의학적 실천에서 출발한 서사윤리에 관해 이제 이해할 수 있을 것이다. 서사의학의 여러 속성이 서사윤리적 실천의 일부가 된다.

서사윤리는 성찰적 윤리이다. 서사를 향한 윤리학은 윤리적 위기와는 멀리 떨어진 채 적용되는 도덕적 사고만 일삼지 않고, 보건의료에서 도덕적 고려의 편만함에 초점을 맞춘다.[76] 성찰적 실천으로서 서사윤리는 환자와 그를 돌보는 사람이 함께 일할 때 항상 살아 있으며, 윤리적 문제를 참여자 공통의 일에서 나타나고 반응하는 것으로 받아들일 수 있게 한다. (이 책 12장이 성찰적 임상에 관한 논의를 다루고 있다.) 성찰은 증인의 공동체가 가치를 고려하고 도덕적 선택을 강화하도록 이끈다. 여기에서 우리는 서사윤리가 페미니스트 윤리, 돌봄 윤리와 연대함을 본다. 힐데 린데만 넬슨이 적은 것처럼,

> 이론–사법적 모형에서 도덕성이란, 포괄적 이론에서 유래한 명문화된 규칙을 오류 판정과 이성적 선택의 기준으로 적용하는 문제이다. 서사적 접근에서는 (…) 도덕성을 오히려 서로를 이해해가고 이해를 유지하는, 계속되는 관계의 일이라 생각한다. 그것은 우리가 누구인지, 어떤 사람이 되고 싶은지에 관한 표현이다. 그것은 단독적 판단이 아닌, 함께 잘 사는 방식을 구축하려는 탐구자의 공동체를 상정하기에 협력을 추구한다. 서사윤리는 젠더, 의학, 민족 또는 이 세 가지를 합한 강력한 이데올로기에 저항하는 방법을 제공한다는 점에서 페미니즘적이다.[77]

비록 서사윤리학자가 이전에 알지 못했던 환자의 삶이 마주한 급박한 난제들을 해결하기 위해 윤리 상담에 참여하지만, 서사윤리학자이자 의료인인 개인은 임상적 돌봄 자체에서 회복의 윤리를 실천할 수 있다. 이것을 매일의 윤리, 느린 윤리 또는 소小윤리라고 부르자. 이런 형태의 윤리적 실천은 극적으로 분출하는 난제 대신 매일의 평범한 환자 돌봄에 관심을 둔다.[78] 이 경우 서사윤리학자는 컨설턴트가 아닌 의료인이며, 윤리적 실천은 환자에 의무를 다하는 전문가적 돌봄 안에서 이루어진다. 환자와 서사윤리학자 사이 상호적·성찰적 지식은 돌봄의 사건이 쌓이면서 더 늘어간다. 그것은 응급실의 30시간일 수도 있고, 4일간의 입원 기간일 수도 있고, 몇십 년 동안의 진료실에서의 만남일 수도 있다. 주의 깊은 듣기와 인식의 공동 실천이 그 지반을 형성한다.

감정과 기분을 존중하는 서사윤리는 이를 활용한다. 문학 서사윤리와 임상 서사윤리 모두 윤리적 실천에서 감정의 중요성을 인정한다. 서사학자는 독서 과정을 뇌과학적 용어나 미학적 용어로 검토하면서, 공감, 애착, 수행성, 상상력에 관한 질문을 던진다.[79] 임상적 의사결정에서 감정의 장소와 환자/의료인 관계에 관한 질문은 서사윤리 및 관계적 윤리와 돌봄 윤리를 포함한 다른 보건의료적 실천에 있어 중요한 부분을 차지한다.[80] 임상적 판단으로 개입하는 것보다, 오히려 공감이나 동정심 같은 감정이 돌봄의 원천이 된다. 의료인의 자기 돌봄, 임상의 도덕적 고통, '윤리적 마음자세'라고 불리는 문제들은 모두 임상에서 감정의 복잡하고 의식적인 처리와 해석이 필요하며, 서사윤리학자에게 환자 못지않게 돌보는 자 또한 돌보아야 함을 상기시킨다.[81] (서사의학의 교육과 실천에서 감정의 장소에 관한 논의를 다룬 2장을 참고하라.)

서사적 실천은 치료적 수단일 뿐만 아니라 그 자체로 치료이다. 자기 서술을 제시하고, 그런 서술을 숙련된 방식으로 듣고, 질환의 서사를 함께 만들어가는 서사적 행위는 돌봄을 촉진할 뿐만 아니라 회복을 가져온다. 그것은 돌봄의 부가물이 아니라 돌봄 그 자체이다. 서사의학과 서사윤리는 이야기하기를 돌봄 자체의 초기 단계로 여긴 노인의학과 완화의학의 실천에서 많은 것을 배웠다. 늙어가고 죽는 사람은 자신을 인식하고 자신과 타인이 이해할 수 있는 방식으로 삶의 이력을 짜내어 아름다움과 특이성을 지닌 어떤 형태로서 남겨두려 한다.[82] 서사의학과 서사윤리 모두 방해받지 않는 표현과 주의 깊은 듣기의 실천이 지니는 치료적 힘을 인정한다. 문학 연구자 데릭 애트리지Derek Attridge는 문학 작품을 읽는 대신 환자를 만났어도 다음과 같은 글을 쓸 수 있었을 것이다. "읽을 때마다 항상 다시 (또 다르게) 나타나는 정의를 가져오려는 충동은 윤리적 충동이다. 레비나스의 표현에 따르면, 일반화할 수 있는 특징의 집합이나 통계학이 아닌 단독성을 통해 타자에게 반응하는 것이다."[83] 주의 기울이기와 재현하기가 돌봄의 일을 구성한다. 그 돌봄은 환자와 돌봄의 제공자 모두에게 확장된다.

서사의학의 실천과 조응하는 서사윤리의 성찰이 둘 사이의 관계가 깊어지는 출발점이 되기를 희망한다. 이 장에서 살핀 서사성과 정체성의 상호적 연결을 통해, 서사의학과 서사윤리는 임상에서의 돌봄과 윤리적 돌봄을 두드러지게 할 개념과 방법을 함께 만들어나갈 것이다. 두 실천은 돌봄에 참여하는 이, 들려질 이와 들으려는 이 모두를 인정하는 힘을 지니고 있다.

덧붙여

제대로 보고 표현하려는 노력은 혼란함을 가져오는

변함없는 힘 앞에서 나태한 일일 수 없다.

–헨리 제임스, 『메이지가 알던 것What Maisie Knew』

환자가 말하는 것을 겸손하게, 세심하게, 주의 깊게 듣고 그에 따라 정의를 행하고자, 우린 내원한 환자에게 나아간다. 이 의료인, 이 환자의 존재를 아는 것은 단독적 결과로 이어지며, 바라던 고통의 완화가 오든, 노력의 인정으로 이어지든 돌봄의 과정은 의료인과 환자 모두에게 자양분이 된다. 이 단독적·이타적 듣기 다음에 기술적 개입이 이어진다. 나타나는 결과는 화자와 청자 사이 회복적 관계의 산물이자, 그 관계의 증거이다.

토니 모리슨은 자신의 문학 작업을 어떻게 이해할 것인가에 관한 인터뷰에서 다음과 같이 말한다. "내 책은 매우 구체적인 상황에 관한 것이며, 그 속에서 사람들은 매우 구체적인 일을 행한다. (…) 플롯과 등장인물은 철학적 질문을 던지기 위한 언어를 만들려는 노력의 일환이다. 이런 질문을 내가 에세이에 적었기 때문이 아니라, 그 질문이 내 서사의 일부이기에 나는 독자가 이런 질문으로 고민하기를 원한다."[84] 모리슨의 말을 반영하여 철학자 조지 얀시George Yancy는 다음과 같이 적었다.

모리슨은 추상적이고 보편적인 진실을 그리지 않는다. 그는 '사적·공적 역사의 사건'이 주체에 어떤 의미를 던지는지 철학적으로 조명하려 한다. (…) 모리슨은 독자를 상상적 체험 공간으로 끌어들이려 한다. 그곳은 강력한 서사적 공간으로, 생활하는 존재의 양상을 말로 옮길 수 있도록 만든다. (…) 따라서 누군가는 모리슨이 서사와 불가분하게 엮인 철학적 질문을 던진다고 말할 수 있을 것이다. 결국 우리의 삶은 아픔, 인내, 모순, 죽음, 상호, 주관성, 고통, 인종차별, 성차별, 테러, 트라우마, 즐거움, 초월의 여행이 만드는 삶의 서사이다. 초월적 담론과 비지시적non-indexical 담

론을 피하는 모리슨은 세계-내-존재하기의 의미를 문학의 힘을 통해 생생한 현실로 구현한다.[85]

세계-내-존재의 현실을 구현할 수 있는 문학의 능력이 보건의료에서 서사적 실천에 힘을 부여한다. 서사의학에서 윤리적 실천은 창조, 상상을 통한 침투, 혁신, 단독성이다. 그것은 양편이 접촉의 미덕을 통해 서로를 더 명료하게 볼 수 있다는 점에서 성찰적이다. 그것은 빚도, 특권도, 약화도 남기지 않고 상호 성장을 가져오기 때문에 상호적이다. 심지어 삶의 마지막 순간에 만난다고 해도 말이다. 그것은 두 주체가 수수께끼를 숙고하고, 의심과 공포를 참아내며, 도움을 받아들이고, 사랑을 이해하는 강력하고 존중하는 만남의 방식이다. 그것은 처음부터 끝까지, 말word이다.

리쾨르의 말로 마무리하자. 리쾨르는 획기적인 철학서 『시간과 이야기 Time and Narrative』에서 다음과 같이 적었다. "최종 분석에서 인간의 삶과 공적은 서사됨을 필요로 하기에, 사람은 이야기한다고 말할 수 있다. 이 설명은 패배한 자, 잊힌 자의 역사를 구원해낼 필요성에서 그 온전한 힘을 찾는다. 고통의 전 역사는 (…) 서사를 요청한다."

3부

교육과 정체성

The Principles
and Practice of
Narrative Medicine

6장

정치학 교육:
보건의료인문학 병신화, 퀴어화, 낯설게 만들기

사얀타니 다스굽타

경계에 있다는 것, 그것은 전체의 일부이지만 중심 바깥에 있음을 의미한다.
-벨 훅스, 『페미니즘 이론: 경세에서 중심으로Feminist Theory: From Margin to
Center』[1]

이것은 누구의 집인가? (…) 내 집은 아니다. 나는 다른 집을, 더 달콤하
고 밝은 집을 꿈꿨다.
(…) 이 집은 이상하다. 집의 그림자가 드리운다. 말해봐, 왜 자물쇠에 내
열쇠가 맞는 거야?
-토니 모리슨, 『집Home』[2]

들어가며

파울로 프레이리Paulo Freire, 벨 훅스, 찬드라 탈파드 모한티Chandra Talpade
Mohanty 등의 교육 이론가는 교육과 학습이 근본적으로 정치적 행위라고
주장했다.[3] 서사의학이라는 새로운 분야에서도 이 점은 마찬가지이다. 이

분야는 청자와 화자 사이뿐만 아니라 교수와 학생 사이에서 일어나는 상호주관적인 의미 창조에 입각, 서사의학 교실에서 일어나는 일을 진료실에서 의료인과 환자 사이에 일어나는 관계의 모형이자 그에 상응하는 과정이라고 본다. 그러나 의과대학생과 소설을 읽는 것, 간호사와 서사를 쓰고 함께 나누는 것만이 전부가 아님을 인식해야만 한다. 서사의학 작업을 할 때, 함께 읽는 텍스트뿐만 아니라 교실과 워크숍에서 우리가 살고, 숨 쉬고, 만드는 관계적 텍스트*에 나타나는 권력과 특권에 세심한 주의를 기울일 것을 요구한다. 그렇지 않다면 보건의료 안에서 진행되는 서사 작업이 다루려 했던 전통 의학의 위계적·억압적 권력의 작동을 그대로 서사의학적 실천과 교육에서 반복할 위험성이 상존한다. 따라서 서사의학은 전문가적 지위에 내재한 권력을 활용하는 데서 매우 민감할 필요가 있다. 모한티는 다음과 같이 적었다.

> 교육은 의미와 권력관계에 대한 투쟁을 나타낸다. (…) 교육은 비대칭적인 사회·정치 공간에 처한 개인과 집단의 체험된 문화에 작동하는 권력과 정치의 중심지가 된다. (…) 학계는 (…) 소외된 사람들의 자신·집단 이해와, 통치와 투쟁의 대안적·대항적 역사를 회복하는 것에 대한 질문을 마주하고 있다.[4]

보건의료인문학 영역에서 이런 대항적 지식을 찾아볼 수 있을까?[5] 보건의료인문학에 속하는 여러 영역을 병신cripple**, 퀴어로 만들고, 낯설게

---

* 저자는 서사의학 교실에서 읽고 쓰는 행위 자체가 텍스트이며, 이것이 관계를 통해 만들어지므로 '관계적 텍스트'라고 칭하고 있다.

** 이 장에선 기존의 멸칭을 전복적으로 사용하고 있다. 병신, 퀴어가 그 예이다.

만든다*는 것은 무슨 의미일까?

병신화cripping**와 퀴어화queering는 경계에서 중심으로 움직이는 형태의 지식을 의미하기 위해 학계와 운동가 집단에서 사용하고 있는 표현이다. 이런 용어는 전통적인 이해를 허물고 대안적 관점을 제시하려 한다. 장애 인지나 퀴어 정치학을 다시 쓰는 것을 넘어, 지식이나 행동의 기반을 다시 개념화하려는 것이다.

나는 스스로를 병신, 퀴어, 트랜스*[6]로 정의하지 않지만, 여기에서 이 표현을 사용하는 것은 연대를 표현하고자 함이다. 장애, 퀴어, 트랜스* 운동과 이론에서 분투하는 이들과 협력한다는 의미이자 이들의 작업에 자주 의존한다는 의미이기도 하다. 유색인종 여성, 학자, 운동가인 나는 2013년《계간 장애학Disability Studies Quarterly》에서 새미 샬크Sami Schalk가 쓴 글을 떠올려본다.

비록 나는 장애를 가진 사람으로서의 정체성을 가지고 있지 않으나, 페미니즘, 퀴어 병신/장애 이론가들이 설명한 용어 '병신 만들기'에 관여하고 있다. (…) 소수자 주체 내부의/주체 집단 사이의/주체 간의 탈동일시 과정은 연립 이론coalitional theory과 정치적 연대를 불러온다. (…) 연립 이론이라는 말은, 여러 소수적 입장에 모두 속하는 사람에게만 국한하지 않고

●   형식주의 문학 이론의 낯설게 하기(defamiliarization)와 구분하기 위해 낯설게 만들기로 옮겼다. 다음 페이지에 나오지만, 이것은 후기식민주의 이론가 호미 바바(Homi Bhaba)의 낯섦(unhomely) 개념에서 온 것이다. 바바는 전통적인 것과(고향) 외부적인 것이(세계) 겹칠 때의 낯섦이 가져오는 혼란이 가진 인식 변화의 가능성을 사유한다.

●●   불구자, 병신으로 번역할 수 있는 cripple은 장애인을 부르는 멸칭 중 하나였다. 이를 장애인 권리 운동가들이 전유하여 '장애로 만들다'라는 의미의 crip이라는 단어가 탄생하고, 외부에서 장애를 규정하는 것을 cripped, 당사자가 장애를 규정하는 것 또는 외부에서 주어진 규정의 비판을 cripping이라고 부르게 되었다. 여기에선 cripping을 병신화로 번역하여, 단어 자체가 지닌 멸칭 고유의 의미에 권리 운동의 비판적 의미를 결합했다.

다양한 소수 집단을 포괄할 수 있는 이론을 가리킨다.[7]

　나는 데이비드 앵David Eng, 주디스 할버스탐Judith Halberstam, 호세 에스테 반 무뇨스José Esteban Muñoz가 공동 편집한 《소셜 텍스트Social Text》 2005년판 서문에서 던진 유명한 질문, "지금 퀴어 이론에서 퀴어한 것은 무엇인가?" 를 차용했다. 이 소론에서 그들은 다음과 같이 주장한다. "[퀴어함queerness 이라는] 용어가 정치적으로 약속하는 것은 인종, 젠더, 계층, 국적, 종교 에서 작동하는 여러 사회적 적대감에 대한 광범위한 비판이다."[8] 이 글에 서 개념화하고 있는 병신화와 퀴어화는 이런 폭넓은 이해와 함께, 후기식 민주의에서 '고향'의 의미와 문학비평가 호미 바바의 낯섦에도 영향을 받 았다.[9] 나는 모한티가 주장한 것처럼 보건의료인문학을 가르치는 곳을 포 함해 모든 교실이, 식민화하는 교육 공간이 되는 위기에서 벗어나기 위해 "지식 자체를 동시에 비판"하는 급진적인 교육•을 찾으려 한다.[10] 이 글을 쓰고 있는 나 또한 "순응, 동화, 결과적 탈정치화"를 가져올 위험성이 있 음을 인정한다.[11] 나는 벨 훅스가 말한 "급진적 개방성의 공간인 경계"에 서 글을 쓴다. 훅스의 표현에 따르면, "경계성은 박탈의 장소를 넘어선다. (…) 그곳은 급진적 가능성의 장소이자 저항의 공간이며 (…) 반헤게모니 담론을 생산하는 중심이다".[12] 마지막으로 나는 '나'의 교육과 정치가 계 속 성장하고 있음을 인정하며 겸손하게 쓴다. 이것은 내 실천이 다른 교 사, 학자와 분리되어 있다는 말이 아니다.

•　지식을 가르치는 동시에 가르치는 지식 자체를 비판하는 방식을 찾는 교육을 의미한다.

병신화 정치학과 보건의료인문학의 의료화

내가 보건의료인문학 영역에서 처음 가르쳤던 강의는 '질환 서사: 질환 경험 이해하기'라는 제목의 세미나였다. 나는 세라로렌스대학 보건권리학Health Advocacy 대학원 필수 과정으로 이 강의를 기획했다.[13] 이전 과정에는 환자 심리를 가르쳐 미래의 권리 운동가로 하여금 '아픔의 경험을 이해'하도록 돕는 강의가 있었기에,[14] 나는 경솔하게도 강의 제목을 이렇게 정했다.

하지만 수업계획서를 구상하던 초기부터 나는 정치학을 유념하고 있었다. 2001년 강의는 질환 경험을 이해하는 데서 '우리'가 '그들'을 환원적으로 연구하는 것이 아니라, 보건 권리 운동가가 병자 자신의 목소리를 들을 수 있도록 돕는 것을 목표로 했다. 이뿐만 아니라 보건의료 전문가와 아픈 환자의 인공적 이분법을 깨고, 미래의 권리 운동가가 질환과 돌봄에 관한 자기 자신의 경험을 탐구하기를 원했다. 이 활동은 전문가적 관계 양편에 취약한 신체가 있음을 학생에게 상기시키고, 학생들이 나중에 타인을 만나면서 활용하게 될 자기 듣기의 틀, 개인의 서사, 전문가적 서사를 파악하도록 했다. 따라서 초기 강의는 여러 교육학적 방법론을 혼합했고, 질환 회고록 읽기, 학생 자신의 질환 또는 돌봄 서사 쓰기, 만성질환을 앓는 사람의 구술사oral history• 인터뷰를 지금까지도 계속 과제로 제시하고 있다.[15]

강의 처음부터 그 중심에는 권력과 특권을 주제로 놓았다. 파울로 프레이리와 벨 훅스에 영향을 받은 나는 스스로를 설교하는 교사가 아니라 공동 학습자, 퍼실리테이터로 여겼다. 나는 프레이리가 저축 교육법banking

---

• 과거 사건에 대한 개인의 기억과 해석을 구술로 채록하는 수집 방법이다.

method이라고 부른 것, 순수한 지식이 교수의 입에서 흘러나와 학생의 금고와 같은 열린 마음에 쌓인다는 생각을 믿지 않았다. 그 대신 내 교육적 선택에 큰 영향을 미친 것은 교실 속 학생들의 전문성을 인정하려는 욕망이었다. 나는 매번 강의 시작에 '가까워지는 시간'을 넣어 토의를 촉진하려 했으며, 여기에서 질문을 받아넘기면서 교실의 '온도를 재고', 좌절, 호기심, 긴장, 흥미를 감지했다. 여전히 나는 이런 방식을 활용하고 있다.

이와 비슷하게, 학생들이 질환과 돌봄의 개인적 서사를 써낼 때, 매주 형식, 장르, 관점을 바꿔 개인적인 것이 학술적인 것에 영향을 미치고, 사적인 것이 전문적인 것의 내용을 채우도록 했다.[16] 다른 글에서 이 활동을 의료 이야기의 영웅인 전문가를 '탈중심화'하고, 보건의료인과 환자가 신체적 취약성을 서로 수용하는 방법이라고 적은 바 있다.[17] 철학자 주디스 버틀러가 주장한 것처럼, 주인공-주체의 탈중심화는 세계를 자기중심적·이분법적으로('우리' 대 '그들') 이해하는 것을 벗어나게 하여 근본적인 사회정의를 실천한다.[18] 버틀러는 9·11테러 이후 허물어진 국가 불가침성과 전 세계 지배라는 미국의 환상을 숙고했지만, 그의 언어는 의료 문화에서 흔히 나타나는 전문가적 불가침성의 환상에도 똑같이 적용할 수 있다. "그러나 우리는 취약성을 벗어버릴 수 없다. 정치가 암시하는 것을 따져보기 위해 우리는 신체적 취약성에 관한 사고에 머물러야 한다. 즉, 취약성에 주의를 기울이고 이를 감수해야만 한다."[19]

그러나 초창기 강의에서 함께 읽은 텍스트에는 학생들에게 불어넣고자 한 권력과 위계에 관한 관심이 충분하지 않았다. 누가 언어에의 접근권을, 쓸 시간을, 출판할 수 있는 능력을 지녔는가? 우리가 듣지 못하는 목소리는 누구의 것인가? 나는 이 질문을 학생들에게 몇 번이고 다시 던지기 시작했는데, 그것은 우리가 읽는 질환 회고록 집필자 대다수의 계층, 인종, 특권 때문이었다. 그중 유색인종·노동자·성소수자 작가, 비영

어권 화자는 드물거나 없었다. 나는 점차 뇌성마비 환자의 구술시spoken word poetry, 겸형적혈구빈혈 환자의 장애에 관한 영화, 소아마비후증후군 post-polio syndrome 환자의 그래픽 회고록graphic memoir, 소아암의 모든 것, 아픈 노인 부모를 돌보는 이야기들과 같은 다른 서사를 찾기 시작했다. 하지만 내가 아무리 의료 기득권층의 목소리 대신 '병자의 목소리를 듣기'에 천착한들, '질환', '질병', '환자성patienthood'이라는 용어의 한도와 한계가 나를 매우 협소한 연구 영역에 가두고 있음을 깨닫게 되었다.

내가 교육하던 것을 비판할 수 있도록 언어를 제공한 것은 장애학과 장애인 인권운동이었다. 전통 의학훈련을 받은 사람으로서 나는 질환, 장애, 건강의 의료화된 관점에 묶여 있었으며, 내가 제시한 모든 텍스트를 의료화의 관점으로 보고 있었다. 여기에서 '의료화'란 장애, 질병, 체화된 차이를 지닌 개인을 '병자'로 분류하고, 의료 기득권층과 전문가의 관할하에 두는 방식을 의미한다. 이 모형은 차이를 오로지 손상의 관점으로만 보며, 회복적 서사, 즉 모든 조건은 의학적 개입으로 치료할 수 있으며, 의학이 '고통받는 자'를 건강과 '정상성'의 상태로 되돌릴 수 있다는 믿음에 의학이 매달리고 있다는 사회학자 아서 프랭크의 비판과 연결되어 있다.[20]

우리 영역의 의료화가 지닌 위험성을 이해할 수 있도록 도운 것은 장애학이었다. 주류 의학이 '환자'라 불리는 사람과 보건의료 제공자 및 산업 사이의 관계에 근거를 둔다면, 환자의 질환, 장애, 다른 체화된 차이는 의료인과 진단 분류의 변수로 정의될 수밖에 없다. 규정 권력은 주체 바깥에, 공급자와 의료 기득권층의 손에 놓여 있다. 우리가 서사의학과 보건의료인문학 영역에서 환자의 목소리를 듣고 존중할 것을 말하곤 하지만, '의료인'과 '환자'의 이분법 자체에 도전해야 함을 계속 강조할 필요가 있다.

보건의료인문학 교실에서 학습자와 퍼실리테이터는 의료적 관계의 상호성에 관하여, 의료인이 이를 고려할 필요성에 관하여 자주 대화하곤 한다. 구술사학자 알레한드로 포르텔리Alessandro Portelli의 주장을 보자.

> 서로 보기 면담inter/view은 두 주체 사이의 교환이다. 그것은 문자 그대로 상호적 목격이다. 반대편에서 이쪽을 볼 수 없다면, 내가 타인을 볼 수 없음은 당연하다. 상호작용 하는 두 주체는 상호성을 확립하지 않는 한 함께 움직일 수 없다. 따라서 현장 연구자는 덜 왜곡된 소통과 덜 편향된 자료수집의 조건을 통해 평등을 객관적으로 이해해야 한다.[21]

구술사에 관한 이 정식은 인문학과 보건의료의 교차점에서 일하는 의료인과 교사에게로 확장될 수 있다. 치료와 교육은 근본적으로 상호주관적인 서로 보기 면담이며, 그렇기에 평등에 관한 실험이다. 여기에서 평등이란 의사, 간호사, 학자가 자신의 지식과 권위를 포기하는 것을 의미하지 않는다. 그것은 학생, 고객, 환자를 더 잘 돌보기 위해, 우리 사이 더 만족스러운 전문가적 관계를 위해 상호성과 투명성을 향해 나아가는 것을 의미한다.

그러나 환자성이나 진단 분류와 전혀 상관없는 평등에 관해서는 어떻게 해야 할까? 의료 전문가나 기관과 무관한, 아프거나 장애가 있는 개인의 삶이란 무엇인가? 진단받을 수 없거나 받지 않는 사람의 삶은 어떤가? 장애학은 '환자 모형' 대신 체화된 차이의 '시민권 모형'을 보건의료인문학에 제시한다.[22] 토머스 코저G. Thomas Couser와 같은 장애 연구자가 쓴 것처럼, 장애의 사회적 모형은 모든 인간 존재가 다른 능력을 갖추고 있다고 가정한다. 신체적·경제적·사회문화적 접근이 공평하게 이루어지지 않았을 때 장애가 발생한다.[23] 이 모형은 의료 기득권층이나 건강의 규범적 속박 바깥에서 체화된 차이, 심리적 차이를 이해하려 한다. 이 모형은 정체성과 규정의 권력을 의료인이나 진단 분류 대신 개인에게 부여하려 한다. 타인이 질환이나 장애로 여기지만 당사자는 꼭 그렇게 느끼지 않는 경우, 장애의 사회적 모형은 여지를 허락한다. 주목할 만한 사례로는 농[*]의 경험, 즉 (아프지 않고 장애도 아닌) 언어적 차이와 청각장애, 즉 장애로 여겨지는 것 사이의 문화적 분류이다.[24] 농 공동체는 자신을 언어적 소수자이자 문화의 한 형태로 여기며, 이 공동체는 민족적·성적 소수자 집단처럼 억압과 말소 위협의 역사를 지녔다. 알렉산더 그레이엄 벨Alexander Graham Bell 등 구화법口話法 지지자들은 수화어 교육과, 심지어 농인끼리의 결혼도 반대한 적이 있다. 그것이 '농아 인종'을 만들어낼 것이라는 생각 때문이었다. 이런 생각은 오늘날까지도 인공 와우 보철의 사용, 수화어 대신 순독법을 가르치려는 경향으로 이어지고 있다.[25] 농 공동체는 자신을 질환이나 장애로 정의하는 것에 저항하며, 이런 정치적 선택은 우리의 관심을 끈다. 자신을 '아프다고'(또는 장애가 있다고) 여기지 않는 사람의 경험을 존중하기 위해 우리 분야에 공간을 만들 방법이 있을까?

내 수업계획서를 병신화하는 것은 강의의 제목과(나는 전체주의적인 느낌을 주는 '경험 이해하기'를 빼고 '질환과 장애 서사'라고 제목을 바꿨다) 내용을 변경하는 것을 의미했다. 다양한 의학적 진단을 받은 개인이 쓴 회고록을 여럿 모으는 대신, 나는 주체가 중심에 있으며, 가족, 공동체, 문화, 사회정치학의 원이 이를 둘러싸고 팽창하는 형태로 수업계획서를 바라보기 시작했다. 질병이나 특정 장애를 어떤 주차의 주제로 설정하는 대신 신체, 목소리, 주체, 돌봄 행위, 체화, 문화적 정체성의 쟁점을 다루는 다

---

[*] 교육적 관점에서 농은 소리만으로는 의사소통이 불가능한 경우를 가리킨다. 그러나 최근 장애 담론에서 '농'(deaf)이란 청각적 요소에 부여된 가치를 탈각하고 시각과 촉각에 중심을 두는 문화를 가리킨다. 여기에선 농과 청각장애(deafness)를 구분했다.

양한 장르와 형식의 작품을 놓고 이야기하기 시작했다.

고정된 답의 자신만만함을 찾는 대신, 나는 학생들과 솔직하게 불편함을 나누기 시작했다. '질환과 장애 서사'라고 불리는 과목을 가르치는 것은 무슨 의미인가? 그렇게 정하는 것은 (적어도 장애 이론에서 봤을 때) 정반대인 두 존재의 상태를 동등하게 만드는 것은 아닐까? 농처럼 공동체 구성원이 자신을 아프지도 않고 장애도 없다고 정의하는 경우, 그 경험을 어떻게 다룰 것인가? 의학 권력과 특권을 비판하는 이런 과목을 '서사의학'이라고 불리는 영역에서 가르치는 것은 어떤 의미를 지니는가? 찬드라 탈파드 모한티가 학계의 유색인종 여성에 관해 쓴 것처럼, 우리 수업은 우리 교육이 이루어지는 틀 자체에 철저히 도전하는 대신, 그저 다양성에 살짝 발을 담근 것뿐이 아닐까?[26] 이런 질문은, 서사의학 영역에서 이런 수업을 해나가고 있는 나 자신의 위치를 계속 비판적으로 유지하게 해준다. 오드리 로드가 적은 것을 보자.

> 주인의 도구로 주인의 집을 절대 허물 수 없다. 주인은 게임에서 잠깐 자신을 때려눕히는 것 정도는 허락할지 모르나, 진정한 변화는 절대 허용하지 않는다. 인종차별과 성소수자 혐오는 지금 이곳 모든 삶의 실제적 조건이다. 나는 우리 각각이 자신 속 지식의 깊은 곳으로 파고들어 가, 차이를 향한 공포와 혐오를 건드려야 한다고 주장한다. 혐오를 뒤집어쓴 얼굴을 직면하라. 그때 정치적인 것으로서의 개인적인 것이 우리의 모든 선택을 조명하기 시작할 것이다.[27]

장애학적 관점과 의학적 관점을 진정으로 결합하는 것이 가능할까? 이 강의를 통해 내가 계속 탐구하려 하는 것은 바로 이 질문이다.

218

퀴어 정치학과 인지 가능성의 문제

2014년 초 트랜스젠더 배우 레버른 콕스Laverne Cox가 《타임 매거진Time Magazine》 표지모델이 되었다. 표제는 '트랜스젠더 티핑 포인트'였다.[28] 트랜스* 운동이 최근 주류 언론에서 관심을 받으면서, 보건의료인문학의 정치학에 관한 이해와, 학제간 영역의 교사로서 내가 진 책임에 있어 나 또한 '티핑 포인트Tipping Point'●에 도달했다.

2013년 나는 컬럼비아 비교문학과 사회적 의학센터의 문학과 사회 과정 4학년 과목으로 '서사, 건강, 사회정의'를 개설했다. 이전 컬럼비아 서사의학 석사과정에서 이 과목을 몇 번 개설한 적이 있던 터였다. (이후 민족과 인종 연구 센터에서도 학부생을 위해 개설하고 있다.) 언젠가 **수업 중**에 신체와 체화를 논의하던 때였다. 우리는 "누구의 신체가 '포함'되는가?", "누구의 신체는 포함되지 않는가?"와 같은 질문을 우리 자신에게 던졌다. 이 수업에서 케이트 데이비스Kate Davis의 2001년 다큐멘터리 〈서던 컴포트Southern Comfort〉를 함께 보았다. 이 작품은 조지아주 토박이인 로버트 이즈Robert Eads가 자궁암과 자궁경부암으로 죽어가는 과정을 기록한 것이다. 이즈의 사망은 여전히 '여성' 생식기관을 지닌 트랜스젠더 남성을 진료하기를 거부한 의사 때문이기도 했다. 영화가 지닌 힘에 끌려 우리는 의학적 경시, 트랜스젠더 공동체, 의사의 편견에 관해 이야기했다. 또한 관음증적이고 선정적인 관점을 피하고 이즈와 여자친구이자 트랜스젠더 여성인 롤라의 관계 그리고 이즈가 '선택한 가족'인 트랜스젠더 친구의 관

● 말콤 글래드웰(Malcolm Gladwell)의 책으로 유명해진 표현인 티핑 포인트는 그전까지 변화가 나타나지 않다가 어떤 점에서 갑자기 큰 변화가 나타날 때, 그 변화의 순간을 가리킨다.

계망에 초점을 맞춘 데이비스의 영화 촬영 윤리에 관해 논의했다.

데이비스의 다큐멘터리와 함께 나는 학생들에게 언제나처럼 주디스 버틀러의 글을 읽도록 했다. 하나는 '모호한 성기'를 지닌 영아에게 성별 결정 수술을 하는 것에 관한 글, 다른 하나는 젠더가 '수행적 행위'*라는 버틀러의 대표작이었다. 버틀러의 표현을 보자. "우리는 남성, 여성이라는 인상을 강화하는 방식으로 행위하고 걸으며 말하고 대화한다. (…) 우리는 남성임 또는 여성임이 우리의 내면적 사실이나 어떤 단순한 진실인 양 행동하지만, 그것은 항상 생산되고 있고 계속 재생산되는 현상일 뿐이다."[29]

대학원 수업에서 〈서던 컴포트〉를 본 주에 토론을 시작할 때면, 나는 매우 다른 영화인 던컨 터커Duncan Tucker의 2005년 작 〈트랜스아메리카 Transamerica〉의 영상 클립을 보여준다.[30] 이 작품은 트랜스젠더 여성 브리가 (트랜스*가 아닌 배우 펠리시티 허프먼Felicity Huffman이 연기했다) 이전에 낳았지만 서로 알지 못했던 10대 아들과 자동차를 타고 대륙을 횡단하는 여행을 담은 버디영화이다. 클립은 허프먼이 '여성적' 목소리를 연습하는 것으로 시작하여 전형적인 핑크 스커트와 스타킹을 착용하고, 매니큐어를 바르며, 머리를 빗고, 또 전형적인 '여성적' 걸음을 연습하는 장면으로 시작한다. 허프먼이 연기한 인물은 정신의학과 진료실을 방문하는데, 그는 성정체성장애gender identity disorder**로 진단받기 위해 시키는 일을 다 해야 한다. 그 진단 서류에 의사 서명을 받아야 성전환 수술을 받을 수 있기

● 　주디스 버틀러는 『젠더 트러블』(Gender Trouble)에서 기존의 성-젠더 구분에 의한 정체성 형성에 의문을 제기하고, 젠더는 수행성(performativity), 즉 반복에 의하여 실천적인 효과를 낳을 뿐 그 자체로는 실체를 가지지 않는 작용이라고 규정한다. 예를 들어 크로스 드레서라는 젠더가 있는 것이 아니라, 어떤 옷을 입는 실천을 반복적으로 할 때 크로스 드레서라는 젠더가 규정될 뿐이라는 것이다.

●● 　자기 생물학적 성이나 자신에게 부여된 성역할에 대해 지속적인 불편감을 느끼는 상태로, 이 때문에 다른 성이 되기를 바라기도 한다.

때문이다.

이 클립을 통해 수행성으로서의 성별 그리고 젠더 이분법을 감시하는 의학의 역할에 관해 학생들이 생각해보기를 바랐다. 클립에 나오는 브리와 의사의 대화에는 다음과 같은 부분이 있다.

> 의사: 미국정신의학협회는 젠더 위화감gender dysphoria•을 매우 심각한 정신질환으로 분류합니다.
>
> 브리: 수술이 끝나면 부인과 의사마저 내 몸에서 특별한 걸 알아챌 수 없을 거예요. 나는 여성이 될 거예요. 성형수술이 '정신질환'을 치료할 수 있다는 거 이상하게 생각하신 적 없어요?

퀴어 신체가 의료화되는 방식, 트랜스*에게 환원적인 진단 분류를 강요하는 방식을 클립이 어느 정도 비판적으로 그려내고 있지만, 우리의 뛰어난 학생들은 〈트랜스아메리카〉의 한계를 넘어서고 있었다. 나는 한 학생의 표현을 절대 잊지 못할 것이다. 그는 트랜스*는 아니었지만, 자신이 트랜스* 공동체와 연대한다고 생각하고 있었다. 트랜스* 정체성을 지닌 배우가 아닌 펄리시티 허프먼이 주연을 맡았다는 이슈는 제쳐두고, 영화가 제시하는 이분법적 젠더 기표가(핑크색 옷, 매니큐어 등) 트랜스* 신체, 특히 트랜스* 성기를 향한 시스cis-지배적**인 사회의 관음증적 매혹에서

• 자기 생물학적 성이 잘못되었다고 생각하는 상태.

•• 트랜스젠더(transgender)가 젠더(gender)를 전환(transformation)한 것을 의미했지만, 점차 운동가·이론가들은 이 단어를 통해 젠더 정상성의 신화를 비판하려 했다. 접두어 트랜스(trans-)가 화학, 생물학 등에서 저쪽을 의미하고, 반대어로 시스(cis-, ~의 이쪽)가 있음에 착안하여, 이성애자의 성역할을 당연시하는 문화를 시스라고 부른다. 이는 트랜스가 잘못이 아니라 그저 다른 기호일 뿐임을 표현한다.

전형적으로 나타난다고 학생은 주장했다. "트랜스*인이 다른 사람들이 인지 가능한 방식으로 자신을 드러내야 한다는 의무가 있다는 생각을 영화는 강화하고 있을 뿐이에요." 〈서던 컴포트〉와 달리 〈트랜스아메리카〉와 같은 주류 영화는 신체적 전환에서 거의 벗어나지 않으며, 따라서 젠더 이분법의 견고함을 강화할 뿐이라고 학생은 말했다. 두 이분법적 젠더 하나에서 다른 쪽으로 이동할 때에만 주류는 트랜스* 개인을 인지할 수 있다는 것이다. 이런 서사에는 젠더 이분법 자체에 도전할 수 있는 공간도, 젠더 유동성gender fluidity●의 자리도 없다. 자기 젠더와 신체에 관한 '이해'를 타인에게 밝히기보다는 모호하게 만들려는 사람이 설 자리가 없는 것도 마찬가지이다.

인지 가능성intelligibility과 인식의 요구에 관한 학생의 말에 감동한 나는, 〈서던 컴포트〉와 트랜스* 건강 문제에 관한 수업의 토의를 2014년 케이티 쿠릭Katie Couric이 트랜스젠더 배우이자 운동가 레버른 콕스를 인터뷰한 클립으로 시작했다. 쿠릭이 전환, 성기, 수술을(또는 이런 것의 결여를) 지목해 질문을 던지자, 콕스는 대답하기를 거부하고 다음과 같이 말했다.

> 전환과 수술에 집착하는 것은 트랜스인을 대상화해요. 그러면 생생한 경험을 다룰 수가 없게 되지요. 트랜스인의 삶이 자주 폭력에 노출된다는 현실을요. 우리는 공동체의 다른 사람들로부터 너무 많은 차별을 받고 있어요. 우리의 실업률은 국가 평균의 두 배입니다. 유색인종 트랜스인인 경우 실업률은 국가 평균의 네 배로 뜁니다. LGBT 공동체에서 자살률은 트랜스 여성에서 가장 높게 나타나요. 우리가 전환에 초점을 맞추면, 이

● 성별이 하나로 고정되지 않고 유동적으로 전환되는 것을 가리키며, 이런 정체성을 가진 사람을 젠더플루이드(genderfluid)라고 부른다.

런 일을 이야기할 수 없게 되지요.[31]

타자의 '진짜 주체'-'진짜 신체'를 '알고자' 하는 요구는 물론 감시 국가의 특징이다. 푸코적 생명권력•의 훈육적 통제와는 달리 현재의 감시는 감시의 배치assemblage••에서 나오며, 여기에서 타인에 관한 지식을 모으는 것은 다른 무엇보다 중요하다.[32] 인정 권력recognition-as-power에 관한 주디스 버틀러의 다음 말도 참조하자.

> 만약 우리에게 허락된 인정의 제도가 인정을 부여하거나 유보하여 누군가를 '원상태로 돌리는' 것이라면, 인정은 인간을 구별하여 생산하는 권력의 장소이다. ( ) 진짜, 진실로 여겨지는 것은 누구이며 무엇인가에 관한 질문은 명백히 지식에 관한 질문이다. 하지만 그것은 미셸 푸코가 분명히 한 것처럼, 권력에 관한 질문이기도 하다.[33]

인정에 관한 버틀러의 설명은 케이티 쿠릭이 트랜스젠더 신체를 알려

• 푸코는 근대 국가가 생물학과 통계를 활용해 인구집단을 통제하는 방식을 생명권력이라고 불렀다. 이전 전제정치의 규율권력이 백성의 생사여탈권을 통해 굴종하는 신체를 만든 것과는 달리, 국민국가의 생명권력은 민족의 신체를 규정하고 이를 통해 국민을 훈육하는 방식으로 작동한다.

•• 배치란 이질적인 요소들이 결합하여 함께 작동하는 방식을 가리키며, 이를 통해 여러 가능성 중 특정한 가능성이 현실화되는 과정을 살핀 들뢰즈(Gilles Deleuze)-과타리(Félix Guattari)의 개념이다. 푸코의 생명권력이 국민의 신체를 훈육하여 그 신체를 특정한 방식으로 길들인다면, 감시 국가가 내세우는 감시의 배치는 각 개인으로부터 데이터를 추출하여 여러 흐름으로 재구성, 초기관적·초국가적 감시 체제를 실현한다. 생명권력은 다수를 순종적인 신체로 만들어 일탈자들을 색출한 반면, 감시 국가는 전방위적인 감시 체제를 구현하여 어디로도 달아날 수 없게 만든다. 21세기 초 이론적 논의에 그치던 감시 국가에 대한 염려는 에드워드 스노든(Edward Snowden)의 폭로로 현실임이 드러났다.

는 욕망, 레버른 콕스가 쿠릭의 질문에 답하지 않고 대신 트랜스젠더의 삶에 관심을 기울이자는 요구 사이에 놓인 긴장을 풍성하게 이해할 수 있도록 도와준다.

서사의학 낯설게 만들기: 교육적 틀

쿠릭과 콕스의 대화를 후기식민주의적 관계로 구성하기 위해, 젠더와 성 정체성, 인종, 제국주의의 관계 모두를 검토하는 텍스트를 토의하던 순간을 소개하겠다. 데이비드 헨리 황David Henry Hwang의 1998년 연극 〈M. 나비M. Butterfly〉를 살펴볼 텐데, 나는 이 연극을 서사의학 대학원 과정 '체화된 국경: 디아스포라 소설과 서사의학' 수업에서 읽었다. 연극에서 식민자의 피식민자 인정은 상상적 기획으로 제시되고, 여기서 제국주의적 '주체'가 오리엔탈리즘과 인종 이항대립주의binarism•를 지도로 하여 '타자'를 개념화한다.[34] 황의 연극은 르네 갈리마르Rene Gallimard의 실제 이야기를 활용한다. 갈리마르는 프랑스 외교관으로, 중국인 연인에게 정부 비밀을 몇 년간 넘겼다는 것이 밝혀지며 반역죄로 투옥되었다. 황의 연극과 갈리마르의 실제 재판에서 중심을 이루는 것은 20년이 넘는 관계에서 연인 송 리량이 여자인 체한 남자였음을 몰랐다는 프랑스인의 주장이다. 황의 연극에서 이것은 갈리마르가 진짜 남성이나 여성과 사랑을 나눈 것이 아니라, 그가 지닌 완벽한 상상의 '오리엔탈' 여성, 자기를 희생하고, 이국적이며, 충실한 나비 부인과 사랑에 빠졌기 때문으로 설명된다. 연극 말미에서 송은 자신의 벗은 (남성의) 신체를 갈리마르에게 보여주려 한다. 그

• 백인과 흑인을 이항으로 대립시켜 그 위계를 강화하는 전략을 가리킨다.

리고 다음 대사가 이어진다.

> 갈리마르: …넌 도대체 뭐야?
>
> (…)
>
> 송: 나는 너의 나비야. 가운 아래, 모든 것 속에는 항상 내가 있었어. 자, 이제 눈을 뜨고 나를 사모한다는 걸 인정해.
>
> (…)
>
> 갈리마르: 넌 진짜 모습을 내게 보여주었어. 내가 사랑했던 모든 것은 거짓말이었구나. 완벽한 거짓말이었지만, 결국 실패로 끝났다. 이제, 사랑은 낡아 때가 묻었구나.
>
> 송: 그래, 너를 사랑한 적이 없다고? 네가 눈속임을 할 때만 사랑한 건가?
>
> 갈리마르: 나는 남자가 만든 여자를 사랑했다. 다른 모든 것이 어긋났구나. (…) 난 순진한 상상 속에 있었지. 난 상상 속에서 살아갈 거야. 이제 꺼져버려![35]

  여기, 식민자가 서발턴subaltern●의 신체를 알려는 요구가 문제시된다. 갈리마르의 사례에서 그가 원한 것은 환상 속 '동양 여성'이었으며 송은 그 화폭 역할을 한 것이다. 그가 지닌 상상을 펼쳐놓기 위한 거울이었던 셈이다. 연인에게 송이 자신의 '진짜' 신체를 보여주려 하자, 갈리마르는 혐

● 서발턴 또는 하위계층은 그람시(Antonio Gramsci)가 농부, 노동계층 등 주변부에 속하는 사람들을 포괄하여 가리키기 위해 사용한 용어로, 지배층의 헤게모니에 종속된 자이다. 스피박(Gayatri Spivak)은 이를 지식인도 마찬가지로 남성 특권적 시각에 물들어 있으므로 여성 하위주체의 경험을 받아들일 수 없다는 의미로 확장한다. 하위주체는 '투명'하지 않으며, 그들이 직접 하는 말을 들을 때에만 접근 가능하다.

오를 느낀다. 갈리마르는 쿠릭처럼 타자를 알기 원하지만, 자신의 용어와 틀을 통해서만 그 지식이 구축되기를 바란다. 한정된 범위를 벗어나는 것은 인정할 수 없다("꺼져!").

젠더 이분법 및 '타인'의 신체에 관한 인지 가능성의 요구에 서사의학과 보건의료인문학의 작업이 미치는 영향은 무엇인가? 컬럼비아 서사의학은 상호주관적 주체를 이해하는 데서 철학자 에마뉘엘 레비나스의 영향을 많이 받았다. 무엇보다도, 레비나스는 전체화를 피하고 "우리가 알지 못하는 것, 즉 타자의 얼굴을 향한 겸손함"으로 타자에게 나아갈 것을 보건의료인문학자에게 상기시킨다. "우리가 알 수 없는 그 얼굴에 우리는 책임질 수밖에 없다."[36] 레비나스의 말을 유념할 때, 사회적으로 구축된 이분법의 양편 어느 쪽에도 고정된 공간을 점유하지 않는 자, 이런 분류를 모호하게 만드는 정체성을 지닌 자, 다시 말해 젠더 퀴어gender queer, 농인 가족, 아픈 의료인, 자신도 말해야만 하는 청자, 주체이자 동시에 타자를 어떻게 이해할 것인가? 우리는 이런 차이의 이분법에 도전해야만 한다.

사실 병신·퀴어 만들기의 관점을 통해 내가 보건의료인문학 교육 과정에서 알게 된 것처럼, 불변하는 것처럼 보이는 분류에서 편안함을 느끼는 곳에 폭력의 가능성이 머문다. 다음을 생각해보라. 미국 전역의 보건의료인문학 교실과 워크숍에서 학생/참가자는 종종 읽고, 쓰고, 함께 나눌 것을 요청받는다. 그러나 교육 권력에 주의를 기울이지 않으면, 워크숍은 감시의 환경이 될 위험에 처한다. 환자를 통해 타자를 향한 겸손과 미지의 감각을 익히게 하는 과정에서, 보건의료인문학 워크숍은 전임상preclinic · 임상● 과정 의과대학생에게 감정적 취약성과 솔직함을 요구할 가능성이

● 의과대학, 치과대학, 한의대학 등 의료계열 교육과정은 흔히 전임상 또는 기초 과목과 임상 과목으로 구분된다. 전자는 해부학, 생리학 등 생명과학 분야로 구성되고, 후자는

있으며, 이는 트랜스* 신체를 향한 인지 가능성의 요구와 비슷하다. 만약 워크숍/교실 규칙이(예컨대, 교실에서 쓴 글을 소리 내어 읽는 것에 참여하지 않아도 된다 등) 명확히 정해지지 않는다면, 퍼실리테이터는 안전하지 않은 환경을 만들어 서사의학의 계시와 자기 발견 가능성을 오히려 목조를 수도 있다.

소설가 아이리스 머독은 "소설은 자유로운 등장인물들이 사는 데 알맞은 집이 되어야만 한다"라고 적었다.[37] 작가 앨리스 먼로는 다음과 같은 주장을 펼쳤다. "이야기는 따라가야 하는 길이 아니다. (…) 그것은 집에 더 가깝다. 안에 들어가서 잠시 머물고 (…) 창문으로 바라볼 때 바깥세상이 어떻게 바뀌는지 (…) 발견하는 곳이다."[38] 서사로 들어가 세계를 향한 자신의 관점을 바꾸는 것이 서사의학의 핵심이다. 그러나 모든 집이 사람들을 동등하게 환영하는가? 서사에 들어가는 과정에서, 서사의학 실천가와 학생 사이에 있는 정체성, 권력, 신체, 역사의 차이가 이해되고 있는가? 교육 권력에 대한 주의 없이 이루어지는 보건의료인문학 서사 기반 교육은 '친숙함'의 반대로 향할 위험에 처한다. 정체성, 신체, 세계 내 존재 방식이 사회정치적 경계에 있는 의료인, 학생, 학자의 경우에는 더 그렇다.

소설의 '아늑함homeliness'에 관한 머독의 주장 앞에서 문학 이론가 호미 바바는 다음과 같은 질문을 던진다. "어떤 서사가 자유롭지 않은 사람들에게 거처를 제공할 수 있을까? 소설이 아늑함 없는 이들이 사는 집이 될 수도 있을까?"[39] 바바가 후기식민주의적 경험을 통해 제시한 '낯섦' 개념을 확장하여 자신에게 질문을 던져보자. "어떤 서사가 경계의 사람들에게 거처를 제공할 수 있을까? 서사의학이 아늑함 없는 이들이 사는 집이 될 수 있을까?"

내과학, 외과학 등 진료 분야로 구성된다.

의료인이 환자에 관해 쓴 글이 지닌 생명의료윤리적 함의는 보건의료 인문학 영역에서 많은 논의를 불러일으키고 있다. 특히 소셜미디어의 시대에는 더 그렇다.[40] 그러나 또한 긴급한 것은, 보건의료인문학 학생에게 교실에서 자신에 관해 쓰고 나누라고 요구하는 것의 생명의료윤리적 함의이다. 이 글에서 나는 그런 자기 표현적 활동이 차이, 구조적 권력, 학생의 사생활에 주의를 기울이지 않고 이루어지는 경우 폭력과 감시 활동이 될 가능성이 있음을 특히 염려하고 있다.

그렇다면 어떤 교육적 틀이 보건의료인문학에서 윤리적 실천으로 나아갈 수 있도록 교사와 퍼실리테이터를 도울 수 있을까? 나는 사회적으로 정당한 서사적 실천을 지탱하는 세 가지 교육적 기둥을 탐색하려 한다. 그것은 서사적 겸손, 구조적 역량, 참여적 교육학이다.

서사적 겸손: 퍼실리테이터의 역할

내가 서사적 겸손이라는 표현을 처음 쓴 것은 2008년이었다. 멜라니 테발론Melanie Tervalon과 잔 머레이가르시아Jann Murray-Garcia의 문화적 겸손cultural humility 개념에서 영향을 받았는데, 그들은 이 표현을 통해 의학의 문화적 역량에 관한 전통적 접근에 대안을 제시하려 했다.[41] 테발론과 머레이가르시아는 기존의 의학이 문화를 고정된 사실로 구체화하려 하고, 이로 인해 의료인은 문화적 배경을 완전히 파악할 수 있다고 생각하게 만든다고 보았다. 이들은 이러한 관점 대신에 의료인 자신의 배경이 타인의 관점과 가치를 해석하는 방식에 영향을 준다는 점을 인정해야 한다고 주장했다. 의학에서 서사적 겸손이란 문화적 겸손 개념을, 문화적 '타인'으로 구분되는 이들을 포함하여, 의료인이 만나는 모든 서사로 확장한다. 사실 의료인의 사회적 위치와 정체성을 공유하는 것처럼 보이는 환자에게도 겸손하게, 경이감을 통해, 환자의 이야기 일부는 반드시 낯설거나 알 수 없을 것이라는 점을 이해하면서 접근해야만 한다. 의학에서 서사적 겸손은 소외된 인종과 같은 소수 공동체에 관해 알고 배워야 할 것을 찾는 대신, 의료인이 자기 안을 바라보고 자기 편견, 기대 듣기의 틀을 인식하는 데서부터 시작할 것을 제안한다.

보건의료인문학 실천에서 서사적 겸손은 교사와 퍼실리테이터가 학생에게 서사를 가르치고 끌어낼 때 자신의 권력을 심사숙고하라고 요구한다. 만약 학생들을 가르치면서 성적을 평가한다면, 학생들이 성찰하며 쓴 글을 공유할 때 안전함을, 글을 공유하지 않기로 선택할 때 편안함을 느낄 수 있겠는가? 나 자신을 설교하는 교육자로 보는가, 아니면 교육자 파울로 프레이리가 주장한 것처럼 공동 학습자로 여기는가? 나 자신의 편견과 기대를 이렇게 이해해야 모든 참가자의 목소리를 확실히 들을 수 있을까? 내 계획을 흩트리거나 내 교육에 동의하지 않는 학생들에게 방어적으로 대해야 하는가, 열린 자세를 보여야 하는가? 퍼실리테이터로서 교수는 강의를 어떻게 시작할지, 얼마나 말할지, 누구에게 발언을 부탁할지와 같은 사소한 결정마다 교실의 변수를 결정하고 정의한다. 교실의 안전을 확립하고 비밀 보장과 공동체 책임에 관한 교실의 규칙을 상세히 기술하며, 사회적 권력이 집단 안에서 작동하는 방식에 주의를 기울이는 것은 서사의학 퍼실리테이터가 행해야 할 매우 중요한 역할이며, 겸손은 교사와 의료인이 개인적·사회문화적 권력 이슈에 주의를 기울이는 방법이 된다.

구조적 역량: 서사적 맥락

구조적 역량structural competency은 의사가 질병의 생리적 결정요인•만큼이

• 20세기 초중반까지 해부생리학의 세례를 받은 현대 의학은 질병의 생리적·병리적 요

나 구조적 힘을(예를 들어, 빈곤, 식품 접근성, 젠더 폭력) 중요하게 고려해야 한다는 개념이다.[42] 보건의료인문학 연구에서, 구조적 역량은 환자뿐만 아니라 학생 개인의 이야기를 더 넓은 사회정치적·문화적 권력 서사를 배경에 깔고 이해해야 한다는 생각을 포함한다. 병원, 의과대학에서 보통 어떤 이야기를 말하고 듣는가? 어떤 이야기가 침묵당하거나 경계로 내몰리는가? 예를 들어 시스젠더 교수는 트랜스* 학생의 서사를 듣긴 하는가? 교수가 학생의 선호를 묻지 않고 이분법적 젠더 대명사를(그/그녀) 교실에서 사용할 때 학생을 취약하고 불안하게 만드는 것은 아닌가? 워크숍 환경에서 누군가 정직하게 말할 수 있는 능력에 영향을 주는 더 넓은 구조적 힘에는 무엇이 있는가? 그들이 병원, 교육기관에서 괴롭힘이나 차등 대우의 대상이 될 가능성은 없는가?

참여적 교육학: 보건의료인문학의 설계

참여적 교육학이란 벨 훅스가 엄청난 양의 저술을 남긴 교육 철학을 말한다. 훅스의 표현을 따라가보자. "만약 매우 깊은 곳에서 친밀한 방식으로 학습이 시작되기 위한 필요조건을 제공하기 원한다면, 학생의 영혼을 존중하고 돌보는 방식으로 교육하는 것은 필수적이다."[43] 학생들의 영혼을 돌보는 것은 무리한 요구 같지만, 그것은 실천적 선언이기도 하다. 교사, 퍼실리테이터로서 협력 학습에서 학생과 그 역할을 받아들이는 방법에는 무엇이 있는가? 짧은 워크숍이라도, 어떤 식으로든 도입부가 있

인을 파악하고자 노력했으며 사회문화적 영향에는 그다지 관심을 두지 않았다. 그러나 1980년대 이후, 질병을 일으키는 사회적·경제적·문화적 요소를 통계적으로 파악하게 되면서 질병의 사회적 결정요인(social determinants of disease)이 의학 담론 안으로 확산하기 시작했다. 여기에서 말하는 질병의 생리적 결정요인이란, 질병의 사회적 결정요인의 반대항을 가리킨다.

어야 한다. 도입부는 말하고 있는 내가 누구인지 이해시키고, 학생/참가자의 역할이 교육의 공동 창조자임을 알려주는 첫걸음이다. 긴 기간 진행하는 강의에선 나는 처음 몇 주를 구성원 간 상호작용과 교실 공동체 구축에 들인다.

참여적 교육학은 교실 안전을 전면에 내세울 것을 요구한다. 함께 교실 규칙 결정하기, 집단 역동에 주의 기울이기, 학생들과 함께 반복적으로 검토하기는 참여적 교육학의 필수 요소이다. 마찬가지로 우리가 교사로서 학생들에게 무엇을 요구하고 있는가에 주의를 기울여야 한다. 예를 들어 학생들에게 개인적 고통의 사건을 기술하도록 요구하는 글쓰기 활동은 한 학기가 끝나갈 때 즈음에는 적절하다고 느낄 수 있지만, 집단 구성원이 울타리나 공동 '안전 공간'을 확립할 수 없는 한 시간, 일회성 워크숍에서 같은 것을 요구하면 이는 참가자를 어쩔 줄 모르게 할 것이다. 훈련이 더 주의 깊고, 참여적이며, 연계적인 임상 실천을 위한 것이라면, 우리는 교실과 워크숍에서 참여적 교육학을 따르는 상호주관성을 만들어 내야 한다.[44]

보건의료인문학 교실은 동시적 과정이자 진료실의 역동에 관한 청사진이(비위계적인 교육이 이루어지고, 임상 학생을 비위계적으로 만드는 방식을 우선하며, 미래 환자와의 관계를 북돋는 곳) 되어야 한다. 또한 참여적 교육학은 아마도 서사(의학)의 단단한 벽이 모두를 '친숙하게' 한다는 인식에서 벗어날 것을, 우리 환자, 의료인, 퍼실리테이터, 교사, 참가자, 학생이 서로 서사의학을 각기 조금씩은 다르게 이해하고 있음을 깨달아야 함을 의미한다. 사실 이런 경계 없음이 서사의학의 힘이다. 나의 독특한 정체성과 관점으로 뉴욕에서 서사의학을 가르치는 방식은 내 동료가 여기에서 가르치는 것과 다를 수밖에 없으며, 다른 장소, 예컨대 뭄바이, 시드니, 런던에서 다른 누가 가르치는 것과는 상당히 다를 수밖에 없다. 이 작업이 그 과정에 깊이 의존하고 있는바, 서사의학 낯설게 만들기란 그 유연성과 변화 가능성을, 어떤 구체화된, 고정된 틀을 따르는 대신 함께 분투하는 집합적 경험에 이 작업이 의존한다는 사실을 인정하는 것이다.

결론

서사의학 병신화, 퀴어화, 낯설게 만들기는 보건의료인문학 영역의 진짜 가능성이 자기 비판적 분석을 통한 진보에 있음을 우리에게 알려주는 행위이다. 서사의학 작업은 '친숙함'을 찾는 것이 아니라, 경계 위와 경계를 넘어서는 '낯섦'의 존재 상태를 긍정하는 것이라 말할 수 있다. 그렇다면 서사의학 교육이란 다양한 존재 상태의 사이에, 즉 치료자와 병자, 시민과 환자, 교사와 학생 사이에 위치하며, 동시에 그런 환원적 이분법에서 벗어날 수 있는 공간을 찾는 일이기도 하다. 서사 작업의 공동 저술 공간은 단일한 '친숙함'을 벗어나 차이를 긍정할 뿐만 아니라 푸코가 제안한 권위적 권력과 억압에 대안을 제공하는 다층적 시공간이다.[45] 서사의학 교실은 포스트모던 사상가 에드워드 소자Edward Soja가 '제삼공간thirdspace'이라고 부른 것과 개념적으로 유사하다. 제삼공간이란,

> 주관성과 객관성, 추상과 구체, 실제와 상상, 알 수 있는 것과 상상할 수 없는 것, 반복적인 것과 차이 자체, 구조와 행위성, 정신과 신체, 의식과 무의식, 학문과 초학문transdisciplinary, 매일의 삶과 끝없는 역사 (…) 이 모든 것이 함께하는 곳이다.[46]

나에게 서사의학 작업은 매우 개인적이며 정치적이기도 하다. 그것은

권력, 의미, 증언, 집합, 성장에 관한 진실을 가르치고 계속 배우는 방법이다. 다시 훅스의 말을 빌리면, "우리는 아픔과 고통을 통해, 분투하면서 이 공간으로 왔다. 우리는 즐거움, 기쁨, 만족의 욕망을 추구해야 한다는 것을 안다. 여기에서 우리의 주관성을 긍정하고 유지하며, 세계를 향한 감각을 표현할 수 있는 새로운 공간을 부여하는 급진적인 창조적 공간을 만들 때, 우리는 개인적으로, 그리고 함께 변화한다".[47]

나는 서사의학의 모든 동료와 학생들에게 감사를 전한다. 하지만 특히 이전에는 내 학생이었고 지금은 소중한 동료가 된 레베카 츠바트Rebecca K. Tsevat, 아노슈카 싱하Anoushka A. Sinha, 케빈 구티에레스Kevin J. Gutierrez에게 특히 감사를 표한다. 이들은 서사의학교육학의 정치학에 관한 내 이해를 넓히는 데 중요한 역할을 했다. 여기에 들어 있는 생각의 초안은 이 세 명의 뛰어난 학자와 함께 《아카데믹 메디신Academic Medicine》에 실었다.

4부

자세히 읽기

The Principles
and Practice of
Narrative Medicine

7장

자세히 읽기:
서사의학의 특징적 방법론

리타 샤론

  서사의학은 보건의료 환경에서 말해지고 들려진 자기 서술에 깊이, 정밀히게 깁중히기 위해 노력해왔다. 개별 임상 환경, 건강 증진, 국제적 보건 활동 모두에서 우리의 심원한 목표는 건강을 위한 도움을 찾는 사람을 이해하여 보건의료를 발전시키는 것이다. 인정의 정확성은 각자에게 놀라운 결과를 낳는데, 들려지게 되고, 맞닥뜨린 문제에 대해 가로막히지 않는 자유로운 목소리를 얻는다.

  보건의료 외의 다양한 영역, 문학비평, 인류학, 구술사, 현상학, 의식 연구, 미학 이론 등을 통해 서사의학은 환자가 말하는 것에 주의를 기울여 환자를 인식하는 의료인의 능력을 강화하는 방법을 개발했다. 온전하고, 판단하지 않으며, 생성을 가져오는 수용을 위해, 화자가 말하는 모든 측면, 단어, 침묵, 몸짓, 위치, 기분, 이전의 발화에서 정보를 받아들인다. 주의 깊은 청자는 주어진 것을 흡수하여 화자에게 말해진 것을 재현으로 되돌려줄 수 있다. "나는 당신이 말한 게 이거라고 생각해요"라고 말하려는 듯이, 청자는 자신이 목격한 대화를 승인하며 되돌려준다. 이를 통해 화자는 말해질 수 있는 것의 범위를 알게 된다.

  임상에서 주의 깊고 정밀한 듣기는 화자와 청자 사이의 깊은 우정, 상호 헌신, 상호 투명성, 연계를 낳는다. 이것은 이상적 보건의료의 특징이다. 이런 듣기가 현재보다 히포크라테스, 갈레노스, 체호프의 시절에 훨씬 잘 이루어졌으리라는 인식은 우리의 현대 생명과학적 정신에 심겨 있는 특수성과 보편성, 개인과 공동체, 친밀과 기계 사이의 뿌리 깊은 긴장을 보여준다.[1] 보건의료 교육자들은 지난 수십 년간 진심 어린 노력을 기울여 여러 의료 전문직 훈련 대상의 듣기 기술과 심리학적·정서적 통찰에 영향을 미치려 했다.[2] 많은 학문과 실천이 의료인의 청취력을 향상하기 위해 동원되었다. 커뮤니케이션 연구, 문학과 의학, 즉흥 연극, 보건의료 심리학, 담론 분석, 언어학이 그 예이다. 그러나, 임상적 듣기를 증진하려 했던 다양한 기술을 도입했음에도 환자들은 여전히 의사들이 자기 말을 듣지 않는다고 불평한다. 환자들은 직접 비용을 내야 함에도 대체의학을 찾는다. 왜냐하면 대체의학 제공자가 자신이 말하는 것에 더 많은 주의를 기울이기 때문이다. 서사의학은 정확하고 임상적으로 유용한 듣기 능력을 강화하려 했던 여러 교육적 기획에서 발전했으며, 독서 행위에 특히 노력을 기울이고, 글쓰기의 발견적 가능성과 이야기를 통한 상호주관적 접촉을 추구한다.

자세히 읽기의 기원과 운명

어려운 일이다

시에서 새로운 사실을 찾기란

하지만 인간은 매일 비참하게 죽어간다

시에서 결국

찾아내지 못한 것 때문에.

−윌리엄 카를로스 윌리엄스William Carlos Williams, 「아스포델, 그 녹색 꽃 Asphodel, that Greeny Flower」

서사의학은 한 사람이 타인의 공감적·효과적 돌봄을 (보건의료 환경이든 아니든) 받기 위해 주의 기울임이 필요하다고 보며, 이는 우리가 독서 행위를 깊이 살피는 이유를 설명해준다. 주의 기울임을 향한 모형이자 통로이기에, 주관적 차원을 향한 주목을 통해 강화된 자세히 읽기는 서사의학의 도서관이자 훈련소가 되어왔다.

문학 연구자 리타 펠스키는 『문학의 활용』에서 다음과 같이 말한다. "여러 문학 연구자는 암묵적으로 자기가 속한 집단의 특징을 자세히 읽기의 실천이라고 생각해왔다. 사회학이나 역사학 분야의 생각이 비슷한 동료들로부터 최종적으로 그들을 구분하는 요인이라는 것이다. (…) 날카롭게 연마한 언어와 형식의 뉘앙스에 관한 주의 집중은 (…) 로티Richard Rorty의 표현에 따르면, 우리가 [문학 연구에서] 하는 것 전부이다."³ 논란의 역사를 지닌 용어 자세히 읽기는 1920년대 문학비평 운동 내에서 유명해졌으며 1940년대와 1950년대의 신비평에서 번성했다. 그것은 이제 주의 깊고, 비판적이며, 조심스러운 독해를 가리키는 일반 용어이다. 이제부터 나는 이 표현의 출현에 관한 역사를 간략히 기술하고, 이를 둘러싸고 계속되고 있는 몇 가지 논란을 요약한 뒤, 왜 서사의학이 자세히 읽기를 영감의 원천이자 정중하며 효과적인 보건의료를 향한 방법으로 여기는지 상세히 설명하려 한다.

전환을 가져온 여타의 생각처럼, 자세히 읽기는 여러 출발점을 지닌다.⁴ 양차 세계대전 동안 이 새로운 형태의 비평은 문학 연구자들이 문학 활동을 새로이 검토하는 과정에서 나타났다. 자세히 읽기에 관한 초기 저술이 등장하고 표현이 사용되기 시작한 것은 영국으로, I. A. 리처즈I. A.

Richards가 1920년대 『실용적 비평Practical Criticism』과 『문학비평의 원리Principles of Literary Criticism』를 출판한 것에서 연유했다.

리처즈는 독자가 겪는 생각과 경험의 본성을 탐구했다. 퍼스Charles Sanders Peirce의 기호학 연구, 해석의 심리학, 수사학의 철학, 미적 경험의 개인적 결과를 포괄하는 그의 연구는 변화무쌍하다.[5] 그 자신이 시인이었던 리처즈는 시인이 쓴 단어의 의미뿐만 아니라 언어가 기호, 상징, 인지, 미적 아름다움을 통해 사고와 감정을 만드는 방식도 탐구했다. 그는 문학비평의 기능에 관한 급진적인 견해를 제시했는데, 텍스트 자체를 향한 주의에 더하여 개별 독자의 해석 과정에 주의를 기울일 것을 강조했다. 또한 상충하는 인지를 미적 전체로 통합하는 독자에게 치료적 이익이 주어진다고 주장했다. 리처즈는 미적 세계가 일상과 분리하여 존재한다는 칸트의 개념에 도전하면서 자신의 개념을 쌓기 시작했다. "칸트가 '최초로 미에 관한 이성적 표현'을 쓴 이래 '취미 판단'을, 공평무사하고, 보편적이며, 비지성적인 즐거움에 관한 것이기에 즐거움의 감각이나 일상의 감정과 혼동해서는 안 되는 것으로 정의 내린 시도, 간단히 말해 미적 판단을 독자적인sui generis 것으로 만들려는 작업은 계속되어왔다."[6] 그 대신 리처즈는 1923년 C. K. 오그던C. K. Ogden과 공동저술한 『의미의 의미Meaning of Meaning』로부터 『문학비평의 원리』로 나아가면서 아름다움의 감각은 모든 사람에게 가능하고, 그것은 일상의 삶에 의존하며, '전문적' 관찰자의 시각적 권력에 제한될 필요가 없음을 열정적으로 주장했다. 리처즈는 아름다움의 경험을 일상으로 되돌리기 위해 노력했다.

그림을 보거나 시를 읽고 음악을 듣는 것은, 미술관으로 가는 도중에 하는 일이나 아침에 옷을 입는 것과 완전히 다른 행동이 아니다. 경험이 우리 내부에 일으키는 양식이 다르고, 법칙상 더 복잡하며, (성공한다면) 통

합적인 경험이 주어진다. 그러나 근본적으로 다른 종류의 활동인 것은 아니다.[7]

리처즈는 인간 의식이 정규 훈련을 받거나 예술적 재능을 지니지 않더라도 미적 활동을 충분히 할 수 있다고 보았으며, 일상 경험을 예술 작업으로 활용할 수 있다고 생각했다. 따라서 그가 문학비평에서 흥미를 보인 부분, 즉 그의 '실용적 비평'은 확실한 미적 경험을 겪은 독자에게 그 몫을 돌려주려는 욕망에서 나왔다. 그는 하버드에서 시학 수업을 하면서 한 주에 시 네 개씩을 나눠주었다. "아주 좋은 시와 매우 나쁜 시를 서명 없이 다수의 재능 있는 청중 앞에 제시했다."[8] 학생들은 무기명으로 시에 대한 반응을 제출했고 이것이 상의 자료가 되었다. 정신, 기분, 형식의 감각이 이끈, 학생이 내보인 텍스트를 향한 미적 반응은 예술가의 작업에 관해 전문가가 쓴 어떤 글보다 더 권위 있는 것으로 다루어졌다. 자세히 읽기가 던지는 근본적이고 영원하며 과감한 질문은 "예술은 무엇을 위한 것인가?"이며, 답은 독자 자신의 내적 경험에 집중하는 것이다.

리처즈의 학생이었다가 동료가 되어 자세히 읽기를 발전시킨 윌리엄 엠프슨William Empson은 문학 텍스트를 문학으로 만드는 요소가 무엇인지 정리하려 했다. 1930년에 처음 출판된 『모호성의 일곱 가지 유형Seven Types of Ambiguity』은 시에서 역설, 어조, 아이러니, 이율배반을 찾는 실천의 선봉에 섰고, 당대의 전통적인 문헌학적·기록수집적 접근에서 텍스트 자체의 복잡성을 세밀하게 검토하는 것으로 비평의 조류를 바꾸어놓았다.[9]

처음부터 유럽은 이런 새로운 형태의 문학 활동에 반발했다. 1940년대 미국 남부에선 존 크로 랜섬John Crowe Ransom, 클린스 브룩스Cleanth Brooks, T. S. 엘리엇T. S. Eliot, 로버트 펜 워런Robert Penn Warren 등이 자세히 읽기를 옹호했다. 이 노력은 어느 정도는 당시 사라져가던 남부의 농지개혁론에 관한 향수로부터 촉발된 것이었다.[10] 이 문학 운동은 1950년대 초 주로 시에서, 극단적으로 초점을 좁힌 독해를 추구하는 데 이르렀고, 시의 맥락이나 시인의 생활 경험에서 나타나는 개관적인 연결 관계에는 전혀 관심을 기울이지 않았다. 시의 독해를 과학적 분석으로 체계화하려는 신비평은, 글쓰기에서 저자의 의도 또는 텍스트로 인한 독자의 감정적 반응을 각각 의도의 오류intentional fallacy와 감정의 오류affective fallacy라고 부르면서, 이를 추구하는 것은 시를 이해하기 위한 비평의 노력을 엉뚱한 방향으로 이끌 수 있다고 주장했다.[11]

브룩스의 『잘 빚어진 항아리Well Wrought Urn』는 17세기부터 1940년대 사이에 발표된 영시 열 개를 대상으로 한 광범위한 문학적 주석이다. 여기에는 던John Donne, 셰익스피어William Shakespeare, 밀턴John Milton, 헤릭Robert Herrick, 포프Alexander Pope, 그레이Thomas Gray, 워즈워스William Wordsworth, 키츠John Keats, 테니슨Alfred Tennyson, 예이츠William Yeats의 작품이 담겼다. 리처즈나 엠프슨과 달리, 미국 신비평은 독자의 상황에 관심이 없었다. 그들은 시에 관해 현실도피적이고 차가운 인지적 접근을 구축, 의미 전개에서 시인이나 독자의 존재를 최소화하려 했다. 예를 들어 로버트 헤릭Robert Herrick의 시 〈코리나 오월제 가네Corrina's going a-Maying〉에 관한 브룩스의 설명을 보자.

> 헤릭이 독자에게 어떤 문제를 '전달한다'라고 말하는 것은 실제 상황을 왜곡하는 경향이 있다. 시인을 향한 오래된 묘사, '시인은 창조자이지 전달자가 아니다'가 더 낫고 덜 위험하다. 그는 탐험하고, 통합하며, 총체적 경험을 '형식화'하여 시로 만든다.[12]

영미권의 자세히 읽기 독자들이 지닌 견해는 점차 서로 영향을 주고

받기 시작했으며, 충돌하는 부분을 누그러뜨리는 대신 시야를 확장하고 복잡하게 만들어나갔다. 1938년 처음 쓰인 브룩스와 워렌의 『시학 이해 Understanding Poetry』 1960년 판 서문은 다음과 같이 말하고 있다. "시는 지식을 제공한다. 그것은 우리 자신에 관한 지식으로, 경험의 세계, 통계가 아닌 인간의 목적과 가치의 세계를 다룬다. (…) 시가 전하는 지식을 수용하기 위해선 엄청난 것, 미묘한 것을 수용하여 시의 충격을 전체로 받아들여야 한다."[13] 그들은 이 책에서 시인이 창조한 맥락과 그 역사적 순간 그리고 형식을 인지하고 영향을 받는 개별 독자의 활동을 고려할 것을 강조했다. 따라서 자세히 읽기의 역사는 시 읽기의 의미에 관한 근원적인 불일치뿐만 아니라 상호관계와 영향이 문학에서 작동하는 방식을 발견하는 과정이었다.

1970년대와 1980년대 클로드 레비스트로스Claude Levi-Strauss와 로만 야콥슨Roman Jakobson의 인류학과 언어학의 영향[14], 롤랑 바르트와 조너선 쿨러Jonathan Culler의 구조주의[15], 자크 데리다, 장프랑수아 리오타르Jaean-François Lyotard, 줄리아 크리스테바가 안내한 해체적 전회[16], 프레드릭 제임슨Fredric Jameson이 가져온 마르크스주의 역사 이론의 영향[17], 자크 라캉의 후기 프로이트 정신분석이 가져온 충격[18], 미셸 푸코의 권력과 체계에 관한 거시 분석의 시점[19]을 통한 이론적 대격변이 문학 연구에서 일어나, 독서 행위에 관한 독자의 이해를 완전히 바꿔놓았다. 신비평에 익숙한 이들은 이런 이론에 흥분보다는 저항으로 반응했다. 앤드루 뒤부아Andrew DuBois가 요약한 것을 보자.

문학 이론으로의 이동은 언어학으로의 이동, 미학으로부터의 탈주라는 특징을 보였다. '독서'와 '문학'은 미학뿐만 아니라 미적 이해와도 얽혀 있기에, 여러 비평가는 문학 이론을 문학 독해에 해로운 것으로 여겼다.

비평적 고려의 기초로 미적 이해를 제거하는 일은 일부에게 우리가 알아왔던 방식의 독해를 절멸하는 시도와 마찬가지로 여겨졌다.[20]

이런 의구심에도 불구하고, 현대 이론을 받아들인 당시 문학 연구자들은 페이지에 담긴 단어를 자세히 검토하는 새로운 방법을 발견했고, 이제 모든 것은 작품의 서브텍스트*나 역사적·정치적·심리학적 그림자에 숨겨진 것으로 여겨졌다. 포스트모던 시대의 토양에서 성장한 막대하고 생성적인 전회들은 사회 권력, 개인 정체성, 정치적 지배와 무력함을 다루는 여러 철저한 독해법을 탄생시켰다. 이런 이론에는 신역사주의, 페미니즘비평, 퀴어 연구, 마르크스주의비평, 자서전 연구, 독자 반응·수용 이론, 정신분석비평이 있으며, 이들은 독자와 저자의 위치를 시각화하는 기반을 넓히고 텍스트와 그것의 작용에 관한 질문의 범위를 확장했다.

자세히 읽기는 지속적으로 비판받았다. 1950년대 발흥기 때부터 최근 문화비평 연구자, 자서전 연구자, 세계문학 지지자까지 비판의 층은 다양했다. 누군가는 신비평이 소수의 텍스트를 선택하여 주의하여 살필 때 영문과 백인 남성의 작품에 한정된, 편협하고 엘리트적인 정전을 연구에 적절한 것으로 여긴 점을 문제 삼았다. 또한 누군가는 만약 페이지에 쓰인 단어만이 문제라면 독자는 작품을 시간·공간·사람으로 맥락화할 필요가 없다며 공격했다. 인종, 언어, 계층, 젠더와 같은 문제는 독자가 관심을

• 서브텍스트란 대사로 표현하지 않은 화자/등장인물의 사고, 느낌 등을 가리킨다. 발화 내용은 맥락이나 감정에 따라서 의미가 상당히 변하는 경우가 있다. 예컨대 상대방을 비꼬는 말을 맥락이나 어조 없이 글로 제시하는 경우, 독자는 이것이 문자 그대로의 의미인지 이면의 의미인지 구분하기 어렵다. 이것은 결국 맥락을 통해 추측하거나, 서술자가 밝히기를 기다려야 한다.

가질 문제가 아니게 된다는 것이다.

　이런 비판에도 불구하고 자세히 읽기는 교실과 학계에서 버려지지 않았으며, 지적·창조적 문화 운동을 통해 채워지고, 강화되고, 도전받고, 다듬어졌다.[21] 언어의 미결정성과 의미·지시의 우연성에 관한 포스트모던적 인식에 영향을 받아 자세히 읽기를 수행하는 이들은 독서 행위를 계속 검토해갔다. 프랭크 랜트리치아Frank Lentricchia와 앤드루 뒤부아는 2003년 연구 『자세히 읽기Close Reading』 서문에서 자신의 의도를 다음과 같이 기술하고 있다.

> 우리는 지난 세기 문학비평 실천에서 나타난 중요한 충돌을 표현하고 약화하려 했다. 형식주의자와 비형식주의자[특히 "정치주의자political"] 간의 충돌이 그것이다. (⋯) 둘 사이의 공통점은 문학 텍스트와 그것이 구현하는 것을 향한, 자세한 주의 집중이다. 우리는 비평학파 간의 충돌이 아닌 연속성을 강조했다. (⋯) 우리는 이상적인 문학비평이란 두 가지의 독해 양식을 활용, 매끈하게 통합하는 것이라고 생각한다.[22]

　자세히 읽기를 교실에서 가르치는 것은 현재까지 살아남았을 뿐만 아니라 그 비평적 대화 또한 폭이 넓어졌다. 랜트리치아와 뒤부아가 품었던 소망, 즉 형식주의자의 관심과 방법을 문화·정치주의자와 결합하려는 기획은 자세히 읽기에 관한 최근 연구에서 어느 정도 이루어졌다. 스티븐 베스트Stephan Best와 샤론 마커스Sharon Marcus는 학술지 《리프리젠테이션Representations》 2009년 특별판, 〈지금 우리가 읽는 방식The Way We Read Now〉에서 폴 리쾨르가 제시한 의심의 현상학을 뒤집는 논의를 다뤘다. 리쾨르는 문학 이론의 발흥 시절, 비평가가 만성 편집증과 같은 상태에서 텍스트의 표면을 파고들어가 텍스트에서 억압된 의미 있는 측면을 찾아내야 한다고 주장했다.[23] 베스트와 마커스는 이런 텍스트 속 질병이나 악의의 흔적을 찾는 증후적 독해 대신 '표면 읽기'를 주장했으며, 텍스트와 그 모든 비밀을 정복하는 대신 복잡성과 변화무쌍함을 식별할 것을 강조했다. 결과적으로 이는 페이지의 단어에 주의를 기울이는 쪽으로 다시 돌아서는 것을 의미한다. D. A. 밀러D. A. Miller는 텍스트의 어떤 것도 무시하지 못하는 독자에게 '너무 자세히 읽기'는 강박적 방해물로 작용하지만, 그 과정을 통해 독자는 작품과 친밀해지면서 작품이 마치 자신을 아는 것과 같은 친구 상태에 도달할 수 있음을 지적했다.[24] 이런 현대적 독서 공식은 '자세히'와 '읽기' 개념 모두를 새로이 표현하며, 의심하며 읽기에서 벗어나 읽기를 보상, 인정, 즐거움으로 받아들이려는 연구의 계보를 잇는다.[25]

비평 내에서 나타난 이런 움직임과 함께, 자세히 읽기가 생겨날 때부터 핵심이자 충돌하는 차원이었던 감정과 공감이 독서에서 하는 역할을 향한 관심은 들끓었다.[26] 문학 활동에 관한 의식 연구, 마음 이론 탐구, 뇌 활동에 관한 신경과학적 탐구, 심리학적 탐사는 독서와 글쓰기의 생물학적 결과를 설명하려는 연구에 관한 관심과 지원을 불러 모았다.[27] 소설과 비문학을 읽는 것이 독자의 뇌에서 공감 활동을 촉발한다는 연구가 신문 표제를 차지했다.[28] 신경과학자는 영상 기법의 한계 속에서도 이런 발견을 설명할 수 있는 뇌의 부위를 정확히 찾아내려 노력했다. 문학경험연구국제협회International Society for Empirical Research in Literature와 같은 단체나 문학의 과학적 연구Scientific Study of Literature 같은 영역이 존재한다는 것은 문학자와 신경과학자를 괴롭히는 동시에 자극하고 있으며, 이들은 독서 장치가 뇌 속에 있다 여기고 이를 정복하기 위해 노력하고 있다.

뇌 영상 연구로 근원적 인간 경험을 그려내려는 환원주의적 경향이 과도하긴 하지만, 이런 독서의 감정적·도덕적 결과에 관한 흥미의 급증은 이미 예정된 것이다.[29] 나는 이것이 1970년대에 생겨나 1980년대 후반에 정점에 달했지만, 세기말에는 거의 논의되지 않았던 독자 반응 연구가 최근 다시 주목받는 이유라고 본다.[30] 이전에 주목받았을 때 독자 반응 연구는 독자의 내면 활동을 이해하려 했다. 독자와 텍스트 사이의 교환을 미적이자 도덕적인 것으로 정형화하고(루이스 로젠블랫Louise Rosenblatt), 책에 사로잡히는 무아지경의 경험을 마르셀 프루스트처럼 기술했다(조지 풀렛Georges Poulet). 독자의 성격 변화를 심리학적으로 탐구하기도 하고(노먼 홀랜드Norman Holland), 독자의 해석적 공동체가 작동하는 방식에 관심을 보였다(스탠리 피시Stanley Fish). 독자 경험을 현상학적으로 탐구하거나(볼프강 이저Wolfgang Iser), 독서를 젠더 연구로 접근한 경우도 있다(엘리자베스 플린 Elizabeth Flynn과 파트리지오 슈바이카르트Patricio Schweickart). 독서의 주관적 경험을 탐사하거나(데이비드 블라이David Bleich) 수사법의 작용에 독자의 개인적 반응을 위치시키기도 했다(부스). 이런 작업은 생생한 비평 영역을 만들어냈다. 독자 반응 연구는 신비평의 객관적·분석적 목표에서 벗어나 독서의 주관성을 중요시하여, 이를 탐구하고 이해하려 했다.[31]

서사의학 훈련과 실천에서 자세히 읽기를 가장 중요한 방법론으로 도입하면서, 우리는 독서에 관한 수십 년의 연구에서 나타난 여러 흐름을 섞었다. 시와 산문의 형식적 요소에 관한 세밀하고 학문적인 검토를 진지한 텍스트 독서와 듣기에서 무시할 수는 없다. 또한 독자 반응 연구에서 출발하여 이제 문학 활동의 주관적·철학적 연구 일부에서 이어가는 중인 감정을 향한 관심은 독자 앞 텍스트와 그것을 읽는 독자 사이의 교환을 개별적으로 이해하는 데 전환점 역할을 했다. 해석적 공동체의 구성원 사이 상호주관적 접촉은(대학원 강의든, 병실이든, 임상 진료에서 만난 두 사람 사이에서든) 독자 자신을 향한 관심으로 강화된 자세히 읽기의 현대적 형태로 가능해졌다. 자세히 읽기의 변치 않는 실천과 독서에서 감정, 상호주관성의 역할을 결합한 비판적 입장을 수용한 우리는 문학비평과 독서 이론 연구의 주류를 쫓음과 동시에 쓰이고 말해진 텍스트성textuality●이 지닌 복잡함을 검토하는 연구에 이바지하려 했다. 우리는 렌트리치아와 뒤부아가 말한 "두 가지의 독해 양식을 활용하고 매끈하게 통합"하는 상태로 나아가기를 원한다. 이와 더불어 일상적인 독자의 경험에 몰두한 리처즈, 텍스트의 형식적 특성에 무섭게 집중한 브룩스, 독자와 텍스트 사이 교환의 복잡성을 인식한 독자 반응 연구 그리고 우리가 텍스트를 경험하는 방식, 독서를 통해 우리에게 일어나는 일, 독서 활동이 세상을 바꾸는 방식을 알려준 정치적·문화적 비평 학파의 포스트모던적 유동성을 끌어들이려 한다.

왜 서사의학은 자세히 읽기에 몰두하는가

현대언어학회Modern Languages Association가 발행하는 학술지 《프로페션 Profession》 2007년 판에 실린 에세이에서 페미니즘 학자 제인 갤럽Jane Gallop은 다음과 같이 적었다. "문학 텍스트를 통해, 문학 강의에서 배우는 (…) 자세히 읽기는 널리 인정받는 기술이며 여러 분야의 학자뿐만 아니라 다른 미래로 나아가는 다양한 학생들에게도 가치가 있다. 자세히 읽기를 훈련한 학생은 이를 다양한 종류의 텍스트, 신문 기사, 다른 분야의 교과서,

---

● 쓰인 단어, 단어들의 결합, 독자의 해석이 낳는 효과로 정의할 수 있는 텍스트성은 초기 구조주의에서 텍스트에 그 특성을 부여하는 요소로 정의되었으나, 기표-기의의 고정성을(단어가 가리키는 사물의 확실성을) 거부한 후기구조주의에서는 더 큰 텍스트의 일부로서의 텍스트 그리고 그 안에 많은 것을 감추고 있는 텍스트의 가능성과 완결 불가능성을 가리키는 용어가 되었다.

정치적 발언 등에 적용하여 다른 방식으로는 알아채지 못할 것을 발견할 수 있다."[32]

만약 자세히 읽기가 "다른 방식으로 알아채지 못할 것을 발견"하도록 돕는다면, 이는 환자가 말하려고 하는 것을 알아채도록 의료인을 도울 수 있을 것이다. 톰킨스Jane Tompkins가 제안한 것처럼, 자세히 읽기를 활용하는 독자는 점차 더 수용적으로 변하여, 문학 강의 밖의 텍스트를 잘 알아볼 수 있게 된다. 톰킨스는 다음과 같이 말한다. "이 향상된, 강화된 읽기는 여러 종류의 직업과 삶에서 매우 유용하다." 자세히 읽기의 전통적 경계를 넘는 서사의학의 읽기 실천은 문학 텍스트를 넘어 시각과 음악 예술, 개인적 대화, 방의 분위기, 동작과 움직임의 침묵 속 소통을 검토하고 이해하려는 노력으로 이어진다.[33]

서사의학에서 자세히 읽기가 가져오는 이득은 이것을 평범한 읽기, 기술적 읽기, 정보 탐색적 읽기와 비교할 때 확인할 수 있다. 자세히 읽기 독자는 텍스트를 흡수하며 어떤 것도 낭비하지 않는다. 소설, 서정시,《미국의사협회지The Journal of the American Medical Association》논문을 읽을 때 독자는 장르, 어조, 시간적 구조, 묘사된 공간, 단어가 만든 은유적·음악적 작업에 주목한다. 자세히 읽기 독자는 텍스트의 이야기를 말하는 사람이 누구인지, 일인칭 서술자인지 삼인칭 서술자인지, 서술자가 플롯의 활동에 관여하는지, 그가 거리를 두는지, 친숙한지, 믿을 만한지, 솔깃하게 말하는지, 공격적인지를 알아챈다. 자세히 읽기 독자는 텍스트의 운율과 리듬을 알아보고, 텍스트가 텍스트 외부의 다른 텍스트를 암시하는지를 알아챈다. 저자와 대화하듯이 독자는 텍스트에서 자신의 자리를 알고, 텍스트에서 나타난 저자와 맺게 된 계약을 놓고 질문을 던진다. 내가 이 책을 읽을 때 처하게 되는 의무는 무엇인가? 이는 서사윤리의 중심에서 독자가 던지는 질문이기도 하다.[34]

자세히 읽기는 페이지에 담긴 단어의 효과를 두껍고 복잡하게 만든다. 텍스트는 아름다운 것, 행복의 기회로 여겨지거나 보기 드문 섬세함과 원초적인 힘 모두에 의해 창조된 것으로 여겨진다. 반면에 텍스트는 유해하고, 전복적이며, 독자에게 친숙한 가치를 폄하하는 것으로 경험될 수도 있다. 독자는 노력에도 불구하고 텍스트가 지닌 힘에 별다른 영향을 받지 않을 수도 있다. 때로 독자는 머물고 싶지 않은 책을 만나기도 한다. 윤리적 비평을 옹호한 문학비평가 웨인 부스는 특정 책이 요구하는 종류의 독자가 되는 것을 거부할 권리가 독자에게 있다고 본다. 독자는 그저 책을 덮을 뿐이다.[35] 텍스트의 이런 모든 측면이 단 한 명의 독자를 위한 최종적인 의미에 이바지하고, 독자가 읽어나가면서 그 의미를 발견하도록 돕는다.

우리는 컬럼비아에서 엄격한 자세히 읽기를 임상 환경에서 가르치고 배울 수 있음을 증명했다. 그 성과는 환자 돌봄의 증진으로 돌아온다.[36] 그러나 보건의료 전문가를 자세히 읽기 독자로 만드는 것은 면담 기술의 향상을 훨씬 넘어서는 일이다. 우리는 서사의학의 실천이 지닌 변화의 가능성을 찾아냈다. 자세히 읽기 독자는 소설, 뉴스 이야기, 일기, 환자가 응급실에서 말하는 질환에 관한 설명 등의 텍스트 속 세계가 진실임을 발견해간다. 쓰기, 말하기, 그리기, 작곡하기 등 재현의 창조적 활동은 어떤 진실을 반영하기만 하는 것이 아니라 진실인 어떤 것을 만들어낸다. 예술 작품은 복제물이 아닌 결과물을 낳는다. 철저함, 불편함, 환원적 객관성을 향한 도전, 언어로 인한, 언어가 만들어낸 현실의 깨달음은 독서 활동에 준비되지 않은 초심자에게 충격을 줄 수 있다. 자세히 읽기 또는 최소한 서사의학에서의 자세히 읽기를 철저히 훈련하는 것은 독자의 주의 능력을 증가시키고, 독자를 사건일지 구경꾼에서 현실의 창발創發에 대담히 참여하는 자로 변화시키는 혁명을 가져온다. 말해지거나 쓰이는 등 어떤 방식으로 재현되지 않으면 사건은 들리지 않은 채로, 배열되지 않은 채로 남아 알아챌 수 없게 된다는 것을 자세히 읽기 훈련을 경험한 사람은 깨닫는다. 그러나 언어, 이미지, 음악으로 한 번 배열되기만 하면, 형식 없는 것에 형식이 부여되기만 하면 혼돈은 그것을 증언한 이와 그 설명을 들은 이 모두에게 알 수 있는 것이 된다. 한번 재현되기만 하면 혼돈은 최소한 이해 가능한 것이 된다. 그것은 점차 인식 가능한 것이 될 것이다.

자세히 읽기는 서사의학의 근본 방법이 되어 교육과 실천에서 활용된다. 그것이 독자의 기술 모두에 사용되기 때문이다. 확실히, 자세히 읽기는 학생이 어려운 문학을 주의 집중과 기술을 통해 읽을 수 있도록 하며 질환 이야기 또한 그 뉘앙스를 파악하며 듣고 정교하게 이해할 수 있도록 만든다. 이와 동시에 자세히 읽기는 더 중요한 임무를 수행한다. 그것은 병자를 돌보는 사람의 행위가 로스코Mark Rothko의 그림, 바흐의 파르티타, 버지니아 울프Virginia Woolf의 소설, 앨리슨 벡델의 만화에 영향을 받는 사람 속 동일한 '자아'에서 유래한다는 것을 제안하고 증명한다. 자세히 읽기 독자는 결국에는 인식과 의식의 안과 밖, 신체, 정신에 놓였으며 이미 신체와 정신이 설명했다고 여겨졌던 모든 것, 다시 말해 목소리와 타인의 현전의 관계 사이에 놓인 것과 더욱 깊이, 강력하게 동조한다. 자세히 읽기는 충만한 삶의 문턱이다.

자세히 읽기와 그 사촌, 주의 깊은 듣기

자세히 읽기는 주의 깊은 듣기 능력을 계발한다. 헨리 제임스가 소설가에게 남긴 격언을 보자. "아무것도 잃지 않는 사람이 되도록 노력하라."[37] 이 말은 독자에게도, 청취자에게도 해당된다. 다시 말하지만, 진료실에서 새로운 환자를 만날 때 나는 놀랍고 독특한 '열림'을, 보통은 어떤 형태의 질환 설명이 말과 함께 나에게 쏟아져 들어오게 하는 것을 경험하곤 한다. 나는 그것에 굴복하여, 새로운 질환 설명을 둘러싼 인상적 의무와 관련한 내 경계심을(특정한 질병에서 확인해야 할 것을 찾아 마음속을 미친 듯이 헤집기, 환자도 이름을 아는 약에 대한 굴욕적인 무지, 골치 아픈 증상을 들을 것에 대한 걱정) 누그러뜨리고 그저 드러난 모든 것을 흡수한다. '의사처럼 듣기'에서 '독자처럼 듣기'로 전환하는 것이다. 그 전환은 내 신체와 의식 모두에서 일어난다. 나는 의자를 굴려 컴퓨터로부터 멀어지고, 손을 무릎에 올린다. 무지와 도전의 경계에 서는 대신, 나는 환자에게 소환되어(나를 부른 것은 환자의 설명일까? 환자의 단어일까? 환자의 존재일까? 어떤 호의를 기대하여 나에게 온 환자의 행동일까?) 나의 다른 자아를, 독자로서의 자아를 꺼낸다. 여기서 문제에 대해 무엇을 해야 할지 알기 위해 검사를 시작하고 판단하는 외부자와, 모든 의심을 기꺼이 마주하고 그 비밀을 따뜻이 맞이하려는 사람 사이의 차이가 드러난다.

진료실에서 진행되는 과정은 자세히 읽기의 과정과 비슷하다. 독자와 청취자에게는 동일한 기민함과 창조적 입회가 요구된다. 서사의 모든 요소에 기울여야 하는 주의 집중 또한 같다. 서사의 창조자와 수용자 사이에 달성되어야 할 친밀감 또한 같다. 그러나 자세히 읽기는 자세히 듣기보다 설명하기가 훨씬 쉽기에, 우리는 자세히 읽기에서 출발하곤 한다. 페이지에 단어가 있고, 세미나에 참여하는 모두가 같은 단어를 보고 읽을 수 있으며, 개별 독자가 유사한 경험을, 적어도 유사한 촉발로 시작하여 탐구할 수 있는 개인적 경험을 할 수 있기 때문이다. 한 사람이 다른 사람과 대화를 나누고 또 다른 사람이 이 대화를 듣고 있을 때, 수동적 청취자는 대화자와 같은 경험을 할 수 없다. 대화는 텍스트와 같은 방식으로 공유할 수 없다. 최종 목표가 청취에 있지만, 이것이 우리가 독서에서 시작하는 이유이다.

읽기는 가르칠 수 있다. 읽기를 통해 우리는 누군가가 조금씩 읽어 내려가는 것을 볼 수 있다. 그는 동사 시제를 알아채고, 특정 단어나 어구를 표시하고, 연속적인 이미지에 선을 그어가며 연결하고, 말장난이나 단어의 내적 각운을 알아채는 기쁨을 누린다. 또는 단어를 소리 내어 읽고, 크게 말해지는 단어를 들으며, 운율을 경험하고, 리듬을 즐긴다. 학생과 동료들이 집단에서 만난다면, 각 참가자는 자신의 독자 반응에 관해 알게 되며, 동시에 동료의 마음이 어떻게 움직이는지를 관찰하는 귀중한 몫을 수확한다. 상호적으로 나타나는 이런 인정은 개인적 명료성과 상호주관적 투명성으로 이어진다.

한 사람이 이야기를 읽을 때(또는 영화나 연극, 무용 공연을 볼 때) 그는 지식, 인식, 감정의 무수한 측면을 끌어들인다. 관찰자는 자아를 창조자에게 열고, 주어진 것의 수신자이자 해독자로서 자아가 지닌 것을 온전히 발휘한다. 독자나 청자가 레이더 화면이나 우주 위성이라서가 아니라, 발화나 공연 앞에서 주어진 것 중 허비할 만한 것이 없기 때문이다.

자세히 읽기 습관은 두 사람 사이 무지의 틈을 건널 방법을 제공한다. 문학 연구자이자 글쓰기 교사인 피터 파시시Peter Parsisi는 다음과 같이 말했다. "문학 연구의 진짜 대상은 독자에게 메시지를 전달하는 것이 아니라, 독자를 주의 집중의 상태로 끌고 들어가는 것이다."[38] 저자는 쓰고, 독자는 읽으며, 저자의 생각, 관점, 감각, 인상은 기이한 방식으로 독자에게 머문다. 다시 말해 저자의 생각, 관점, 감각, 인상은 아주 이상한 방식으로 독자에게 흡수되어, 독자는 이를 내부에서 경험한다. 강렬하고 반복적인 독서는 독자에게 글을 삼킨 것 같은 기분을 느끼게 한다. 글을 잡아먹고, 촉수로 집어삼키며, 자아의 일부로 만들도록 이끄는 것이다. 버지니아 울프는 여러 에세이에서 이 과정의 신비를 적었다. 독서란 개인의 시간과 역사의 시간에 강력한 일치를 부여하여 필멸성의 한계를 넘는 여행을 가능케 한다.[39] 롤랑 바르트는 '텍스트의 즐거움'과 독서의 행복을 기술했다. 그것은 소화 과정이자, 문학적 활동의 신체적 요소이다.[40]

이런 상호주관적 과정은 아직 자세히 읽기에 익숙하지 않은 학생이 처음 헨리 제임스를 읽으면서, 괄호와 이음표로 가득한 끝나지 않는 문장을 쓰는 자신을 발견할 때 깜짝 놀라게 되는 일을 잘 설명해준다. 아니면 『등대로To the Lighthouse』와 함께 한 학기를 보낸 학생은 기말 보고서를 쓸 때 의도치 않게 흘러나오는 자연주의적 이미지의 흐름 때문에 놀랄 수도 있다. 이것은 그다지 놀라운 일이 아니다. 시간적 구조, 어조, 이미지, 서사적 상황, 플롯, 목소리와 같은 언어적 요소는 저자와 독자 사이에서 메시지를 서로 전달한다. 이런 요소는 메시지를 전달하는 유리병일 때도 있고 메시지 자체일 때도 있다. 해석적 작업이 어느 정도 요청되지만, 새로 자세히 읽기를 배우는 독자가 상당히 짧은 훈련 기간 안에 주의 깊고 느린 독서에 금방 익숙해진다는 것을 가르치면서 알게 되었다. 독자에게 텍스트의 이런 요소를 탐색해보라고 요청하면, 텍스트, 이미지, 광경의 시간적·이미지적·포괄적·공간적·원근법적 측면에 금방 익숙해진다.

주의를 기울이는 독자의 기술은 주의를 기울이는 청취자의 기술로 전환될 수 있다. 나는 이것을 10년 동안 돌본 환자로부터 배웠다. 그녀는 고혈압, 배부(등) 통증, 유방암 병력이 있는 여성 환자이다.[41] 그녀는 유방암을 정면으로, 거의 있는 그대로 마주하여 좌측 유방보존술lumpectomy을 받았고 호르몬 치료를 완료했다. 우리는 5년 동안 암이 재발하지 않은 것을 함께 축하했다. 몇 년이 지나 왼쪽 유방에 이차 암 병소가 나타났다. 유방 절제술과 화학요법을 견디고 수술로부터 신체적으로는 회복했지만, 그녀는 암이 다시 재발할 것이라는 공포로 고통받게 되었다. 그녀는 유방암 전문가와 나를 거의 매주 방문하여 유방 조직에 조금이라도 변화가 나타나는지, 세 번째 암이 나타난 것은 아닌지 걱정스레 물었다.

무언가가 마치 튀어 오르려는 것처럼 차례를 기다리고 있다는 느낌을 그녀가 힘주어 설명하던 날을 생생하게 기억한다. 나는 검사실 세면대에 기대어 환자의 말을 들으며, 투명한 추적자를 향한 그녀의 공포를 느꼈다. 그녀를 아주 잘 알고 있었기 때문에, 당신이 두려워하는 것이 죽음이냐고 소리 내어 질문할 기회를 포착할 수 있었다. 우리는 죽음과 그 확실성, 그것을 둘러싼 공포에 대해 이야기를 나눴다. 죽음이라는 주제를 솔직하게, 두려움 없이 터놓음으로써 많은 것을 얻었던 게 기억난다. 우리는 죽음의 예측 앞에서 함께 길을 찾았다. 비록 당시에는 그녀가 죽음을 나보다 훨씬 가깝게 느끼고 있었지만 말이다. 그녀는 유방암 재발로 인해 어느 순간 자신이 죽게 되리라는 확신을 말하지 못해 지금까지 괴로워하고 있었다. 이 대화를 통해 자신에게 고뇌를 가져온 것이 무엇인지 명확하게 이해했다고 느낀 그녀는 묘한 평화를 얻었다. 나는 이 상황에 관해 적으면서 나 자신을 더 잘 이해하려고 노력했다. 나는 적은 것을 보여주었고, 환자는 이야기를 읽으면서 이를 더 정확하게 만들 수 있게 도와주었다. 그리고 자신이 경험한 것을 통해 자신에 관해 배울 수 있었다. 확인을 위해 의사를 그토록 자주 찾았던 그녀는 이제 걱정하기를 멈췄다. 내가 이 글을 쓰고 있는 지금까지 그녀는 건강과 평화 속에서 지내고 있다.

돌이켜보면 환자의 이야기를 듣던 그날 나는 은유적·상징적 언어, 말투, 서법敍法*에 주의를 기울이는 자세히 읽기 독자였다. 나는 "하지만 보세요. 암 표지가 올라가지 않았어요. 유방 영상도 계속 괜찮은걸요"라고 말하는 것과 같은 안심시키기 위한 도구적 방법에 굴복하지 않았음에 감

---

* 화자의 심적 태도를 나타내는 동사의 형태. 영어 등에서는 직설법, 명령법, 가정법, 국어에서는 평서법, 의문법, 감탄법 등으로 구분한다.

사한다. 그 대신 그녀의 말, 분위기, 행동이 나에게 다른 진실의 존재, 누군가는 알아줘야 할 숨어 있는 공포가 있음을 알려주었다. 질적 연구의 서사 탐구 면담에서 하는 것과 비슷한 방식의 듣기를 통해, 나는 환자의 말을, 비록 역설로 인한 파열에도 불구하고 여전히 통합된 하나의 전체를 이루고 있는 것으로 받아들이려 했다. 그날 우리는 대화를 통해 서로를 향한 선을 더했고, 전통 의학적 접근이 달성할 수 없는 관계의 지반을 다졌다.

자세히 읽기의 내적 과정

자세히 읽기가 두 사람 사이의 무지의 틈을 건넌다면, 그것은 또한 의식적으로 아는 것과 '생각하지 않고 아는 것', 즉 의식 바깥에서 아는 것 사이의 틈을 건너는 방법이기도 하다.[42] 생각하지 않고 아는 것을 알기 위한 길은 여러 가지가 있다. 그중 꿈의 해석, 정신분석, 미적 창조가 아마 가장 강력한 방법들일 것이다. 자세히 읽기 또한 의식 바깥에 있는 지식과 자아의 측면을 드러내는 역할을 한다. 어디로 이끌릴지 모른 채로 창조적 과정을 밟는 작가나 예술가처럼, 자세히 읽기, 창조적 읽기 독자는 모든 책을 통해 발견을 향한 미답의 여정에 착수한다.

자세히 읽기가 가져오는 기회는 독자에게 자신이 의미를 만드는 방식을 살피도록 한다. 내 정신은 어떻게 움직이는가? 그 동작은 연습인가, 선택인가, 운명인가? 자신의 읽기를 바라보는 독자는 어떻게 자신의 의식적·정서적·기질적 방식이 의미 창조를 위해 수렴하는지를 알게 된다. 독서, 듣기, 행동에서 한 사람은 자극을 인식하고 경험하며 고유한 방식으로 조직하기 위해 자신의 독특한 방법을 활용하며, 현상을 품게 되는 자신의 방식을 느낀다. (정신분석에서) 분석 대상자가 말하고 분석가가 들으며 침묵으로 참여할 때, 각자는 다른 사람이 지닌 마음의 틀에 호소한다. 독자가 읽을 때, 그는 텍스트를 읽은 다른 독자를, 저자가 쓴 다른 텍스트를, 자신이 그 텍스트를 읽었던 이전 경험을 의지한다. 이렇게 자세히 읽기 독자는 읽기의 여정에 참여한다. 그가 어떤 것에 대답하는 사람일 필요는 없다. 하지만 그는 주의를 집중하는 존재, 점점 더 알아가는 자아이다.

자세히 읽기에서는 여러 신비로운 과정이 일어난다. 수백 년 전 외국어로 쓰인 소설이나 시를 읽을 때, 독자는 이야기의 등장인물이나 상황을 어떻게 인식할 수 있는가?[43] 어떻게 해서 독자는 오래전 사망한 작가와 강력한 친밀감을 느끼게 되는가? 다른 사람의 글을, 그것도 몇 세기 전에 죽은 사람이거나 독자가 잘 모르는 언어로 글을 쓴 사람 또는 특정한 시간과 장소에 산 사람의 글을 받아들이면, 독자 자신에 관한 강력한 무엇인가를 독자에게 드러낼 수 있다고 말하는 것이 이상해 보일지도 모른다. 헨리 제임스를 읽을 때 어떻게 나는 다른 식으로는 명확히 알 수 없었을 자신의 연약함에 대해 알게 되는가? 그것은 엄밀한 인식은 아니다. 19세기와 20세기 미국 소설의 대가와 나 사이에 비슷한 구석은 거의 없다. 그러나 제임스의 문장은 나 자신을 나에게 열어 보여준다. 그 억양에서, 그 끝나지 않음에서, 계속 희미해지는 결론에서, 계속 평가하는 두 번째, 세 번째, 네 번째 생각에서, 나는 믿음이나 삶의 방식이 아닌 정신의 경향에서 어떤 유사성, 친밀감, 연대감을 발견한다. 제임스의 작품을 자세히 읽는 일을 통해 내 정신이 움직이는 방식의 한 측면을 알아채게 된다. 롤랑 바르트는 『텍스트의 즐거움 The Pleasure of the Text』에서 이 현상에 관해 적고 있다. 그의 글은, 제임스의 손을 통해 내가 경험한 것에 관한 확신을 주었다. "텍스트는 어휘, 주석, 가독성 등 모든 불투명한 배경, 선별적인 장애물의 배열을 통해 나를 선택한다. 텍스트 한가운데서(데우스 엑스 마키나처럼 텍스트 뒤가 아니라*) 길을 잃었을 때 거기에는 언제나 타자가, 저자가 있다."[44]

나는 마음속으로 우리 서사의학 석사과정 학생 중 한 명을 만나고 있다. 그는 세상 물정에 밝은 사람으로, 성공하여 유망한 보건의료 기업의 홍보실에서 큰 팀을 이끌고 있다. 그는 플로베르Gustave Flaubert의 「순박한 마음A Simple Heart」에 나오는 펠리시테에게 홀딱 반했다. 이 사업가는 배가 잔뜩 부른 앵무새를 사랑한, 연약하지만 강인하며 자족적인 농부 여인에게 절묘하게 끌려들어갔다. 독자와 등장인물 사이의 수수께끼 같은 공명은 주의 깊은 독자에게 깊은 의미와 자기 인식의 샘을 제공한다. 다른 학생은 물리치료, 침술, 마사지 등 다른 돌봄 방법을 통한 통합 진료를 만들고 이끄는 물리치료사였다. 그는 서사의학 훈련을 시작할 때 현대 영국 소설을 한 번도 읽은 적이 없었고, 버지니아 울프를 어떻게 읽어야 할지 알지도, 배우지도 못했다. 그러나 그는 기대와 달리 『등대로』를 통해 변했다. 그는 『등대로』도, 울프의 다른 저작도 충분히 읽지 못했지만, 그가 울프의 글, 등장인물, 형식에 관해 쓸 때, 자신의 비판적 측면을 발견하게 되었다.

울프는 소설 작품을 등장인물의 내면적 삶에 놓는다. 그 장소는 들려지지도, 말해지지도 않은 곳이다. 울프는 정신과 영혼의 내부, 불안과 감정의 안쪽, 세계에서 보이지 않는 우리 안의 장소, 타인과 개인을 분리하는

---

* 그리스 연극에서 모든 사건을 정리하는 자인 데우스 엑스 마키나는 장치를 타고 무대 뒤에서 등장하기에, 무대 뒤에 있는 사람인 독자는 텍스트의 모든 요소를 파악하고 있다고 생각할 수 있다. 하지만, 텍스트에서 길을 잃는 독자는 자신이 모든 것을 장악했다는 생각이 틀렸음을 깨닫는다.

곳에 우리를 불러들인다. 울프의 소실은 여기에서만 존재할 수 있다. 바흐친이 『대화적 상상력The Dialogic Imagination』에서 말한 크로노토프chronotope● 처럼 시간과 공간은 하나로 연결되어 있다. "시간적·공간적 관계의 내적 연결성은 문학에서 예술적으로 표현된다. (…) 그것은 공간과 시간의 분리 불가능성을 표현한다(시간은 공간의 네 번째 차원이 된다)."[45] 『등대로』에서 공간과 시간은 등장인물의 내면적 삶 안에 존재한다.

이런 자아의 목격은 의지적 활동이 아니라 미적 항복으로서 독자가 텍스트를 받아들일 때 나타난다. 노력과 기술 없이 이루어지는 것은 아니지만, 이 헌신적인 자세히 읽기는 점차 독자에게 자기표현과 자기반성을 가져온다. 웨인 부스의 표현에 따르면, "우리와 함께하는 친구"를 통해 우리 자신을 알게 되는 것이다.

자세히 읽기와 서사의학의 원칙

자세히 읽기를 핵심 방법으로 개발하는 데서 서사의학 전체를 규정하는 포괄적 원칙은 중추적인 역할을 수행했다. 이 원칙은 다음과 같다. (1) 사회정의를 향한 운동, (2) 학문적 엄격함, (3) 포용성, (4) 모호함의 허용, (5) 참여적·비위계적 방법, (6) 관계적·상호주관적 과정. 순환하는 이 원칙은 자세히 읽기를 실천으로 고수하는 우리에게 정당성을 부여했으며,

---

● 러시아 문학 이론가 미하일 바흐친이 시간을 뜻하는 크로노스(chronos)와 장소를 뜻하는 토포스(topos)를 결합하여 만든 용어로, 시간과 공간을 분리하는 비평적 접근을 부정하고 이를 동시에 봐야 한다는 바흐친의 주장이 담겨 있다.

자세히 읽기는 이 원칙을 향한 우리의 헌신을 깊게 만들었다. 대학원 과정을 설계하고 시행하는 과정에서, 컬럼비아대학교 의과대학 교과과정 설계와 시행에서, 외부지원 연구과제 수행에서, 국내외의 여러 협력자와 함께하는 과정에서 우리는 이 원칙에 충실하려 했다. 이 규정 원칙들 하나하나가 자세히 읽기에 기여한 부분을 설명함으로써, 나는 자세히 읽기가 분야 전체에 한 기여를 예증하려 한다.

사회정의를 향한 운동: 나는 우리 작업의 가장 중요한 목표에서 시작하고 싶다. 서사의학은 우선 공정하고 효율적인 보건의료에 헌신한다. 나는 나쁜 건강이 불평등, 인종차별, 성차별 등 다른 부정의와 엮여 있음에 관한 증거를 다시 제시하고 싶지는 않다. 세계의 고통과 질병 대부분의 근본 원인인 트라우마, 사람을 향한 폭력, 국가폭력, 회사와 개인의 탐욕, 궁핍을 세세히 설명할 필요도 없다. 우리가 서사의학을 만든 것은 계층, 젠더, 민족, 성적 지향, 건강 상태에 그어진 선을 넘어 보건의료에 평등을 가져오기 위해서였다. 우리는 자세히 읽기가 보건의료의 정의 탐색에서 핵심 도구라고 생각한다. 타인의 상황을 상상하는 능력은 타인을 위해 활동하며, 정중하고 겸손한 증인의 수용적 태도를 개발하기 위한 전주곡이다. 자세히 읽기가 활짝 피어났을 때 그것은 사회정의를 이룰 것이다.

학문적 엄격함: 서사의학의 자세히 읽기를 개념화하면서, 마우라 스피겔과 나는 독서 행위를 검토·분석·이론화하는 몇 가지 비판적 접근에 의지했다. 문학비평과 서사학에(관계적 정신분석과 인지 신경과학 등 계속 확장하는 인접 학문을 포함하여) 엄격해질수록 우리와 학생들은 현대 비평 담론과 그 개념에 더 익숙해지고, 우리의 참여는 현재의 조류 속에 위치하게 되며, 서사의학을 향한 노력은 더 반응적이고 책임 있으며 귀를 기울이고 연결성 있는 작업이 될 것이다. 그에 따라 서사의학에서 자세히 읽기를 가르치고 실천하는 일은 텍스트성과 서사 활동을 둘러싼 개념, 논란, 담론

의 비평적 공간에 학생과 동료를 초대하여, 이런 개념이 보건의료계에 어떻게 영향을 미치는지 배우는 일이 되었다. 특정 문학비평 학파나 접근법, 서사 이론에 우리를 제한하지 않고, 우리는 독자가 텍스트를 읽거나 청취자가 이야기를 들을 때 일어나는 복잡한 과정에 문을 열어놓고 있다.

이론과 그 표현에 굳건히 기초를 둘 때 우리는 '플롯 읽기'에만 쏠리고, 권력 이슈를 경시하며, 탄탄한 개념 모형이 결여된 허약하고 빈약한 독서로 쏠리는 일을 피할 수 있다. 이론을 위한 이론을 좇는 것이 아니라, 우리의 실천은 텍스트를 향한 관점과 문학 활동의 측면에 관한 검증된, 떠오르는 관점을 요청하여 우리가 참여하는 해석적 공동체가 최대의 이득을 누릴 수 있도록 한다.

포용성: 우리 원칙에는 이론적 접근, 상르, 예술가, 판짐에 관한 포용성과 학생과 동료를 비평적 접근, 텍스트, 텍스트적 실천textual practice의 지형도에 노출시키는 포용성이 포함되어 있다. 교수 각각은 독립적인 학자로서 자신의 충실성과 선호를 지니고 있으나(예를 들어 내 경우는 제임스 연구에 기반을 둔 서사학과 정신분석에 영향을 받은 독서 실천이다), 우리 교육은 개별 교수자의 전문성을 넘어서는 포용성을 추구한다. 우리와 학생들은 지적·개인적 유연성을 지니려 노력하며, 제한과 판단을 피한다. 포용성은 지적 틀을 넘어 미적 취향, 관심 영역, 지적·창조적 활동의 형식, 탐구 목표에까지 미친다.

모호함의 허용: 모호함은 우리 작업의 불변항이자 자세히 읽기 교육 및 실천에서 꼭 필요한 측면이다. 전체화하지 않는 근본적 우연성은 문학 텍스트 읽기, 다른 사람의 창조적 글쓰기에 반응하기, 보건의료의 사건 목격하기를 뒷받침하고 있다. 우리 동료인 사얀타니 다스굽타는 서사적 겸손, 즉 다른 사람의 서술을 완전히 파악하는 것은 불가능하다는 인식에 관한 글을 여럿 저술했다. "우리는 다른 사람의 이야기를 총체적으로 이

해할 수 있다고 주장해서는 안 된다. (…) 환자의 이야기를 우리가 이해하거나 정복할 수 있는 대상이 아니라, 우리가 접근하고 참여할 수 있는 동적인 개체로 바라보아야 한다는 것, 동시에 그 모호함과 모순에 열린 채로 남아 지속적인 자기 평가와 자기 비평에 참여하는 것이 서사적 겸손이다."[46] 진료실에서 듣는 이야기든 제임스의 소설이든, 타인의 서술을 받아들이는 자는 그 이야기의 마음속 원천이 무엇인지 어림잡고, 그에 가까이 다가가며, 추측하고, 궁금해할 뿐이다. 이야기의 수신자는 이야기가 자신에게 미치는 영향에(믿음에 도전하고, 가정을 지지하며, 자아에 관한 걱정을 만들고, 기억을 깨우며, 즐거움을 얻고, 고통을 받는 일에) 동조한다. 『모호함의 윤리The Ethics of Ambiguity』에서 시몬 드 보부아르Simone de Beauvoir는 말했다. "진실을 얻으려면, 인간은 자기 존재의 모호함을 떨쳐버리려 하면 안 된다. 오히려 그것을 깨닫는 과정을 받아들여야 한다. (…) [존재가] 모호하다는 말은 그 의미가 결코 고정될 수 없어 항상 쟁취해야 함을 의미한다. (…) 실패와 난폭함을 통해 자기 존재를 구원하려 하는 것은 인간의 조건이 모호하기 때문이다."[47] 모호함에 자신을 동조하는 것은, 모든 면에서 서사의학이 뒷받침하려는 자아의 발전 안에서 일어나는 운동이다.

임상적·비평적 기획의 핵심인 모호함의 허용은 대학원 세미나나 응급실 직원을 대상으로 한 워크숍 등 실천의 공동체에서 대립하는 독해와 해석이 공존하고 함유될 수 있도록 하여, 불화를 향한 관용을 격려한다. 이런 집합적 '함유'는 집단에게 차이를 허용하는 힘을 부여하며, 각자에게 당면한 문제의 알 수 없는 차원을 열어 각자의 입장을 더 명확히 볼 수 있도록 한다. 다음 두 원칙, 참여적 방법과 관계적 과정은 기획의 중심에 있는 모호함과 의심의 인정으로부터 나왔다.

참여적·비위계적 방법: 서사의학은 참여적 평등주의를 지지하기 위해 최선을 다하고 있다. 자세히 읽기를 가르치고 배울 때 단독적 해석, 대립적 독해, 텍스트의 신축성에 관한 이해의 활발한 전환을 향한 문은 항상 열려 있어야 한다. 특히 자세히 읽기는 모두가 참여하고, 모든 목소리를 들으며, 참여하는 모두에게 같은 시간을 부여할 것을 절대적 요구 조건으로 삼는다. 이런 기준은 열기를 띤 모임이 파열되지 않고 이어져 나갈 수 있도록 한다. 집단이 불일치를 허용할 집합적 방법을 만들었기 때문이다.

우리가 자세히 읽기를 가르칠 때(필수 교과목인 '서사의학의 방법' 대학원 세미나나 컬럼비아와 여러 곳에서 열리는 병원 세미나, 워크숍에서) 참가자 각각이 독서를 경험하고 기록하는 일에 최우선순위를 둔다. 나는 참가자에게 종종 다음과 같이 물어보곤 한다. "이 텍스트를 읽음으로써 무엇을 겪었나요?" 우리는 상당한 시간 동안 텍스트를 크게 소리 내어 읽고, 서사 요소에서 중요할 수 있는 부분을 세밀히 살펴 난어에 접근한다. 이어 가까이 접촉한 텍스트를 통해 배우거나 느낀 것을 발견하는 강력한 방법으로서, 읽은 텍스트의 그림자 아래에서 글을 쓴다. 누군가 자신이 쓴 것을 읽을 때 다른 사람들은 쓴 것에 반응하고, 각자의 반응을 공유하여, 쓴 사람이 그 과정에서 배운 것에 더한다. 이런 방법을 통해 자세히 읽기 교육의 초점은 참여에 맞춰지고, 의제는 모든 사람의 경향성을 포함하는 것에 놓인다.

참여적·비위계적 원칙의 최종 목표는 권력 균형이다. 교사가 학생의 보고서를 채점하고 주치의가 병원 교육생을 평가하므로, 균형에는 한계가 있다. 하지만 이런 이항관계에서 전통적 권력을 부여받는 자는 평등을 위해 일상을 변화시키는 방법을 선택할 수 있다. 임상이나 대학에서의 일상은 (암묵적으로) 전통적 권력 비대칭을 선호하므로, 비위계적 참여를 추구하는 사람은 이를 멈추고 전통에 도전해야 한다. 우리와 비슷한 마음을 품고 있는 이들이 학교와 보건의료 체계 안에 내재한 위계 제도에 서사의학을 통해 효과적으로 도전할 수 있기를 바란다. 최소한, 자신의 균열을 메울 수 없는 사일로silo● 속 조각난 집단들이 초래하는 비용 증가에 대한 우려를 전달할 수 있기를 소망한다.

관계적·상호주관적 과정: 학습자는 서로에게 배운다. 자아는 타인과의 관계 속에서 자아가 된다. 고립된, 고향을 떠난, 독자적으로 자라난 개인은 인간 사이 접촉을 두려워한 이가 만들어낸 환상이다. 말하기와 듣기, 쓰기와 읽기의 서사적 행위는, 감상자 없는 예술은 없음을 알려준다. 제임스는 조지 엘리엇George Elliot의 소설에 관한 에세이에서 다음과 같이 썼다. "독자가 일의 절반을 맡는다."[48] 우리는 전문가적·교육적·개인적·사회적 교환에서 서사의 공동구축이 나타난다고 담대히 주장한다. 청취자와 독자 그리고 감상자는 말해진 것과 쓰인 것을 능동적으로 형성하는 자이기도 하다.

자세히 읽기는 관계성, 상호주관성을 구체적으로 그려낸다. 앞서 설명했던, 독자가 저자의 사고와 느낌을 '소화'하여 자신의 일부로 만들거나, 알지 못하는 사람이 상상으로 만든 소설의 등장인물에서 독자가 자신을 인식하는 일, 즉 독자가 저자에 의해 선택되는 불가사의한 과정은 자세히 읽기를 통해 일어나는, 피할 수 없으며 되돌릴 수 없는 인간 접촉을 보여준다. 컬럼비아대학교 의과대학생은 의학 공부를 시작할 때 서사의학 방법에 익숙하지 않은 경우가 많다. 그들이 서사의학 필수 교과과정에 참여하여 소집단으로 진행되는, 엄격하며 참여적인 문학·예술·철학 세미나에 참여할 때 그들은 학우와 만드는 친밀감, 투명함에 놀라게 된다. 서사의학 세미나에서 의과대학생의 반응을 탐구한 질적 연구는 세미나가 가르치는 상호주관적 과정의 중요성을 말하고 있다.

● 사일로는 곡식 저장용 탑 등을 의미하지만, 최근 분야 안에 담을 쌓고 외부와 소통하지 않는 것을 가리키는 비유적 표현으로 사용되고 있다.

나는 (…) 가장 중요한 것이 동료와 일하고 말하며 정상적인 교실의 사고 방식 바깥에서 작업하는 방식을 깨닫는 것이라 생각해요. 이 사람들이랑 같이 (…) 죽음과 죽어감 앞에서 분투할 때 혼자가 아님을 깨닫는 거죠.[49]

병원에서 서사의학의 일상은 서사적 치료와 관계적 심리치료의 실천과 영향을 주고받는다. 버지니아 울프의 『등대로』가 지닌 복잡성을 살피기 위해, 자세히 읽기 대학원 세미나는 마이클 화이트, 스티븐 미첼을 포함한 서사 심리학자와 관계 정신분석학자의 개념과 실천을 빌려 왔다.[50] 치료적 환경에서 자세히 읽기의 서사적 접근과 자세히 듣기의 서사적 접근은 서로를 넘나든다. 이것은 독자가 등장인물, 작가, 텍스트를 진단한다는 말이 아니다. 오히려 독자와 작가 사이에 일어나는 과정은 단독적·형성적·전환적이며, 그것은 환자와 치료자 사이에 나타나는 것과 같다는 의미이다. 자세히 읽기 훈련은 임상 작업의 강력한 전주곡이자 준비이며, 이를 통해 환자, 학생, 심리치료 대상자를 알고, 돌보며, 연합을 형성한다.

이 여섯 가지 원칙은 우리 영역의 반성과 성장 과정을 보여준다. 서사의학이 성장하면서, 영역은 트라우마, 국가적 폭력, 국제 보건 불평등, 건강 격차에 관한 질문을 다루게 되었다. 컬럼비아대학교 구술사 연구소, 이야기하기 프로젝트 내러티브Narativ와 맺은 협력 관계는 침묵당한 목소리를 듣고 그 증거를 증폭하여 정당한 세상을 만들려는 국제적 작업으로 이어졌다. 작업 예시로는 유럽 집시 인구를 포함한, 소외당한 인구집단의 보건의료를 다루는 교육·지원 프로젝트가 있다. 또한 미국 새항군인 관리국과 함께 미국의 이름으로 고통받은 이들의 트라우마를 다루기 위한 작업을 확대하고 있다. 상호주관성과 타인의 고통을 목격하는 것에 초점을 맞춰, 서사의학은 트라우마와 부정의에 대한 설명에 능숙하게 반응하며, 청취자에게 판단하지 않고 주의를 집중할 수 있는 능력을 부여하고자 한다.

　우리는 세계의 정치, 문화, 경제, 종교, 민족이 수니파 대 시아파, 우크라이나 대 러시아, 99퍼센트 대 1퍼센트처럼 점차 양극화하여 통합에 균열을 내고 있음을 깨닫고 있다(옥스팜 보고서 중 178번 옥스팜 요약 보고서에 따르면 "세계에서 가장 부유한 85명이 1조 파운드 약 1,500조 원를 소유하고 있으며, 빈곤층 35억 명이 가진 것과 그 크기가 같다").[51] 우리는 점차 인간 신체를 가지고 있다는 것이 통합의 진귀한 기반임을 깨달아가고 있다. 우리는 같은 신체를 공유하고, 같은 기관을 가졌으며, 같은 질병의 먹이가 되며, 모두 죽을 것이다. 외교의 기반이 점차 사라져가고 있는 세계에서, 신체적·정신적 건강 문제는 가치, 의미, 목표의 공동성을 추구하기 위한 가장 가망성 높은 항목으로 보인다. 신체는 우리가 진정 국제적으로 공유하는 유일한 것이다. 오늘날 세계 정의를 향한 작업이 국가적·자연적 재앙으로 인한 신체적·정신적 고통과 연관되어 있는 것은 우연이 아니다. 우리 신체는 돌봄의 사례이자 도구이며, 평등주의적 보건의료는 건강한 신체와 정신뿐만 아니라 건강한 세계로 나아가기 위한 길이 될 것이다.

　한 사람이 다른 사람이 말한 것 또는 의미한 것을 이해할 수 있다는 생각은 과학과 예술의 가장 깊은 곳에 있다. 이 생각은 언어, 아름다움, 지식, 통치, 문화, 사랑이 샘솟는 연못가를 이룬다. 이 인간 경험의 메타적 관점 아래서, 우리는 서사의학이 경계선에 놓임을 깨닫는다. 서사의학은 분열에 다리 놓기, 서로에게 침투할 가능성 찾기, 양편에 예측하지 못한 이익을 가져다줄 수 있는 경로 열기에 노력을 집중한다. 분열의 양편이 정신약학과 정신분석학이든, 의사와 환자든, 재향군인과 간호사든, 시 하나를 읽는 두 명의 독자든 우리 노력은 당파성과 방어적 태도를 넘어 논증과 동의 대신 역설을 통해 만나는 데 집중되어 있다. 이 만남은 답을 밝히는 것이 아니라 생각의 그릇을 만들기 위한 것이다. 그릇을 만드는 과정에서 관계가 만들어진다.

간호사, 물리치료사, 의사로서 임상에서 일할 때 우리가 하는 일에는 책을 읽을 때 하는 일이 포함되어 있다. 보행 훈련에서 손을 맞잡을 때, 당뇨를 관리할 때 우리는 펠스키가 말한 "언어와 형식의 뉘앙스에 날카롭게 연마한 주의 집중"의 상태로 임한다. 이는 독창적 창조를 바라보는 미적 감각에서, 주체와 대상, 보는 자와 보이는 자, 돌봄을 찾는 자와 돌봄을 제공하는 자 사이의 작은 구멍을 여는 정서와 감정의 과정에서 나온다.

종결

소설가 알렉산더 헤몬Aleksander Hemon이 2014년 컬럼비아대학교를 방문하여 서사의학 집담회에 참석했다. 그는 뇌종양에 걸린 젖먹이 딸 이자벨의 질환과 죽음 사건을 세세히 다룬 개인적 에세이 「수족관The Aquarium」거의 전부를 낭독했다. 제목의 수족관은 헤몬, 아내, 딸이 갇힌 녹색 유리 수조를 가리킨다.

> 어느 이른 아침, 병원으로 차를 몰다 나는 해가 반짝이는 호반을 향해 풀러턴가를 따라 달리는 활기찬 비장애인 몇을 보았다. 나는 수족관 안에 있는 것 같은 강렬한 신체적 감각에 휩싸였다. 나는 바깥을 볼 수 있으며, 바깥 사람들은 안에 있는 나를 볼 수 있다(그들이 주의를 기울인다면). 하지만 우리는 완전히 다른 환경에서 살고 숨 쉰다. 이자벨의 질환과 우리 경험은 바깥 세계와 거의 연결되어 있지 않았고, 서로 미치는 영향은 더 작았다.[52]

그가 에세이를 읽고 난 다음 한 소설가가 쉽지 않은 질문을 던졌다. "에세이는 무엇을 위한 것인가요?" 헤몬이 대답했다. "접촉하기 위해서, 참여를 위해서죠." 다른 질문 몇 가지가 나온 뒤 나는 질문을 하지 않을 수 없었다. "보건의료는 무엇을 위한 것인가요?" 머뭇거림 없이 헤몬이 대답했다. "접촉하기 위해서, 참여를 위해서죠."

자세히 읽기는 우리를 정체성의, 자아에 관한 지식의, 타인에 관한 지식의 가장자리로 데려간다. 그것은 협소한 구역에 갇힌 우리를 이동하게 하고, 불러내며, 자유롭게 한다. 자세히 읽기의 분명한 기법에 익숙해지고 나면 타인, 다른 시간, 다른 관점, 다른 주체와 침투하는 접촉의 기회를 얻을 수 있다. 이것이 병자를 돌보기 위해, 그리고 더 넓은 것을 품고, 접촉하며, 참여하기 위해 우리가 하는 일의 특징적인 방법임은 당연하다.

8장

자세히 읽기 교육을 위한 틀

리타 샤론

나는 데이비드 포스터 월리스David Foster Wallace의 무게 있는 작품 『무한한 재미Infinite Jest』를 의과대학 1학년 학생들과 함께 읽는 시간을 가졌다. 카데바*를 해부하고 생명을 앗아 가는 엄혹한 질병을 공부하는 와중에, 학생들은 월리스의 일상에 관한 통렬한, 모든 것을 남김없이 보여주는 양전자 방사 단층 촬영과 같은 시선을 읽었다. 작품은 냉소, 환상, 습관의 중간에서 순간적으로 나타나는 초현실성, 광기, 여러 측면을 지닌 프랙털**적 직관을 드러내고 있었다.[1] 학생 한 명은 세 번째 시간에 부드럽게 말했다. "이 책을 읽으면 매일 벌어지는 일에서 더 많은 것이 보여요. 하지만 아직 그 대가가 무엇인지는 모르겠어요." 우리는 모두 그의 방황을 이해했고, 그가 시야의 가치와 비용 사이에서 느끼는 불확실성을 함께 나누었다.

학생의 질문은 우리가 읽는 텍스트, 그리고 그것을 읽는 방식과 엮여

---

* 해부 실습을 위해 기증된 시신.

** 거시에서 미시 구조로(또는 반대로) 해상도를 바꿀 때, 같은 패턴이 반복되어 나타나는 도형을 말한다.

있다. 그것은 자세히, 모든 단어를 따지고, 1,079쪽 두께의 소설에 나오는 시간적·공간적·은유적·암시적·정서적·구조적 측면을 쫓는 일이다. 이런 문학 텍스트를 읽을 때 하는 일은 학생들이 시신을 해부할 때 하는 일과 유사하다. 즉, 구조를 존중하며 분해하고, 부분으로 나눴을 때 보이지 않는 통합에 생명이 있음을 이해하며, 그럼에도 전체를 알기 위해 부분을 볼 수 있어야 한다. 소설을 향한 해석학적인 노력은 세부를 알아채면서 패턴을 구축하고, 혼돈을 용인하며, 비율, 균형, 대조에 감동받고, 사물을 기억하며, 대상을 감정으로 물들이고, 생각에 잠긴 사람의 존재를 인정하는 동적이며 창조적인 생각의 형태를 위한 모형이 된다.

매일 벌어지는 일을 더 많이 보는 것은 삶을 확장하여, 다른 경우라면 너에게 다가와 상처 입히고 흥분시킬 많은 진실과 아름다움에 접속하도록 해준다고, 항상 만들어지는 과정 중에 있는 너의 자아를 알려줄 것이라고, 너의 삶을 살아온 날만큼이 아니라 살아온 각 순간의 깊이만큼 더 할 것이라고, 학생들에게 증거를 제시하며 말해줄 수 있기를 바랐다. 나는 자세히 읽기를 통한 바라봄이 삶을 벌어지는 대로 바라보는 능력을 더해주며, 이를 통해 보는 대로 살게 된다*는 증거가 있음을 학생에게 말해주었다.[2]

자세히 읽기를 가르치는 방법

해부학을 가르치는 방법이 다양한 것만큼이나 자세히 읽기를 가르치

• "생각하는 대로 살지 않으면 사는 대로 생각하게 된다"라는 격언의 구조를 빌렸으나, 저자는 보는 대로 사는 것이 가치 있음을 역설하고 있다는 점을 주목할 필요가 있다.

는 방법도 많다. 나는 여기에서 방법 전체를 조망하는 대신, 이 기술을 익히는 데 꼭 필요한 구성 요소 몇 가지를 제시하려 한다. 자세히 읽기 독자는 추상적 사고, 텍스트적 판단, 심리학적 통찰, 책에 휩쓸리는 것에 굴복하는 자세를 지녀야 한다. 자세히 읽기를 위해선, 어떤 책을 읽는 데 시간과 노력을 들이면 즐거움, 지혜, 탐구, 발견으로 보답받는다는 점을 (처음엔 별 증거가 없더라도) 믿어야 한다. 그것은 특별한 자유, 즉 미지에서 헤어 나오지 못할 자유, 교환의 순간에 함께하지도 않은 행위자의 손에 자신을 맡기는 자유를 수반한다. 작품을 이해하는 데 필요한 지식의 넓이와 깊이를 불러낼 수 있다는 자신감을 지녀야 한다. 자세히 읽기 독자는 문장이나 발화의 언어적·구조적·은유적·암시적·시적·수사학적 측면에서 어떤 이미이 증거도 놓치지 않는다. 문학 연구자 에드워드 사이드는 바흐의 음악에 관해 다음과 같이 적었다. "모든 음표가 중요하다. (…) 거대 구조부터 사소한 장식에 이르기까지, 형식은 분명하고 의식적으로 표현된다."[3] 이 말은 쓰인 작품에서도 진실이다. 말해지거나 수행된 언어에서도 진실인 것은 물론이다.

독자가 독서를 시작하면, 그는 대부분의 텍스트에서 만나게 되는 요소인 시간, 공간, 장르, 은유, 목소리, 서법, 텍스트 자체와의 관계에 적응한다. 각각을 분명히 보기 위해 각 요소를 인위적으로 구분할 수 있다. 피아니스트가 오른손과 왼손을 독립해서 연습해야 하는 것과 비슷하게, 자세히 읽기 독자는 텍스트가 하는 일을 세세하게 인지하기 위해 텍스트의 한 구획을 읽고 이런 기본적인 요소 하나하나에 주의를 기울인다. 텍스트의 시간적 골격을 조사한 다음, 그 감각적 세부를 살피고, 이어서 어조, 은유, 서사적 전략, 목소리, 서법을 확인해가는 것이다. 독자는 문학비평, 서사학, 철학의 핵심 요소에 관한 지식을 통해 이런 텍스트 요소의 검토를 강화한다. 텍스트의 모든 측면이 결합되면, 독자는 텍스트가 한 일을 깊이 있게, 확실히 파악할 수 있다. 텍스트의 서사적 요소 각각에 세밀하고 훈련된 주의를 기울임을 통하여 독자는 읽고, 듣고, 직접 쓴 텍스트의 문을 찾아낸다.

서사의학을 실천하기 위해선 자세히 읽기 기술이 필요하다. 진행 중인 연구는 자세히 읽기가 자세히 듣기로 이어지는 작용의 중간 과정을 살피고 있다. 자세히 듣기가 일상 보건의료의 효과를 높이는 방법을 알게 되면, 보건의료에서 읽는 기술의 중요성에 관한 탄탄한 증거를 점차 확보할 수 있게 될 것이다. 컬럼비아 서사의학 연구 프로그램을 통해 우리의 교육 방법이 가져오는 결과에 관해 더 많은 것을 배워나가고 있다. 학습자는 서사의학 훈련을 통해 동료·환자와 더 큰 연합으로 나아갈 방법을, 자신의 곤경·선호에 대한 더 분명한 인식을, 그들이 목격한 것에 관한 더 깊은 호기심을, 그들이 겪는 일을 향한 용감한 호기심을, 자신이 하는 일에서 사로잡을 수 있는 아름다움에 관한 사랑스러운 감각을 배우게 될 것이다.[4]

이어지는 절에서는 텍스트의 서사적 요소 각각을 구체적으로 가르치는 방법을 설명할 것이다. 각 요소는 세밀히 검토할 가치가 있으며, 엄밀한 훈련과 문학 이론, 서사학을 공부할 때 검토는 더 강화될 것이다. 한 학기 단위의 대학원 세미나, 매주 진행되는 교수 계발 프로젝트, 의대·간호대 학생 대상 임상 프리셉터십preceptorship• 등 학습 과정 전체를 통해 학습자는 시간적 구조, 공간적 요소, 상징적 언어, 서사적 전략을 고려하면서 방향점을 찾는 데 어느 정도 익숙해진다. 요소의 구체적 목록은 고정된 것이 아니며 개개 학습 목표, 환경, 텍스트에 따라 수정될 수 있지만, 의미를 향한 여러 길을 엄밀히 훈련하는 과정은 서사의학 교육에 보상을

• 임상 경력을 쌓은 의료인이 일정 기간 신규 의료인 또는 학생을 교육하는 제도.

가져오며, 교사와 학생에게 주어지는 영향력을 깊게 한다.

이어서 예시를 제시하며 나는 중요한 서사적 요소인 시간, 공간, 은유, 목소리 등의 교육 과정을 설명할 것이다. 요약을 통해 이런 요소와 관련된 긴박한 쟁점 몇 가지를 살폈는데, 이는 추가 학습을 위해 문학 이론, 서사 이론의 지적 틀 내에서 기초를 확인하려 한 것뿐이다. 내가 선택한 각 요소는 특정 텍스트를 가지고 대학원생, 사회복지사, 의사 등 학습자 집단에서 텍스트를 가르친 실제 상황에서 나온 것이다. 교육 환경이 서사 요소 선택과 이론적 배경에 접근하는 깊이 그리고 요소에 들이는 시간의 양을 결정하는 것은 두말할 나위도 없다. 실제 교육을 묘사한 다음 절을 통해, 서사의학의 개념적 기초가 교육학적 실천에서 나왔음을 독자가 이해할 수 있기를 바란다.

텍스트 선택, 지시문 작성

우리는 서사의학에서 가르칠 텍스트를 선택하는 기준에 관한 질문을 받곤 한다. 우선 질환, 의학, 건강을 다루는 텍스트로 한정할 필요는 전혀 없다. 의학적이지 않은 텍스트를 가르치기가 훨씬 쉽다. 텍스트의 임상, 질환과 관련된 차원은 형식을 향한 고려에서 주의를 잃게 만든다. 질환과 무관한 텍스트를 선택하는 것은 우리 세미나가 내용이나 플롯에 집중하지 않는다는 점을, 오히려 단어가 작동하는 방식과, 시, 이야기, 대화의 발화에서 나온 모든 것을 알아채려는 습관을 어떻게 익히는지에 우리가 관심을 두고 있음을 보여준다.

텍스트의 영향에 따르는 작업에 학습자 집단을 효과적으로 참여시키기 위해선, 들인 주의에 텍스트가 보상을 줄 수 있어야 한다. 누가 정의하느냐의 문제는 있지만, 이 텍스트는 '훌륭한 텍스트'여야 한다. 소설, 시, 연극, 시각 이미지, 음악은 여러 번 감상할 수 있어야 하고, 이전에 읽을 때 발견하지 못한 것 때문에 독자를 놀라게 만듦과 동시에 지난번 독서에서 자신이 얼마나 변했는지를 드러내줄 수 있어야 한다. 상징적 언어는 살아 있고, 도발적이며, 잠재적이고, 작품을 통해 구축된다. 시간적 복잡성은 미래의 장면을 삽입하거나 과거를 회상하는 장면, 시간여행이나 기간의 중첩 등을 통해 나타난다. 작품의 의미와 영향을 파악하는 데서 시제와 서법을 검토해볼 수 있다.

우리는 문화 전반에서 침묵당한 목소리를 의도적으로 포함시키려 한다. 이것은 작가, 언어, 계층, 시대의 문화·민족성을 포괄한다. 후기식민주의 이론가 가야트리 스피박이 말한 서발턴은 서사의학 교육에서 목소리를 얻는다.[5] 박탈당한 자, 권리를 빼앗긴 자의 목소리를 학습에 끌어들이는 것은 전통적 보건의료의 권력 불균형에 대한 도전이다. 부정의의 이슈에 도전하고, 폭력을 조사하고, 편견으로 벌어진 상황을 다룰 때 교육에서 실천과 원칙을 결합할 수 있다. 서사의학은 문학, 임상 기술을 동원하여 권력에 질문을 던진다. 이 텍스트, 이 교실에서 편안함을 느끼는 것은 누구인가? 누구의 목소리를 인정하는가? 누가 빠졌는가? 교육적 필요, 교실의 사회적·문화적 필요, 학습 환경과 (결국) 임상 환경에서 평등한 권력관계를 낳기 위한 노력을 위해 텍스트의 선택은 이루어져야 한다.[6]

텍스트가 시각적·청각적일 때는 함께 고려할 사항이 있다. 로베르트 슈만Robert Schumann의 바이올린 협주곡 라단조의 두 번째 주제는 긴장을 끌어들이며 시작하여 단조를 넘나든다. 쉽사리 음악은 햇살에서 어둠으로 움직이고, 선율 안에서 때때로 전환이 일어나지만, 장조와 단조 사이에 거슬림은 없다. 주의 깊은 청취자는 조성의 동시성을 이해하고, 대립하는 것처럼 느껴지는 조성의 비배타성non-exclusivity을 수용하게 된다. 나는 마크 로스코의 '색면bars of color' 작품들을 가르치곤 한다. 작품에서 나타난 추상적 표현주의는 내용에 관한 질문을 불가능하게 하고, 감상자들이 부력, 균형, 생동감에 이끌려 색조에 깊이 물들게 한다. 그것은 사색을 넘어 도취로 향한다.

교사는 분명히 교육 목적에 따라 텍스트를 선택한다. 이를테면 일인칭 서술은 관계성에 관한 세미나나 서사윤리 과정에서 독자와 저자 사이의 접촉을 검토하도록 이끄는 텍스트로 선택하게 된다. 교실에서 교사와 학습자 모두의 선호도가 영향을 미친다. 교사는 자신이 사랑하는 텍스트를 잘 가르치기 마련이다. 학습자가 제안한 텍스트를 포함시키는 교육적 습관은 교실에서 깊어진 협력과 평등으로 보상받는다.

우리 서사의학 실천은 거의 모든 수업에서 창조적 글쓰기를 포함하는 것으로 발전했다.[7] 내가 다음 예시에서 제시하는 것처럼, 자세히 읽은 텍스트의 그림자 아래서(또는 그 빛 아래서) 학생들에게 즉흥적인 글쓰기를 요청하는 일은 텍스트가 지닌 힘의 차원을 넓힌다. 교실에서 텍스트를 논의한 이후, 퍼실리테이터는 글쓰기 지시문을 제시하여 모든 학생에게 즉흥적으로 4~5분 정도 글을 쓰도록 한다. 작문 교실이나 전문가적 글쓰기 세미나에서 제시하는 지시문과 달리, 여기에서 지시문은 마음을 열기 위해 기획된 짧고 확장적인 초대의 글이다. 학생에게 무엇을 쓸지, 어떻게 쓸지, 글에서 어떤 지점을 다뤄야 할지 말하지 않는 지시문, 획기적이고 모호한 지시문이 더 좋다. 그 대신 학생들은 독자를 도취시키는 텍스트의 능력에 자신을 내어줄 자유를 누린다.[8] 지시문을 통해 글을 쓰는 일은 학생들에게 독서가 자신에게 한 일, 즉 어떤 해석이 일어났는지, 어떤 분위기를 느꼈는지, 어떤 암시를 봤는지, 어떤 기억이 떠올랐는지, 어떤 아름다움을 발견했는지, 어떤 생각에 자극받았는지 이해하도록 돕는다. 학생이 방금 쓴 것을 크게 읽는 것을 함께 들으며 서로에게 반응할 때 학생들은 내용을 표현하기 위해 자신이 형식을 어떻게 사용하고 있는지 깨닫는다. 누군가는 목록을 적고, 누군가는 기도문을 쓴다. 누군가는 끝에서부터 시작해 거꾸로 거슬러 오르며, 누군가는 전체를 가정법으로 적는다. 누군가는 등장인물의 의식에 친밀하게 접근해서 쓰고, 누군가는 분리된, 비인격적인 서사적 위치에서 쓴다. 자신의 창조 과정을 이해하는 일은 의도하여 이루어지지 않고, 글쓰기 과정 자체의 혼돈에서 모습을, 즉 형식과 내용을 드러내게 된다.[9] 우리는 읽기와 창의적 글쓰기를 함께하는 것이 학생의 자세히 읽기 기술을 계발하는 가장 직접적인 방법임을 확인해왔다. 그 몫으로, 학생들은 자신이 단어를 통해 무엇을 하는지 깨닫게 된다. 학생 자신이 저자가 되어 자신이 한 것을 보여주기 위해선 헌신된 독자가 필요함을 깨닫고, 읽기와 글쓰기의 창조적 과정이 상호적임을 경험하게 되는 것이다.

시간

이야기가 움직이는 방식에 관한 호기심으로, 서사 연구는 처음부터 시간에 매달려왔다. 398년에 쓰인 아우구스티누스의 『고백록Confessions』(제11권)에서 우리는 기억과 기대 사이에 있는 현재의 칼날 같은 얇음을 배운다. "세 가지 시간이 있다. 과거의 현재, 현재의 현재, 미래의 현재. (…) 과거의 현재는 기억이며 현재의 현재는 관찰이고 미래의 현재는 기대이다. (…) 그러나 지금 주어진 시간은 공간을 지니지 않으니, 어떻게 측정할 것인가? 지나갈 때 측정해야 하나? 그러나 지나가버리면 측정할 수 없다. 측정할 것이 남아 있지 않기 때문이다. 그렇다면 측정할 때 시간은 어디에서 와서 어디로 향하는가? 어디에서 나와 미래로 가는가?"[10] 시간의 생활 경험을 마주할 때 주어지는 끔찍한 불확실성은 인간 조건의 실존적·현상학적 고려를 낳았으리라. 몇 세기를 지나 아우구스티누스의 질문은 당대 신학과 철학의 최고 지성을 매혹했다. 1744년 잠바티스타 비코Giambattista Vico의 『새로운 학문The New Science』은 시간, 역사, 생각을 창조적 과정으로 재개념화했고, 1889년 앙리 베르그송Henri Bergson의 『시간과 자유의지Time and Free Will』는 지속과 연쇄를 인간 의식의 요소로 간주하여 의식적인 인간 생명의 관찰에 의존하는 것으로 보았다. 버트런드 러셀은 20세기 초 물리학과 심리학의 개념을 빌려 "이런 직접적 경험에서 시간에 관한 지식이 나온다"라고 보았다.[11] 시간의 본성에 관한 철학적 숙고와 함께 떠오르는 것은 그것을 표현하는 인간의 능력에 관한 질문이다. 문학 연구자 게오르크 루카치Georg Lukács로부터 우리는 소설이 시간의 문제를 풀기 위해 창조되었다는 것을 배운다. "소설에서 의미와 삶이 나뉘며, 따라서 본질적인 것과 시간적인 것도 마찬가지이다. 소설의 내적 작용 전체는 시간의 힘에 맞선 투쟁일 뿐이라고 말해도 좋다."[12]

종교학·철학·문학 연구로부터 나온 이런 탐구는 자연 세계의 현상 및 중력, 가속도, 지속 내의 시간과 공간의 상호관계에 관한 탐구와 얽힌다. 1915년 아인슈타인의 상대성 이론은 이후 우리가 시간의 '흐름'을 이해하는 방식을 완전히 바꿔놓았으며, 시간과 공간 속에서 사는 것이 무슨 의미인지에 관한 서사적·실존적 개념에 급진적·비가역적 영향을 미쳤다. 철학자 폴 리쾨르가 이후 더 명확히 표현한 바에 따르면, "시간은 지나가며 흐르는 것이자, 지속하며 남는 것이기도 하다".[13]

아우구스티누스, 비코, 베르그송, 러셀에 이어 시간성의 서사학적 검토는 미하일 바흐친의 『대화적 상상력』, 제라르 주네트의 『서사 담론Narrative Discourse』, 프랭크 커머드Frank Kermode의 『종말 의식과 인간적 시간Sense of an

Ending』, 퍼시 러벅Percy Lubbock의 『소설의 창조Craft of Fiction』, 폴 리쾨르의 『시간과 이야기』에서처럼 서사 이론의 주축을 이루고 있다.[14] 리쾨르가 제안한 것을 보자. "시간은 서사적 양식으로 표현되는 만큼만 인간의 것이 되고, 서사는 시간적 실존의 조건이 될 때 온전한 의미를 얻는다."[15] (강조는 원문) 리쾨르의 말은 시간과 불가분의 관계에 있는 서사성의 과제와 공명한다. 버지니아 울프와 제임스 조이스의 모더니즘적 창조, 프루스트의 기억에 관한 영웅적 업적, 베케트Samuel Beckett와 보르헤스Jorge Borges의 초현실성, 셰익스피어와 존 던 그리고 T. S. 엘리엇의 시는 시간적 역설의 언어적 표현에 관한 실험실의 역할을 담당해왔다.[16] 컬럼비아 서사의학 석사과정에서 자세히 읽기를 가르칠 때, 우리는 울프의 『등대로』를 천천히, 학기 내내 읽으며 시간뿐만 아니라 공간, 목소리, 은유, 서법, 상호주관성을 검토하는 텍스트적 바탕으로 활용한다.

마지막으로 서사의학의 발전 과정에서 우리는 텍스트적인 것을 넘어 시각예술과 음악에서 나타나는 시간의 서사적 본성을 검토하는 것이 유용함을 발견했다. 서사의학 학생과 학자는 동시대에 만들어진 『등대로』와, 피카소Pablo Picasso와 브라크Georges Braque의 입체파 미술이 지닌 유사성에 관해 써왔다. 우리는 바로크 대위법과 재즈의 즉흥연주를 통해 시간적 팽창에 익숙해진다. 현대 매체인 그래픽 노블은 여백의 간격을 통해 말로 표현되지 않은 시간과 공간의 흐름을 보여주어, 시간과 공간을 변형시킨다. 인간 신체로 돌아오면, 우리는 기술적 개입을 통해 생명을 연장하고, 줄기세포를 통해 신체 기관을 무한정 만들어 불멸을 찾고, 생물학적 시계를 돌려 중년 여성이 임신하게 하며, 청소년의 성장기를 무기한 늘리려는 노력에 주의를 기울이고 있다. 이런 과학적 탐구는 결국 시간의 생활 경험에 문화적 영향을 미칠 것이며, 이는 누군가 자신의 현재를 계속 살아가고자 할 때 존재 개념에 통합되어야만 한다.

278

텍스트 속 시간의 탐구에서 위와 같은 고려를 극적으로 드러낸 서사의
학 수업의 한 장면을 묘사하겠다. 이 세미나는 뉴욕 장로교 병원 사회사
업팀에서 진행되었다. 대형 병원 여러 곳에서 일하고 있는 12~15명의 사
회복지사가 매달 한 번씩 자세히 읽기와 창조적 글쓰기 수업에서 만났다.
이날 텍스트는 루실 클리프턴이 쓴 〈프레드 클리프턴의 죽음〉이었다.

> 프레드 클리프턴의 죽음
> 1984년 11월 10일
> 나이 49세
> 나는 내 중심으로
> 끌려들어가는 깃 깉있다
> 아내의 손에
> 내 경계를 남겨두고
> 나는 보았다, 다신 없을
> 명료함으로
> 그리하여 눈은 없지만
> 볼 수 있었다,
> 오름과 회전을,
> 피부를 통해,
> 주변 모든 사물은
> 형태를 잃고
> 오, 결국 사물
> 그 자체만 있네.[17]

이 시를 읽으면서 우리는 독자로서 무엇을 경험하는가? 절약된 단어와

연 길이, 심지어 연의 숫자마저 묘사하는 사건과 비율이 맞지 않는 것 같다. 독자 중 한 명은 시의 '나'가 누구이든, 시에서 죽음의 순간에 있는 것 같다고 말했다. 보건의료 전문가로서 우리의 위치가 이 시를 신체적 방식으로 해석하도록 이끌 수도 있지만, 그날 참여한 우리 대부분은 중환자실이나 호스피스 침대에서 한 사람이 죽어가고 아내가 그 지상의 잔여를 붙들고 있는 광경을 상상했다. "오름과 회전을, / 피부를 통해,"라는 구절은 신비하게도 죽음의 순간 영혼의 승천을 떠오르게 한다. 나는 중환자실 의사들을 대상으로 이 시를 가르쳤던 시간을 떠올려본다. 한 사람이 "오름과 회전을, / 피부를 통해,"라는 표현은 간호사가 피부 손상을 막기 위해 환자를 침대에서 재위치시키는 것을 가리킴을 분명히 해줬다. 이 의사는 수업에서 삶의 의미심장함에 관한 매우 은유적이며 실존적으로 호소력 있는 증언을 적었는데, 그 글은 임상에서의 일과 함께할 수밖에 없는 문학적 정신과 개인적·맥락적 의미의 동시적 창조가 결합되어 나타난 결과물이었다.

우리는 시의 목소리에 관해 생각해보았다. 죽어가는 남자와 같은 성을 쓰는 시인은 죽어가는 남편의 목소리로 복화腹話하고 있는 걸까? 시인은 환자가 겪는 일을 상상하려 하는 걸까? 그렇다면 죽음 사건을 세속적 부활로 그려내서 지나치게 위생화衛生化 또는 성화聖化한 것은 아닌가. 단지 소망에 찬 생각이었을 뿐일까? 우리는 "내 경계"가 무엇인지 생각해보았다. 그것은 물질적 소유, 즉 자녀 또는 갚지 않은 대출일까? 아니면 몸 자체일 수도 있을까? 미래는 아닐까? 심각한 설정에도 독자 대부분은 시를 읽으며 친밀감과 평화를 경험했다. 한 사회복지사는 "나는 사랑을 느꼈어요"라고 말했다.

'지금'이 언제인지를 놓고 우리의 논의는 계속 선회했다. 화자는 자아의 중심으로 끌려들어가는 것 "같았다". 그는 명료하게 "보았다". 눈이 없어도 볼 수 "있었다". 이 과거 시제 동사는 이 서술이 후향적으로 제시되었다는 점을 입증한다. 그러나 마지막 연, "오, 결국 사물 / 그 자체만 있네"는 이것이 목격의 행위 중간에 발화된 것 같은 느낌을 준다. 한 독자는 마치 과거가 현재를 사로잡은 듯하다고 말했다. 루실 클리프턴이 시를 발표한 것은 1987년이고 프레드 클리프턴이 죽은 것이 1984년이라면, 우리는 이것이 죽음으로부터 사자를 되살리려는 애가哀歌일 수도 있겠다고 생각해본다. 이상하게도 이 시의 중심점은 끝에서 두 번째 연, 환기하는 역할을 하는 "오, 결국"에 있다.

우리는 4분 정도 글을 썼고, 자기가 쓴 것을 크게 읽어 발표하도록 모두에게 요청했다. 내가 제시한 지시문은 "오, 결국"이었다.

한 사회복지사는 나음과 같이 적었다.

삶의 끝에
더는 공포가 없음을 나는 찾네
한 번이라도 의심했던가, 몇 년 동안이나
상상할 때
내가
풀려날 수 있으리라고
결국
준비되리라고
당신을 남겨두는 것을 견딜 수 없다는
걱정과 슬픔에서 자유로워지리라고.
아아, 걱정 말라.
내가 이전에 알았더라면.

클리프턴 작품의 플롯과 형식이 글쓴이에게 영감을 주었다. 단어, 연, 연 길이의 경제성, 한 단어만 있는 연이 두 개인 것이 같다. 그러나 시의 화자가 처한 상황은 역전되었으며, "나"는 사랑하던 "당신"을 이야기하는 작가처럼 보인다. 고요한 분위기가 긴장이나 유감을 대체한다. 클리프턴과 달리 글쓴이는 시 대부분을 현재 시제로 적었다. "더는 공포가 없음을 나는 찾네." 나는 "아아"라는 단어에서 큰 감동을 받았다. 역설적인 후회가 느껴졌고, 글쓴이가 공포를 열망했음을 보여주는 독특한 신호 같았다. "결국"이라고 써야 하지 않았을까 하고 나는 물었다. 글쓴이와 나는 수업 후 이메일로 대화를 이어갔다.

> 네, "아아"는 후회를 표현해요. 나는 많이 생각해왔어요. 죽음을 두려워했는데, 몇 년 동안 매일 죽어가는 젊은 사람들을 보았기 때문이죠. 나이를 먹자, 나는 아들을 홀로, 굳건히 지킬 수 없음을 알았어요. 지키기 위해 항상 싸웠죠. 아들은 자신감과 독립심으로 가득한 남자예요. 아마 내가 더는 필요 없다고 말하는 것인지도 모르겠네요. (…) 이런 삶의 단계를 지나면 "아아." 삶의 끝에 잃을 건 얼마 남지 않을 거예요.[18]

우리는 죽음의 순간 공포의 존재 또는 부재를 복잡하게 만든 참가자의 창조성을 통해, 클리프턴의 시를 둘러싼 수수께끼를 넘어 더 나아갔다. 시와 그 그림자 아래서 글을 쓰는 일은 글쓴이에게 아우구스티누스의 삼자연합triumvirate●에서 자신의 위치를 절실히 경험하게 하며, 용기와 함께

● 여기에서 삼자연합 또는 삼두정치라는 표현은 원래 아우구스티누스의 개념이지만, 이를 통해 샤론이 의미하는 것은 원 개념과는 다르다. 아우구스티누스는 전지한 신의 눈 앞에서 과거, 현재, 미래는 하나라는 견해를 펼쳤고, 이를 통해 악의 문제를 돌파하려 한다(왜 선한 신이 있는데 세상에 악이 존재하는가?). 간략히 말하면, 현재의 악은 미래에는

상실, 요구, 공포의 모호함을 예견하게 한다.

다른 참가자는 다음과 같이 적었다.

> 오, 결국, 그는 평화를 얻었다. 오, 결국, 우리는 평화를 찾았다. 이런 날
> 을 보내는 것은 고문과 같았다. 보고 듣는 고문 말이다. 그는 몸에서, 주
> 름살 진 피부에서 불편함을 느끼는 것 같았다. 일어서고, 눕고, 물건을 쥐
> 고, 사람을 부르는 일 모두가. 그는 떠날 준비가 된 것처럼 보였지만, 하
> 나 남은 것이 있는 듯했다. 아내의 목소리를 한 번 더 듣고 싶었을까? 아
> 내는 주저했다… 그리고… 결국, 아내는 그의 침대 옆으로 가서, 그가 듣
> 고 싶었던 단어를 속삭였다… 그리고 아내는 떠났다… 그도 떠났다.

다시, 이 글쓴이는 죽음의 침대 옆에서 클리프턴이 쓴 시로부터 개념,
단어, 세부를 빌려 어둡게 각색했다. 이 글의 감각적 세부는("일어서고, 눕
고, 물건을 쥐고, 사람을 부르는 일") 독자를 고문의 광경으로 즉각 인도한다.
이것은 병원 사회복지사에게 익숙한 광경이다. 글쓴이는 죽음의 침대가
지닌 본성을(일과 삶) 누설하지 않고 그 광경을 묘사하여 글쓰기를 고백
이나 증례 보고가 아닌 명확한 창조적 활동으로 만들었다.

이게 왜 문제가 되는지 살펴보자. 보건의료 환경에서 글쓰기는 보통 증
례의 임상적 사실을 동료에게 전하기 위해 도구적으로 활용된다. 환자에
관해 글을 쓰거나 이야기하는 것은 본성상 환자의 임상적 상태를 동료에
게 전달하기 위한 전문가적 의무이다. 또는, 소진이나 의료 과오를 해결

악이 아니며, 그것은 시간을 초월한 신의 눈 앞에서 결국 구속(救贖)으로 이어진다. 반
면 저자가 가리키는 것은 저자-텍스트-독자의(그리고 글쓰기로 다시 저자가 되는) 삼자연
합이다.

하도록 돕는 지지 집단에 참가한 의료인에게 이런 글쓰기는 개인적 어려움의 표시이다. 반면 서사의학 수업에서 초점은 창조적 과정에 있다. 참가자는 자신을 털어놓기 위해, 알고 있는 것을 다른 사람에게 전하기 위해 글을 쓸 필요가 없다. 오히려 여기에서 글쓰기는 자기발견과 상호 인정의 형태를 띤다. 클리프턴의 시에 관한 응답에서, 글쓴이와 청취자는 모두 마지막 행동을 생각할 수 있는 해석적 자유를 얻었다. 그것은 용서였을까? 그것은 적대감을 마지막으로 떠나보내는 일이었을까? 그것은 오랫동안 기다린 용서였을까? 숨겨진 것은 숨겨진 채로 남고, 속삭임은 기록되지 않으며, 우리 청취자를 포함한 보는 이들은 존재의 퍼즐을 통해 궁리해볼 기회를 얻는다.

공간

시간에서 공간으로 이동하면 중력, 질량의 인지, 차원의 굴곡이 도입된다. 시간을 경험하는 것은 몸이고 필멸의 조건에 의해 만들어지지만(천사나 유령이 시간을 경험할까? 아인슈타인이 영원히 살았다면 상대성을 생각할 수 있었을까?), 그것은 만지거나 느끼거나 위치를 정할 수 없다. 반면 공간은 확실히 물질적이다. 시간과 공간의 결합을 강렬하게 표현한 것은 러시아 문학 이론가 미하일 바흐친이 1937~1938년에 쓴 「소설 속의 시간과 크로노토프의 형식Forms of Time and of the Chronotope in the Novel」이다. 눈부신 통찰로 바흐친은 시간과 공간을 크로노토프 개념으로 결합한다. "문학예술의 크로노토프에서 공간과 시간의 지표는 하나로 융합되어, 용의주도하게 구축된 전체를 만든다."[19] 크로노토프의 예로 바흐친은 길, 문지방, 성, 응접실, 만남을 제시하고, 독자들에게 구체적인 공간과 함께 시간이 흐르는 경험을 제시한다. "항상 그랬던 것처럼, 시간은 두꺼워져 살이 붙고 예술적 가시성을 띤다. 마찬가지로 공간은 변하여 시간, 플롯, 역사의 움직임에 반응한다."[20] 베르그송이 1889년 제안한 "무한하며 동질적인 매개의 형식으로 인식되는 시간은 반성적 의식을 사로잡은 공간의 유령일 뿐이다"를 문학에 활용하여 바흐친은 현실이라 불릴 만한 모든 것에서 인지와 표현, 양면의 의식을 확장할 방법을 독자와 작가에게 알려준다.[21] 서사의학에서 크로노토프 개념은 엄청나게 유용하다. 그것은 시간과 공간의 추상적 분류를 응고시켜 감지할 수 있게 만든다. 크로노토프는 의미 발견의 방법을 준다. 사건과 상황을 인식가능한 것, 따라서 표현 가능한 것이 되도록 만들기 위해서 시간과 공간의 결합이 필요하기 때문이다. "사건의 표현 가능성을 보여주는 데 반드시 필요한 것이 바로 크로노토프이다. 시간(인생의 시간, 역사의 시간) 지표의 밀도와 구체성 증가는 잘 구분된 공간적 영역 안에서 일어나기 때문이다."[22]

소설은 때로 시간, 장소, 공간을 뒤흔들어 독자를 서사 세계로 끌어들이며, 텍스트의 '실재'를 경험하는 감각을 깨운다. E. M. 포스터E. M. Forster는 『소설의 이해Aspects of the Novel』에서 독자에게 의미를 전달하는 공간의 힘을 몇 문장으로 포착한다. 그는 톨스토이Lev Tolstoy의 『전쟁과 평화War and Peace』에 관해 쓴다. "작품은 시간과 공간을 넘어 확장되고, 짜릿한 공간감은 음악과 같은 여운을 남겨 우리를 겁나게 한다. 누구든 『전쟁과 평화』를 조금만 읽어도 위대한 화음이 울려오기 시작함을 느낀다. (…) 그것은 러시아의 광대한 땅에서 울려 나온다."[23] 체화된 생물인 인간은 스스로 공간을 점유하며, 다른 사물에 의해서도 부분적으로 점유되어 있다. 포스터는 "우리가 지나갈 때 장엄함과 울림을 쌓는 다리, 얼어붙은 강, 숲속, 정원, 들"을 톨스토이가 그리며, 그의 작품을 읽는 인간이 상상의 영역 틀 안으로 들어갈 수 있는 "공간을 만든다"라는 점을 지적한다.[24]

문학 텍스트에 서술되거나 시각예술 작품에 그려진 공간을 검토하는 일은 그 안에 숨겨진 의미로 다가가는 열쇠를 준다. 버지니아 울프의 소설 『파도The Waves』는 어린 시절부터 죽을 때까지 등장인물의 수십 년 삶과 함께 새벽부터 밤에 이르는 시간의(플롯도, 진행도 모두 시간이며, 소설의 구조 자체가 하루의 시간 흐름을 변화시킨다) 실타래를 다룬다. 그러나 울프가 조심스레 작업한 공간의 친밀함과 놀람은 상상력의 선물을 전해준다. 까치밥나무 덤불에 숨은 아이, 자기 대성당을 얹고 기어가는 달팽이, 나무 울타리와 같은 가정생활에 갇힌, 쓸쓸해 보이는 어머니의 이미지가 소설의 독자에게 남는다.[25] 프랑스 현상학자 가스통 바슐라르Gaston Bachelard는 문학 연구자에게 공간의 시학을 동명의 책으로 일깨웠다. 헛간, 둥지, 껍질과 같은 공간을 자세히, 애정으로 연구하며 바슐라르는 공간에 갇히려는, 자기만의 방을 만들려는 생명체의 심원한 욕망을 바라본다. 그것은 쉴 곳이자, 다른 이에게 들어와 쉬라고 청할 곳이다. "상상이 사로잡은 공간은 측량사의 측정과 어림의 대상이 되는 공간과 무관한 것으로 남을 수 없다. 이런 공간은 그 실제성이 아닌, 상상력의 애호를 통해 살아남는다."[26] 우리의 형식, 중력, 취약성, 확산에 관해 다른 식으로는 말할 수 없는 어떤 것을 공간이 선포한다고 바슐라르는 말한다.

인간이 공간을 활용하는 방식에 관한 연구는 우리가 영역을 점유하고, 묘사하며, 경험하고, 심지어 견디는 방식 깊은 곳에 위치한 의미를 밝힌다. 서사의학은 그 자체로 개인의 생물학적 틀과 사회적·정치적·전문가적 틀 사이에서 신체의 공간적 본성을 이해하려는 비이원론적 노력이다. 알다시피 보건의료는 신체인 사람, 사람인 신체를 향해왔다. 다른 방식은 없다. 비서사적 환원주의 의학은 생물학적 이상을 이론화하거나 장기, 조직, 세포 수준에서 문제를 치료할 때 신체의 공간성을 경시해왔다. (심각하게 아픈 환자를 돌보는 분과 전문의는 임상에서 일이 잘 굴러가지 않을 때 자기가 맡은 장기는 잘못이 없다고 생각하는 경향이 있다. 이를테면 심장 전문의는 "심장 때문이 아니다"라고 말하고 신장 전문의는 "신장 때문이 아니다"라고 말한다.) 독특한 욕구, 열정, 이상, 노쇠를 지닌 복잡한 신체는 명확한 논리적 환원을 향한 욕망을 방해한다. 여기에서 사회학자 미셸 드 세르토Michel de Certeau가 제안한 공간lieu과 장소espace의 구분이 유용하다.[•] 공간은 기하학적 좌표로 규정된다. 두 사물은 동시에 한 장소에 있을 수 없다. 장소는 "방향, 속도, 시간 벡터를 고려할 때 존재한다. 따라서 장소는 움직이는 요소가 교차하면서 구성된다. 그 안에 배치된 운동의 전체적 조화를 통해 작동한다는 의미이다. (…) 공간이 말이라면, 장소는 말해진 단어와 같다. (…) 간단히 말하면, 장소는 실천된 공간이다".[27] 환원적 의학은 인간 신체를 공간처럼 다룬다. 서사의학은 인간 신체를 장소처럼 다룬다.

문학자, 모더니스트, 현상학자, 사회학자의 사고를 빌려 우리가 서사의학 교실에서 장소를 어떻게 가르치는지 살펴보자. 이 교육은 서사의학 석사과정 대학원 수업 중 '서사의학의 방법'이라고 불리는 자세히 읽기 핵심 과정에서 진행된다. 이것은 장소의 서사적 요소를 다루는 여러 세미나 강의 중 하나로, 강의에서는 이 장에서 인용한 바슐라르, 바흐친, 드 세르토, 리쾨르, 울프 등의 작품을 읽었다.

다음의 텍스트는 헨리 제임스의 『여인의 초상』을 발췌한 것이다. 뉴욕 알바니 출신인 가난한 처녀 이자벨이 영국 사촌을 만나기 위해 부유한 고모에게 간다. 템스에 있는 선조의 저택인 가든코트에 도착한 저녁, 사촌 랠프는 회랑에 있는 그림을 이자벨에게 보여준다.

[•] 이 역어는 이왕주로부터 빌려 온 것이다. 『상처의 인문학』에서 이왕주는 장소와 공간을 구분하여 기하와 경제의 양적 단위로 정해지는 것이 공간이라면, 상처와 추억으로 차 있는 것이 장소라고 말한다.

그녀는 랠프에게 그림을 보여달라고 부탁했다. 그 집에는 그림이 엄청 많았고, 대부분은 랠프가 직접 수집한 것이었다. 가장 훌륭한 것들은 오크목 화랑에 아름다운 배치로 진열되어 있었다. 화랑의 양쪽 끝에는 사랑방이 있었고 저녁에는 대체로 불을 켜놓았다. 그림을 돋보이게 할 만큼 빛이 밝지는 않아서, 감상은 내일로 미뤄도 될 것 같다. 랠프는 과감하게 제안했다. 이자벨은 실망한 것 같았지만, 미소를 지으며 말했다. "괜찮으시다면 조금만 보고 싶네요." 그녀는 열망에 가득 차 있었고, 자신이 간절히 열망하고 있으며 이제는 그것이 겉으로 드러남을 알고 있었다. 참을 수가 없었다. "남의 제안을 받아들이지 않는 아가씨로군." 랠프는 속으로 말했지만, 짜증이 나지는 않았다. 그녀가 조르는 것이 즐겁고, 기쁘기도 했다. 일정한 간격을 두고 받침대에 놓인 램프 불빛은 충분하지는 않았지만 부드러웠다. 빛은 풍부한 색채의 흐릿한 사각형들과 육중한 액자틀의 빛바랜 도금에 닿았다. 화랑의 잘 닦인 바닥은 광택을 비췄다. 랠프는 촛대를 들고 이리저리 움직이면서 자기가 좋아하는 그림을 가리켰다. 이자벨은 걸음을 옮겨 그림을 하나씩 살펴보며 작은 감탄과 중얼거림에 빠졌다. 랠프는 그녀에게 감식안이 있고 자연스러운 취향을 지니고 있다는 인상을 받았다. 그녀도 직접 촛대를 들고 천천히 이곳저곳에 촛불을 비춰보았다. 그녀가 촛대를 높이 쳐들었다. 그녀가 그렇게 하고 있을 때, 랠프는 방 한가운데 멈춰 서서 자신이 그림보다 그녀에게 더 자주 눈길을 돌리고 있음을 알았다. 시선이 방황했지만, 그는 잃은 게 없었다. 여기 있는 어떤 그림보다 그녀를 보는 것이 더 나았기 때문이다.[28]

이 얼마나 풍성한 문단인가. 이 글은 랠프와 이자벨의 장소로, 기하학적으로 기술된, 둘의 만남이 '작동하는' 공간으로 초청한다. 자세히 읽기 독자는 육신 없는 서술자가 자기의 판단과 평가를 내보이며 등장인물 근처를 날아다니고 있음을 알아챌 것이다. 그는 등장인물들의 말과 생각을 엿들어 옮겨 적고 있다. 더 구체적으로, 이자벨이 '알고 있었던' 것으로부터 랠프가 '속으로 말했던' 것으로 옮겨 감을 통해 의식을 향한 접근이 변화하고 있음을 독자는 알아채게 된다. 이와 동시에 독자는 환경에 의해 제시된 사회경제적 세부에 집중하여, 랠프가 부유한 계층의 삶을 살고 있음을 본다. 이 짧은 발췌문은 독자에게 둘의 만남이 지닌 성애적 가능성을 슬쩍 보여주며, 랠프는 사촌의 물리적 존재와 함께 그녀의 미적 취향을 느끼고 있다. 이자벨은 자신을 의지의 여인으로 선언하며, 원하는 것에서 쉽게 물러나지 않는다.

그러나 이 모든 성격적·서사적·성애적 요소는 발췌문에 나온 두드러신 요소 때문에 뒤로 물러난다. 그것은 빛이다. 독자는 이 장면을 그림과 두꺼운 액자("풍부한 색채의 흐릿한 사각형들"으로 기억에 남는) 위와 회랑의 광낸 바닥, 이자벨 위로 비치는 촛대와 램프의 놀이를 통해 관찰한다. 이 장소의 한 측면에 관한 세부 묘사는 장면을 독자의 마음에 새겨 그 안으로 진입할 수 있게 만든다. 그러니, 조명 담당자에게 발췌 부분의 공을 돌리자.

학생들이 제임스가 쓰면서 내린 결정의 결과를 더 경험할 수 있게 하려고, 나는 다음 3분 동안 다음 지시문을 놓고 글을 쓰도록 했다.

"오로지 빛의 측면에서만 어떤 사건이나 상황에 관해 써보세요."

3분 동안 쓴 것을 크게 읽도록 청하리라는 것을 안 우리는 모두 쓰기 시작했다. 한 학생은 비 오는 밤 고속도로에서 일어난 교통사고에 관해 적었다. 다른 학생은 복강 내부를 볼 수 있도록 새로 설계된 수술실의 빛에 관해 쓰면서, 나중에 보니 이전 수술실이 위험할 정도로 어두웠다고 적었다. 한 학생은 뉴욕시의 석양이 구름에 덮여 형태가 훨씬 극적으로 변하는 것에 관해 썼다. 임상 간호사인 학생 한 명은 다음과 같이 적었다.

> 잠에서 깬 나는 암회색 공기를(창문 블라인드 사이로 몰래 들어오는 가로등 빛 탓에 암회색이었다) 날카롭게 찌르는 방의 이상한 반짝임에 깜짝 놀랐다. 그것은 행성처럼 깜빡였다. 복도로 나가 그녀의 방에 들어갈 때까지 어둠이 나를 감쌌다. 공간은 검은색, 완전한 검은색이었다. 작고 싸늘한 구체가 방 저쪽의 이불이 부드럽게 오르내리는 것을 볼 수 있을 만큼의 빛을 비췄다. 아무 일 없구나.[29]

글쓴이가 이 문단을 크게 읽는 것을 들으며 우리, 그녀, 장면은 삼자연합을 이루었다. 독자들은 이 이상한, 행성처럼 깜빡이는 것에 끌려 잠자는 이의 물결을 비추는 다른 구체의 빛을 향해 인물이 이동하는 것을 따라갔다. 이 장면에서 우리는 서로 만나, 텍스트를 쓴 이와 공동 독자로서 함께했다. 글쓴이는 자기가 쓴 결과에 놀랐다. 기억하고 있던 장면의 빛에 관한 측면을 지시문을 통해 쓰기 전까지는 '알지' 못했기 때문이다. 우리는 길고 계속 제한을 거는 문장과 이미지의(감싸임, 구체, 달의 반대편) 밀도 그리고 그 연장에서 제임스의 흔적을 본다. 텍스트를 크게 읽은 뒤, 우리 독자는 감상에 참여했다. 내가 기억하기로 수업에서 나온 논평은 잠자는 아이나 부모의 염려하고는 아무 상관이 없었다. 논평은 글 자체를, 세부의 층위, 고요를 만드는 능력, 그 아름다움을 나눴다.

훌륭한 텍스트의 영향 아래서 장소에 관해 쓰는 것을 통해 학생들과 나는 분위기, 의미, 맥락, 심지어 플롯을 만드는 장소의 환기 능력을 경험했다. 우리는 문학 텍스트의 공간적 세부, 그 인상과 의미에 좀 더 동조하게 될 것이다. 『여인의 초상』을 함께 읽으면서, 우리는 두 사람이 서로에게 "풍부한 색채의 흐릿한 사각형"이 되는 과정에, 이자벨이 그림을, 랠프가 이자벨을 볼 때 느끼는 신비와 미지로 서로를 바라보게 되는 과정에 참여할 준비를 하게 된다.

목소리

누가 서사를 말하는가? 누구로부터 서사가 말해지는가? 서사의 목소리에 주의를 집중할 때 서사의 창조자(저자, 화자, 수행자), 창조자가 표현하기로 선택한 서사, 수신자(독자, 청취자, 관람자)의 역할, 서사 행위 속 창조사, 창소사와 수신자 사이에 생기는 접촉에 관한 여러 복잡한 질문을 동시에 던지게 된다. 목소리 개념은 서사가 한 사람으로부터 다른 사람에게 전달되는 것이라는 점과, 서사의 선물은 단어 자체, 분위기, 말투, 음악과 같은 언어의 한 종류를 통해 흡수된다는 점을 강조한다. 목소리는 원래 물리적 범주이지만, 문학 연구의 개념적 작업 대상이 되었다. 하지만 여전히 목소리는 성대의 특정 형태를 지나는 공기의 흐름이 특정한 구강 형태를 지나며 나는 소리를 지시한다. 그러므로 목소리는 생각하는 뇌뿐만 아니라 듣고 구분하는 미학적 귀에도 등록된다. 목소리는 특정 개인만 내는 것이 아니다. 그리스 비극의 코러스, 사회적 집단 지성, 다수 지성으로부터도 나오며, 비인간 동물이나 기계, 다른 존재가 말하는 모습을 상상해볼 수 있다.[30]

목소리는 문학적 고려사항이자 사회문화적·윤리적 고려사항이기도 하다. 심리학자 캐럴 길리건Carol Gilligan이 도덕적 의사결정에 관한 여성의 대화를 연구하여 그것이 남성의 대화와 다름을 발견했을 때, 길리건은 그 선구자적인 연구를 『다른 목소리로In a Different Voice』라고 불렀다.[31] 클라우디아 랭킨Claudia Rankine은 발화 장르를 따라 부제를 붙인 『시민: 미국 서정시Citizen: An American Lyric』에서 인종차별이 정의와 특권의 깊은 균열일 뿐만 아니라 '지시 가능성addressability'의 불평등이기도 함을 보여준다. 불가시성과 침묵을 통해 사회적 폭력이 가해짐을 보여주는 것이다.

> 당신은 이방인이 무슨 상관이냐고 묻고는 그저 서서 그를 바라본다. 그는 방금 스타벅스에서 활기 넘치는 10대를 깜둥이라고 지칭했다. 그가 당신을 향해 돌아설 것이라 기대하지 않으며, "나 여기 서 있잖아요"라고 당신이 대답한다.
> 그는 뚜껑 덮은 종이컵을 한 손에, 작은 종이 가방을 다른 손에 들고 있다. "그저 아이들이잖아요. 모두에게 KKK를 새길 필요는 없지요"라고 당신이 말한다.
> "됐소." 그가 대답한다.[32]

젠스 브록마이어와 롬 하레Rom Harré는 큰 영향력을 미친 책 『서사적 정체성Narrative Identity』에서 도덕적·사회적 맥락과 헌신의 측면에서 작가적 목소리가 무엇인지 설명하고 있다.

> 이야기는 '입장들'에서 나온다. 즉, 이야기는 지역의 도덕적 질서에서 '벌어지고', 그 안에서 화자로서 개인이게 주어지는 권리와 의무는 주된 작가적 목소리의 위치에 영향을 미친다. 이야기는 특정 서사를 특정 관점과 특정 목소리로 표현한 것이라는 가정 아래에서 들어야 한다. 이런 관점주의perspectivalism의 중요성은 아직 완전히 인정받지 못했다.[33]

길리건, 랭킨, 브록마이어는 각각 서사적 삶에서 목소리의 힘을 인식하고 있다. 길리건에게 말하는 여성의 목소리는 그들이 말하는 단어뿐만 아니라 가치, 위치, 태도 등 더 전반적인 특성도 함께 전달한다. 랭킨은 말해지는 단어에서 나타나는 인종차별의 원자료를 제시하며 그것 자체가 폭력을 가한다고 말한다. 그는 랠프 앨리슨을 인용하여 다음과 같이 말한다. "언어에서 나타나는 인종 분리는 가장 은밀하며 잘 이해되지 않은 분리의 형식일 것이다."[34]

목소리가 나오는 위치에 주의를 기울이고 화자의 권리와 의무를 고려할 것을 강조한 브록마이어와 하레의 간곡한 권고는 보건의료 환경에서 들려지고, 끌어내지며, 종종 침묵당하는 목소리에서 특히 중요하다. 계층, 인종, 젠더 정체성, 선호 언어, 건강 상태에서 나타나는 권력 불균형은 이런 기반으로 인해 소외당하는 사람의 이야기를 듣는 일을 복잡하게 만든다. 하나만으로도 그 사람을 침묵시키는 데 충분하다. 보건의료 전문가는 환자에게 듣는 과정에서 어려움이 있다는 사실을 무시할 수 있는데, 주요 언어가 아닌 다른 언어를 말하거나, 관료제적 어휘 선택에 능숙하지 않고, 건강과 삶의 방식에 관한 비전통적 믿음을 고수하는 경우와 같을 때가 특히 그렇다. 환자와 가족은 너무 많은 질문을 하거나, 너무 많은 증거를 요구하거나, 의학적 의견에 도전할 때 쉽게 침묵당하곤 한다. 의사와 기업이 쥐고 있는 보건의료의 가파른 권력 위계는 특권과 영향력의 근원적인 불균형을 일으키고 환자와 다른 보건의료 전문가로부터 이야기가 나오는 것을 가로막는 의학적 제국주의를 허용한다.

아리스토텔레스가 『시학』에서 미메시스와 카타르시스 개념을 숙고한 이래, 목소리와 그 부모 개념인 관점, 시각에 관한 문학 연구는 서사학의 핵심 질문으로 자리 잡았으며 그 연장선에 있는 서사의학도 마찬가지이다.[35] 1920년대 러시아 민화의 서사 구조를 연구한 블라디미르 프로프 Vladimir Propp 등 러시아 형식주의자가 목소리에 관한 현대적 연구를 시작했다. 그들은 설명된 사건을 가리키는 파불라fabula와 이 사건을 표현하기 위해 생성된 텍스트인 슈제트syuzhet를 구분했다. 프랑스 구조주의자는 이스투아르와 레시를 통해 비슷한 구분을 지었다. 이런 문학적 구분은 보건의료의 일상적 업무에서도 찾아볼 수 있다. 캐스린 몽고메리 헌터Kathryn Montgomery Hunter가 의학의 증례 보고를 묘사한 것을 보자. "'현실'의 투명한 설명 대신, 그 고도로 조직화되고 관습적인 구조는 사건에 질서를 설정함을 통해 의미를 부여한다."[36]

　　1972년 『서사 담론』에서 제라르 주네트는 서사 연구에서 고려해야 할 세 가지 요소가 있다고 제안했다. 이야기, 서사, 서술하기가 그것이다.[37] 그의 이야기story 개념은 사건 자체를 기술하는 파불라, 이스투아르와 유사하고, 서사narrative는 사건의 텍스트적 재현을 가리키는 슈제트 또는 레시와 유사하다. 그러나, 세 번째 용어인 서술하기narrating*는 '실제'인 파불라와 재현인 슈제트의 이분법적 구별을 복잡하게 만든다. 서사적 설명을 표현하고 수용하는 인간 행위에 집중할 때, 우리는 인간 인지와 재현뿐만 아니라 인간 관계의 예측 불가능성, 다형성, 모호성, 관점적 본성을 알게 된다.

　　독자 반응 비평은 주네트의 서술에서 출발, 사건을 설명하기 위한 복잡한 개념을 제시했다. '말하는' 저자와 '듣는' 독자의 행위를 향한 언어학, 정신분석학, 미학적 관심을 결합한 것이다.[38] 롤랑 바르트, 발터 벤야민Walter Benjamin과 같은 다양한 비평가의 작업은 작가의 단어를 가지고 독자가 무엇을 하는지에 관한 우리의 이해를 확장했다.[39] 후기구조주의와 해체의 각성을 통해 우리는 이제 사건이 기록을 위해 가만히 있지 않으며

●　　이야기는 사건 자체, 서사는 사건을 옮긴 텍스트, 서술하기 텍스트의 발화 행위를 가리킨다.

'실제'는 인지와 재현을 통해 창조된다는 것 그리고 지각하는 사람의 관점이 지각된 것을 바꾸고 사건을 재현하는 서사적 행위에서 사건 자체가 발생한다는 것을 깨닫고 있다.[40] 소설가이자 비평가 존 버거John Burger가 시립 수영장에 누워 푸른 하늘을 볼 때, 그는 새털구름이 흘러감을 알아챈다. "굽이친 구름의 움직임은 구름 각각의 덩어리에서 나오는 것이지, 가해진 압력 때문이 아니다. 잠든 사람의 움직임을 떠올려보라."[41] 이런 생각은 수영하는 사람이 구름을 바라볼 때 떠오를 수도 있고 떠오르지 않을 수도 있지만, 그가 바라본 것을 표현하려 할 때만 가능할 것이다. 그는 이어간다. "내가 굽이를 오래 바라볼수록, 말 없는 이야기가 떠올랐다. 손가락이 말하는 이야기 같은 말 없는 이야기들. 하지만 사실, 이야기하는 것은 파란색의 침묵 속 매우 작은 얼음 알갱이들이었다." 여기에서 파불라는 기상학적·대기과학적 사건이다. 슈제트는 새털구름뿐만 아니라 주관성과 서사성의 본성에 관한 주목할 만한 명상이다. 나는 이 글을 읽다가 나에게 어떤 일이 발생하고 있음을 느꼈던 적이 생각난다. 나는 내 안의 움직임을, 나와 함께 진정하여 정지한, 몸을 웅크린 생물이 평화와 활기를 동시에 보임을 느꼈다. 독자로서 내 활동은 이 서사의 의미에 기여했고, 버거의 텍스트에 대한 내 반응은 다른 독자의 독서에서 절대 반복되지 않을 것이다. 이것이 서술하기의 힘이다.

주네트의 이야기, 서사, 서술하기 유형학은 관점, 집중, 위치, 편향 및 서사 행위의 다른 측면을 기술하고 이론화하는 더 탄탄한 개념적 틀로 대체되었다.[42] 그런데도 서술하기의 행위가 이야기 이해에서 가장 중요한 자리에 있다는 주네트의 깨달음은 이야기를 통해 사는 (우리 중 누구도 예외일 수 없는) 우리로 하여금 이야기의 말함과 수용을 문제화, 비평, 인식할 수 있도록 한다. 우리는 사회적 상황, 권력관계, 역사적 시간, 정치적 현실, 감정적 변화, 상호주관적 장소 안에서 나타나는 서사를 맥락 속에서 검토하라는 브록마이어의 명령을 수행할 수 있는 위치에 있다.

모든 서사의학 수업에서는 서술자의 목소리를 검토한다. 나는 의학, 사회복지학, 보건 교육을 대표하는 보건의료 전문가로 구성된 다학제적 집단이 병원에서 가졌던 시간을 선택했다. 여기에서 내가 선택한 텍스트는 미국 시인 골웨이 키넬Galway Kinnell의 시 〈기다리렴Wait〉이다.

기다리렴

―골웨이 키넬

기다리렴, 지금은.

모든 것을 불신하렴, 원한다면.

하지만 시간은 믿으렴. 지금까지도

시간이 항상 너를 모든 곳으로 데려다주었잖니?

개인적인 일들에 다시 흥미가 생길 거야.

머리카락도 흥미로워질걸.

고통마저도 흥미로울 거야.

계절이 지나 핀 꽃도 다시 사랑스러워질 거야.

쓰던 장갑에도 다시 애정이 깃들 거야

다른 손의 필요 때문에

장갑에 기억이 쌓인 거니까. 연인들의

외로움도 그와 같지, 우리처럼

작은 존재가 만들어내는 어마무지한 공허함도

채워지기를 바라며 옛사랑에

충실하기에 우린 새로운 사랑을 바라지.

기다리렴.

너무 일찍 떠나지는 말거라.

너는 지쳤지. 우리 모두 지쳤단다.

하지만 누구도 완전히 지치진 않았지.

잠시 멈춰 들어보렴.

머리카락의 가락을,

고통의 음악을,

우리의 모든 사랑을 다시 엮는 음악을.

여기에서 들으렴, 슬픔의 연습이 자신을 완전히 소진할 때까지

네 모든 존재를 통해

울리는 플루트 소리를

우리 모두가 듣는 유일한 순간이니까.[43]

시의 첫 구절 "기다리렴, 지금은"은 명령조로 독자의 반응을 지시한다. 시 전반에서 화자는 이인칭으로 표현되는 청자에게 명령한다. 시를 세미나에서 읽고 토론할 때 우리는 청자가 누구일지 궁금했다. "너"는 누구일까? 이 사람은 시를 직접 읽거나 듣는 사람일까? 화자는 우리 모두에게 기다리라고, 믿지 말라고, 믿으라고, 기다리라고, 너무 일찍 떠나지 말라고, 기다리라고, 들어보라고, 거기 서라고 명령할 만큼 뻔뻔한 걸까? 나타나진 않았지만, 시에 다른 등장인물이 있어서 이 명령을 듣고 있는 걸까? 명령 사이에는 예측이 끼워 넣어져 있는데, 점을 치는 것 같은 느낌을 준다. 일에 다시 흥미를 갖게 될 것이고, 머리카락도 다시 흥미로워질 것이다. 흥미를 언급하는 연은 청자에게 "너"에 관한 궁금함을 유발한다. 왜 지금까지는 일에 관심이 없었을까? 아니면 시는 화자가 혼자서 말하는 내적 독백일까?

독자는 명령 사이에 공간이 있음을 알아채고, 거기에서 화자의 감정적 생활을 듣는다. 쓰던 장갑이 정겨운 것은 사랑이나 우정처럼 가치 있는 연결의 경험을 암시하는 다른 손을 떠올리게 만들기 때문이다. 연인을 떠나보낸 이가 아니라면 그 고적함의 거대한 허무를 어떻게 알 것인가? 대명사가 명령하는 이를 가리키는 "나"로부터 채워질 것을 요구하는 작은 "우리"로 이동할 때, 화자와 청취자 사이, 시의 이야기 공간 속 "너"와 바깥에서 시를 읽거나 듣는 청취자의 틈을 건넌다. 복수인 "우리"는 두 청취자를 연결함과 동시에 이들을 화자와 연결한다.

두 번째 연은 청취자를 계속 이인칭으로 부르지만, "우리의 모든 사랑을 다시 엮는 음악을"에 나오는 복수형은 시의 화자와 시의 "너" 사이 친밀감을 표시한다. 이들이 완전히 다른 존재이든, 독백이든 말이다.

병원 세미나에 참여한 이들은 관악기에 관해 이야기하면서 긴 시간을 보냈다. 플루트는 병의 입구에 바람을 불어 소리를 내는 것처럼 악기 안 공기의 층을 움직이기 위해 취주吹奏부를 불어서 연주한다. 리코더, 클라리넷처럼 연주자의 숨이 안으로 들어가는 악기와 달리, 플루트의 소리는 이미 악기 '안'에 있으며 연주자는 소리를 들리도록 만든다. 마지막의 도드라지는 이미지, "네 모든 존재를 통해 / 울리는 플루트 소리" 덕분에 이 이야기를 나눴다. 슬픔이 악기, 즉 너를 들고 너를 연습할 것이다. 너 또는 슬픔이 소진할 때까지. 이 이미지를 자세히 검토하다 우리는 놀랐다. 슬픔의 힘에 관한, 개인 행위성에 관한, 어떻게 한 사람이 자기 삶을 알거나 "듣게" 되는지에 관한, 우리 안에서 연습되어야만 하는 "너"에 관한 함의를 알게 되었기 때문이다.

참가자들은 모두 병원에서 일하고 있었고, 다수는 암병원 소속이었다. 머리카락과 고통을 언급한 것은 암 치료의 구체적인 부작용을 신호한 것으로 연결지어졌다. 비록 독해를 질환의 맥락으로 제한할 것은 없었지만,

〈기다림〉을 함께 읽으며 우리는 환자들이 늘상 하는 기다림을 정면으로 바라보게 되었다. 이 시 안에서 질환을 벗어난 삶의 암시를(정겨운 장갑, 계절을 지나 핀 꽃, 연인을 잃은 공허함) 보는 일은, 심각한 질환에도 불구하고 계속되는 삶의 진행을 떠오르게 한다.

우리의 논의는 앞서 이야기한 것처럼 목소리에 관한 질문, 화자의 위치, 시에서 "너"의 정체성, 명령법, 독자의 반응을 중심으로 이어졌다. 따라서 내 지시문은 다음과 같았다. "이 시의 수신자에 관해 적어보세요."

4분 뒤, 우리는 쓴 것을 서로 읽었다. 사람들은 이번 기다림이 마지막일지도 모를, 죽음에 가까운 특정 환자에 관해 쓴 사람과, 병원과는 거리가 있는 다른 기다림을 상상한 사람으로 나뉘었다. 한 의사는 승객으로 가득 찬 비행기를 스위스 알프스에 추락하기로 결정하며 자살한 젊은 비행기 조종사에 관해 적었다. 참가자 대부분은 자신이나 지인 등 진짜 사람에 관해 적었고, 그들의 사생활이나 병원에서의 삶을 다뤘다.

다음 문단은 교육학자인 우리 석사과정 학생이 쓴 것이다. 글쓴이는 시의 "너"를 "그녀"로 상상하고, 역사, 현재, 미래를 부여했다.

> 그녀는 흰 병원 침대에 앉아, 얇은 매트리스와 거친 이불을 느낀다. 냄새
> 나는 병원, 시끄러운 병원이다. 작년 이맘때, 그녀는 학교를 마치는 중이
> 었다. 미래를 기대하면서. 작년 여름, 그녀는 숲속에서 친구들과 함께 술
> 을 마시며 별을 보고 웃었다. 작년 겨울, 그녀는 대학에서 읽고 쓰면서 뇌
> 가 강렬함과 소진 사이를 달리는 느낌에 중독되었다. 지난달, 그녀는 현
> 실을 다시 썼다. 누군가가 인생이 담긴 공책을 훔쳐 갔고, 그래서 새로 시
> 작할 수밖에 없었다. 지난주, 그녀는 병원 방과 함께 두피를 윤기 나게
> 소독했다. 지난밤, 그녀는 새 공책을 한 장씩 갈가리 찢었다. 한 시간 전
> 에…[44]

여기에서 4분 동안 이루어진 것은 세계의 창조이다. 글쓴이는 그녀를 상상해, 미지의 "너"가 덮고 있던 베일을 걷는 데 도움을 주었다. 이 짧은 소설은 다른 참가자에게 목소리의 불확실성이 어떻게 창조성을 자극할 수 있는지를 보여주었다. 시에서 몇 단어, 특히 소진을 빌린 글쓴이는 주인공 서사의 모든 부분에 매우 아름다운 감각적 세부를 더했다. 우리는 병원을 냄새 맡고, 웃음을 듣는다. 별을 보고, 사고의 전율을 인식한다. 질환이 범죄를 저질렀을 때, 책은 사라지고, 머리카락도 사라진다. 우리 독자·청취자는 인물의 필멸성이라는 벼랑 앞에 서고, 우리에게 별을 보며 웃던 모습을 보여준 그녀는 지구에서의 마지막 시간으로 다가간다.

참가자는 이 한 시간 반 동안 무엇을 배웠을까? 우리는 텍스트 안으로 파고들어 가, 서사 활동 자체를 어떻게 발견하는지를 배웠다. 우리는 시의 목소리에 관한 우리의 인상에 기초하여 시에 각각 다른 의미를 부여함을 경험했다. 우리는 화자가 자신에게 말하거나, "너"가 우리 독자를 의미할 가능성도 있음에 관해 이야기했다. 테이블에서 나온 여러 관점에 따라, 우리는 우리의 해석 범위에 관한 인식을 넓혔다. 특히 이 시는 수업의 참가자에게 "누가 말하는가?"와 "누가 듣는가?"에 관한 질문과 생각을 표현하는 데 도움을 주었다. 수업을 마치며 참가자들은 이야기를 듣거나 읽을 때, 이야기하는 사람을 궁금해하고, 이 이야기하는 사람이 청취자를 만난 결과를 생각하고, 청취자가 누구인지 질문하기 위한 준비를 갖추었을 것이다.

은유

"은유는 상상을 통한 유사성의 창조이다. (…) 은유에서 유사성은 상상

의 활동이다. 은유에서 상상은 삶이다." 시인 월리스 스티븐스Wallace Stevens
는 그의 미학적 선언문, 『필요한 천사The Necessary Angel』에서 이렇게 적었
다.[45] 지성과 상상력을 신비하게 결합하는 은유는 창작자의 현실을 향한
신선한 관찰을 필요로 하며, 해석자에게 자극받아 가능한 의미 모두를 방
출한다. 스티븐스는 이어간다. "[유사성은] 현실 감각을 건드리며, 현실
감각을 증가시키고, 높이며, 강화한다. (…) 이 모호함 안에서, 유사성에
의한 현실의 강화는 깨달음을 늘리고, 늘어난 깨달음은 기쁨을 (…) 가져
온다."[46]

사물에서 유사성을 찾는 것은 비유적 언어의 기원을 이룬다. 은유, 환
유, 수사적 표현, 수사적 장치, 유추는 창작자로부터 수신자에게로 내용
을 초과하여 생각이나 인지를 전달하는 언어의 여러 비유적 방법에 속한
다. 성 요한의 복음을 시작하는 말, "태초에 말씀이 계시니라"를 이해하려
면 독자는 단어 '말씀'이 그 일반적인 의미 너머 무엇을 가리키는지 찾아
야 한다. 혈거인의 그림으로부터 출발한 문학과 예술은 암시하고, 지시하
며, 비교하고, 유사성을 보는 언어의 능력에 의존한다. 이를 다른 사람은
보지 못할 수도 있기에, 이전에 알려지지 않았던 것을 드러내는 일이기도
하다.

소설가 워커 퍼시Walker Percy는 인간이 "무언가를 알 때 다른 사람의 거울
을 통할 수밖에 없다"●라고 썼다.[47] 은유는 실제를 낯설게 하며, 나란히 있
지 않은 사물을 나란히 놓아 거울을 만든다. 문학 연구자 데릭 애트리지는
은유를 읽는 활동을 "비정상의 기록, 문학적 맥락에 맞는 감각 찾기, 생성
된 이상함의 경험, 은유의 미결정성을 통해 가능한 풍성한 의미의 경험"이

●   퍼시의 원래 문장은 다음과 같다. "천사나 개가 아는 것과 달리, 인간은 무언가를 알 때
   다른 사람의 거울을 통할 수밖에 없다." 여기서 거울이란 타인이 창조한 기호를 말한다.

라고 적었다.[48] 사물과 비슷하지 않은 어떤 것의 특이한, 기대하지 않은 비교를 만나는 독자는 스스로 창조적 활동을 수행하는 사건을 겪는다.

미결정성이 은유의 원천이므로(대상 그 자체가 아닌 다른 것으로 기술하거나, 그 자체와 동시에 그것이 아닌 다른 것으로 함께 사물을 기술했는가?) 은유의 이해는 모호함으로 가득하다. 어쩌면 스티븐스가 동경하던, 그 자체가 현실을 표현할 수도 있다는 풀리지 않는 긴장의 탐색에서 본래의 충동은 유사성이 아닌 대조를 추구하고 있을지도 모른다.[49] 비유적 언어의 형태만 고려하면 은유를 잘못 이해할 수 있다. 초기 신비평학자 윌리엄 엠프슨이 주장한 것처럼, "대개 설득력이 없고, 복잡하며, 당연한 일로 여겨지는(무의식적인) 은유는 언어의 정상적인 발달 양태이다".[50] 은유에 관한 현대 비평의 대화가 지닌 생명력은 은유 자체의 미결정성뿐만 아니라 그것을 분석하여 길들이려는 노력을 둘러싼 긴장에서 나온다. 조작이나 지배에 열려 있지 않은 은유는 환원에 저항하고 포착에 반항한다.[51]

그렇다면 은유는 무엇을 위한 것인가? 은유는 사고와 느낌 모두를 위한 것이라고 스티븐스는 말할 것이다. 엠프슨은 시인, 무정부주의자, 예술 비평가 허버트 리드Herbert Read를 인용하여 은유란 "복잡한 개념의 표현으로, 분석도, 직접 표현도 아닌 객관적 관계의 갑작스러운 통찰로 나타난다"라고 말한다.[52] 내 질문에 놀라운 답을 보여준 사람은 소설가, 에세이스트, 제임스 연구자 신시아 오지크Cynthia Ozick였다. "은유는 기억, 연민과 비교할 때 영감과는 거리가 있다. 나는 은유가 우리 도덕적 본성의 주요 동인 중 하나라고 생각하며, 삶에 더 진지하게 임하는 사람에게 은유 없이 해낼 수 없는 일은 별로 없다고 주장한다."[53] 이런 관점은 은유와 같은 표현 형식의 권한을 확대한다. 그것은 우리가 읽고 쓰는 시를 넘어 세계 안에서 인지, 해석, 서사, 인식, 존재하는 행위에서 어떤 식의 통합을 달성하는 방법일 수 있다.

20세기 혁명적인 지적 격변인 비판이론의 발흥, 해체적 전회, 언어적 전회, 서사적 전회, 그리고 최근의 인지적 전회가 낳은 여러 결과 중 하나는 은유에 관한 관심이 학자, 실천가 공동체로 광범위하게 확장되었다는 것이다. 최근 인지적 전회*는 은유 연구를 '기본 개념 은유'에 관한 언어적·심리학적 분석으로 확장했다. 이 연구는 모든 문화의 구술·기술 담론에 나타나는 전통적 은유를("삶은 여행이다") 탐색한다.[54] 문학 연구 일반과 서사의학은 인간이 말을 통해 무엇을 하는지 연구하는 최신의 방식에서 많은 것을 배우고 있다. 우리의 임상 작업을 순문학과 논픽션을 통해서만 풀어낼 수는 없고, 보건의료 환경에서 이루어지는 바쁘지만 중요한 구술 대화를 대상으로 해야 한다.

은유 등 여러 비유적 언어는 서사의학의 목표를 달성하는 데 꼭 필요한 천사들이다. 환자의 말을 들을 때, 수술 보고서를 읽을 때, 질환 서사를 연구할 때, 『비둘기의 날개Wings of the Dove』**를 읽을 때 은유를 즐기며, 기억과 감각, 분석적 사고와 자유 연상의 조합을 취하는 수신자는 텍스트를 향한 정의를 수행하는 것이다. 아직 은유의 광휘를 듣는 데 동조하지 못한 독자나 청취자는 들을 수는 있으나 절반밖에 얻지 못한다.

이제 컬럼비아 석사과정 '서사의학의 방법' 세미나 중 한 시간으로 들어가보자. 우리는 서사의학을 가르치기 위해 자세히 읽기 연구와 실천적 훈련을 결합하고 있다. 11명의 학생과 나는 봄 학기 동안 두 개의 소설을

---

* 여기에서 말하는 인지적 전회란 언어학자 조지 레이코프(George Lakoff)와 철학자 마크 존슨(Mark Johnson)이 은유를 바탕으로 인간의 기본 인지 구조에 접근할 수 있다고 본 체험주의(experientialism)를 가리킨다. 이들의 주장을 간략히 요약하면 인간의 인지와 사고는 선험적으로 주어진 것이 아니라 신체 활동을 통한 경험에서 비롯하고, 은유가 이를 확장해 추상적인 사고로 이어진다는 것이다.

** 중병에 걸린 한 상속녀와 그 주변 인물의 이야기를 다룬 헨리 제임스의 소설.

천천히 읽었다. 어떤 경우에는 한 주에 30쪽만 읽은 적도 있다. 버지니아 울프의 『등대로』와 함께, 우리는 세미나에서 마누엘 푸익Manuel Puig의 『거미 여인의 키스Kiss of the Spider Woman』를 읽었다. 마우라 스피겔과 내가 천천히 읽기 위해 두 소설을 선택한 것은 학생들에게 장르, 서사적 상황, 시기, 관심, 사회적 맥락, 단어를 사용하는 방법에 관한 풍부하고 대조적인 조합을 전하기 위해서였다.

수업에서 『거미 여인의 키스』를 논의하던 중이었다. 푸익은 그의 극적 소설 배경을 아르헨티나 감옥으로 설정했다. 거의 전부를 대화체로 쓴 푸익은 미성년자와 통정한 죄를 범한, 젠더가 모호한 죄수 몰리나와 마르크스주의 혁명가로 정치범으로 갇힌 발렌틴에게 목소리를 부여한다. 둘은 감방 동료이다. 시간이 지나면서, 몰리나는 그가 본 영화를 발렌틴에게 설명한다. 푸익은 좌파적 입장에서 서술하는데, 실제로 그는 아르헨티나의 억압적 정권 아래에서 성범죄로 투옥된 적이 있다.

소설 몇 장을 넘기면서 독자는 단지 영화에 관해 이야기하고 있는 것 같은 두 등장인물이 어떤 형태의 구류에 처해 있다는 사실을 깨닫게 된다.

—미안한데… 병에 물 있나?

—음, 화장실에 갔다 올 때 가득 떠다 놓았어.

—오, 됐네, 그럼.

—조금 마실래? 맛이 좋고 신선해.

—아니야, 그러면 내일 차 마시는 데는 문제가 없겠군. 계속해봐.

—걱정하지 않아도 돼. 하루 종일 마셔도 충분해.

—나한테 나쁜 습관 들이지 마. 샤워하라고 문을 열어주었을 때 물 떠 오는 것을 잊어버렸어. 네가 기억해내지 못했으면, 있다가 물 없이 견뎌야 했을 거야.[55]

독자는 조각을 결합해 이 장면의 배경이 감옥 같은 곳임을 알게 된다. 이를 알려주는 서술이 없으므로, 두 목소리를 통해 상황을 파악하는 것은 독자에게 달려 있다. 점차 둘이 감옥에 갇힌 이유가 밝혀지고, 대화와 함께 동성애 혐오와 억압적 정부에 관한 주석이 플롯에 복잡성과 모순을 더한다. 소설은 혁명에 관한 진술임이 천천히 밝혀진다. 이러한 방향으로 전개되는 대화는 2장에서 등장한다.

-요리 잘하네.

-고마워, 발렌틴.

-그런데 너 때문에 나쁜 습관이 들 것 같아. 내게 해롭겠는데.

-너 미쳤구나, 지금 이 순간을 즐겨! 조금이라도 삶을 누려! 내일 무슨 일이 일어날지 생각하다가 저녁 식사를 망칠 거야?

-몰라, 난 이 순간을 즐기라는 말을 믿지 않아. 누구도 이 순간만을 위해 살 수는 없어. 지상 낙원에서나 그렇겠지.

-넌 지옥과 천국을 믿니?

.

.

.

-난 이 순간을 위해 살 수는 없어. 내 삶을 정치 투쟁에 바쳤지. 정치적 행동이라고 말해도 좋아. 알지? 내가 여기 모든 것, 엄청난 일들을 참아낸 것은… 네가 고문을 생각했다면 틀렸어… 왜냐하면 넌 이게 뭔지 전혀 모르거든.

-하지만 상상할 수 있지.[56]

국가 폭력, 엘리트적 특권, 정부 부패와 탐욕, 고립과 내면성의 주제가 소설에 넘쳐흐른다. 소외된 사람들은 문화·생활 습관으로 처벌받고 사회적 편견으로 인해 투옥된다. 지배적인 정치 권력 구조에 저항해 반란을 일으키려는 자는 침묵당한다. 결국 소설이 배경으로 설정한 감옥 자체가 모두의 삶을 통제하려는 타락한 사회적·정치적·경제적 힘에 관한 은유이다.

매주 나는 전자 교실에 글쓰기 지시문을 올렸다. 학생들에게 세미나 전까지 지시문에 응답을 달고 다른 학생의 글을 읽을 것을 요청했다. 소설 중반부, 내 지시문은 다음과 같았다. "몰리나와 발렌틴의 감옥을 서술하세요."

여기에 지시문의 응답을 하나 싣는다.

소설은 발렌틴과 몰리나의 감옥에 관한 서술을 거의 하지 않고 전개된다. 하지만 등장인물 사이의 거리에 서사 공간, 감각의 장소가 만들어진다. 감옥에 대한 첫 번째 암시는 "검은… 표범은 우리 안에 누운 채 가만히 있었어"이며, 이것은 몰리나가 본 영화를 발렌틴에게 설명하는 과정에서 나오는 이미지이다. 푸익은 두 사람이 우리 같은 곳에서 지냈다고 노골적으로 말하지 않으나, 그는 현재의 세부를 채우기 위한 밑칠을, 아니, 저음 성부聲部를 깔고 선율 조각을 여기저기 더해 소설의 물리적 환경이 점차 명료하게 드러나도록 한다. 점차 발렌틴과 몰리나가 우리, 감옥에 있다는 단서가 (표범같이) 드러난다. (…) 푸익은 등장인물이 어디에 있는지, 왜 아르헨티나 감옥에서 형기를 채우고 있는지에 관해 조금씩, 엉성하게 전달하지만, 그는 세계의 감정적·상상적 현실을 직접적으로, 강한 충격으로 창조해낸다. 푸익은 텍스트 첫 페이지에서 우리가 미지의 공간에 있다는 인상으로 독자의 마음을 채운다. 이 미지의 공간은 "이상한 부분이 있는" 이상한 공간, "표범이 (…) 어슬렁거리고 (…) 갈기갈기 찢어 먹으려고 쳐다보는" 위험한 공간, "대상의 윤곽조차 잡아내지 못하는" 성가신 공간, "더 흉측한, 또 다른 본능에 이끌리는" 추악한 공간이다. 3부, 1969년의 정치적으로 위험한 "바로 여기 부에노스아이레스"에 안전히 착륙할 즈음, 우리는 미지의, 위험한, 문제 있는, 추악한 부에노스아이레스로 마음을 꽉 채우고 만다.[57]

이 학생은 글에서 푸익의 문체 형식을 빌려 미지의, 위험한, 성가신 공간을 장황하게 설명하고, 개별 항목을 구분하는 전통적인 구두점을 사용하지 않으며, 소설 일부의 형식적 측면을 모방한다. 내용과 형식 모두에서 학생은 여러 모호한 유사성을(우리와 감옥, 영화와 현실, 도시 부에노스아이레스의 마음속 부에노스아이레스) 받아들였음을 표현하고 있다. 다른 학생은 간이침대의 위치, 빛의 질, 왁스 양초의 나쁜 냄새 등 감옥 자체의 감각적 세부 사항을 정확히 표현했다. 우리는 함께, 소설에서 폭발하고 있는 풍부한 은유적 내용의 여러 증거와 해석을 가져와, 구체적이며 형상적인 감옥의 강력한 재현을 조립했다. 이것이 유사성을 통해 전달되었기에, 학생들은 텍스트 자체에 관한 여러 모순적인 메시지를 전달받았다. 그로 인해 학생들은 이 작품을 모호함, 미해결의 상태로 놓아둔 채 상상을 펼칠 준비가 되었다. 영원히 궁금해하고, 영원히 여러 결말 중 하나를 선택하며, 작품의 창작자가 희망한 목적지인 의심의 상태를 그 자체로 받아들이게 되는 것이다.

결론과 더 생각해볼 것들

자세히 읽기를 소개하며 서사의학 교육을 함께 견학했다. 우리는 대학원생과 임상 동료가 어느 정도 역량을 습득한 뒤, 다른 학생에게 문학·시각 텍스트를 제시하는 능력을 지니게 된 것을 보고 용기를 얻었다.[58] 고등학교 교실, 가족 지지 모임, 임상 훈련생, 예비 보건의료 학생 세미나 등의 환경에서 대학원생과 임상 동료는 학습자로 참여하여 텍스트를 선정하고 지시문을 선택하며, 그 과정에서 작성된 글쓰기에 반응할 수 있었다.

우리 목표는 학습자들이 여러 사항을 알아채고, 단어에 호기심을 가지며, 공포나 무관심 없이 생경한 서사 세계로 들어가, 이야기를 해석하는 데서 자신의 성격적 움직임에 관한 통찰을 얻고, 그들이 얻은 아름다움을 그대로 받아들이는 것이다. 우리는 교실에서 미래의 소설가나 시인을 만들려 하지 않는다. 우리는 모든 학생이 우리가 선정한 개념을 다루는 에세이와 책을 즐겁게 읽지는 않으리라는 점을 알고 있다. 그러나 자세히 읽기를 가르치려고 노력한 것은 환자에게 주어지는 주의 집중, 보건의료 팀 동료를 향한 존경, 다른 집단 구성원과 형성한 깊은 관계를 통해 얻은 자기에 관한 앎, 일에서, 연구에서, 삶에서 혼자가 아니라는 감각을 통해 몇 번이고 보상받아왔다.

우리 의과대학생들과 나는 학년말에 『무한한 재미』를 다 읽었다. 우리가 1,079쪽을 통해 얻은 것은 이 눈부시고 고통받는 저자를 향한 경외감, 서사 세계가 아무리 절망적이고 추하더라도 그 안에 남으려는 강인함, 놀라운 시련에 동행한, 서로에게 말하지 않은 감사이다. 이런 것이 서사의학 교육을 통해 받은 보상이다. 학생과 내게 답해지지 않은 유일한 질문은, 다음에 읽을 엄청난 소설은 무엇인가 하는 것뿐이다.

9장

창의성: 무엇인가? 왜 필요한가?
어디로부터 오는가?

넬리 허먼

일상의 창의성

"오늘 당신이 한 일 중 가장 창의적인 것은 무엇인가?"

나는 이 질문을 서사의학 대학원 학생들과, 뉴욕에서 열린 주말 집중 워크숍에 참여한 보건의료 전문가 집단에 던졌다. 그들은 3분 동안 글을 적었고, 몇 명이 쓴 것을 집단에서 공유했다. 대답은 걷잡을 수 없이 다양했다. 어떤 넥타이를 맬지에서부터 어떤 화장을 할지까지 결정하는 과정을 설명한 글부터, 지하철에서 낯선 이와 공유한 순간, 뉴욕 다리에서 보이는 광경을 즐기려고 내린 선택, 식품 잡화점에 즉흥적으로 들러 오렌지 주스를 마신 것까지 나왔다. 참가자들이 쓴 것을 들은 뒤, 나는 지금 나온 응답을 우리가 창의성이 무엇인지 브레인스토밍 하기 위한 도약대로 사용해보자고 말했다. 창의성. 들으면 우리 모두 안다고 생각하지만, 그 말이 정말로 무엇을 의미하는가? 상당히 넓은 범위의 답이 제시되었다. 고정관념에서 벗어나기, 유연성, 경계 넘기, 새로운 생각을 떠올리기 등. 한 참가자는 "삶의 본질"이라고 말했다. 좋다, 나는 재차 물었다. 창의성이 이 모든 것이라면, 그리고 우리 삶을 이 모든 방식으로 볼 수 있다면, 특히 보건의료계에서 왜 사람들은 자꾸 자신이 창의적이지 않다고 말하는가? 왜 창의성은 이질적이고, 다른 것이며, 나와는 맞지 않고, 내가 하지 않는 것으로 여겨지는가? 왜 창의성이라는 단어는 여러 사람을 무섭게 하는가?

이 복잡한 질문은 매우 깊은 뿌리를 지녔고, 집단에서 간략히 탐사하여 답할 수 있는 문제는 아니다. 이 장에서도 마찬가지일 것이다. 보건의료가 창의성 개념과 괴로운 관계를 맺고 있다고 말하는 것으로 목적은 충분히 달성되었다. 이 괴로움은 여러 이유 때문인데, 그중 여럿은 타당한 것이고, 건강과 질환에 관한 일의 신중한 본성, 최대한의 통제가 필요하다는 인식과 관련되어 있다. 보건의료 쪽 사람들은 '창의적 글쓰기'보다 '반성적 글쓰기'라는 표현을 쉽게 수용한다. 두 범주는 밀접하게 연결되어 있는데도 말이다(이 부분에 관해서는 나중에 다시 이야기하자). 사람들은 창의적인 의사라는 개념을 들으면 불안해한다. 나는 훈련받은 전문가와 일반인 모두가 이렇게 말하는 것을 듣곤 한다. "뭔가 지어내는 의사를 원하는 사람은 없어"라든지 "나를 돌보는 의사가 창의적인 건 싫어"라는 식으로, 마치 창의적으로 생각하는 능력이 일을 비윤리적으로 행하는 것을 의미한다는 듯이 말이다. 이런 생각은 창의성이 무엇이며 우리 안에서 어떻게 작동하는지에 관한 오해를 보여준다.

창의성이라는 단어는 그 자체로 흠이 있으며, 여러 사람에게 다른 여러 가지를 의미하게 되었다는 사실을 인정해야만 한다. 이 단어는 너무 크고 넓어서 여러 다른 단어로 나눠야 할지도 모른다. 책 여러 권, 심지어 도서관의 한 구역을 이 단어의 의미에 바쳐야 할 수도 있다. 예술 창조에 관여한 여러 예술가는 '창의적 활동'이 이전에 존재하지 않았던 어떤 것을 만드는 순간을 가리킨다고 믿었다. 이런 정의를 믿는 사람들은 식품 잡화점에서 계획에 없던 오렌지 주스를 구입하는 것이 창의성에 포함될 수 있는지 질문해봐야 한다고 생각할 것이다. 그러나 앞서 수업에서 떠올려보았던 순간들은 참가자의 마음이 보통 때와 다른 방식으로 사고하는 활동과 맞물려 있다. 그것은 영혼을 살리는 활동이며, 이것이 내가 이 장에서 창의성이라는 단어로 의미하고자 하는 것이다. 『창조를 위한 용기The Courage to Create』를 쓴 심리학자 롤로 메이Rollo May는 다음과 같이 적었다. "우리가 그림을 볼 때 (…) 우리는 감수성의 새로운 순간을 경험한다. 그림과 접촉할 때 새로운 시각이 우리 안에서 작동한다. 우리 안에서 독특한 어떤 것이 깨어나는 것이다. 이것이 음악, 미술 등 창의적인 사람의 작업을 감상하는 일이 감상자에게도 창의적 활동인 이유이다."[1] 내가 여기에서 창의성이라는 단어를 사용하는 방식은 메이와 비슷하다. 감수성과 시각의 새로운 순간이 무수히 많은 다른 방식으로 우리 안에서 깨어날 수 있다. 창의성이라는 단어에 흠이 있음을 인정하고, 우리는 여기에서 이 단어가 광범위하게 사용되는 방식을 파고들어, 많은 사람이 창의성이라는 단어를 삶에서 이미 사용하고 있는 방식대로 볼 수 있도록 할 것이다.

일반적인 환자-의사의 만남을 생각해보자. 환자는 의사(또는 다른 보건의료 공급자)에게 삶에서 일어난 서사를, 어떤 증상과 문제가 자신이 여기에서 도움을 청하도록 만들었는지를 이야기한다. 보건의료 공급자는 듣고, 환자를 검사하며, 진단을 위한 많은 증거를 모아 치료 계획으로 나아간다. 이 과정을 수행하면서 의사는 다른 이에게 보다 많은 것을 의미할 수 있는 어떤 세부에 귀를 기울여야 하며, 말해지지 않은 것은 무엇인지 생각하여 틈을 메우기 위해 후속 질문을 던져야 한다. 이 작업, 손에 있는 증거를 통해 감별진단을 내리고, 어떤 증거가 더 필요한지 결정하며, 알 수 없는 일들을 가늠하고, 어떤 것이 틀렸거나 잘못될 수 있는지 가능성을 파악하는 일은 그 자체로 창의적이다. 그것은 복잡한 사고 형식을 필요로 하며, 이 책의 다른 부분에서 탐구한 것처럼 본성상 서사적이다. 캐스린 몽고메리 헌터는 책『의사의 이야기Doctors' Stories』에 다음과 같이 적었다. "의학은 근본적으로 서사이다."

> "의사는 [환자의] 이야기를 듣고, 조사하고 확장하며, 모든 것을 의학적 정보로 전환한다. 그리고 머지않아 의사는 환자에게 진단을 돌려주는데, 이것은 이야기의 결말을 향한 해석적 재서술이다. 이런 방식으로, 환자를 돌보는 핵심 업무 대부분은 서사의 방법으로 다뤄진다."[2]

나는 여기에 핵심 업무인 서사의 창조와 해석은 창의성을 통해 취급된다는 말을 더하고 싶다. 그것은 단서를 모아 플롯이 어떻게 전개될지 추측하며, 현실과 맞을 수도, 아닐 수도 있는 가설을 세우는 과정인 추리 소설 독서를 닮았다(몽고메리 헌터 자신이 셜록 홈스Sherlock Holmes를 예시로 활용했다). 이런 정보 수집, 종합, 가설 수립이 창의적인 일 그 자체이다.

컬럼비아대학교 신경과학 교수인 스튜어트 파이어스타인Stuart Firestein 박사는『이그노런스: 무지는 어떻게 과학을 이끄는가Ignorance: How it Drives Science』라는 책을 썼다. 책에서 파이어스타인 박사는 과학자가 사실보다는 무지에 의해 움직인다고 주장한다. 여기에서 무지란 "지식의 특정한 상태로, 어떤 것에 관한 사실, 이해, 통찰, 명확성의 부재"를 의미한다.•[3] 그는 과학을 수행함이 어두운 방에서 검은 고양이를 찾는 것과 같다고 말하며 (매우 어려운데, 특히 고양이가 사실은 방에 있지 않을 경우는 더 그렇다) "불확실성의 허용, 과학적 미스터리의 즐거움, 의심의 배양"[4]이 모든 과학적 기획의 일부라는 것을 더 많은 사람이 이해하고 수용할 필요가 있다고 주장한다. 파이어스타인이 전개한 불확실성과 무지에 관한 논증은 다시 더

•   여기서 인용되고 있는 것은 파이어스타인,『이그노런스』의 서평 기사이다.

큰 논의로 이어진다. 이것은 우리 보건의료 훈련이 점점 '근거 기반'*, 숫자 기반으로 변하고 있는 지금 이 순간 더 자주, 긴급하게 벌어질 수밖에 없는 논의이다. 파이어스타인이 주장하는 것처럼, 모호함, 의심, 불확실성, 무지는 좋아하든 아니든 보건의료의 현실에 나타나는 사실이며, 모든 구석에 웅크리고 있으며 모든 결정을 뒤쫓는다. 여기에는 인간 정신이 퍼즐 조각을 맞출 때 필요로 하는 창의성이 개입해야 한다.

물론 우리는 모두 자신의 건강 문제에서 완벽하기를 원한다. 하지만 그럴 수 없음을 안다면, 우리는 깊이 이해하며, 모호함을 허용하고, 한 가지 가능성보다 더 많은 것을 환자 상태에서 볼 수 있는 능력을 지닌 보건의료 공급자를 선택해야 한다고 나는 생각한다. 불확실성이 없다고 속이는 것보다 그것을 인정하는 편이 더 낫지 않은가? 물론 나는 의사가 모든 불확실성을 진료실에서 환자에게 다 늘어놓아야 한다거나, 항상 그 모두를 스스로가 인정해야 한다고 말하는 것은 아니다. 그러나 일에서 의심스러운 부분이 많음을 어느 정도 수용하는 일은 그것을 대면하는 힘을 준다고 나는 주장하고 싶다.

몇 년간 서사의학이 발전하면서 우리는 삶 속 창의성을 우리 작업이 다시 깨운다는 사실을 계속 목격해왔다. 우리가 교실로 들어가 다른 이들의 읽기·쓰기 훈련을 이끌 때, 우리는 교실 모두가 창의적으로 될 수 있도록 격려한다. 신념을 내려놓고 '옳은' 답이 없는 훈련에 참여하도록, 그들 자신이 뭔가 다른 것, 그 결과를 알 수 없는 어떤 것에 휩쓸리도록 하는 것이다. 결국 우리는 이런 훈련을 받으며 자신을 돌아본 참가자들이

---

* 근거기반의학(evidence-based medicine)은 최근 보건의료계에서 중요하게 다뤄지는 접근 방법으로, 진료 행위를 수행함에서 그 근거가 되는 논문이나 지침을 그 신뢰성의 기준에 따라 평가하여(즉, 그냥 논문 하나, 지침 하나 읽고 근거라며 진료하는 것이 아니다) 받아들여 해석하고, 그에 따라 진료해야 한다는 주장이다.

일상의 일과 삶에서 사용하고 표현하는 창의성을 깨닫고 다시 연결하여 다른 노력과 다른 만남으로 이 창의성을 이어갈 수 있기를 바란다.

당신은 어떤 목적으로 창의성이 일깨워지고 펴져야 한다고 보느냐고 물을 것이다. 이 장에서 탐구하려는 것이 바로 이것이다. 나는 임상적 맥락에서 하는 것처럼 우리가 글을 쓰는 이유에 구체적으로 집중하려 한다. 하지만 우리가 하는 글쓰기 뒤에 있는 토대는 다른 모든 창의적 글쓰기에도 적용될 수 있음을(그리고 그래야 함을) 미리 언급해둔다.

『창조를 위한 용기』에서 롤로 메이는 다음과 같이 적었다. "도덕적 용기가 잘못된 것을 바로잡는다면, 창의적 용기는 새로운 사회를 건설할 새로운 형식, 새로운 상징, 새로운 패턴을 발견한다. 모든 전문직은 창의적 용기를 필요로 한다. (…) 창의적 용기의 필요성은 전문직이 겪는 변화의 정도와 비례한다."[5] 이 인용문은 여러 전문가가 엄청난 변화를 겪고 있는 보건의료 분야에서 창의적 작업을 활용하는 방식에 관해 내가 할 말을 모두 요약하고 있다.

창의적 글쓰기는 무엇을 위한 것인가?
특히 임상적 맥락에서는 어떠한가?

서사의학 작업에는 여러 형식을 적용할 수 있지만, 가장 흔한 형식은 한 집단의 사람이 같이 짧은 글, 시, 단편, 산문 발췌 등을 읽고 나서 같이 글을 자세히 검토한 뒤, 방금 검토한 글에서 떠오른 지시문을 놓고 몇 분 동안 쓰는 방식이다. 글을 쓴 다음, 참가자는 방금 쓴 것을 소리 내 읽어 공유하며, 퍼실리테이터는 다른 사람의 글에 응답하도록 참가자를 초청한다.

시각예술, 영화 클럽, 음악, 모든 표현의 형식을 통해 진행할 수 있기에 여러 변형이 가능하지만, 변하지 않는 것은 함께 글을 쓴다는 것이다. 종종 사람들을 가장 당혹케 하는 것은 글쓰기이다. 함께 읽고, 작품에 관해 이야기하는 것에 관해서는 쉽게 파악한다. 하지만 글쓰기 부분은 즉각 이해되진 않는 것 같다. 그러다 보니 이 부분에 관해 내가 대답해야 할 경우가 많다. 왜 글쓰기인가? 왜 의사, 의과대학생 또는 보건의료 공동체에 속한 누군가가 쓰는 방법에 관해 알아야 하는가?

글쓰기는 본질상 표면화하는 행위이다. 우리가 글을 쓸 때, 우리는 안에 있는 것을 바깥으로 옮겨 온다. 우리는 우리 내면에 있는 것, 이전에 구체적이지 않았던 감정이나 경험에 (간접적으로, 은유적으로, 불완전하게) 단어를 붙인다. 언어는 생각의 실현이나. 즉, 이를 통해 생각이 세계로 나오게 되고, 사람들이 생각을 인지한다(이 개념은 4장에서 더 자세히 다루었다). 미겔 드 세르반테스Miguel de Cervantes가 말한 것처럼, "펜은 영혼의 혀이다".[6] 글쓰기 행위의 부산물은 다양하다. 첫째, 내부를 외부로 옮기고, 특히 우리를 곤란하게 하는 경험이 우리 안에서 차지하고 있는 공간을 줄여 새로운 경험이 들어올 수 있는 공간을 만든다. 둘째, 경험을 표면화하여 언어적 사물, 즉 종이 위 텍스트를 창조하여 X선 사진을 빛에 비추어 볼 수 있는 것처럼 다른 각도에서 검토할 수 있게 만든다. 이 표현이 내 경험이나 내가 말하려 한 바를 정확히 표현했는가? 이 표현이 내가 기대한 것과 같은가? 아니면 나는 여기서 놀라운 것을 보고 있는가? 셋째, 표면화를 통해 우리는 다른 사람들이 우리 경험을 공유할 수 있도록 하는데, 그저 벌어진 일로서가 아니라 우리 각자가 개인적으로 느낀 바를 각자의 고유하고 독특한 안경을 통해 전달한다. 그렇다면 우리는 우리 경험을 다른 사람이 자기 안경을 가지고 와서 보고, 우리가 아직 알지 못한 우리 자신에 관한 것을 알려주도록 초청하게 된다. 이 일에서 내가 아직 보지 못한 것이 있을까? 다른 사람은 무엇을 볼까?

내 동료 크레이그 어바인이 경험에 관해 쓴 것을 다음에서 예시로 들었다. 그는 의과대학 본과 4학년 2학기에 재학 중인 애슐리를 가르치고 있었다. 애슐리는 어바인에게 환자의 고통으로 인해 자신의 마음이 움직였던 시간에 관한 이야기를 적어 제출했다. 크레이그는 다음과 같이 적었다.

애슐리의 이야기는 거의 2년 전, 의과대학 3학년에 처음 병원 회진을 도는 날 아침에 있었던 경험에 관한 것이었다. 이른 아침, 메리라는 환자가 애슐리의 병동에 입원했다. 메리는 애슐리와 별로 나이 차이가 나지 않았는데, 화학요법으로 인한 면역 억제로 발생한 패혈증으로 입원했다. 병동에 도착하자마자 메리는 급성 호흡곤란증후군Acute Respiratory Distress Syndrome에 빠졌다. 전체 팀이 메리의 병실로 달려갔고, 수석 레지던트는 애슐리에게 침대 옆에 서서 메리의 긴장을 풀어주라고 부탁했다. 다섯 시간 넘게, 레지던트와 주치의가 병실을 오가며 메리의 호흡 저하를 멈추기 위해 최선을 다하는 동안 애슐리는 메리의 손을 잡고 반복적으로 말했다. "숨 쉬어요. 편하게, 괜찮을 거예요. 숨 쉬고. 제발 긴장을 풀어봐요. 우리 모두 여기 있잖아요. 숨 쉬어요." 메리가 숨쉬기를 멈추자, 수석 레지던트는 애슐리를 침대에서 떼놓았고, 그와 팀의 나머지는 심폐소생술을 시작했다. 몇 분 뒤, 사망 선고가 내려졌다. 누구도 메리의 죽음에 관해 애슐리와 이야기하지 않았다.

이 이야기를 나에게 읽어준 다음, 애슐리는 나를 보고 눈물을 흘리며, 하지만 비꼬는 기색 없이 말했다. "나는 다른 사람처럼 메리를 위해 무엇인가를 해주고 싶었어요. 나는 아무런 도움도 되지 않는 것 같았어요. 쓸모없이 버려진 느낌이었죠."[7]

이야기를 글로 써서 다른 사람과 나누기 전까지, 애슐리는 죽음을 목도한 환자 앞에서 자신의 역할이 지닌 중요성을 알지 못했다. 이 서사를 표면화하여 다른 사람이 들여다보게 하고, 그들이 본 것에 관해 들을 때 애슐리는 계속 안고 다니던 괴로운 경험을 다른 각도에서 볼 수 있었다. 다른 사람에게 분명해 보이는 것은 애슐리에게는 그렇지 않은데, 그것은 이야기가 아직 표면화되지 않은 데 크게 기인한다. 애슐리 밖에서 생명을 얻고 나서야 경험은 온전히 살펴질 수 있었다. 이야기는 애슐리를 떠나서 검토와 검사의 대상이 되어야 했다. 애슐리는 자신의 묘사에서 등장인물이 되어 자신을 다른 사람처럼 바깥에서 볼 필요가 있었다.

글을 쓰고 나누는 것이 주는 다른 몫은, 우리가 글 쓴 것을 나누는 일이 같은 이야기를 말로, 비공식적으로 나눌 때보다 자신을 훨씬 취약한 기분에 빠지게 만든다는 것이다. 이것은 딱히 개인적인 것이나 심지어 전혀 사실이 아닌 것을 쓰고 나눌 때도 그러하다. 왜 우리가 쓴 것을 공유하는 일은 이토록 우리를 취약하게 만들까? 나는 하나의 말하는 방식, 사건의 한 판본에 우리가 매이게 되기 때문이라고 조심스레 말해본다. 당신은 글을 쓴 다음에 쉽사리 '회수'할 수 없다. 당신은 하나의 방식, 하나의 형태로 그것을 제시했고, 이 형태로 다른 사람에게 보여주어야만 한다. 이것은 하나의 이야기만, 또는 이야기에는 하나의 형식만 있다는 말이 전혀 아니다. 한 사람은 같은 이야기를 수없이 다시 말할 수 있으며, 그때마다 다르게 말할 수 있다. 그러나 우리가 어떤 것을 적어 내려갈 때, 그 이야기는 하나의 형태로 굳어진다. 서사의학 워크숍에서 흔히 하는 급히 작성한 글쓰기에서처럼, 우리는 더 원초적이고 덜 간접적이며, 좀 더 불편한 방식으로 다른 사람이 우리를 보도록 초대하는 것이다.

우리의 조그마한 조각을 제시할 때 우리는 통제의 상실을 놓고 씨름한다. 우리 경험에 관한 이야기를 다른 사람에게 들려줄 뿐만 아니라, 다른 사람을 그 공간으로 초대하여 그에 반응해줄 것을 열린 자세로 요청한다. 우리는 글로 쓴 것과 그에 관한 반응에 종종 놀라는데, 이것은 그 씨름의 어려움과 가치 때문이다. 자연스럽게 글쓰는 집단 안에 있을 때 연결 작업은 훨씬 빨리 이루어진다. 우리가 공유할 때 느끼는 취약함은 서로의 자비(열림, 듣기, 오해, 판단에 노출됨) 안에 놓이며 우리가 받는 통찰력 있고 놀라운 반응은 서로에게 신뢰를 형성한다. 이런 집단 안에는 권력·특권·인종·젠더 차이가 있는 경우가 많으며, 취약성의 공유는 섬세함과 긴장을 요구한다. 그러나 공유의 부산물로 연결이 벼려지면 그것은 무척 강력하며, 집단 안에서 실천과 소통을 향상하는 데 중요한 역할을 한다.

여기에서 우리는 이 장 서두에 언급한 불확실성, 일부 보건의료 공급자가 받아들이기 어려워하는 알 수 없음의 감각에 대해 말하고 있다. 의과대학 학생들은 배워서 확신을 얻게 되리라고 단순하게 생각하는 경우가 많다. 모호함과 의심이 사라지고, 일이 감정을 건드리는 부분이 점차 작아지는 것은 자신이 얼마나 내용을 잘 받아들이고 열심히 공부하는지의 문제라고 생각하는 것이다. 외과 의사 폴린 첸Pauline Chen은 책『나도 이별이 서툴다: 죽음에 대한 어느 외과 의사의 아름다운 고백Final Exam: A Surgeon's Reflections on Mortality』에서 의과대학생이 해부학 실습실에서 경험하는 것을 통해 이런 과정을 기술하고 있다.

> 의사 지망생들은 카데바의 형태로 직접 죽음을 대면한다. 그리고 그들은 그것을 조각낸다. 카데바의 각 세부는(모든 뼈, 신경, 혈관, 근육) 알 수 없음의 세계로부터 친숙함의 영역으로 옮겨진다. (…) 카데바를 친밀한 세부까지 알게 되면서, 우리는 죽음을 극복할 지식을 얻고 있다고 믿는다.[8]

서사의학 훈련은 앞서 논의된 것과 비슷하다. 학생들은 통제된 방식으로 자신을 드러낼 것을 요청받고 동료의 관점과 반응에 노출된다. 이것은 우리를 항상 감싸고 있는, 손 앞 현실에서 일할 때 만나는 무수한 상황과 가능성을 수용하기 위한 과정에서 유용한 도구로 작용한다.

너무 미세한 부분까지 들어가고 싶지는 않지만, 이 취약성은 환자가 이방인의 손에 자신의 가장 민감한 자아까지 맡기도록 요청받을 때 느끼는 취약성을 작으나마 통제된 방식으로 흉내 낸다. 돌보는 이의 팀 사이에서 보다 신뢰가 중요한 곳이 어디 있겠는가? 내가 이런 훈련이 성장 중인 젊은 의사에게 중요하며, 익숙해질 수 있어야 한다고 믿는 부분적인 이유이다. 다른 사람을 신뢰하고 의지하며, 자신을 열어 보이는 방법을 배우는 일은 그들이 배워야 할 가장 중요한 기술 가운데 하나이기 때문이다.

소설가 리저드 파워스는 잡지 《빌리버The Believer》의 가진 인터뷰에서 다음과 같이 말했다. "이야기는 분산·모듈화되어 있는 뇌가 빠져 있는 혼란에 총체적 형태를 부여하는 정신의 작동 방식이다. 동시에 이야기를 공유하는 것은 자아의 구속복에서 벗어나는 유일한 방법이다. 좋은 의학은 항상 내력을 듣는 것에 의존한다. 상처 입은 마음을 이해하려는 시도는 자연적으로 전통적인 이야기의 장치로 향할 수밖에 없다. (…) 다른 사람의 이야기에 거주하려는 시도만이 확실성에서 우리를 구원할 것이다."[9] 다른 사람의 이야기에 거주할 때 확실성에서 구원받을 수 있다는 생각은 매우 중요하며 우리가 서사의학에서 하는 모든 것의 뿌리이기도 하다. 물론 그것은 내가 앞서 건드린 공포와도 연결되어 있다. 공포는 묻는다. 우리가 다른 사람의 이야기로 너무 들어가면, 너무 자신을 투자하면, 너무 연결되면 무슨 일이 벌어질까? 우리가 불확실성과 너무 친숙해져서 우리 결정이 항상 불확실하다는 것을 깨닫게 되면 어떤 일이 벌어질까?

나는 이 질문에 대한 대답을 쥐고 있다고 가정해본다. 좋아, 그럼 무엇이 일어날까? 우리가 이런 공포를 따라 논리적 결론에 도달한다고 하자.

결국 두려워하는 것은 무엇이란 말인가? 우리가 너무 염려하고, 그래서 우리 마음이 다칠 거라는 것? 우리의 한계를, 필멸성을, 우리가 사랑하는 이의 필멸성을 마주해야 한다는 것? 감정적 비용이 너무 많이 들어서 이런 일을 계속할 수 없을 거라는 것? 다시 말하지만, 이것은 더 큰 대화로 이어진다. 하지만 좋은 보건의료 공급자는 일의 본질적인 부분에서 자기 일에서 일어나는 모든 것을 조사해야 한다고 나는 본능적으로 느낀다. 이런 것을 회피하는 일이 보건의료 공급자에게 어떤 비용을 초래할까? 이것을 껴안는 비용은 무엇일까? 나는 이런 질문에 직접적인 답이 있는지 잘 모르겠고 질문 각각은 매우 개인적인 부분을 건드리겠지만, 나는 이 대화를 할 필요가 있다고 믿는다.

창의적 글쓰기의 형식과 몫

물론 글쓰기에는 여러 방법이 있으며, 이 행위가 되돌려주는 몫은 형식, 의도, 청중에 따라 다르다. 소설가로서 나는 무엇인가를 지어내는 행위에서 어떤 위안과 자유를 느낀다. 내 경험을 바꾸어 다른 모습으로 경험할 수 있게 만드는 일은 내 삶이 달라졌을 가능성에 관해 생각해보게 한다. 나는 또한 '진실'과 비진실이 무엇인지 모호하게 하는 일을 즐긴다. 소설 작업 중에는 이런 구분이 쉽게 흐려지게 된다. 소설을 쓰는 것이 내 삶을 바꿨고, 창작이 내 건강에서 매우 중요하다고 말하는 것은 과장이 아니다. 이것이 나만의 서사의학이며, 글쓰기에 전혀 끌림이 없는 사람에게도 가능성을 지니고 있다고 강하게 믿는다.

어렸을 때 나는 우리 가족에게 벌어진 일련의 비극으로 고통받았고, 나는 어떤 일이 벌어졌으며 내가 무엇을 느꼈는지 글로 남기곤 했다. 당시 나에게 글쓰기는 말하는 것보다 훨씬 편안한 방식이었다. 5학년이 되자 오빠 셋이 심한 정신질환에 걸렸다. 5년 뒤 고등학교 2학년이었을 때, 나는 6개월 사이에 아버지와 막내 남동생을 뇌종양으로 떠나보내야 했다. 나는 항상 글 쓰는 사람이었지만, 이런 비극의 여파로 나는 글을 쓰는 새로운 방식을 찾게 되었다. 몇 년 동안 나는 일어난 일을 말할 수 없었는데, 내가 표현하는 어떤 단어도 불충분하다고 느꼈기 때문이다. 글쓰기는 오랫동안 내가 겪은 일을 처리하는 유일한 방법이었다. 결국 10년 뒤 나는 첫 소설『슬픔을 치유하는 방법』을 썼다. 그 책은 나를 포로로 삼았던 이야기의 힘을 느슨하게 만들었다. 그렇게 창작은 내 건강의 중심에 있었다.

내 경험을 '진실'한, 공식적인 방식으로 적으려 하면, 나는 항상 어떻게 쓰더라도 내 정확한 경험, 내 완전한 '진실'을 충분히 옮길 수 없을 것이라는 느낌에 사로잡혔다. 말은 불충분했고, 나는 그 생각을 지나칠 수가 없었다. 반면 소설 쓰기, 다른 사람에게 일어난 것처럼 내 경험을 쓰는 일은 내 경험을 삼자의 위치에 놓아 '진실'을 객관화하고 나를 자유롭게 했고, 이를 통해 나는 현실에 꽉 사로잡히지 않을 수 있었다. (나는 '진실'에 따옴표를 달았는데, 그것은 이 단어가 교묘하게 빠져나가는 구석이 있기 때문이다. 우리는 모두 사건의 정확한, 직선적인 판본이 있을 거라고 기대하지만 사실 모든 이야기는 반드시 걸러지고, 서사화되고, 여러 렌즈를 통해 굴절된다. 소설이 '비진실'이고 논픽션이 '진실'이라는 생각은 때로 문제를 일으킨다. 뒤에서 이 내용을 더 다루겠다.)

이를 설명하기 위해, 나는 대학원에서 한 연습의 일부를 공유하려 한다. 위대한 작가인 마크 슬루카Mark Slouka로부터 창작 세미나에서 배운 방법이다. 내 경험을 어떻게 쓸지 분투하며 몇 년을 보낸 다음, 이 연습을 통해 나는 용기와 목소리를 얻을 수 있었다. 그 노력은 내 첫 소설『슬픔을 치유하는 방법』이 되었다. 과제는 기억을 논픽션으로 쓴 다음 다시 소설로 쓰는 것이었다. 이제 나는 글쓰기 교실 첫 시간에 종종 이 연습을 시킨다. 이 방법은 학생들을 최선의 방향으로 동요시키고, 자신의 기억과 글쓰기의 개념을 여러 다른 방식으로 자유롭게 보도록 이끈다.

여기에 내가 쓴 논픽션을 옮긴다.

나는 내 큰오빠가 미쳐서 대학에서 돌아온 날이 기억나지 않는다. 하지만 그다음 날, 내 삶이 완전히 달라졌다는 사실을 안다. 나는 학교에 가려고 버스를 탔는지, 길에서 만난 네쌍둥이가 특별히 소란스러웠는지, 우리가 교실에 정시에 도착했는지 기억나지 않는다. 아마 이집트 역사를 공부하고 있을 때였거나 성교육을 받았던 때였거나 철자법 대회를 했을 것 같지만, 학교에서 무엇을 배웠는지 기억나지 않는다. 나는 마이클 사프란이 그날 말을 걸었는지 기억나지 않는다. 그토록 기다렸는데도 말이다. 나는 점심으로 무엇을 먹었는지 생각나지 않는데, 네모난 피자를 먹었고 초콜릿 우유를 같이 마시지 않았을까 상상해본다.

학교가 끝나고 버스를 기다리던 나에게 아버지가 다가오기 전까지 그날은 이전의 매일, 행복하고 평범한 5학년의 어느 날 같았고, 따라서 흐릿하다. 그렇다면 내가 그날 아버지를, 사무실에서 조금 헝클어진 아버지의 양복을, 내가 버스를 기다리며 서 있던 줄에 다가오던 모습을 선명하게 기억하는 것은 신기한 일이다. 나는 아버지가 내 손을 잡고 무슨 말을 했는지, 얼굴이 무척 심각해 보였는지(그랬을 거라고 상상해본다), 아버지가 슬픔과 공포를 감추기 위해 엄청나게 노력하고 계셨는지 기억나지 않는다(그랬으리라 상상한다). 하지만 좀처럼 만날 수 없던 영역인 학교에서 아버지가 갑자기 자기 모습을 드러냈을 때 내가 느꼈던 혼란은 기억난다. 나를 정말 보고 싶었던 걸까? 그날 그냥 집에 일찍 들어가시려던 걸까?

나는 아버지의 손을 잡은 일과 줄을 떠나던 모습을 기억한다.

만약 내 삶이 바뀐 순간을 꼭 짚어야 한다면, 바로 그 순간이었으리라. 아버지의 손을 잡고 줄을 벗어나던 순간. 그 순간 이후, 나는 더는 다른 아이와 같지 않았다. 갑자기 나는 비밀을 지닌 아이가, 비극을 극복하는 가족의 아이가, 정신이 나간 오빠를 가진 아이가 되었다.

아래는 소설화한 것으로, 내 소설책에 거의 그대로 들어갔다.

큰오빠가 미쳐서 대학에서 돌아온 날, 루비는 철자법 대회에서 우승했다. 전체 5학년 학급이 아침에 강당에 모였고, 루비는 무대에 내내 서 있었다. 친구들은 한 넘씩 철자를 잘못 말했고, 학교 사무직원인 헨더슨 여사는 작은 벨을 울려 경쟁에서 탈락했음을 알렸다. 루비의 마지막 단어, 학교 문 앞에서부터 스쿨버스를 기다리는 동안, 아버지가 루비에게 오는 먼 길을 걸어오던 순간까지 내내 들고 있던 커다란 트로피를 루비에게 안긴 단어는 '낭비하는'이었다. 처음 들어보는 단어였지만 어떻게든 철자를 말할 수 있었다. 낭-비-하는, 루비는 이렇게 예쁘게 나누어지는 단어를 좋아했다. 단어가 눈앞에서 쪼개졌고, 루비는 철자를 보면서 발음할 수 있었다. 그날 아침, 루비는 떠다니고, 서로 손잡고, 깔끔한 부분들로 쪼개져서 쉽게 읽을 수 있는 단어들을 만났다. 버터워스 선생님은 헨더슨 여사 옆 책상에 앉아 있다가, 루비가 마이크 앞에 설 때마다 웃음을 지었다. 헨더슨 여사가 단어를 말하고, 루비는 단어를 따라 했다. 버터워스 선생님과 핸더슨 여사의 미소와 끄덕임이 보이면, 루비 앞에 단어가 쪼개진 채로 떠올랐다. 별다른 노력이 필요하지 않았다.

철자법 대회 다음 어떤 일이 있었는지는 흐릿하다. 트로피는 배낭 옆에서 찬란하게 빛났다. 부모님을 빨리 놀라게 해드리고 싶었다. 부모님의 얼굴을, 오- 하는 부모님의 입술을, 아버지가 "자랑스럽다"라고 말하는 모습을, 어머니가 축하를 위해 스웨덴 미트볼을 만드는 모습을 계속 상상했다. 철자법 대회를 생각하면 마치 꿈같았고, 거기에 있었다는 게, 말 등에 타고 장검을 휘두르는 것처럼 단어를 정복했다는 게 믿기지 않았다.

그러나 그날이 저물 무렵, 루비가 스쿨버스를 타러 줄을 서려던 중에, 축젯날에 받은 소중한 동물 인형 베어처럼 트로피를 팔에 안고 가던 때에, 아버지가 루비를 향해 걸어왔다. 아버지의 표정은 궁금하거나 자랑스러운 게 아니라 심각했으며, 아버지는 트로피는 보지도 않고 루비의 손을 잡고 걸어갔다. 친구들이 외쳤고(루비야 잘 가!) 루비는 양복을 입은 아버지와 걸어갔지만, 그 모습은 상상했던 것과 전혀 달랐고, 그는 아버지가 자신을 데리러 온 것이 언제였는지 기억나지도 않았다. 그런 적이 있었나? 아냐, 그런 적이 없다고 루비는 확신했다.

보았듯이, 논픽션으로 쓸 때 나는 일을 정확히 기억할 수 없다는 생각에 사로잡혀 있었다. 글 대부분이 "나는 기억나지 않는다"인 것이다. 이게 나를 괴롭혔다. 그 생각은 나에게 경험을 정당하게 대할 수 없을 거라고 느끼게 했고, "글쓰기의 목적이 무엇인가?"라는 질문을 매우 불편하게 했다. 논픽션 쓰기는 나로부터 경험을 꺼내거나 변형시키지 못했고, 제대로 하지 못해 좌절하게 할 뿐이었다. 그러나 소설로 쓰는 일은 기억을 표면화시키도록 도와주었고, 어땠을까를 상상하도록, 그래서 그것을 충분하게 받아들이도록 만들어주었다. 등장인물 루비 앞에서, 나는 신처럼 움직일 수 있었다. 나는 그 일은 이랬고, 이렇게 될 것이라고 선언할 수 있었다. 흥미롭게도, 이제는 (내가 만들어 낸) 루비의 방식을 떠올리지 않고 기억으로 돌아가는 일은 무척 어렵다. 물론 이것은 불편한 순간을 조종하려는, 그 순간을 내가 만들어낸 것으로 바꿔 내 통제 범위 안으로 넣으려는 힘의 활동이다.

물론 경험으로부터 소설을 창조한다고 실제 벌어진 일이 바뀌지 않으며, 정말 일어난 일은 나 자신의 현재 상태에 심대한 영향을 미치지만, 소설은 그렇지 않다. 하지만 소설이든 논픽션이든 내 경험을 서사로 만드는 것을 통해 나는 사실과 내가 맺는 관계를 조금 바꿨다. 그 안에서 나는 다른 '진실'을, 사실로서의 진실이 아닌 경험으로서의 진실을 찾았다.

찰스 앤더슨Charles Anderson과 매리앤 맥커디Marian MacCurdy는 두 사람이 같이 편집한 『글쓰기와 치유: 충분한 정보를 통한 진료를 향해Writing and Healing: Toward an Informed Practice』의 서문에서 다음과 같이 적었다.

> 트라우마 경험에 관해 쓸 때, 우리는 경험을 발견하고 재발견하며, 그 경험을 덧없는 흐름과 말의 공간으로부터 건져 종이의 영속적인 표면으로 옮긴다. 여기에서 경험은 숙고와 재숙고, 떠남과 취함을 반복한다. 영속성과 개정의 이중 가능성을 통해, 글쓰기의 주된 치유 효과는 우리가 절대 통제할 수 없는 것(과거)에서 통제력을 회복하고 행동하는 데서 나타난다.
>
> 종이 위 단어를 조작하고, 과거의 감정적 진실을 우리 자신과 타인에게 표현할 때 우리는 우리 자신의 치유를 만드는 행위자가 된다. 그들이 우리가 말해야 하는 것을 받아들이고, 그에 반응하여 쓰고 또 쓸 때 우리는 경험한 트라우마의 결과로 인한 자신의 모습을 발견하고, 깊이 이해하며, 변화시키도록 수용하고 경쟁하며, 해설하고 지식을 제공하며, 발명하고 돕는 공동체를 만들게 된다. (⋯) 치유는 이전의 완전한 상태로 돌아가는 것도, 신화적 자율성을 지닌 자아를 발견하는 것도 아니다. 우리가 이해하는 치유는 정확히 그 반대이다. 그것은 말할 수 없는 경험의 순간에 얼어붙은 단독적 자아로부터 더 유동적이고 더 서사적인 능력을 지닌, 더

사회적으로 통합된 자아로 변하는 것이다.[10]

　같은 책에서 뉴올리언스대학교 존슨T. R. Johnson 교수는 이런 종류의 글쓰기를 어떻게 창의적 글쓰기라고 생각할 수 있는지를 구체적으로 설명하고 있다. 창의적이라는 단어의 외연 때문에 트라우마에 관해 쓰는 것의 심각성을, 글이 만들어내는 '진짜 세계'의 진실을 감소시킬 수 있음에도 불구하고 존슨 교수는 다음과 같이 썼다. "치유의 개념을 심각하게 받아들이려면, 우리는 '창의적' 글쓰기와 '사실적'이라고 주장하는 글쓰기 사이에 그은 단순한 선을 문제로 삼아야만 한다. 둘을 더 복잡하게 (…) 이해해야 한다." 자신을 움직이며 변화하는 존재로 보는 방법을 우리가 배운다면, 우리는 트라우마와 그 결과로부터 우리를 풀어낼 수 있을 것이며, 결국 희망의 이유를 만들어낼 것이다. 그는 "따라서 우리는 글쓰기를 치유로 바라보고 (…) 유동과 흐름을, 세계의 다수성을 깨우는 힘을 회복하는 데 도움을 받게 될 것이다"[11]라고 결론짓는다. 내 경험에 비춰볼 때, 이 설명은 아주 정확하다. 내 트라우마는 몇 년 동안 내 안에 조용히, 말할 수 없는 모습으로 살고 있었고, 큰 피해를 줬다. 트라우마를 바깥으로 옮겼을 때, 나에게서 벗어난 것으로 바꿨을 때 나는 트라우마를, 트라우마가 없는 나를 받아들일 수 있었다.

　일상의 혼란과 트라우마는 삶의 흐름을 깰 정도로 크지 않을 수도 있지만, 이런 작업은 우리 모두에게 가치 있다. 모든 의료인이 훈련 과정에서도 여러 트라우마를 경험한다는 것은 과장이 아니다. 트라우마 사건이 글쓰기 지시문의 반응으로 빠르게 표면으로 드러나는 일은 흔하다. 의료 전문직과의 워크숍에서 생생한 트라우마 사건은 3분이라는 짧은 글쓰기 시간에 쏟아져 나온다. 나는 항상 글쓰기 지시문의 반응으로 기억이 불러내지는 것, 수십 년 지난 기억이 마음으로 뛰어올라 1분도 안 되는 사이에 종이로 옮겨지는 일이 신기하다고 느낀다.

장로교병원에서 소아청소년과 의사와 가진 워크숍에서, 훌리오 코르타 자르Julio Cortázar의 단편 「아홀로틀Axolotl」을 읽었다. 작품에서 한 남자는 동물원에서 조그마한 아홀로틀을 지켜보는 데 너무 열중하다가 이야기 끝에서 자신이 아홀로틀로 변한다. 우리는 참가자들에게 '다른 시각'에 영향을 받았던 때에 관해 적어보라고 요청했다. 여기에 한 여성의 반응을 싣는다.

> 나는 검사실에서 말을 하지도, 보지도 못하는 아이가 불수의적 운동을 하며 삽관을 통해 숨 쉬고 영양을 공급받는 모습을 보았다.
>
> 아이 옆에는 돌보는 일과 다른 아이를 곧 낳는 일에 압도당해 지친 어머니가 있었다.
>
> 슬픔, 공감, 공포에 완전히 잠긴 나는 그녀의 입장을 알 것만 같았다.
>
> 나는 임시 간호 프로그램을 추천했다. 아이를 놓고 며칠 동안 쉴 수 있는 장소를. (며칠 뒤면 아이는 살아 있지 않을 가능성도 컸다.)
>
> 그녀는 큰 눈으로 나를 쳐다보고 공포에 가득 차서 말했다. "아이는 내 눈의 빛이고 내 공주예요. 나는 떠날 수 없어요… 이건 신이 저에게 허락하신 일인걸요."[12]

이것을 읽은 다음, 그녀는 이 사건이 10년도 더 전의 일이며, 그것이 자신을 완전히 바꾼 순간임을 이제야 알겠다고 말했다. "그때부터, 나는 어머니들을 다르게 대하기 시작했어요."

『생존의 시학Poetry as Survival』을 쓴 시인 그레고리 오어Gregory Orr는 창의적 글쓰기가 가져오는 질서의 감각을 말한다. "우리는 세계를 혼란과 혼돈 상태로 경험한다. 특히 위기 상황에서는 더 그렇다. 우리 일상의 의식은 우리 삶, 욕구 속 무질서의 힘, 존재와 질서 감각의 필요 사이에서 계속 변하며 오락가락하는 인식으로 특징지을 수 있다. 우리 대부분은 두 의식이 매일 상호작용 하는 데서 대개 편안함을 느끼며 삶의 대부분을 살아가지만, 어떤 존재론적 위기 앞에서, 무질서는 우리 전체를 압도할 듯 위협한다."[13] 오어에게 생존은 우리가 고통을 언어로 '번역'할 때 시작된다. 그는 다음과 같이 적었다. "시를 쓸 때 일상과는 다른 중요한 일이 적어도 두 가지 일어난다. 첫째, 우리는 위기를 견딜 만한 거리로, 상징이지만 생생한 언어적 세계로 옮겨놓는다. 둘째, 우리는 삶의 경험을 수동적으로 견디는 대신 우리 상황의 모형을 능동적으로 만들어 형태를 부여한다."

***

"나에게 쓰는 일, 문학을 쓰는 일은 부분적으로 저항과 반항의 행위이며 심지어 반란이기까지 하다. (…) 친근하고 정중하지만 매우 효과적인, 거의 알아차릴 수 없는 방어막을 나와 타인 사이, 최종적으로 나와 나 자신 사이에 쳐서 내 안에 틀어박히려는 유혹을 상대하는 일이다."
–데이비드 그로스먼David Grossman[14]

토론토대학교 인지심리학 교수 키스 오틀리Keith Oatley는 소설을 읽는 것이 성인의 사회적 인지와 감정 인식에 미치는 영향에 관한 여러 연구를 수행하고 있다. 2006년에 발표된 연구에서 그와 연구자들은 다음과 같은 결과를 보고했다. "소설을 많이 읽은 사람일수록 눈에 들어온 감정을 더 잘 인식했고, 작지만 사회적 단서를 정확하게 해석하는 정도도 높았다."[15] 이듬해에 오틀리의 동료 레이먼드 마Raymond Mar는 소설을 읽은 성인 집단이 논픽션을 읽은 집단보다 사회적 추론 시험의 평균 점수가 더 높았다는 증거를 발표했다. 이는 "짧게 소설을 읽는 것만으로도 일시적으로 사람의 사회적 기술을 증가시킬 수 있다"라는 것을 시사한다.[16] 오틀리는 다음과 같이 적었다. "쌓이고 있는 증거는 소설을 읽는 것이 사회적 기술의 발달을 촉진한다는 가설을 점점 더 지지하고 있으며, 그 이유는 소설을 읽는 것이 다른 사람의 사고를 경험하게 하기 때문이다. 우리는 소설의 특징을 꾸며진 것이 아니라 인간 또는 인간과 비슷한 존재와 그 의도, 상호작용에 관한 것이라고 생각해야 한다. 유전학이나 역사학과 같은 논픽션을 읽는 것이 해당 주제의 영역에 관한 경험을 쌓게 해주는 것처럼, 소설을 읽는 것은 상호작용 영역에서 사람들을 훈련시킨다."[17]

오틀리와 동료들의 작업이 특히 반가운 것은 소설의 가치가 '지어낸' 부분, 환상에만 있는 것이 아니라 소설이 인간 존재의 의미와 항상 연결되어 있음을 보여준다는 데 있다. 나는 종종 소설을 쓸 때, 격렬하며 환상적인 어떤 것을 써야 한다고 매우 심각하게 생각하는 초보 소설가를 만나곤 한다. 돌파구는 사람들이 인간 조건에 관한 어떤 것을 표현하는 부분을 그들의 소설에서 찾으리라는 생각에서 나온다. 나는 오틀리와 동료들이 증명했고 앞으로 증명할 것이 소설 쓰기와 읽기 모두에 적용되리라고 믿는다. 읽을 때와는 반대로 소설을 쓸 때, 누군가는 타인과 관계 속 자신의 인간성에 관해 배운다는 진실에만 차이가 있을 뿐이다.

우리 석사과정을 몇 년 전에 졸업한 학생이 이런 식의 인상적인 돌파구를 찾은 적이 있다. 그녀는 캐나다 출신 의사로 이전에 소설을 써본 적이 한 번도 없었다. 교실에서 논픽션-소설 쓰기 훈련에 영감을 받은 부모의 이혼을 중심으로 한 어린 시절의 기억을 이인칭 소설로 쓰려고 시도했다. 글을 통해 나와 동료로부터 받은 반응에 그녀는 놀랐다. 이인칭은 그녀가 알고 있던 것보다 더 여러 층위에서 작동했고, 그녀의 글을 읽은 독자들은 그녀가 자신에게 말을 걸고 있음을, 그것은 어린 자신에게 너무도 하고 싶은 말이었음을 분명히 알아보았다. 그녀는 글을 이인칭으로 쓸 수밖에 없었는데, 일인칭은 너무 가깝고 삼인칭은 너무 냉정했기 때문이라고 말했다. 해낸 것에서 기대하지 않았던 몫을 돌려받자, 그녀는 놀랐다.

여기에서 열쇠는 바로 기교이다. 기교란 말 그대로, 이야기의 내용과 더불어 그 구축 방식에 관한 것이다. 우리가 글로 쓴 서사에서 기교를 인식할 때, 우리가 구술한 것에 들어 있는 기교 또한 인식하게 된다. 다시 말하지만, 기교craft●는 까다로운 단어이다. 많은 예술가가 기교는 항상 의도적이고, 작업된 것이며, 따라서 만들어지는 것이라고 주장할 것이다. 이 점은 인정하지만, 우리 이야기에 형식과 형태를 부여하는, 자동적이며 내재적이어서 항상 어떤 목적이나 직접성을 띠지 않는 어떤 것을 가리키기 위해 어떤 다른 단어를 쓸 수 있을지 잘 모르겠다. 방금 언급한 대학원생은 글을 쓸 때 그것이 가장 잘 맞으리라 생각해서 의도적으로 이인칭을 선택한 것이 아니다. 그녀는 다른 방법이 너무 어렵게 느껴져서 무의식적으로 그렇게 했다. 그리고 그녀의 선택은 놀라운 결과를 낳았다. 우리가 쓰는 모든 것은 만들어진 것이다. 우리가 쓰는 순간, 그것은 형태를, 전달의 양태를 취한다. 이것은 구술된 이야기에서도 마찬가지이다. 앞에서 인용한, 장애가 있는 아이를 둔 어머니를 보는 소아청소년과 의사가 쓴 글을 떠올려보라. 거기에 '꾸민' 것이 있는가? 이 짧은 글에서, 바로 전에 읽었던 작품에 나오는 아홀로틀과 같은 비현실적인, 인간 같지 않은 어떤 생물로 아기를 바꾸어 표현하려고 글쓴이가 노력한다는 점이 흥미로웠다.

● 여기에서 저자는 단어 craft를 사용해서 글의 기교와 창조를 동시에 의미하고 있으며, 이것이 이 장의 주제인 창의성과 바로 연결되기에 이 단어가 문제적이라고 말하고 있다. 한국어에서 이 둘을 동시에 가리키는 단어가 없어, 부연 설명을 붙여둔다.

아이의 어머니가 글쓴이의 감정에 큰 공포로 반응하던 것을 표현하려는 노력으로 인하여 글쓴이는 마지막에 큰 보상을 받는다. 몇 줄, 5분도 안 되는 시간에 급하게 쓴 글은 엄청난, 비의도적인 창조물이다. 이야기가 전해지는 방식의 선택이 그 의미에서 무엇인가를 드러내는 이러한 기교, 형식, 언어 선택에(최고의 표현인가와는 별개로) 관한 인식은, 하루 종일 이야기를 듣는 의료인에게 특히 유익하다.

한 달 동안 진행되는 의과대학 4학년 학생 대상 선택 수업으로 나는 소설 쓰기 워크숍을 연다. 한 달이 지나면 나는 학생들에게 그동안 공부한 소설 쓰기 기법을 사용해 진짜 의과대학 경험에 관해 적어보라고 요청한다. 내가 처음 이 훈련을 시작했을 때, 한 학생이 자신을 오래 괴롭혀온 환자와의 경험을 적었다. 이 환자는 병원에 있을 때 학생에게 매우 심술궂게 굴었고, 자기 가족 앞에서 모욕을 주어 울게 만들기까지 했다. 글에서 학생은 환자의 관점, 다른 가족의 관점에서 시나리오를 상상해보았다. 글을 교실에서 읽은 뒤, 학생은 믿기지 않는 듯 왜 환자가 그렇게 무례했는지 결국 이해하게 되었다고 소리쳤다. 방금 쓴 것은 자신이 지어낸 것이었지만, 그 사람의 안으로 들어가려는 시도가 자기 안에서 무엇인가를 풀어내었다고, 이제야 그 경험을 놓아줄 수 있을 것 같다고 학생은 말했다.

여기에 최근 학생 중 한 명이 같은 훈련에서 쓴 글을 싣는다.

그는 어부의 배로 끌어 올려진 철갑상어였다. 펄럭이고 뒹굴며, 어부, 갑판원, 일등 항해사에 둘러싸여 생명을 놓지 않으려 씨름했다. 그는 숨을 쉴 수 없었고, 폐는 피로 가득 차서 헐떡이고 기침하고 식식거렸다. 이상성二相性 기도양압기bipap machine는 기도를 열지 못해 소용이 없었다. 그것은 그의 볼을 꿴 바늘, 그를 갑판으로 끌어 올리기 위한 장치였다. 그는 메마른 땅에서 살도록 만들어지지 않았다. 그는 여기에서 숨을 쉴 수 없다. 그의 중환자실 침대를 지나칠 때, 나는 그가 다양한 투약을 위해 연결한 낚싯줄의 그물에 갇혀 표면에 떠 있는 것을 보았다.

그것들은 그를 여기에서 붙잡아두는 데, 죽지 않도록 막는 데 충분했다. 나는 그의 척추를 따라 뾰족한, 갑옷 같은 판을, 그의 비늘을, 치아 없이 짓는 웃음을 덮는 얇은 콧수염을, 그가 밖에 있었을 때, 강의 탁한 깊은 곳을 훑었을 그의 수염을 보았다. 방에 들어가자, 그가 숨을 헐떡일 때 병실 이불과 담요 아래로 꼬리가 가끔 펄떡였다. 여기가 그의 자연적 거주 지역이 아니라는 점을 다시 상기시켰다. 그는 자신을 놓아달라고, 풀어달라고 애원했다. 그는 물이 베풀던 시원한 독립의 순간으로 다시 돌아가길 바랐다. 나는 칠종칠금을 선호하지만, 내가 선장은 아니었다. 나는 명령을 받았고, 며칠 더 고농도 스테로이드 투약을 이어가기로 한 팀을 따랐다. 그의 폐를 여기에서도 살 수 있는 것으로 바꾸려는 마지막 노력이었다. 스피커에서 커다란 소리가 흘러나왔다. "심장 마비, 중환자실, 심장 마비, 중환자실", 불길하게 울리는 소리. 그가 다시 자연을 거스르려는 우리 개입에 저항하고 있음을 알았기에, 나는 두 층을 날 듯이 뛰어 내려갔다.[18]

환자의 이미지를 창조함으로써 학생은 환자가 죽던 날 느낀 것을 더 명확히 표현할 수 있었다. 그를 창조적·상상적 맥락에 놓을 때, 학생은 자신의 진짜 감정을 더 정확히 포착하고 환자의 감정 또한 더 잘 상상할 수 있었다.

글쓰기는 우리의 시각을 탐구하는 방식이자, 우리 생각을 실시간으로 경험하는 일이다. 앞에서 다룬 것처럼, 그것은 이전에 접근할 수 없던 우리 마음과 경험의 측면에 접근하는 방식이다. 소설가 윌리엄 개스William Gass는 다음과 같이 적었다.

다른 어떤 매체와도 달리, 언어는 정신의 도구이자 기관 그 자체이다. 그것은 플라톤이 믿었던 것처럼 사고의 재현, 그저 부정확한 복제물일 뿐인 것이 아니다. 언어는 생각 자체이다. 합리주의 철학자가 언어의 구조가 현실의 구조를 반영한다고 가정한 것은 틀렸다(언어와 현실은 거의 유사하지 않으며 다른 과에 속한다). 하지만 언어가 그 자체로 생각한다는 그들의 말은 맞다. (…) 등장인물이 본 것을 읽을 때, 독자도 본다. 하지만 물론, 독자가 보는 것은 사물이 아니라 구성이다. 인식을 목격하고 있음을 알기에, 우리는 사실상 단지 사물이 아닌, 여러 가지 방식으로 볼 수 있는 바라봄의 행위를 보는 것이다. 텍스트에는 쓰인 것 외에 다른 방식은 없기 때문이다.[19]

이 글은 내가 앞서 말한 내용과 통한다. 모든 종류의 글쓰기에 통제 행위가 내재해 있으며, 특히 소설 쓰기에는 특별한 유형의 통제가 따라 나온다는 것. 우리가 쓸 때, 우리는 우리의 시각을 제시한다. 우리가 소설을 쓸 때 우리는 광경을 극화하며, 그것을 표현하는 전체 세계를 만들어낸다. 노먼 메일러Norman Mailer가 「펜 끝에서At the Point」라는 에세이에서 적은 것이 바로 그것이다. "내가 진실을 아는 유일한 순간은 펜 끝에 있다."[20]

소설 쓰기가 아니더라도 임상적 맥락에서 글을 쓰는 또 다른 이유는, 글쓰기가 우리 경험을 보편적인 것, 그저 인간의 것으로 만들어주며, 경험이 우리 것이며 우리만의 것이라는 감각에 사로잡혀 있던 것을 느슨하게 하는 데 도움을 주기 때문이다. 우리는 다양한 방식으로 글을 써서 우리가 만들어낸 누군가를, 공통 이미지를, 다른 각도로 바라본 우리 자신과 우리 경험을 공유할 수 있다. 때로 이것은 우리가 경험을 혼자 견딜 필요가 없음을 알려준다. 임상에서, 이것은 글쓴이뿐만 아니라 동료에게도 엄청나게 중요할 수 있다. 쓰인 서사는 간호사, 의사, 사회복지사가 삶의 일상적인 맥락에서 솔직하게 드러내기 어려운, 어떤 환자로 인해 함께 공유한 경험을 인식하도록 만든다. 더 나아가 이러한 상호 인식이 일어나며 공유된 경험이 '보인다면', 팀은 특정 순간이나 이해에 대한 그들의 '소유권' 장악을 약간 느슨하게 만들 수 있을 것이다. 이것은 환자를 향한 더 나은 돌봄으로 이어진다. 눈을 멀게 하는 전문가적 염려의 전장에서 벗어나게 되기 때문이다.

글쓰기는 또 다른 몫으로서 의료인이 교육받고 의료제도가 권장하는 실천의 방식에 질문을 제기할 수 있는 안전한 장소를 제공한다. 예로 나는 막 서사의학 선택 과정을 마친 의과대학 2학년 학생의 글을 공유하고 싶다. 컬럼비아의 모든 의과대학생은 '임상의학의 기초' 과정의 일환으로 6주 서사의학 선택 과정을 완료해야 한다. 그들은 논픽션 쓰기, 소설 쓰기, 명상, 세 가지 다른 박물관 수업, 영화 수업, 사생life drawing, 철학, 그래픽아트 등 다양한 주제를 다루는 열 개 이상의 세미나 중에서 선택하여 수강한다. 몇 년 전부터 수업에는 학생들이 공부하는 특정 주제에 맞춰진 최종 과제가 추가되었다. 학생들은 서사의학 과정에서 배운 기술을 특정한 임상적 만남에 적용하도록 요청받는다. 이 과제의 결과는 처음부터 믿기 어려울 만큼 놀라웠다. 우리가 정말로 영향을 미치는 어떤 일을 하고 있다는 증거를 학생들이 보여주었다. 여기에 논픽션 쓰기 세미나를 들은 학생의 글 일부를 싣는다.

내가 쓴 것: "환자는 길을 건너려다가 실패한 이력이 있다."
내가 쓰고 싶었던 것: "90세인 W 씨는 주류 판매점에서 뉴욕시에 있는 아파트로 돌아가던 중에 무단횡단을 하고 있었다. 그녀가 발을 걸려 길에 넘어졌을 때 '길에 팬 곳을 보지 못했음이 틀림없다.' 새로 산 샤르도네 와인 병이 굴렀다. 역설적이게도, 얼굴과 팔 넓게 경결硬結과 찰과상이 생

겼지만 와인 병은 놀랍도록 멀쩡했고, 더러워지지도 않아 바로 마셔도 괜찮을 정도였다. W 씨는 이야기를 하다가 이런 역설에 웃었고, 아파트로 돌아가기 전에 병을 되찾았다는 말을 덧붙였다."

내가 쓴 것: 환자는 정신 상태 검사 중 3분 뒤 대상을 기억해내는 과제에서 0/3을 기록했다.

벌어진 일: 나는 W 씨에게 기억 검사를 해도 괜찮겠냐고 물었다. 지난 몇 년간 단어가 떠오르지 않아 힘들다고 그녀가 말했기 때문이다. 그녀는 대답했다. "알아요, 그중 하나는 군인이죠, 그렇죠?" "그렇죠, 그럴 수도 있죠"라고 대답하며 나는 웃었고, 그녀의 전염성 있는 리듬에 빠져들었다. "자, 군인, 사과, 펜으로 해볼게요." 그녀는 세 단어를 다시 말했다. 그녀는 단어들을 열심히 생각하는 것 같았다. 하지만 기억해내는 시간이 되자, 실패했다. "제가 말한 것 중 기억나는 게 있으세요?" 나는 물었고, 그녀에게 응원을 보냈다. "군인!" 그녀는 의기양양하게 말했다.

내가 쓴 것은 내가 가졌던 풍성한 만남을 문제 목록, 평가, 약어, 혼합, 공식으로 만든 것이었다. 나는 이 방랑하며 우습고 사랑스럽도록 어려운 여성에게 몇 번이나 '배웠지만', 여기에서 나는 그녀를 손가락, 팔, 눈, 머리로 편의상 나눠 저 높은 곳으로 보내버렸다. 성격을 지우고, 불평을 남긴다. 나는 이 환자를 안다. 하지만 다른 누가 알까?[21]

***

창의적 글쓰기와 반성적 글쓰기

글쓰기는 삶 자체처럼 발견의 여행이다. 모험은 형이상학적이다. 그것은 삶에 간접적으로 접근하는 방식이며, 우주를 향한 부분적인 시야 대신 총체적 시야를 좇는다. (…) 그것은 내면을 바깥으로 끄집어내며, X 차원으로 떠나는 여행이다. 그 결과는 말하려는 것이 말하기 그 자체만큼 중요하지 않다는 것을 발견하는 여정 어딘가에 놓여 있다. 이 특질이 모든 예술에 형이상학적 색채를 부여하며, 그것을 시간과 공간으로부터 빼내 전체 우주의 과정 중심에 놓고 통합한다. 이 중요성, 무목적성, 무한함이 예술의 '치료적' 요소이다.

－헨리 밀러Henry Miller, 「글쓰기에 관한 성찰Reflections on Writing」[22]

나는 '반성적 글쓰기'와 '창의적 글쓰기'라는 표현과 이 표현이 보건의료계에서 어떻게 사용되고 있는지를 생각해보려 한다. 이 장 시작에서 말했던 것처럼, 창의적 대신 반성적이라는 단어를 쓰는 이유는 단지 용어의 정의 때문이 아니다. 거기에는 훨씬 복잡한 이유가 있으며, 창의성이라는 곤란한 개념을 향한 어떤 낙인이나 불편함을 반영한 것일 수 있다. 그것이 무엇이라 불리든, 점점 더 많은 의과대학이 교과과정에서 학생들이 의사가 되는 복잡한 여행을 탐구하는 도구로 글쓰기를 활용하고 있다(여러 다른 보건의료 전문직도 글쓰기를 활용하지만, 단순성을 위해 여기에선 의과대학에만 집중하려 한다).[23] 하지만 초점을 '창조'가 아닌 '반성'에 맞추면, 단순하지만 중요한 글쓰기의 선물이 왜곡될 수 있다. 보건의료계열 학생은 철저하고 엄격한 교과과정에 따라 매 단계에서 학점과 평가를 받는 경우가 많다. 따라서 자신이 쓴 것도 같은 방식으로 평가될 것이라고 기대하는 것은 자연스럽다. 학생의 글을 대하는 교사의 역할 중 하나는 그렇지 않음을 보여주는 것에 있다. 이상적으로, 그들이 쓴 글은(정식 교과과정 바깥에서 쓴 것, 예컨대 과정 지원을 위해 쓴 에세이나 진술문 등) 자신을 충분히 발휘하고 숨 쉴 수 있으며 자신이 경험한 것을 자유롭게 탐구할 수 있는 공간을 제공하여 자신이 생각하고 느낀 것을 알려줄 수 있어야 한다. '반성적' 또는 창의적 글쓰기에 성적을 매기는 일은 이런 맥락 속에서, 글쓰기를 한다는 것이 결국 발견을 위한 것이라는 생각을 왜곡하게 된다.[24] 반성적인 어떤 것을 어떻게 평가할 수 있는가? 어떤 학생이 자기 할아버지에 관한 기억을 환자와의 만남에 관한 반성에 끌고 들어오고 다른 학생은 그러지 않았다면, 기억을 끌고 들어오지 않은 학생보다 더 반성을 잘 또는 깊이 했다는 증거가 되는가? 그렇다면, 왜 그런가? 이런 종류의 질문은 너무 주관적인 것처럼 느껴져서 화가 난다. 한 사람이 만족스러운 반성이라고 판단한 것은 타인에게 그렇지 않을 수 있으므로, 이런 평가는 도움이 되지 않을뿐더러 일관성이 없을 가능성이 있다. 이 영역에서 평가 기준이 개발되고 있다는 사실이 창의적 작업의 긴급성을 더 강조하고 있다.

여기서 복잡한 문제 중 하나는, 학생들은 직업을 보고, 듣고, 승인하고, 그들에게 되돌려주어 앞에서 탐구한 것처럼 학생들이 배운 것을 더 잘 볼 수 있도록 하는 독자들을 필요로 한다는 것이다. 독자-수신자는 매우 중요하다. 하지만 독자가 학생에게 권위를 지니는 위치에 있는 사람일 때, 특히 학생이 매 단계에서 평가를 받는 데 익숙한 환경에서 이것은 무척 까다로울 수 있다. 학생은 독자가 듣기 원하는 것이 무엇인지를 생각해서, 그런 것이 없음에도 '옳은 답'을 추구하려는 위험에 빠진다. 독자-글쓰기 인도자는 이 영역에서 어떤 평가 기준에 의거해 결과를 돌려주지 않아야 한다. 이것을 막는 유일한 방법은 우리 교사가 어떤 하나의 결론에 도달하는 글을 쓰는 대신, 그들이 알지 못하는 것을 탐구하도록, 자신이 배운 것에 투명하지만 결론에 도달하지 못할 수도 있다는 자세로 접근할 수 있도록 격려하는 것이다.

이런 격려, 사실의 기계적 진술이 아닌 창의적이며 확장적인 학생 반성을 격려하는 여러 방식은 보건의료 환경에서 급진적인 활동이며, 쉽게 이룰 수 없다. 독자는 학생의 글을 읽고 반응하는 기술을 훈련해야 하고, 이것은 인문학이나 글쓰기의 배경을 지닌 사람이 아니라면 매우 겁나는 일일 수 있다(다음 장에서 더 다룰 것이다). 하지만 그것은 할 수 있는 일이며 충분히 가치 있다. 이 작업에 성적을 부여하거나 평가할 수 없다 해도, 적절한 소개, 지지, 지도를 통해 학생들은 안전하고 허가받은 방식으로 자신의 지평을 넓히고 탐구하는 기회를 소중히 할 수 있을 것이다.

창조 아닌 반성이란 무엇이란 말인가? 학생들에게 반성적으로 쓰기를 요청하는 이들이 희망하는 것처럼 우리가 진실로, 깊이 반성한다면, 우리는 발견을 향한 경험을 조명하게 된다. 창의적 작업도 똑같다. 사실, 창의적 작업이 반성적 작업이라고 주장할 수도 있다. 작가 팻 슈나이더Pat Schneider는 다음과 같이 적었다. "우리가 깊이 있게 쓸 때, 즉 우리가 아는 것에 관해, 우리가 알지 못함을 아는 것에 관해 쓸 때 우리는 미지를 만난다."[25] 이 미지의 감각은 '창의'가 '반성'에 더해줄 수 있는 것으로, 최소한 의과대학에서 이루어지는 반성적 쓰기의 맥락에서는 빠져 있다. '미지'는 '창의성'과 마찬가지로 의학계에 속한 사람에게는 두려운 단어일 수 있으나, 두 단어 모두 무척 중요하다. 슈나이더의 글을 계속 보자.

우리 각자는 개인적인 내면의 삶을 지니고 있으며, 그 삶은 우리를 현재의 모습으로 이끈 비밀을 품고 있다. 글쓰기는 정체성, 이름, 영혼의 어두운 방에서 길을 찾는 순례의 유일한 방법이 아니다. 그러나 글쓰기는 우리 인간이 우리 자신과 타인에게 정신을 내보일 수 있는 가장 확실한 방법이라고 나는 제안하고 싶다. 종이의 희미한 선 위에서 우리는 가면을 벗을 수 있다. 역설적이게도, 우리가 가면을 만들고, 완전히 허구적인 등장인물을 창조하고 있다고 생각할 때도, 가면을 만드는 바로 그 작업이 우리 자신을 드러낸다. 글쓰기에서 때로 두려움과 떨림을 느낌을 통해 우리는 우리가 누구였는지를, 진짜 누구인지를, 그리고 미래에 어떻게 변할

지를 엿볼 수 있다.[26]

우리가 글쓰기를 '발견의 여행'이라고 설명하기 위해 사용하는 용어는 여러 방식에서 적절하지 않다고 말해야 한다. 글쓰기는 가장 중요한 도구를 사용하는 정신이자, 그것을 수용하는 방식이다. 형식이 단어를 종이에 옮기면서 자동으로 생기는 부산물인 것처럼, 창의성 또한 그전에 없었던 어떤 것을 낳는다는 의미에서 자동적인 부산물이다. 이것은 마법적인 일이며 그 과정과 결과를 존중하며 다루어야 한다. 어떤 탐구 주제라도 예상치 못한 흥분과 신비를 가져올 수 있다. 이 과정을 중시하는 것은 발견과 탐구를 장려하는 적절한 도구이자, 그것을 수용하는 사람을 위한 적절한 훈련을 제공하여 과정 내내 선물이 유지될 수 있도록 한다.

이스라엘 출신 작가 데이비드 그로스먼은 제2차 레바논-이스라엘 전쟁에서 아들을 잃은 뒤 대담을 가졌다. 그의 말은 내가 이 장에서 말하려던 많은 것을 담고 있으며, 임상적 맥락에서 글을 써야 하는 많은 이유를 직접 말하고 있다. 그의 말을 인용하며 마친다.

"우리가 글을 쓸 때, 우리는 유동적이며 탄력적이고 가능성으로 가득 찬, 얼어붙지 않은 세계를 느낀다. 인간적 요소가 존재하는 곳 어디에든 빙결도, 마비도, 현상 유지도 없다(우리가 실수로 그런 게 있다고 생각하곤 하며, 그런 게 있다고 생각하도록 만들려는 사람이 많이 있지만 말이다).

나는 글을 쓰고, 세상은 나를 궁지로 몰아넣지 않는다. 그것은 더 작아지지 않는다. 그것은 열림, 미래, 가능성의 방향으로 움직인다.

나는 상상하고, 상상의 활동은 나를 되살아나게 한다. 나는 포식자 앞에서 고착되거나 마비되지 않는다. 나는 등장인물을 창조한다. 나는 때로 사람들을 가둔 현실이라는 얼음에서 그들을 파내는 것처럼 느낀다. 그러나 아마도, 무엇보다도, 내가 그 순간 파내고 있는 사람은 나 자신이다.

나는 쓴다. 나는 모든 인간적 상황에 존재하는 많은 가능성을 느끼며, 그 사이에서 선택할 수 있는 내 능력을 느낀다. 나는 내가 잃어버렸다고 생각했던 (…) 자유의 달콤함을 느낀다.

나는 쓰고, 단어를 옳은, 정확한 방식으로 사용하는 것이 치료제처럼 작용한다고 느낀다."[27]

10장

창의성을 가르칠 수 있는가?

넬리 허먼

보건의료 전문가 글쓰기를 위한 전략

앞 장에서 본 것처럼, 창의성의 실천은 우리 주변 어느 곳에나 있다. 서사의학 환경에서 학습 집단의 퍼실리테이터, 지도자 역할을 자주 하게 되는 우리의 중요 업무는 학생들이 이미 창의력을 지니고 있으며 활용하고 있음을 보여주는 것이다. 상상력을 사용하도록 지지하고, 항상 더 탐구할 만한 부분이 있음을 보여주고, 이런 탐구에 발견이 놓여 있음을 보여주는 일이기도 하다. 글쓰기, 창의성, 상상력, 탐구는 자신을 '작가'로 여기는 사람들, 전문가 또는 출판을 목적으로 쓰는 사람들에게만 국한된 것이 아니다. 이것은 우리 모두에게 열려 있는 도구이다. 우리가 이런 도구 활용법을 가르치는 방식 중 하나는 직접 보여주는 것이다. 즉, 우리 자신의 작업에서 유동성을 발휘하고 탐색을 격려하는 것이다.

컬럼비아대학교 의과대학에서는 매년 1학년 학생들이 서사의학 선택 과정 6주를 필수로 수강한다. 인문학의 여러 스펙트럼에 펼쳐져 있는 과목 중에서 선택하게 되며, 과목에는 명상, 만화 그리기, 소설·논픽션 쓰기, 철학, 영화 연구, 지역 미술관에서 시각예술을 만들고 관찰하기 등 여러 과정이 있다. 이런 과목은 1989년부터 운영되었으며(2000년까지는 '인문학과 의학 세미나'라는 이름이었다), 2010년까지는 이전의 방식으로 평가했다. 학생들은 학습에 관한 민족도와 학습한 내용에 관해 묻는 설문지를 강의 끝날 때 작성했다. 그러나 시간이 지나면서 학생들이 과목에서 어떤 것을 정말로 배웠는지, 창의성과 상호작용 하는 활동이 의학훈련에 이득을 가져다주었는지를 이런 방식의 평가가 원체 제시할 수 없다는 것이 분명해져 갔다. 게다가 학생들은 교사들이 선을 그어줄 필요가 없다며 불평하곤 했다. 그들은 창의적 작업과 의과대학 경험 사이에 연결성이 있음을 이해하고 있다고, 직접 두 점을 연결해줄 필요는 없다고 말했다.

우리는 과목을 평가하는 방식을 변경하기로 하고 학생들에게 과목 끝에 맞춤 과제를 수행할 것을 요청하기 시작했다. 이 과제는 서사의학 교사에 의해 만들어지며, 학생들은 6주 동안 과목에서 익힌 기술을 사용하여 실제 의과대학 경험에, 될 수 있으면 환자와의 만남에 적용할 것을 요청받는다. 과제는 그 자체로 창의적이다. 예를 들어 사진 과목에서 학생들은 자기 모습이 담긴 사진 두 장을 제출하는데, 한 장은 환자에게 보이고 싶은 모습으로, 다른 한 장은 그들이 환자에게 보인다고 생각하는 모습으로 제출할 것을 요청한다. 미술관 과목 중 하나는 학생들에게 특정 미술 작품과 만난 것에 관해 써볼 것을 요청한다. 소설 과목은 진짜 환자와의 만남을 소설적으로 써보라고 요청한다.

이런 창의적 과제의 결과는 믿을 수 없을 만큼 놀라웠다. 한 학생은 입원 환자와 나눈 상호작용을 기술하면서 자신이 그 방에서 죽음의 유령을 검사했다고 썼다. 유령은 그녀가 알았던, 그 방에서 기억과 메아리로 존재하는 사람들과, 환자가 지녔던 상상 속에 등장하는 사람들을 가리킨 것이다. 다른 학생은 동네 이발소를 방문한 것에 관한 논픽션을 썼는데, 학생이 스페인어를 말할 수 없어 상호작용이 원만하지 않았다. 이발사와 의사소통할 수 없자, 학생은 최근에 경험한 환자와의 만남, 반전된 상황에서 환자가 자신을 이해할 수 없던 때를 성찰했다. 형식과 내용의 폭은 다양했고, 학생들은 기대치 않았던 흥미로운 방식으로 작업에 임했으며, 창의적 허용을 활용하지 않고는 표현할 수 없었을 여러 결론에 도달했다.

나는 과제 중 하나를 여기에 실으려 한다. 그것은 우리가 진행하고 있는 작업의 강력함을 가장 명확히 보여주는 예시가 될 것이다. 다음은 2014년 영화 과목을 수강한 학생이 쓴 것이다.

실내장면. 병실—낮

90대 중반의 환자가 침대에 기대앉아 있다. 얇은 흰 머리카락이 머리를 겨우 가렸지만, 다른 부분은 건장하고 건강해 보인다. (…) 그의 이름은 에디이다. 여러 개의 혈액, 식염수 관과 혈압계에 둘러싸여 있으나 그는 편안해 보이며, 손을 머리 뒤에 받치고 있다. 침대 발밑 의자에는 제임스가 있다. 의과대학생인 그는 조금 불편하고 날카로워 보인다. 그의 흰 가운과 넥타이는 너무 크고 그는 의사 연기를 하기 위해 어른으로부터 옷을 빌려 온 것처럼 보인다. (…) 제임스는 목록을 보고 있다.

제임스: 드시는 약을 다 받아 적은 것 같아요. 자 이제, 음… 죄송해요, 뭘 여쭤봐야 하는지 까먹었네요.

그는 환자에게서 눈을 떼고 무엇인가 기억해내려 애쓰는 것처럼 보인다. 어려워서 그런 게 아니다. 단지 무엇인가 놓치는 것이 너무 불안할 뿐이다. 에디는 그것을 눈치채고 격려하려 한다.

에디: 괜찮아. 천천히 하게. 잘하고 있으니까.

제임스: 아, 네. 약에 알레르기 있으세요?

에디: 페니실린에.

제임스: 네, 금빙 적어놓을게요.

제임스는 펜을 들고 무엇인가를 휘갈긴다. 다시 내려놓으려다가, 제임스는 펜을 실수로 바닥에 떨어뜨린다. 역시 어설프다. 모든 것이 나쁘다. 우리는 그의 머리를 따라 그가 펜을 집기 위해 몸을 수그리는 것을 본다. 그는 펜을 쥐지만 잠깐 멈춰서, 눈을 꼭 감고 한숨을 내쉰다. 그것은 매번 하던 다른 대화와 똑같다. 왜 이 환자랑은 다르게 느껴지지? 그는 일어나 다음 실수를 준비한다.

제임스(계속): 죄송해요, 오늘 참 어설프네요. 제가 약에 관해 여쭐 건 다 했어요. 가족에 관해 말해주실 수 있으세요?

에디: 그럼! 뭘 알고 싶으냐?

제임스: 어, 형제가 있으신지부터 출발할까요?

에디: 물론이지. 여동생이 셋이야.

(배경 음악: 비트)

아니, 잠깐. 없어.

에디는 머리에서 손을 내려 옆에 놓는다. 그는 머리를 베개에 기대고, 눈을 감고, 감정을 참는 것을 분명히 드러낸다. 제임스는 걱정스러워 보인다. 뭐가 잘못됐나? 그는 어떻게 반응할지 모른다. 10초 뒤, 에디는 물기로 촉촉해진 눈을 뜬다. 그의 목소리는 조금 약해진 상태이다.

에디(계속): 이젠 둘이야. 동생 한 명이 몇 달 전 떠났지. 82세였어. 막내,

사랑스러운 아이.

화면 분할. 두 명의 얼굴을 근접 촬영—연속적으로
에디의 눈가는 여전히 촉촉하며, 막내 여동생을 떠올리고 있다. 제임스의 눈은 무엇인가에 감격한 듯, 어떤 감정에 사로잡힌 듯하다. 두 명의 눈으로 천천히 줌 인되고, 에디의 화면은 흑백으로 전환된다.

화면 분할. 두 삶의 몽타주
-열두 살 제임스는 새로 태어난 여동생이 병실 침대에 누워 있는 주변으로 남동생 둘이 서 있는 것을 본다. / 에디는 최근에 사망한 여동생의 경야經夜에 두 여동생과 함께 서 있다.

제임스: (흥분하여 속삭이며) 사랑스러운 동생아.
에디: (엄숙히 속삭이며) 사랑스러운 동생아.

-제임스는 여동생이 춤을 추듯 움직이며 자라나는 것을 본다. 여동생은 뒤구르기를 연속적으로 하면서 한 살씩 나이 먹어간다. / 에디는 막내 여동생과 함께 공원을 걷는다. 여동생은 보행 보조기를 쓰고 있다. 보조기를 들어 내려놓을 때마다 여동생은 한 살씩 젊어지고, 조금씩 커지며 점점 잘 걷게 되어 결국 보조기가 필요해지지 않는다.
-제임스는 춤추던 여동생이 열여섯 살에 무릎 수술에서 회복하는 것을 병구완한다. / 에디는 60대 초반인 여동생이 고관절치환술을 받은 뒤 회복하는 것을 돕는다.
-장면이 점점 빨라진다. 제임스의 여동생은 점차 나이가 든다. 졸업을 하고, 댄서로 일하다 결혼을 하고, 출산을 하고, 아이들을 낳고, 손자를 본

다. 그러면서 서서히 약해지고 노쇠해진다. / 에디의 여동생은 같은 삶을 경험하지만 반대 방향으로 나간다. 각 사건을 거꾸로 경험할 때마다 점점 젊어지고, 튼튼해지며 건강해진다.

—이제 노인이 된 제임스는 80세인 여동생의 침대 옆에 서 있다. 여동생은 집의 침대에 중병으로 누워 있다. 그들은 여동생이 좋아하는 춤을 함께 보고 있고, 여동생의 눈은 졸린 듯 감긴다. / 이제 소년인 에디는 갓난아기인 여동생의 침대 옆에 서 있다. 그는 이야기를 읽어주고 있고 여동생의 눈은 졸린 듯 감긴다.

—마지막에 제임스는 모두 노인이 된 남동생들과 함께 여동생의 경야를 지킨다. / 에디는 1930년대에 막 태어난 여동생의 요람 옆에서 여동생들과 함께 서 있다.

제임스: (엄숙히 속삭이며) 사랑스러운 동생아.

에디: (흥분하여 속삭이며) 사랑스러운 동생아.

몽타주 끝

실내장면. 병실—이어서

제임스의 눈에서 줌 아웃하며 현재로 돌아온다. 에디의 눈은 여전히 촉촉하고, 제임스는 울지는 않지만 비슷하게 감동한 것처럼 보인다. 그도 이상하게 긴장이 좀 더 풀린 것처럼 보인다.

제임스: 죄송해요.

에디: 멋진 동생이었어. 언제나 내 사랑스러운 동생이었지.

제임스: 계속 아기처럼 굴잖아요. 그렇죠?

에디: 아니야. 나는 여동생을 엄청나게 사랑했지.

제임스: 그러셨을 것 같아요. 저도 여동생이 있어서 대충 상상만 해봐요. 상심이 크시죠.

에디: 괜찮아. 우리는 함께 잘 살았으니까.

에디가 자신을 추스르는 동안 배경 음악으로 짧은 비트가 울린다. 다시 손을 머리 뒤로 돌리고 쉰다.

제임스는 더 편안해 보인다. 똑바로 선 그는 자신감을 얻었다. 이것은 대화일 뿐이고, 다른 사람과 나눈 것과 같다.

에디: (웃으며) 좋아. 다음은 뭐지?

제임스: 환경에 관해 이야기해주실 수 있으세요? 어디 사셔요?

잘 들리지 않는 소리로 계속 이야기하며

천천히 암전[1]

내가 가장 좋아하는 부분은 이 작품이 매우 특별한 방식으로 연출하여 만든 장면을 통해, 환자와 의과대학생 사이의 연결과 이 연결이 의과대학생에게 가져온 명백한 변화를 문자 그대로 보여준다는 점이다. 몽타주 장면에 에디의 삶이 포함되어 있지만, 글 전체는 의과대학생의 관점에서 기술되어 있다. 여기에서 가장 많이 바뀐 것은 의과대학생이며, 두 사람의 공유된 경험을 겪는 것이 변화를 가져온다. 이 방식으로 이 글을 쓴 이는 자신의 경험을 우리에게 드러내고, 마치 우리도 그것을 겪어본 것처럼 우리에게 그 경험을 공유한다.

앞의 작품은 여러 글이 하는 일을 예로 보여준다. 이 글 모두는 우리에게 체크 리스트 평가지로는 할 수 없는 방식으로, 창의적 작업이 학생들에게 작동하는 방식을 보여주고 규정한다. 창의적 경로가 열리고 사용되며, 이는 (가끔 예술 강의가 강의 중에 그러는 것처럼) 그들을 의학으로부터 멀리 떨어뜨리기 위함이 아니라 그들의 일상을, 학습 내용을 탐구하고 성찰하도록 돕는다. 이런 창의적 활동은 학생들이 막 참여하기 시작한 업무를 여러 방향에서 생각하고 참여하도록 한다. 이런 활동은 학생들에게 새로운 형태의 질문을 활용하도록 한다. 여기에는 자유가 내재한다. 아무것도 금지되지 않으며, 학생들이 날개를 펴는 것 외에는 아무런 기대도 없다. 결과가 놀라운 것은 이 때문이리라.

우리는 종종 서사의학에서 하는 작업을 어떻게 평가하는지, 그것이 어떤 차이를 낳는지에 관한 질문을 받는다. 때로 창의적 방법을 통해 작업을 평가하는 것은 놀라운 성공을 가져온다. 영화 교실에서 학생이 앞의 글을 제출했다면 당신은 어떤 생각이 들겠는가? 창의적 방법이 어려운 만남을 표현하도록 그를 도왔다고 판단하는가? 학생이 자기 경험을 충분히 성찰했음에 동의하는가? 그가 자신이 배운 것을 종합하여 표현했다고 판단하는가? 나에게는 학생이 표현하는 것을 이해하기 위해 학생이 쓴 것 외에 다른 말은 필요치 않으며, 따라서 이것은 그가 해낸 성취의 진정한 표시이다.

창조적 평가의 방법의 다른 예로 뉴욕 장로교 병원 산부인과 레지던트와 2년 동안 진행한 워크숍을 들겠다. 나는 당시 산부인과 레지던트였던 애비 윈켈Abby Winkel과 함께 워크숍을 이끌었다. 애비의 레지던트 연구 프로젝트로 워크숍을 시작했던 터라 워크숍 시간에 레지던트 일정을 비울 수 있었다.[2] 워크숍 2년째, 우리가 하는 것을 더 잘 연구하기 위해 애비와 나는 실험을 해보기로 했다. 애비는 나에게 미국 전공의교육평가원 Accreditation Council For Graduate Medical Education, ACGME의 역량을 알려주었다. 이것은 레지던트가 능숙함을 보여야 하는 '환자 돌봄', '의학적 지식', '실천 기반 학습과 향상', '시스템 기반 실천', '전문직업성', '대인 기술과 의사소통'의 여섯 개 역량으로 구성되어 있다.

이 역량을 표현하는 언어는 따라가기 무척 어려운 경우가 많고, 애비는 레지던트가 역량의 내용을 이해하지 못하리라 확신했다. 따라서 우리 실험은 역량을 학습 목표로 세웠다. 우리는 여섯 번의 워크숍을 가졌다. 각각은 역량을 주제로 삼았고, 역량과 연관된 텍스트와 글쓰기 지시문을 선정했다. 우리는 우리 읽기와 글쓰기가 역량의 의미에 관한 레지던트의 생각을 바꿀 수 있는지 보고 싶었다. 즉, 이 시간을 통해 우리가 무엇을 실제로 가르치고 있는지 궁금했다. 워크숍을 시작할 때 우리는 레지던트들에게 오늘의 역량을 한 문장으로 정의해서 써볼 것을 요청하고, 텍스트 읽기와 글쓰기를 한 다음, 그들에게 정의를 다시 읽어볼 것을 요청했다.

글 중 몇 가지를 공유하려 한다. 그해 첫 번째 워크숍에서 나온 것들로, 당시 우리는 '실천 기반 학습과 향상'에 집중했다. 우리가 읽은 이야기는 자메이카 킨케이드Jamaica Kincaid의 매우 짧은 단편 「소녀Girl」였다. 단편은 어머니로 추정되는 어떤 권위적 인물이 소녀에게 지시를 내리는 내용으로 구성되어 있다. 이야기를 같이 읽고 논의한 다음, 레지던트들에게 이 이야기의 양식에 따라 자신에게 지시문을 적어볼 것을 요청했다.

다음은 두 레지던트의 반응이다.

1. 4년 차 레지던트의 반응

실천 기반 학습과 향상에 관한 처음의 정의: "의사결정을 인도하기 위해 환자 돌봄에 경험을 활용하는 것."

그가 지시문을 통해 쓴 것: 병원 밖에서 수술복을 입지 마. 몸에 맞는 수술복을 원한다면, 집에 가서 가져오렴. 아침을 꼭 먹도록 해. 아침을 놓치면 점심에 짜증을 내게 되니까. 짜증 내지 마. 내가 소리칠 때 끄덕이고 웃어. 나는 너에게 소리치지 않아. 왜 그랬니? 회진 때 목록을 제시해. 이야기해서 무슨 생각을 하고 있는지 알려줘. 왜 그렇게 생각했니? 이 방식으로 해봐. 잠깐, 할 이야기가 더 있어. 잠깐 멈춰, 다른 얘기야. 늦지 마. 좀 더 빨리 움직이려고 노력해봐, 분만실에 환자가 많으니까. 1년 차 레지던트가 실험실 결과를 챙겼는지 확인해야 해. 이 경우에는 손을 꼭 씻어야지. 인턴에게 다른 방식으로 해보라고 가르쳐. 지난 화요일에는 왜 이렇게 했니? 가지 말고 있어. 집에 가기 전에 마무리 지을 게 있잖니. 근무 시간에 어디 갔었어? 집에 가기 전에 샌들 갈아신고 가야지.

읽고 쓴 뒤 내린 두 번째 정의: "매일의 일과 내 경험에서 배운 것을 습득한 기술적·인지적 지식과 결합을 통해 의사의 전체상에 더 가까워지는 것."

2. 3년 차 레지던트의 반응

첫 번째 정의: 실천 중심 학습과 향상은 의료 환경에 있는 사람이 환자 돌봄과 임상 경험을 통해 습득한 지식을 가리킨다.

지시문: 물건을 가리키기 위해 발을 사용하지 마. 너보다 나이가 많은 사람이 지나가면 항상 머리를 숙여 인사해. 똑바로 서. 칼을 먼 쪽으로 사용해야지, 당기는 쪽으로 쓰면 안 돼. 과일 깎을 때 내용물을 너무 많이 깎지 마. 씨 주변 과일도 다 먹어야지. 과일을 도마에서 깎으면 안 돼. 밥은 다 먹고. 밥알을 남기지 마.

무릎과 어깨를 가려. 셔츠 목선이 너무 깊어. 스님 앞에서 무릎을 꿇어. 부처님을 향해 발을 두면 안 돼. 왼쪽 초를 먼저 켜고, 다음 오른쪽, 그다음에 향이야. 스님이 먼저 먹는 거야. 사람들은 다음이고.

레지던트는 식사하러 외출하지 않아.

두 번째 정의: 행함을 통한 학습. 잘한 것, 못한 것으로부터 배우고, 다음번에 어떻게 다르게 할지 생각하는 것.

우리가 하는 창의적 작업이 무엇을 해낼 수 있는지 보여주는, 단순하지만 좋은 예시이다. 나에게, 두 레지던트가 내린 두 번째 정의는 더 명확하고, 더 포용적이며, 더 인간적임이 분명해 보인다. 첫 번째 정의와 두 번째 정의 사이의 이동에서 완충 역할을 하는 것은 중간의 글쓰기이고, 이것은 45분이라는 짧은 수업에서 한 창의적 작업을 통해 레지던트가 전환, 변화를 겪는 과정이 일어났음을 보여준다.

레지던트가 요청받은 창의적 연습은(역량의 정의를 쓰는 것을 제외하면) 다른 학습자 집단에게 요청하는 것과 전혀 다르지 않다는 것에 주목할 필요가 있다. 내가 의과대학생들에게 소설 워크숍을 가르칠 때 제시하는 단편은 문과대학 수업이나 서사의학 학위 과정에서 학생들에게 주는 작품과 전혀 다르지 않으며, 직접 지어내 소설을 쓰도록 요청하는 것 또한 다른 모든 수업과 같다. 교실에서 다루는 내용은 의학에 전혀 초점을 맞추고 있지 않으며, 우리가 읽는 이야기는 보건의료에 집중하지 않는다. 나는 우선 그들을 작가 집단처럼 대하길 원하며, 의학에 초점을 두지 않음으로써 그들이 작품을 나눌 때 내용에 정신을 팔지 않고 소설 작품을 더 명확하게 볼 수 있기를 바란다. 출판된 이야기와 동료의 작업이 드리운 그림자 아래서, 학생들이 자신의 창의적 작업을 가치 있는 것으로 인식하길 소망하며, 창의적 글쓰기의 강에 홀로 설 수 있길 바란다.

앞서 언급한 산부인과 워크숍처럼 전체 학기나 워크숍을 진행할 (학생들이 다른 사람의 작업에 깊이 있게 반응할 수 있는) 시간이 없는 경우, 약간 다른 전략이 필요하다. 6주나 비슷한 간격으로 만나는 집단은 이미 많은 것으로 가득 찬 임상 일정에 시간을 끼워 넣은 경우가 많다. 이런 수업에서는, 집단 안에서 소리 내서 읽고 빠르게 흡수할 수 있는 매우 짧은 글을 준비하고, 글쓰기는 읽기와 연결된, 그것에서 영감을 받은 것으로 마련하여 활동이 물 흐르듯 이어지게 해야 한다. 그러나 미국 전공의교육평가원에서의 역량을 가르치기 위한 수업에서처럼 읽기는 반드시 의학에 관한 것일 필요는 없고, 레지던트가 병원 생활에 관해 적는 것은 환영할 만한 일이지만 글쓰기 지시문은 항상 해석에 열려 글쓴이를 다른 장소로 데려 갈 수 있어야 한다. 예를 들어 한번은 글쓰기 지시문을 통해 레지던트에게 대기실에 관해 적어보라고 요청한 적이 있다. 몇 명은 자신이 일하는 병원의 대기실에 관해 적었지만, 한 명은 자기가 방문한 치과의 대기실을, 다른 한 명은 미용실의 대기실에(일 때문에 더는 갈 수 없는) 관해 적었다.

글쓰기 지시문을 정하는 기술은 섬세한 것으로, 환경, 맥락, 목적, 대상 집단에 매우 의존적이다. 좋은 지시문을 만드는 것은 여러 시행착오가 필요하다. 하지만 몇 개의 단순한 지침이 대부분의 맥락에서 유용하다. 첫째, 글쓰기의 목적은 항상 발견과 정신의 확장이다. 지시문은 특정 답을 찾거나 사고를 좁히는 것을 유도해서는 안 된다. 짧은 것이 거의 언제나 더 낫다. 난해하고 여러 항목으로 구성된 글쓰기 지시문은 다섯 단어 길이 지시문보다 더 나을 수 없다. 작업의 창의적 측면을 염두에 두는 것이 글쓰기 지시문을 쓸 때 항상 도움이 된다. 서사의학에서 우리가 자주 활용하는 지시문은, 마이클 온다치Michael Ondaatje의 소설 『잉글리시 페이션트 The English Patient』 발췌문과 함께 나가는 "돌봄의 방에 관해 써보세요"이다. 이 지시문이 왜 성공적인지 알 수 있을 것이다. 글 쓰는 이의 상상을 제한하는 단어는 아무것도 없다. '돌봄의 방'이라는 문구는 여러 다양한 이미지를 마음에 끌고 올 만큼 넓고, 이런 이미지 모두가 꼭 질환에 관련된 것도 아니다. 이 지시문은 심하게 화상을 입은 군인을 보살피는 여성을 서술한 발췌문과 직접 연결된다. 이것은 매우 중요한 지침이기도 하다. 확장성의 측면에서 지시문이 막 읽고 음미한 텍스트에서 유래한다면, 참가자들은 다른 방식보다 참여적 활동으로 훨씬 더 쉽게 넘어갈 수 있다. 좋은 지시문은 집단과 공유한 글에서 바로 취한 문장이거나, 작품과 상호작용 하는 방식으로 쓰도록 참가자들에게 요청하는 연습일 때가 많다(예를 들어 앞의 지시문은 자메이카 킨케이드의 단편 「소녀」와 이어진다). 거듭 말하지만, 텍스트의 그림자 아래에서 쓰는 것이다. 이것이 읽기와 쓰기를 함께 하는 것이 그토록 중요한 이유이다. 작품을 검토하고 논의하면서 구체적인 분위기가 형성되고, 이것은 글쓰기로 옮겨져 확장적 탐색을 격려한다. 영감을 주는 글을 자세히 검토할 때 생각과 상상의 자유로운 흐름을 위한 기초를 놓게 된다.

시각예술, 음악, 영화 클립으로도 같은 작업을 할 수 있음은 당연하다, 참가자에게 지지를 보내는 창의적 공간을 격려하고 형성하여 참가자에게 탐구하도록 영감을 주는 어떤 예술 작품도 좋다.

교육을 위한 도구: 창의적 글쓰기의 읽기 지침

글쓴이는 독자를 필요로 하며, 여러 창조 행위는 목격 전까지 완성되지 않는다. 이 책의 다른 부분에서 탐구한 것처럼, 글에 관한 독자의 경험은 어떤 의미에서 그 글을 공동 창조하는 것과 같다. 임상적 맥락에서 글쓰기를 하는 경우, 이 공동 창조의 측면은 매우 중요하다. 우리가 본 것처럼, 임상적 맥락에서 공유된 경험의 인식이 무척 중요하기 때문이고, 독자 없이는 볼 수 없는 통찰이 글쓴이에게 다시 반영될 수도 있기 때문이다. 교사가 학생의 글을 읽는 경우(이 모두는 마찬가지로 중요하다) 공유의 과정은 좀 더 복잡하다. 교사가 학생이 겪은 일을 너무 친밀하게 인식하는 경우, 텍스트에 고정하기 어려워지고 표현된 내용을 포괄적으로 말하는 것으로만 끝나지 않게 된다. 이 작업을 하면서 학생들이 쓴 것에 매우 자세히 관심을 가짐을 통해 강한 동정심을 보일 수 있음을 배우는 것이 중요하다. 이런 맥락에서, 이것은 가장 집중된 듣기의 방식이다.

더 많이 읽고, 쓰고, 반응할 때 읽기와 글쓰기를 향한 반응의 도구를 더욱 연마할 수 있음을 강조할 필요가 있다. 다른 사람의 글을 듣고 그에 반응하기 위해 문학 학위나 문예창작 석사를 받을 필요는 없다. 어려운 문학 용어를 사용할 필요도 없다. 기교, 형식, 목소리 같은 단어는 일반인 독자나 글쓴이를 위협할 수 있으며, 동료, 학생이나 함께하는 다른 누구와 만드는 특정 상황에서 이 단어를 꼭 써야 할 필요는 없다. 즉, 이 일은 쉽지 않다. 읽기와 글쓰기에 반응하기는 세심한, 훈련된 작업과 집중을 필요로 하며, 전체 듣기 행위를 재구성해야 한다. 이런 기술은 밤을 새워서 익힐 수 있는 것이 아니다. 많은 경우 작가나 인문학 배경이 있는 사람이 쉽게, 가장 잘 가르칠 수 있다. 이 장 후반에서 나는 여기에서 말한 언어를 향한 집중의 실례를 보이려 한다. 지금은 목표가 칭찬, 위로, 조언이 아니라고 말하는 것으로 충분하다. 목표는 창조된 대상인 텍스트, 언어가 어떻게 자신을 독자에게 드러내는지, 그것이 만들어진 방식을 통해 독자에게 어떻게 수용되는지 보이는 것에 있다. 이것이 언어가 하는 일이다. 다시 말하면, 이것이 글쓴이에게 당신이 비추어내는 것이며, 이것은 당신의 언어 사용을 통해 증명된다.

2006년 미국국립보건원 연구비를 통해 컬럼비아 의과대학 교수 중 '임상의학의 토대'(다른 기관에서는 '의사되기Doctoring'라고 불리는) 과목을 가르치는 교수 모두가 한 주에 한 번씩 모여 사회·행동과학 교육에 집중했다.[3] 리타 샤론의 지도하에서 이루어진 주별 모임에서 가장 중요한 부분은 함께 읽고 쓰는 것이었다. 교수 대부분은 전에 이런 작업을 해본 적이 없었고, 이런 방식으로 읽고 쓰는 것에 관한 경험도 없었다. 점차 자세히 읽기와 창의적 글쓰기는 전임상·임상 학년의 기본 과목 여러 부분에 녹아들어가기 시작했다. 2012년, 컬럼비아는 의과대학생을 대상으로 포트폴리오 프로그램을 개시했다. 교실에서 매달 읽기와 쓰기 훈련을 통해 만든 결과물을 포트폴리오에 모으는 것이 중요한 구성 요소로 자리매김했다. 이 집단을 이끄는 임상 교수는 학생들의 훈련을 이끌고 그들이 만든 것에 온전히 반응할 수 있도록 몇 년에 걸쳐 훈련을 받았다.

나는 특정 맥락에서 공유된 글에 잘 반응하는 데 유용한 도구를 함께 나누려 한다. 아래는 '읽기 지침'으로, 글을 자세히 살피도록 독자를 인도하여 글쓴이에게 그 촉발 과정에서 어떤 것이 일어났는지 되돌려줄 수 있는 눈을 주도록 도울 것이다. 의과대학생의 글쓰기를 임상 교수가 볼 때 도움을 주기 위하여 컬럼비아의 몇 명이 이 지침을 개발했지만, 이를 일부 변형하면 다양한 글을 살피는 데 활용할 수 있을 것이다.

읽기 지침

1. **관찰**: 보고, 듣고, 냄새 맡고, 만지는 인지의 흔적. 장면의 세부, 묘사, 감각적 측면.

2. **관점**: 다양한 관점이 제시, 탐구, 추측되었는가? 이런 관점은 어떻게 전달되었는가?

3. **형식**: 형식을 서술하라. 이야기, 시, 연극, 영화 대본, 우화, 교훈담, 유령 이야기, 블랙 코미디 등 글의 장르는 무엇인가? 은유나 이미지의 활용에 주목하라. 텍스트의 시간적 구조를 서술하라. 사건은 시간적 순서, 반대 순서, 혼란스러운 순서 중 어떤 순서로 말해지는가? 삽입 텍스트가 (인용, 편지, 보충 이야기sub-stories) 있는가? 문체는 격식이 있는가, 가벼운가, 관료적인가, 과학적인가?

4. **목소리**: 누구의 목소리가 말하고 있는가? 서사는 일인칭, 이인칭, 삼인칭 시점 중 어느 것으로 말해지는가? 화자는 가깝거나 멀리 있는가? 친밀하거나 소원한 상태인가? 읽으면서 그 존재를 느낄 수 있는가? 말하면서 자신을 인식하는가?

5. **서법과 분위기**: 텍스트는 어떤 서법으로 기술되었는가? 텍스트는 당신에게 어떤 기분이 들게 하는가?

6. **움직임**: 이야기는 무엇을 하는가? 화자는 처음에서 끝으로 갈 때 어디로 움직이는가? 그 과정에서 이야기는 당신을 어디로 데려가는가?[4]

–넬리 허먼, 리타 샤론, 마이클 데블린Michael Devlin, 2012

빠르게 각 범주를 살펴보자. 첫째, 관찰은 이야기에서 인지되는 모든 것, 글쓴이가 포함시킨 모든 감각적 세부와 관련되어 있다. 텍스트에서 무엇이 보이는가, 냄새나는가, 만져지는가, 들리는가, 맛보이는가? 어떤 사물, 어떤 물리적 감각이 포함되어 있으며, 세부의 선택은 우리에게 어떤 것을 말해주는가? 물론 항상 담기지 않은 세부가 있으며, 이런 부재는 존재만큼 많은 것을 말하기도 한다.

다음은 관점이다. 어떤 면에서 (글의 주제에 따라 다르겠지만) 이는 공감에 관한 질문이다. 글쓴이는 자신이 아닌 다른 사람에게 어떠할지 상상하려 시도했는가? 글쓴이가 다른 목소리를 상상하고 다른 경험을 탐구한 방식은 무엇인가? 바깥에서 사람들을 표현하기만 했나, 아니면 내적 독백도 같이 탐구되었는가?

셋째, 형식. 이것은 부분이 어떻게 결합하는지에 관한 것이며, 나는 '작동 방식'이라는 표현을 더 선호하는 편이다. A 지점에서 B, C로 나아가는, 매우 직선적인 서사인가? 구불구불한가? 시간을 뛰어넘는가? 대화가 있는가, 아니면 장면이나 요약으로 제시되는가? 장르는 무엇인가? 새내기 작가는 자신이 활용하는 형식을 모르는 때도 있다. 독자, 청취자는 텍스트를 전체로 볼 수 있으므로 형식에 관해 생각하기 더 쉽다. 예를 들어, 때로 의과대학생의 성찰은 신문 기사처럼 사실을 단순히 보고하는 것으로 읽힐 때가 있다. 그렇다면 학생이 추측으로 빠져드는 순간에 집중해야 한다. 또는 알 수 없는 환자에 관해 학생이 쓴 글은 추리 소설처럼 읽힌다. 이것이 형식에 관한 질문이다.

넷째는 목소리이다. 글의 목소리는 무엇인가, 즉 누가 이야기하는가? 일인칭이나 삼인칭 중 어느 것으로 이야기되며, 이 선택은 글의 다른 요소에 어떤 영향을 미치는가? 목소리는 가까이 또는 멀리 있는가? 화자는 글에서 어떤 성찰을 보이며, 자신에 어떤 질문을 던지고 무엇을 목격하고 어떻게 행동하는가? 물론 이것은 임상에 있는 학생들에게 무척 중요한 요소이다.

다섯째, 서법과 분위기. 이것은 독자인 당신에 관해 더 많이 다룬다. 이 글은 어떤 느낌이 들게 하는가? 분위기는 어떤가? 애도하는가, 활기 넘치는가, 혼란스러운가, 정신없는가? 어떤 반응을 불러일으키는가? 자주 글쓰기, 특히 학생 글쓰기의 독자들은 글쓰기에 관한 논의에 자신이 연관되어서는 안 된다고 느끼며, 개인적인 반응이 끼어들면 텍스트를 위태롭게 하리라 생각한다. 하지만 현실에서 이것은 불가능하다. 독자는 항상 참여한다. 독자는 글을 공동구축하고, 자신의 에너지를 텍스트에 쏟아 반응을 통해 부분적으로 텍스트를 생성한다. 글을 향한 개인적 반응은 그 경험과 분리될 수 없으며, 따라서 그것은 당신이 내어놓는 대답의 일부가 될 필요가 있다. 하지만 텍스트의 분위기와 그것을 읽은 당신에게 남겨진 분위기는 상당히 다를 수 있음을 유념해야 한다. 예를 들어 텍스트는 분노하고 있지만, 그것은 당신을 슬프게 만들 수 있는데, 당신이 학생의 분노에서 학생이 보지 못한 어떤 것을 볼 수도 있기 때문이다. 여기서 차이에 주의를 기울이면 열매를 맺을 것이다.

마지막 범주는 움직임이다. 글쓴이는 끝에서 시작과 다른 장소에 도달했는가? 글은 당신을 어디론가 데려갔는가?

다시 말하지만, 여기서 제시한 지침은 자세히 읽기에 익숙하지 않은 사람이 글의 일부를 보고 그 안에 무엇이 있는지 볼 수 있도록 도와주는 도구일 뿐이다. 이것은 단지 텍스트에서 살펴볼 수 있는 요소일 뿐, 평가 요소가 아니라는 점이 중요하다. 임상에서 우리는 글쓰기에 전혀 친숙하지 않으며, 매우 민감한 주제와 경험에 관해 쓰는 사람들을 대하는 일이 많다. 여기서 목표는 그들이 행한 것을 평가하고 어떻게 다르게 할 수 있는지 말해주는 것이 아니다. 목표는 그들을 더 나은 작가로 만드는 것이 아니다. 오히려 목표는 그들의 글이 독자에게 보여준 것을 되돌려주는 데 있다. 물론 이것은 "나는 당신이 보지 못한 어떤 것을 보았습니다"보다 훨씬 복잡하다. 글쓴이에게 우리가 본 것을 되돌려주는 일을 넘어, 그들에게 새로운 차원을 보도록 초청하게 된다. 예를 들어 "나는 왜 당신이 여기서 저기로 뛰어넘어 갔는지 궁금해요"라고 말하는 것은 글쓴이에게 건너뛴 것이 있음을, 그것에 대해 시간을 들이고 싶지 않았음을 보여주게 된다.

글 쓰는 학생에게 접근하기

다음은 컬럼비아 의과대학 3학년 학생이 산부인과 로테이션 중에 적은 글이다. 이 글은 이 장 뒤에서 제시할 예시처럼 컬럼비아 3학년 학생 필수 과정의 일환으로 쓰인 것으로, 여기에서 학생들은 각 임상 실습 과정에서 지시문에 따라 쓴 글을 학생끼리, 그리고 지도 교수에게 공유한다. 매번 학생들은 지시문을 놓고 집에서 반응을 쓴 뒤에 모인다. 이 지시문은 상당히 허용 범위가 넓다. 예를 들어 산부인과 실습에서 지시문은 "고통의 순간에 관해 적어보세요"이다.

산부인과 실습에서 내가 만난 환자 대부분은 큰 고통에 처해 있지 않았지만, 환자가 경험하는 신체적·감정적 고통이 뒤얽히는 것을 의사가 인식해야 하는 순간들이 있었다. 토요일 가족계획 진료실에서 이 순간을 나는 가장 현저하게 만났다. 환자가 경험하는 신체적 고통을 수술의 심리학적 측면이 무겁게 누르고 있었다. 내가 본 한 환자는 결정하는 데서 전혀 갈등을 겪지 않았지만, 수술에 대해 매우 불안해하고 상당히 염려하는 것처럼 보였다. 내원에서 그 환자나 삶에 관해 많은 것을 배우지는 못했지만, 나는 그녀가 결정에 도달하는 데 어느 정도의 도덕적·종교적·관계적·심적 갈등을 겪었으며, 이 갈등이 수술에 대한 불편을 낳았으리라 상상해보았다.

같이 있던 펠로는 진료 후 환자가 다른 환자보다 수술에서 더 큰 고통을 느꼈다고 말했고, 나는 이 상황이 단지 신체적인 부분만이 아니라 그녀의 심리적 상태를 어떤 식으로든 반영한다고 생각했다. 펠로는 고통을 완화하기 위한 호흡법을 환자에게 말해주어 고통을 줄이는 데 능숙했고, 너무 고통이 심할 때는 그녀에게 선택지를 제시하기도 했다. 나는 특히 출산, 수술, 임신중절과 같은 감정적으로 격양된 사건의 경우에 모두의 통증 척도*가 다르다는 것을 인식하고 받아들이는 것이 의료 공급자에게 중요하

---

* 통증을 수치화한 정도로, 시각적 통증 평가 척도(Visual Analogue Scale)를 종종 활용한다. 하나도 아프지 않은 게 0, 상상할 수 있는 최악의 통증이 10이라면 현재 경험하는 통증이 몇 정도 되는지 눈금으로 표시하는 것이다. 여기에서 전제는 통증을 객관화할 수 없다는 것에 있으나(개인마다 통증을 인식하고 받아들이는 정도가 다르다), 나는(옮긴이) 수치화에 익숙해지다 보니 보편적인 통증 수치가 있다는 생각에 빠져들곤 했다.

다고 느꼈다. 나는 생리학, 신체검사 징후, 투약이 우리에게 눈에 가장 잘 띄는 요소일지라도, 환자가 신체적·심리학적 양면에서 두드러지게 고통을 느끼는 것이 다뤄야 할 가장 중요한 측면임을 꼭 기억해야 한다고 생각한다.

이 글을 놓고 자세히 살펴보자. 몇 번 반복해서 읽어보라. 무엇을 눈치 챘는가? 읽기 지침의 범주를 활용하여, 인지의 세부, 검토되거나 도전된 관점, 글의 형식, 말해진 이야기에 대해 던질 질문을 떠올려보라.

나에게 가장 먼저 떠오른 것은 첫 문단의 다음 문장이었다. "내가 본 한 환자는 결정하는 데서 전혀 갈등을 겪지 않았지만, 수술에 대해 매우 불안해하고 상당히 염려하는 것처럼 보였다." 여기에서 결정이란 무엇인 가? 나는 그것이 임신중절 결정을 가리킨다고 가정하지만, 그것은 말해 지지 않았다. 글쓴이가 수술이 무엇인지 명시적으로 말하지 않았다는 사실이 나의 관심을 끌었다. 같은 문단 후반에 "그녀가 결정에"라는 문구는 다른 맥락 없이 제시된다. 내가 글쓴이와 같이 있었다면 나는 질문했을 것이다. 왜 결정이 무엇인지 말하지 않았나? 이 세부를 빼먹은 것은 아마도 이루어진 일에 대한 어떤 다른 불편함을 가리키고 있을 것이며, 그것은 진료실에서의 행위 때문이거나 더 큰 문화적·맥락적 낙인을 반영한 것일 수도 있다. 그저 글쓴이는 독자가 이 부분을 알고 있으리라고 가정했을 수도 있지만, 글쓴이에게 이 누락에 대해 질문하는 것이 유익한 일이 되리라고 무엇인가가 나에게 알려주었다. 아마 글쓴이가 아직 검토하지 않은 주제와 경험에 관한 깊은 생각을 촉발할 수 있으리라.

나는 또한 텍스트에서 인지에 기반을 둔 세부가 전반적으로 결핍되어 있음을 눈치챘다. 첫 번째 문단에서 수술이 언급되고 환자가 "매우 불안해하고 상당히 염려하는" 것으로 보인다는 이야기를 듣지만, 글쓴이가 이 결론에 도달한 증거는 보이지 않는다. 나는 글쓴이에게 묻고 싶다. 당신을 이렇게 생각하게 한 것은 무엇인가? 환자는 어떻게 보였는가? 손을 떨거나, 울거나, 여기저기 돌아다녔는가? 환자가 "매우 불안"하다고 말한 이유는? 나는 진료실과 환자를, 의사를, 글쓴이를 보고 싶다. 순수하게 가설일 뿐이지만, 나는 구체적인 세부의 결핍은 진료실에서 진행되는 것에 대한 큰 불편감을 반영하는 것은 아닌지 궁금하다. 앞서 인용한 문장은 더 고민해볼 만하다. 환자가 자기 결정에 만족한다면, 왜 그녀는 "매우 불안"한가? 환자는 수술이 안전하지 않을 수도 있음을 걱정했는가? 아니면 그녀는 노력했지만 자기 결정에 자신이 없었나? 나는 글쓴이가 이를 더 파고들었으면 좋겠다. 자신이 알지도 못하는 새 글쓴이가 이분법으로 접근하고 있기 때문이다. 일과 관련한 더 깊은 질문을 탐구하도록 직접 요청하는 것보다 방을 더 묘사하도록 요청하는 것이 글쓴이에게 자신의 중요한 이슈를 더 탐구하도록 이끌 수 있다.

마지막으로, 나는 다음 문장에 시간을 들이고 싶다. "같이 있던 펠로는 진료 후 환자가 다른 환자보다 수술에서 더 큰 고통을 느꼈다고 말했고, 나는 이 상황이 단지 신체적인 부분만이 아니라 그녀의 심리적 상태를 어떤 식으로든 반영한다고 생각했다." 매혹적인 문장이자 강렬한 결론이다. 통찰과 날카로운 관찰로 가득하지만, 이 모두는 표면 아래 깔려 있다. 학생이 "더 큰" 고통의 표현을 보면서 환자가 감정적 괴로움에 있다는 결론을 내리게 된 이유는 무엇인가? 우리가 들은 전부가 환자가 "자기 결정에 만족을"[•] 느낀 것뿐이라면, 우리는 글에서 환자가 감정적 괴로움을 겪는다는 어떤 명백한 증거도 찾을 수 없다. 나는 여기에서 학생이 내린 결

[•] 앞에 제시된 인용문에는 "결정하는 데서 전혀 갈등을 겪지 않았지만"으로 쓰여 있다. 저자가 의도적으로 표현을 바꾼 것 같진 않지만, 원문을 그대로 살려놓았다.

론에 호기심이 생긴다. 이 결론의 증거는 무엇인가? 나는 학생이 증거를 가지고 있음을 의심하지 않으나, 나에게 그 증거를 보여주기를 바란다. 추측건대, 글로 옮기는 과정에서, 수학적 증명처럼 결론을 정당화하기 위해 글쓴이는 이 결론에 어떻게 도달했는지에 관해 자신이 이미 이해한 것보다 더 많은 것을 발견하게 될 것이다.

학생이 쓴 글을 자세히 살피는 것과 관련하여 내가 자주 받는 질문 중 하나는 시간에 관한 것이다. 앉아서 학생 각자의 글쓰기에 관해 깊이 있게 이야기할 시간이 없다면, 집에 가서 다른 것을 쓰거나 쓴 것에 관해 더 명확히 하라고 요청할 시간이 없다면 어떻게 해야 할까? 내 대답은 서사의학 작업 일반에 관해 자주 받는 다음과 같은 동일한 유형의 질문에 대한 답과 비슷하다. "환자에게 더 할애할 시간이 없는 경우 어떻게 이런 일을 할 수 있는가?" 이 모든 일에 생각보다 시간이 걸리지 않으며, 제대로 한다면 장기적으로 시간을 더 소모하기보다 오히려 아끼게 되리라는 것이 내 대답이다. 독자의 존재는 성공적인 글쓰기에 무척 중요하다. 학생과 앉아서 무엇인가를 덧붙일 시간이 없다 해도, 당신은 글에 관한 생각과 질문을 적어서 학생이 자기 시간에 이를 더 생각해보도록 할 수 있다. 자기가 하는 일에 다른 누군가가 관심을 가진다고 느낀 학생, 즉 다른 사람으로 인해 어떤 것이 촉발된 학생은 집에 가서 글을 다시 읽거나 집에 가는 지하철에서 경험에 관해 다르게 생각해볼 가능성이 훨씬 크다. 이것만으로도 관점을 바꿀 수 있으며, 그 가치는 충분하다.

학생 글쓰기의 예시 몇 개를 더 보자. 다음은 신경과 실습에서 학생이 쓴 글 두 개이다. 신경과의 지시문은 이것이다. "희망이나 절망의 시간에 관해 써보세요."

두 글을 나란히 놓았을 때 무엇이 보이는가?

1. D 씨는 평화롭게 침대에 누워 있고, 그리 밝지 않은 가운데 거대한 창문 뒤로 태양이 서서히 떠오르는 것이 보인다. 그녀는 편안해 보이고, 은은하게 밝혀진 방의 분위기 안에서 자면서 쉬고 있지만, 그녀의 뇌 속에선 전쟁이 벌어지고 있다. 그것은 힘센 신경 대 다른 힘센 신경 사이의 전쟁이다. 서로 쏘고 또 쏘며, 죽은 동료는 무덤에서 쉬고, 다른 이가 그 자리를 차지한다. D 씨는 5일 동안 휴지기 없이 간질지속상태로 하루에 두 번 고용량의 항발작제를 투여한 지 4일이지만 머릿속 전쟁터에 평화를 가져오는 데 실패했다. 침대에 누운 D 씨, 옆에 있는 딸과 함께 우리는 좋았던 날들을 회상했고, D 씨가 교회에서 노래하고 웃으며 대화하는 동영상을 보았다. 그 시점의 그녀는 자신이 뇌의 전이성 선암으로 인해 심각한 상태에 빠질 것이라는 사실을 몰랐다. 딸은 그 소식을 들은 것보다 더는 어머니의 목소리를 들을 수 없으리라는 사실이 슬펐고, 그녀가 간질에 빠져, 다시는 말할 수 없을 것이 두려웠다고 말했다. 그러나 여섯째 날에 사정이 나아졌다. 다섯 번째로 섞은 약이 결국 뇌 속 전쟁을 평정했음이 밝혀졌다. 일곱째 날, 그녀는 눈을 뜨고 "안녕!"이라고 말했으며, 시선은 침대 주변을 걷는 당신을 안정적으로 따라갈 수 있었다. 아직 여러 지시사항을 따르지는 못했지만, 그녀는 창문을 보고 "날씨 좋다!"라고 소리쳤다. 딸은 뒤에서 웃었다. 여덟째 날은 달랐다. 그녀는 점점 나아졌고 말할 때 개성이 약간 회복되었으며, 통찰의 힘을 다시 얻었다. 모든 약에서 깨어나 상황을 더 잘 인식한 것처럼 보였지만, 더는 삶이라는 책에서 자신을 읽어내기가 쉽지 않다는 사실을 발견한 그녀는, 그제야 돌아누워 울기 시작했다.

2. 신경학적 이상의 본질은 환자와 공급자 모두에게 특수한 도전을 제기하는 듯하다. 우리가 누구인지, 세상과 어떻게 상호작용 하는지를 결정하

는 데서 핵심 역할을 함에도, 신경계는 환자에게 개념적으로 무척 난해하다. 망가진 펌프와 필터라는, 상당히 정확하며 이해 가능한 비유를 제시하는 내과의 보통 질환과 달리 신경학적 질환은 실제 세계에 쉽게 접근 가능한 참조점이 없다. 컴퓨터와 케이블에 비교하는 것이 중추신경계와 말초신경계의 기본 기능을 그리는 데 도움을 주지만, 그것은 복잡한, 호도하는 체계를 하나 더 도입하여 환자가 질환 이해에 가까이 가지 못하게 만든다. 예후와 관련하여 신경학이 제공하는 제한된 통찰 때문에 환자의 이해는 더 복잡해진다. 개념적 장벽을 마주하여, 제한된 확실성을 지닌 예후 진술과 다양한 종교적·윤리적 가치 앞에서 환자와 가족은 파괴적인 신경학적 손상 앞에서 충돌하기 쉽다. 아주 경험 많은 의료인도 결과적인 충돌과 망설임 앞에서 좌절을 경험하므로, 이런 쟁점을 따져보고 적절한 이해와 지침을 제공하는 것은 유익할 것이다.

두 글을 나란히 놓으면 매우 중요한 작가적 요소가 보인다. 아마 가장 명확한 것은 첫 번째 글이 온전한 호를 그리며 환자의 울음으로 종결하여 어떤 해결에 도달하면서 얼마나 명료하게 이야기를 전하는지에 반하여, 두 번째 글은 완전히 추상적이며, 누군가의 관점도, 감각적 세부도 거의 등장하지 않는다는 것이다. 두 글을 읽는 경험은 어떻게 다른가? 나는 첫 번째 글의 첫 문장, "(…) 그리 밝지 않은 가운데 거대한 창문 뒤로 태양이 서서히 떠오르는 것이 보인다"가 그리는 장면에 끌려들어간다. 나는 우리가 어디에 있는지 볼 수 있으며, 장면을 목격하고 함께 거주하도록 방에 초청받았다는 느낌을 받는다. 두 번째 글에는 장면이 없다. 첫 문장에서 우리는 추상의 공간에 위치하며, 딛고 설 실제 땅이 없다. "신경학적 이상의 본질은 환자와 공급자 모두에게 특수한 도전을 제기하는 듯하다." 도전을 제기하는 "듯하다"라는 것은, 도전을 정말로 제기하는 것은 아니라는 의미인가? 그저 하는 듯할 뿐인가? 그리고 도전을 제기하는 듯한 것은 신경학적 이상의 "본질"인가, 아니면 이상 자체인가? 내가 여기에서 나무라려는 것이 무엇인지 깨달았을 것이다. 이 한 문장에서도 우리는 확고한 지반이 결핍되어 있음을 알 수 있으며, 이것이 이 글 전체가 독자에게 제시하는 경험이다. 학생이 이런 모호한 성찰을 적은 것은 그가 경험했을 실제 상호작용과 경험 때문이다. "환자와 가족은 파괴적인 신경학적 손상 앞에서 충돌하기 쉽다"와 같은 구절은 글쓴이가 충돌을 몇 번 목격했음을 알려준다. 최소한 한 번 이상일 것이다. 그렇다면 왜 그는 충돌 이야기를 적지 않았을까? 왜 글쓴이는 상황을 매우 추상화하여 이 글에서 환자든 의사든 사람을 한 명도 분명히 볼 수 없도록 만들었을까? 장면 중 하나를 표현하도록 글쓴이에게 허락되었다는 생각이 그를 기죽게 한 것은 아닐까? 내가 이 학생에게 대답한다면, 나는 학생이 이런 결론에 도달하게 된 사건을 이해하고 싶다고, 실제 장면과 세부가 궁금하다고 물어볼 것이다. 이 글은 작가 사이에 오랫동안 전해진 명령, '말하지 말고 보여주라'의 중요성을 잘 보여준다.

서사에 세부가 필요하다는 것은 이 훈련이 보여준 중요한 가르침이지만, 훈련을 넘어 적용될 수 있다. 정확히 같은 것은 아니지만, 첫 번째 글은 두 번째 글이 씨름하고 있는 것을 보여주고 있다고 말할 수 있다. 첫 번째 서사를 통해 우리가 얻는 것은 무엇인가? 장면과 등장인물을 완전히 표현하는 것을 통해 무엇을 얻는가? 우리는 이해를, 통찰을 얻는다. 우리는 개별적인 환자를 그녀의 환경 속에서 보며(우리는 그녀와 함께하기에 태양과 일출까지 볼 수 있다) 병원 바깥에 있는 그녀가 지닌 요소도 엿본다. 우리는 환자가 씨름하는, 그 연장선상에서 가족과 의사가 씨름하는 갈등을 본다. 다시 말해, 우리는 신경학적 이상으로 씨름하는 환자가 겪는 어떠한 '갈등'에 대한 증거를 얻으며, 그것은 두 번째 추상적인 글이 언급하는 갈등과 연결되어 있을 것이다. 이야기가 말해질 때, 그 뉘앙스도 탐구 가능하다. 나는 이런 글을 쓰는 경험이 어땠는지, 어떤 통찰을 얻었는지, 글을 쓴 다음에 어떤 안식을 느꼈는지 두 학생에게 무척이나 묻고 싶다. 첫 번째 학생은 긍정하는 반면, 두 번째 학생은 글이 취하려는 것이 무엇이었는지 알기 위해 아직 애쓰고 있다고 답하지 않을까?

내과 실습에서 쓴 학생 글쓰기를 하나 더 보자.

내 병실 경험은 문화적 몰입의 하나라고 설명하는 것이 가장 좋겠다. 외국 땅을 밟은 여행자처럼, 나는 새로운 경험에 참여하는 흥분과 내 타자성이 드러날 것에 대한 두려움 사이에서 계속되는 긴장감을 느꼈다. 내 물건이 가득 든 짧은 흰 가운이 발각되지 않으려는 모든 시도를 약화시키긴 했지만, 나는 지역민의 언어와 실천을 취해 내 이방인으로서의 외양을 부드럽게 하려 노력했다. 이것은 새로운 용어·실천의 학습과 타인에 대한 나의 이해를 개선하는 것 모두를 수반했다. 처음에, 나는 내가 지닌 의사-환자 관계의 개념과 병원에서 의사 역할의 현실 사이의 불일치로 인해 큰 도전을 받았다. 이전에 내가 가지고 있던 생각은 대부분 '임상'이라는 표현으로 물들어 있었다. 매일 환자와 상호작용 하는 데 상당한 시간을 들일 것을 기대한 나는 다른 보건의료 공급자가 가장 긴급한 환자의 필요에 응하는 병원 생활의 현실로 인해 놀랐다. 나는 분업을 빠르게 이해했고 그럼으로써 의사는 진료를 조직하는 데 더 많은 시간을 쓸 수 있지만, 자주 입원하는 환자라 해도 여전히 임상에 의사가 더 많은 시간을 있어주기를 기대하는 것처럼 보였다. 이 단절은 소외감을 느끼는 환자와 침대와는 떨어진 곳에서 하는 노력이 과소평가되고 있다고 느끼는 의사 사이에 긴장을 만드는 것 같았다. 두 입장을 모두 이해할 수 있지만, 환자의 상태를 피난민과 같이 이해하는 것은 중요하며, 환자는 자신이 외국 땅에 동화되는 것보다 더 급박한 염려를 지니고 있다. 침대에서 떨어진 곳에서 일하는 의사의 역할을 환자에게 알리는 데 더 큰 노력을 들이는 것이 이런 문화 혼재로 인한 오해의 결과를 완화하는 데 도움을 줄 수 있을 것이다.

이 글에서 가장 먼저 다가오는 것은 학생이 은유를 멋지게 사용하고 있다는 것이다. 읽기 지침을 기반으로, 나는 이 글의 장르가 거의 우화에 가깝다고 말하고 싶다. 가장 중요한 욕망이 동화되는 것인 여행자-외국인으로서의 의과대학생과, "더 급박한 염려"를 지닌 피난민으로서의 환자를 비교하는 것은 매력적이며, 나는 글쓴이에게 이 은유가 어떻게 나왔는지 너무나 묻고 싶다. 나는 글쓴이가 처음부터 은유를 완전히 생각하고 글을 쓰기 시작했는지, 아니면 글을 쓰면서 점차 생생해졌는지 궁금하다. 다시 말하면, 은유가 어떤 발견의 수단이 되었는가? 나는 또한 글쓴이가 은유를 더 밀고 나가는 것을 보고 싶다. 환자가 피난민이고 학생이 외국인이라면, 의사는 무엇인가? 의사의 존재가 많이 논의되고 있으며, 우리가 의사가 "침대와는 떨어진 곳에서 하는 노력이 과소평가되고 있다고" 느낀다는 것을 알고 있음에도, 여기서 의사에게 명확한 등장인물로서의 역할이 부여되지 않았다는 점은 흥미롭다. 의사가 침대와는 먼 곳에서 무엇을 하는지에 관하여 환자에게 더 많은 정보를 주어야 한다는 소망을 피력하며 학생은 글을 맺었지만, 나는 은유 자체에 시간을 좀 더 들여 이 결론을 확장할 수 있을지, 의사에게 다른 인물처럼 명확한 역할을 부여받을 수 있을지 궁금하다. 이 은유를 더 밀어붙여 충만한 이질성, 그 진정한 우화적 본성을 통해 이 장소를 상상할 때, 글쓴이가 이 "외국 땅"에서 어떤 통찰을 얻을 수 있을까? 여기에서 작동하는 "문화 혼재로 인한 오해"를 보여주는 장면이 등장하지 않을까? 이 글은 수많은 가능성으로 가득

차 있으며 내 직감에 의하면, 글쓴이가 여기 움직이게 만든 것들에 시간을 조금만 더 들이면 그 결과로 돌아올 통찰은 어마어마할 것이다.

마지막으로: 창의적 불꽃에 초점 맞추기

임상 환경에서 학생이 쓴 글 몇 가지를 소개했을 뿐이지만, 이를 통해 우리의 읽기 지침이 글을 살피는 데 도움을 주는 방식을, 또한 창의성·발굴·통찰을 향하여 어떤 글도, 어떤 글쓴이도 같은 시각으로 읽어낼 수 있음을 확인했을 것이다. 자신이 경험한 것을 설명하라는 것 외에, 학생들이 자신의 경험을 비판적·창의적으로 생각하기 위해 하도록 요청받은 것은 무엇인가? 그들이 이미 이룬 것을 발굴하고, 그들의 글이 보여주는 것을 다시 되돌려줄 때, 학생들은 필연적으로 더 많은 통찰을 얻게 된다. 읽기 지침 범주의 몇 가지 변형을 우리가 만나는 모든 글쓰기에 적용할 수 있으며, 같은 과정의 다른 변형이 글쓰기가 우리에게 보여주는 것을 드러내고 이것을 글쓴이에게 되돌려주어 그가 보지 못한 것에 관해 더 깊이 생각할 수 있도록 도와줄 것이다. 물론 이 만남의 요청은 우리가 글쓰기와 읽기를 진행하는 환경에 따라, 교사, 퍼실리테이터, 동료, 참가자 중 어떤 역할을 하느냐에 따라 달라진다. 우리가 다른 사람의 글에 더 많이 반응할수록, 우리는 다른 상황에서 읽는 것에 더 편안해지고 글을 통해 글쓴이가 필요로 하는 것이 무엇인지 더 잘 이해하게 된다. 나는 이것이 글을 어떻게 읽을 수 있는가뿐만 아니라 이런 읽기가 연습의 완성에서 얼마나 중요한지를 보여주었기를 바란다. 독자 없는 탐구는 미완성이다.

이 모든 작업에서, 창의적 불꽃에 항상 초점을 맞춰야 함을 기억하는 것은 훌륭한 지침이 된다. 워크숍, 연습, 글쓰기 지시문을 구성하거나 학습자들에게 의견을 줄 때 당신의 제안이 그들의 창의성에 불꽃을 일으킬 수 있을 것인지 물어본다면, 다른 길보다 더 나은 방향으로 나아가게 될 것이다. 목표는 항상 수축이 아니라 확장이어야 한다. 그럴수록 당신은 이런 작업에 더 적응하고 익숙해질 것이며, 일은 더 쉽게 흘러가게 될 것이다.

2014년 봄 어느 날, 서사의학 석사과정 학생 한 명이 교실에 죽은 새를 가지고 왔다. 새는 하늘에서 그가 수업을 기다리며 앉아 있던 자리 근처로 떨어졌다. 새는 온전했고, 잠들어 있는 것처럼 보였다. 새는 학생 옆 책상에 누워 있었다. 죽은 새를 교실에 가져온 학생에게 교사는 어떻게 반응해야 할까? 우리는 그 주 수업에서 자연의 사랑스러운 환기, 바다 풍경과의 상호작용에서 촉발된 죽음에 대한 명상을 담은 마크 도티Mark Doty 의 시를 읽고 있었다. 자연 세계로부터 우리 교실에 전달자가 왔다는 생각이 들어맞는다는 느낌이 들었다. 학생은 자신이 새를 지니고 있고 싶다고, 수업이 끝나면 집으로 데려가 묻어줄 거라고 말했다. 이상했지만, 지금 바로 그것을 가지고 나가야 한다고 말하는 것은 옳지 않은 일 같은 느낌이 들었다. 그것은 우리가 보통 반응하는 방식에도 맞지 않았기에, 방금 죽은 새는 그냥 책상 위에 놓여 있었다. 이것 또한 서사의학이며, 죽음을 똑바로 바라보는 것이 우리가 하려고 하는 것 중 하나이다.

나는 학생들에게 일어나 책상 위에 놓인 새 주변을 걷고, 그것을 보면서 몇 분 시간을 보낼 것을 요청했다. 새가 쇠부리 딱따구리임을 누군가가 인터넷에서 확인했다. 모두가 자리로 돌아온 다음, 나는 새에 관한 다섯 줄에서 열 줄 사이의 시를 써볼 것을 요청했다. 끝난 뒤, 우리는 돌아가면서 결과를 공유했다. 시는 엄청났다. 다양하고, 심오하며, 복잡하고, 개인적이었다. 나는 몇 작품의 시작 부분을, 그리고 전체에서 가장 짧은 것을 여기에 공유하여 작품의 다양함을 보이려 한다.

새는 눈꺼풀이 있을까, 나는

궁금했다. 고뇌에 찬 사시斜視의 색을, 피 아닌

그의 왕관을 물들인 붉은 줄무늬를

우리는 어떻게 그려낼 수 있을까? 그는 바느질 자리가

뜯어진 것처럼 보였다. 오래된 테디 베어의 옆면처럼,

은퇴하여 다락방에 놓인 상자처럼

아래가 터졌다.

***

내 고양이는 정기적으로 새를 죽였어요

나는 그를 막으려 했죠

여러 번 새를 턱에서

꺼내려 했어요.

때로 살았지만,

대부분 죽었죠.

스스로를 위로하며 말했어요

"딱따구리일 뿐인걸"

***

"내가 너를 아프게 할 때는 내 눈을 똑바로 봐." 죽은 눈. 파충류의 눈

눈썹 선을 따라 장식한 비늘. "나는 네가 우는 것을

보고 싶다." 축축한, 이미 납작해진 깃털 달린 눈꺼풀이

비스듬히 움직였다.

***

여기에 있는, 살아서 숨 쉬는 새

아름다움이 온전히 사로잡지 못한

죽음의 본질 모두, 이제 사로잡았는가? 그의 피가 바닥에 모이고

몸은 이제

뻣뻣하네.

***

죽은 딱따구리

쇠부리 딱따구리는

묻히길 원했다

하늘에서 떨어져

땅으로 밀려왔으니

뼈에서 떨어지는

색깔이 흙으로 스며들어

그 노란 색이 흐르네

깃털의 정맥으로

몸 안에 고정된 피

백색의 다발이

뻣뻣한 새를 탈출해

풀려난다

교실에서 나온 시 각각은 학생 각자의 목소리를 반영하고 있다. 이 이상한, 기대치 않았던 사건 뒤에 모두의 목소리를 듣는 것은 무척 계시적인 경험이었다. 이것은 교실의 유연성과 창의적 교육이 절대적으로 중요함을 다시금 떠오르게 했다. 자신의 능력을 어떻게 생각하는지와 무관하게(다수는 이전에 창의적으로 써본 적이 없었다) 내가 함께 즐겁게 작업했던 학생들은 아름답고 즉흥적인 창의적 작품을 만들 역량을 지니고 있었다. 이것은 몇 번이고 또다시, 우리가 창의성이라고 부르는 것의 많은 부분이 우리 안에 있음을, 그저 자신을 표현하기 위한 초청을 기다리고 있음을 나에게 증명해주었다.

6부

앎의 질적 방법

The Principles
and Practice of
Narrative Medicine

11장

비상계단에서 질적 자료로: 교육학적 촉구,
체화된 연구, 서사의학이 지닌 마음의 귀

에드거 리베라콜론

서사적 서곡

지역사회 기반 민족지적 실천 또는 재원이 전무한 위기 상태의 도시 보건 센터에서 환자 돌봄이라는 필생의 사업을 설명할 때면, 기억과 꿈의 정경이 나를 덮친다. 예를 들어 나는 1970년대 미국 북부 뉴저지 빈민가에서 자랐다. 당시의 소리, 냄새, 광경, 맛, 흩어진 정서적 풍경은 내가 매 학기 서사의학 학생들에게 질적 연구방법을 상세히 가르칠 때마다 내 체화된 생각 속에 들어 있다. 나는 가르칠 때 24세기 물리학부의 동료에게 타임머신을 빌려 와서 학생들을 푸에르토리코 이민자 아이였던 내 세계, 1970년대 저지시티의 10개 블록도 안 되는 작은 땅덩이로 데려가는 게 훨씬 쉽지 않을까 상상해본다.

하지만 수십 년 뒤 나를 민속지학자이자 질적 연구방법 교사로 이끈 경험에 관해 무언가를 배우게 하려면, 그들을 어디로 데려가야 할까? 가장 먼저, 나는 고모 집 건물 3층에 튀어나와 있던, 고수잎 푸른색으로 칠해진 내 비상계단으로(어쨌든 내 경험의 일부이니까) 데려갈 것이다. 나는 웨인스트리트의 방 두 개 크기 아파트를 둘러싼 살구색 벽돌 위에서 반짝거리던 녹색 페인트를 기억한다. 비상계단은 어린 시절 내가 가장 좋아하던 장소였다. 산들바람 부는 '어중간한' 영역, 어머니의 부엌 그리고 저 아래 길거리와 거리를 두고 있지만 그 흥분과 열기에 찬 사건을 관찰하고, 파악하고, 참석하도록 스며들게 하는 곳 말이다. 나는 이런 식으로 가정을 통한 기본적인 사회화나 내가 살던 구역의 새까만 아스팔트 바닥에서 스틱볼stickball• 규칙이나 줄넘기를 방해한 것 때문에 벌어진 싸움에 휩쓸리지 않은 채로 그것들과 상호작용 할 수 있었다. 그곳 낮의 더위 속에서 학생들과 앉아 어머니의 부엌과 저 아래 웨인스트리트에서 어떤 일이 벌어졌는지 탐구하고 싶다. 두 지역은 모두 우리에게 관찰, 현장 기록 작성, 논의를 위한 장소가 되리라.

그들은 무엇을 보고 알아챌까? 그들은 누구와 이야기를 나눌까? 대화, 관찰, 사람들과 지내는 숭고한 혼란의 상호작용에서 그들은 어떤 의미를 취사선택할까? 우리 시간여행 훈련의 결과로 학생들은 어떤 이야기를 하게 될까? 학생의 지각 기관sensorium은 이 민족지적 현장에서 어떻게 재조립될까? 그들이 시간의 힘과 무자비한 젠트리피케이션gentrification 앞에서 수십년 전 증발해버린 이웃의 노동자 계급과 고향 세계 사이의 민족, 인종, 젠더, 연령 차이에 주목할 수 있을까? 그들이 몸과 눈을 최대한 활용하면, 내 삼촌이 일하던 장소를 볼 수 있으리라. 끔찍한 2번 연필의 표준검사 전통을 낳은 딕슨 타이콘데로가Dixon Ticonderoga 연필 공장의 거대한 건물 말이다. 연필처럼, 공장은 2번 연필 생산 왕국임을 나타내는 녹색과 노란색 선으로 둘려 있었다.

멀찍이서 관찰하는 것에 그치지 않고, 우리는 내부로 들어가 아직 젊은 우리 어머니와 상호작용 하고, 거리로 내려가 줄넘기를 하며, 나이 든 주

• 　경식 배트와 공 없이 길거리에서 하는 야구 놀이.

민들의 수다를 엿듣고, 찌는 듯한 아스팔트 길에서 운동화가 들러붙는 끈적한 부분을 피하며 스틱볼 게임을 할 것이다. 내 작은 녹색 비상계단은 발사대와 시간횡단 안전구역 역할을 할 것이고, 1970년대 내 유년기의 뜨거운 여름 중 어느 날, 웨인스트리트를 뒤덮은 사회적 삶으로 학생들은 녹아들 것이다. 그 철제 좌석 덕분에 나는 사회적 상호작용을 날카롭게 관찰할 수 있었고, 거센 가을바람이 겨울의 도래를 알릴 때 어린 아들, 책벌레, 버릇없는 조카로서의 지위를 벗어날 수 있었다. 내 빈민가의 비상계단은 딱딱하고 녹슨 금속 지지대가 되어 나를 질적 연구의 여러 저택으로 들어갈 수 있게 해주었다.

안타깝게도, 대학의 도서관 상호 대출 서비스에 책을 신청하는 것처럼 타임머신 빌리기가 쉬워지려면 아직 멀었고, 우리가 운이 좋아 모두 엄청나게 오래 산다 해도 학생들과 내게 주어진 삶의 시간 밖에 있는 것은 확실하다. 그리하여 나는 내 상상의 시간횡단 안전구역을 다음 세대의 민속지학자에게 넘기려 한다. "손에 쥔 것을 가지고 일하렴, 얘들아." 이웃의 이탈리아 출신 와인 제조업자가 웨인스트리트에서 우리에게 했던 말을 따라 손에 쥔 것을 가지고 움직이자. 하지만 서사의학의 신세대 사상가와 실천가에게 질적 연구방법을 소개하려 할 때 내 손에는 무엇이 있는가? 매 학기 나는 열정적이고 동기가 확실한 학생들을 만나는 축복을 누리며, 이들 중 다수는 자연과학의 정량적 연구방법을 훈련받거나 보건의료 영역의 임상 경험을 지니고 있으며, 심지어 목사와 사제로서 목회자 훈련을 받은 사람도 있다. 이것은 내 사랑하는 녹색 비상계단이 아님을 인정한다. 하지만 좋은 출발점이기도 하다.

질적 연구방법 쉽게 이해하기

안건 1번은 질적 연구방법 쉽게 이해하기이다. 나는 학생들에게 질적 연구가 매우 어려운 학문은 아니지만, 다층적이고 미묘하다는 것을 강조하곤 한다. 사실, 이 특별한 사회과학적 지식의 왕도로 들어가는 유일한 입구는 지속적 훈련을 통한 실천, 그 실천에 대한 성찰, 그리고 귀중한 실천의 유동적 물질성fluid materiality으로 귀환하기(이를 통해 더 높은 수준의 이해와 재분류에 닿는다)밖에 없다. 나는 우리 모두가 어떤 식의 일반인 사회과학자로서, 우리 자신의 사회 활동, 우리를 즉각적으로 둘러싼 이들의 활동, 우리가 생생하게 알 수는 없는 사회적 행위자와 맥락까지도 지속해서 살피고 해석하며 살아가고 있음을 학생들에게 상기시킨다. 여기서 쉬운 이해를 위해선, 학생들에게 우리가 모두 얼마나 사회과학적 개념과 사색에 몰두해 있는지 상기시키는 것이 중요하다. 간단히 말해 우리는 사회적 존재이며 사회적으로 생각한다. 학기 말에 베고 추수하는 것은 이 옥토에서이다.

지난 20년간 공중보건 문헌과 실천에서 나타난 더 나은 변화 중 하나는 공중보건의 도전에 자산 기반 접근asset-based approach●이 진행되었다는 것으로, 이는 결핍 기반, 병리 복제 패러다임●●의 대척점에 있다. 더 정확히 말해, 사람들이 이미 자기와 지역사회 돌봄 작업을 하고 있다고 가정하고, 이런 노력에서 나온 통찰과 힘을 쌓는 것이다. 이 새로운 접근법을 기

● 공동의 문제를 해결하는 데서 공유자산을 확보하는 방식으로 접근하는 것.

●● 공중보건의 문제를 파악하고 해결할 때 결핍과 질병에서 출발하여 접근하는 것으로, 지금까지 공중보건 정책과 이론의 기본 바탕이 되어왔다. 이렇게 접근할 때 문제는, 국소적인 문제만 해결하고 지속성을 가질 수 없거나 현실과 동떨어진 해결책을 낳게 된다는 것이다.

존의 개입intervention과 대비해서 자가개입intravention•이라고 부른다. 사회학자 새뮤얼 프리드먼Samuel Friedman과 동료들은 뉴욕시의 가난한 정맥투여 마약 사용자 인구집단을 대상으로 오랫동안 진행한 현장 연구에서 얻은 통찰을 기술하기 위해 자가개입이라는 용어를 사용했다. 그들의 연구가 보여준 것은 다음과 같다. "뉴욕시의 빈곤한 거주자 대부분이 마약 사용자와 비사용자 모두를 포함한 다른 사람에게 HIV와 연관되어 있거나 다른 위험한 방식의 마약 사용과 성행위의 특정 행동을 줄이는 데 참여하도록 능동적으로 권고했다. 이 '권고자'들 중에는 마약과 알코올 사용자도 포함되어 있었다. (…) 우리는 이런 권고를 '자가개입'이라고 불렀다. 자가개입은 지역사회 구성원에 의해 수행되는 예방 활동이다."[1]

서사의학 학생들을 대상으로 내가 활용하는 교수법은 자가개입 또는 지도적 권고instructional urging이다. 학생들과 우리 모두가 자신의 절박한 필요와 변화하는 욕망을 충족하기 위해 끊임없이 탐구하는 과정에서, 세계를 횡단하기 위해 사용하는 사회적 도구함에서 시작 단계의 질적 연구 기술을 발견하고 재구성하도록 돕는 것이다. 이런 질적 방법 지도 접근법과 일치하는 매우 명확하고 단순한 요구사항desideratum은 다음과 같다. 우리는 이미 이 기술을 알고 있다. 비결은 학생의 암묵적인 지식을 확실히 하고 실천적이고 정서적인 에너지를 작동시켜, 그들 각자의 인지적 레이더 아래 있는 것을 알 수 있도록 하는 것이다. 이에 더하여, 자가개입의 교수법은 학

• 의학과 보건학에서 해당 영역의 문제를 해결하기 위한 방법론적 접근을 부르는 intervention은 개입이라고 번역한다. 한편, 이 장에서 언급하고 있는 최근 경향은 intervention에서 '사이 또는 외부'를 의미하는 접두어 inter-를 '안 또는 내부'를 의미하는 접두어 intra-로 변경한 intravention이라는 표현을 사용하고 있으며, 문제에 당면한 공동체 또는 지역사회의 구성원이 수행하는 활동을 통해 구현·실현하는 보건의료적 활동을 의미한다. 완전히 새로운 역어를 만드는 대신, 스스로 개입한다는 의미이므로 '자가개입'으로 번역했다.

생들이 그들이 좇기로 선택한 연구 질문과 수행하기로 한 질적 방법론을 통해 살아 움직이는 체화된 이야기를 잊지 않고 자신을 사회 연구의 실천에 위치시킬 때 가장 효과적이다.

다음 단계는 학생들에게 질적 연구방법론이 하늘에서 떨어진 것이나 개인적인 계시에서 나온 것이 아니고, 대학원생이나 의과대학생으로서, 뉴욕시와 같은 거대한, 국제적 중심지에서 바쁜 삶을 사는 사람으로서 학생들의 일상 활동을 포함한 일상적인 사회생활의 교환 자체에서 비롯된 것임을 명확히 하는 것이다. 간단히 말해, 질적 연구방법의 물적 기반은 일상생활의 상호주관적 일과 즐거움을 구성하는 사회적 관행이다. 예를 들어, 특정 주제나 주제 집합을 놓고 친구나 심지어 모르는 사람과 나눈 깊이 있고 긴 대화는 사회과학의 집단적 조사, 토론, 동료 평가, 타당화의 표준을 통해 민족지학자가 수행하는 심층 인터뷰로 전환할 수 있다. 이와 비슷하게, 맨해튼의 분주한 저녁 식사 시간에 그날의 긴급한 사회적 문제를 놓고 친구나 동료와 나눈 활기차고 논쟁적인 집단 토의는 시간을 들여 초점집단면담*으로 추출해낼 수 있다. 우리가 시끄러운 나이트클럽이나 종교적 모임에서 알게 된 사람들 또는 알지 못하지만 알고 싶어 하는 많은 사람과 상호작용 하는 방식, 이들을 관찰하는 방식에 자세한, 조심스러운 주의를 기울일 때 우리는 참여관찰이나 '구조적 어울림structured hanging out'이 수반하는 사회적-역동적 규정을 인지하기 시작한다.

질적 연구의 목표는 사회생활의 생생하고 구체적인 징후와 이런 현상에서 나타나는 의미를 이해하고, 구조화하고, 알리는 것이다. 유럽-미국

---

* 특정 주제를 놓고 소수의 집단을 대상으로 진행하는 면담. 보통 진행자가 주관하여 6~8명이 함께 모여 논의하는 방식으로 이루어진다.

사회 연구·이론의 시조 중 한 사람인 마르크스는 『정치경제학 비판요강 Grundrisse』에서 말했다. "구체적인 것은 여러 결정을 집합하고 [또는 종합하여] 다양한 것을 통일하므로 구체적이다."[2] 바로 이 종합을 통해 우리 모두가 참여하는 일상적인, 다양한 형태의 소통과 상호작용이 시간과 실천을 통해 질적 연구방법론으로 발전하게 된다.

체화된, 성찰적 실천

덴진Norman K. Denzin과 링컨Yvonna S. Lincoln은 다음과 같이 질적 연구를 정의했다. "질적 연구는 세계 속 관찰자의 위치를 찾아내는 상황 속 활동 situated activity이다. 그것은 세계를 가시화하는 해석적·물질적 실천의 집합으로 구성된다. (…) 질적 연구는 세계를 향한 해석적·자연주의적 접근을 포함한다. 이것은 질적 연구자가 대상을 그 자연환경 속에서 연구하며, 사람들이 그에 부여한 의미 위에서 현상을 이해하고 해석하려고 시도함을 의미한다."[3] 상황 속 활동이라… 학생들을 어떻게 상황 속으로 들어가게 할까? 학생 자신의 몸으로 돌아온 다음, 그 몸을 문화 속에 다시 위치시키면 된다. 하지만 그 문화는 민속학적 의미나 21세기 기업경영적 다양성의 안이하고 무딘 다문화주의를 의미하지 않는다. 근거가 될 수 있으며 엄밀한 문화는 오히려 역사 속에 파묻혀 있다. 정치적 권력의 활용과 남용, 지난 40년간 미국 정치를 대표한 계층화된 경제의 강화라는 역사 말이다.

근본적으로, 학생들은 질적 연구에서 자신의 몸이 관찰과 자료 수집의 핵심 도구라는 사실을 파악해야만 한다. 세계를 벗어나 수도원에 들어가지만, 기억, 꿈, 욕망에 세계가 항상 존재하고 있음을 발견하는 신입 트라피스토회* 수도자처럼, 질적 연구 실천으로 들어가는 것은 이전과 다른 방식으로 몸을 살아내는 것이다. 수도원의 길은 세계를 떠나는 것이 아니라 색다른, 구별되는 말투를 통해 몰두의 경험을 더 강화하는 것이다. 마찬가지로 서사의학에서 질적 연구 실천은 몸의 명백한 감각 기관을 새로운, 기대하지 않았던, 때로 불편한 방식으로까지 강화하고 바꾸며, 이런 일은 능숙한 민족지학자에게도 일어나곤 한다. 대안적인 경로를 통해 체화된 삶으로 귀환하는 것과 함께, 학생은 양적 연구가 만드는 인식론적·존재론적 객체-주체의 절단이 질적 연구로 쉽게 번역될 수 없다는 사실을 인식과 실천에서 받아들일 수밖에 없다. 문제는 주체와 객체의 구분이 항상 인간 경험과 인지에 자리 잡고 있다는 것이다. 초超경험적·인식론적 상위 법정에 호소하는 것은 불가능하다. 우리가 객관적·주관적 현실이라고 결정한 것은, 경험 및 (이런 행동을 새로운 형태로 전개, 번영, 쇠퇴시키는) 사회적 세계에 불가분하게 싸여 있다. 나는 학생들이 이 근본적인 통찰과 씨름하며 평탄치 않은 과정을 통해 자기 것으로 만들기 시작할 때, 그들이 인식론적 루비콘 강을 건넌다고 상상하기를 좋아한다. 이 도하가 이루어진 다음, 진짜 싸움은 실천 현장에 참여하면서 벌어진다.

그러나 이 논의에 한마디 주의를 덧붙여야 한다. 질적 연구 실천이 질적 지식 생산을 위해 학생에게 체화된 자아를 다시 취하라고 요구할 때 그들의 몸이 지닌 구체적인 역사성을 상실하고 그저 추상적인 것으로 여기게 만든다면, 그것은 책략일 뿐이다. 학생이 체화된 실천을 보편화하는 방식으로 가정할 위험성이 있으며, 이것은 모든 소는 검은색이고 구별은 불가능하다는 유명한 헤겔적 개념의 밤*을 자기도 모르게 들여올 수도 있다. 질적 연구 실천 속에서 다시 체화되기 위해선, 학생 개개인이 권력, 특권, 사회적 불이익과 맺고 있는 관계의 특수성을 잊어선 안 된다. 민족 지학자의 자기성찰을 향한 방법론적 요구는 연구자가 자신의 사회적 위치를 있는 그대로 파악해야 함을 의미한다. 경제적·상징적 자원이 비대칭적으로 분배되는 상당히 안정적인(하지만 항상 진화하는) 미국 사회의 방식에 연구자 자신이 어떻게 부합하고 있는지를 알고, 이를 미심쩍게 여길 것 또한 요청한다.

따라서 나의 사회적 위치, 즉 푸에르토리코 이주 노동자 계층의 흰 피부를 지닌 시스젠더의 자녀로, 자신을 퀴어라고 여기며 학생 대부분이 백인인 부르주아 교육 기관에서 교육받았음을 학생들에게 반복해서 말하곤 한다. 이 반복은 정체성 정치의 자기만족적 전시 활동으로 학생들을 초대하는 것이 아니라, 내 자아 감각과 편견, 이데올로기적 신념을 가로지르고 생산하는 물질적·상징적 특권과 불이익의 여러 벡터와 차이의 축을(즉 인종, 계층, 성, 젠더 등을) 이해하는 방식이다. 그런 다음 나는 학생들에게 자신의 구체적인 사회적 위치를 잡고 이 모든 요소를 좋은, 나쁜, 중립적인, 모호한 효과와 함께 질적 연구의 노력으로 끌고 들어오도록 요청한다. 성찰은 미국 사회의 구조적 역동 속에서 자신을 서술하는 것이다. 이 사회는 이데올로기적으로 시민-주체/소비자 사이의 정치적 동등성을 주장하면서도 삶을 으스러뜨리는 물질적 계층화를 제도에서 끊임없이 생산하며, 특히 기업화되었고, 시간을 쥐어짜며, 사면초가에 몰린 우리의 보건의료 체계에서는 더 심하다.

완전히 다른 영역에서 30년 동안 일하면서 배운 것을 요약하면서, 게

---

* 헤겔은 『정신현상학』 서문에서 개별적인 것의 특수성을 무화하는 동일성의 철학을 비판하며, 그런 이론은 캄캄한 밤중에 모든 소가 검은색이라고 우기는 일과 같다고 말한다.

슈탈트 심리치료사● 동료는 다른 사람의 삶과 문제를 드러내는 것이 훨씬 안전하다는 것을 고려할 때, 인생에서 가장 어려운 일은 자기 자신의 삶과 문제를 드러내는 것이라고 말한 적이 있다. 마찬가지로, 질적 연구의 자기성찰적 태도는 숨을 곳(특히 종종 인기 있는 인식론적 완충지대, 감정적으로 얽히지 않는 과학적 객관성의 멋진 위치) 없는 연구 프로젝트 앞에 정직하게 자신을 드러내는 일이다. 질적 자료의 타당성은 자신의 편견을 부정할 때 얻어지지 않는다. 오히려 그 반대가 진실에 가깝다. 한 사람은 이런 편견과 이데올로기적 장애를 생산하고 재생산하는 구조적·물질적 조건 그리고 이들이 연구 과정의 처음부터 끝까지 어떤 영향을 미쳤는지 확인하면서 자신의 편견과 장애를 설명해야 한다.

세계를 보이게 만들기

질적 연구는 새롭고 설득력 있는 방식으로 세계를 보이게 만든다. 서사의학 학생은 유럽 현상학에 노출되면서 주체와 세계가 서로 표현하는 가운데 주체가 꽃과 같은 결합체를 이루고 있음을 알게 된다. 물질적·상호주관적 사회과학 지식의 생산 실천으로서, 질적 연구는 특정 장소와 시간에 속한 사회적 행위자의 의미 세계가 분석과 해석을 위해 밝혀지는 입구이자 출구로 연구자의 몸을 참여시킨다. 연구자와 연구 대상자를 체화된 압축과 표현의 행렬이자 집합적 역사, 경제적 힘, 문화적으로 감각된 지식 등의 신체 데이터 수치라고 생각한다면, 우리는 명백히 별개인 개

● 게슈탈트 심리치료는 프리츠 펄스(Fritz Perls)가 만든 치료법으로, 심리 요소를 분할하여 접근하지 않고 사건들의 포괄적 관련성을 알아차리는 일을 돕고자 한다.

인들로부터 수집한 자료에서 어떻게 세계가 꽃을 피울 수 있는지 파악할 수 있다.* 서사의학 학생은 심층 개인·집단 면담 수행과 참여관찰을 수행할 수 있도록 훈련받는데, 이런 방법이 제도적 불평등과 구조적 폭력의 변증법적 긴장 속에서 사는 의미 세계의 계층적 집합을 드러내는 자료를 생산하기 때문이다.

마르크스주의 문학 이론가 레이먼드 윌리엄스Raymond Williams는 예술적 대상을 논하는 에세이에서 '감정의 구조'에 관해 이야기한다. 윌리엄스는 다음과 같이 썼다. "우리는 지금 충동, 제한, 분위기를 구성하는 특징적 요소를 논의하고 있다. 구체적으로 의식과 관계의 정동적affective** 요소로, 생각과 충돌하는 감정이 아니라 느껴진 생각, 생각으로 주어진 감각을 살피고 있는 것이다. 그것은 살아 있으며 상호 관계하는 연속성 속, 현재의 실천적 의식이다. 우리는 이런 요소를 '구조'라고 정의한다. (…) 그러나 동시에 우리는 생성 중에 있으며, 사회에서 아직 인정받지 못하여 사적이며, 특이하고, 심지어 고립된 것으로 여겨지는 사회적 경험을 정의하고 있다. 분석에서(다른 경로로는 드물게) 이 경험은 그 창발적·연결적·지배적 특징을, 그 구체적 위계를 나타낸다."[4]

• 여기에서 저자는 소수의 개인을 대상으로 한 연구에서 어떻게 세계를 말할 수 있는지(또는, 개별 요소에서 어떻게 보편을 살필 수 있는지) 살피고 있다. 자아와 세계를 분리하고, 외부 세계로부터 주어진 자료를 처리하는 정신을 전제한 다른 접근법과 달리 현상학은 우리가 어떤 대상을 인식할 때 이미 그 대상이(그리고 맥락 또는 세계) 우리 안에 주어져 있다고 생각한다. 이를테면 꽃을 바라보는 개인은 꽃잎의 색깔, 향기 등 꽃으로부터 오는 자룻값을(소여를) 종합하여 '꽃'이라는 인식을 형성하는 것이 아니라, 꽃과 그 주변이 이미 의식에 주어져 있고 우리는 그 일부에 주목할 뿐이라는 것이다. 그렇다면, 일부를 인식할 때 이미 그 주변의 세계도 우리에게 들어온다. 이를 인간으로 옮겨보면 다음과 같은 결론이 나온다. 개인을 인식할 때, 개인을 둘러싼 세계도 우리에게 주어진다.

•• 정동이란 감정의 세 차원, 즉 무의식적(신체적)·의식적(정신적) 차원과 이를 연결하는 감각 모두를 일컫는 개념이다. 최근 정동과 집단적 신체의 관계, 이를 통한 정치적 변화의 가능성을 논하는 작업들이 등장하면서 주목받고 있다.

윌리엄스는 뛰어난 질적 연구자가 면담과 참여관찰 방법을 통해 데이터로 수집하려는 것, 즉 느낌과 생각의 중첩, 여전히 생성 과정에 있는 사회적인 것의 활력(즉, 사회적 창발), 독특한 자율적 개인성을 표현하는 말투 속에 귀속된 것으로 나타나는(지배적인 이데올로기를 순환하며 견고하고 지속적인 위계를 재생산하는 포괄적 구조 안에서 살고 숨 쉬는) 사회적 현상을 미적 대상의 영역에서 포착한다. 언어가 스스로 물질성의 수준에서 표현되며, 개념이 사회적 힘이 된다는 통찰을 진지하게 받아들인다면, 행동 형식으로서의 단어는 관계성과 권력의 예측 가능한 패턴과(그 구조는 제도와 지역사회 환경에서, 그리고 이런 환경을 통해 작동한다) 연결될 필요가 있다.

학생들은 사회적 기계의 지속적인 웅웅거림을 보고 들으며, 매우 기본적인 질문을 던지는 방법을 배운다. 이 순간 내가 듣고 보는 힘은 누구의 것이며 어떤 힘인가? 이런 소리와 상호작용이 매우 사적이며 공적인 사례 모두에서 우리 모두가 거주하는 사회적 거처에 관해 무엇을 말해주는가? 이 웅웅거림과 불협화음에는 바깥이 있는가? 민족지적 정보를 지닌 면담자와 관찰자로서 내가 목격하는 새로운 소리와 행위는 무엇인가? 이런 질문은 데이터를 생성하지만, 또한 새로운 질문과 발견의 공간을 만드는 체험적 수단이 되기도 한다.

서사의학은 보건의료, 의학교육에서 독특한, 새로운 소리이다. 그것은 보건의료-산업 복합체의 기계가 내는, 널리 퍼진 지배적 소리 앞에서 버티고 서서 콧노래를 부르고 리듬을 맞춘다. 서사의학 학생은 이런 최첨단 소리의 풍경을 듣는 귀를 개발하고, 의료인, 예술가, 교사, 연구자, 작가, 활동가로서 더 효과적이고 인간적인 방법으로 활동하기 위한 새로운 어휘를 획득하기 위해 우리 프로그램을 찾아온다. 서사의학은 1960년대와 1970년대 경제개혁과 사회통합을 향해 대중으로 확장된 투쟁의 경야에서 북반구의 경제·정치 엘리트가 도입하여 오늘날까지 울려 퍼지고 있는 신시장지배주의가(신자유주의적 수정) 불러온 위기에서 탄생했다. 1970년대 후반, 대서양의 한편에서 마거릿 대처와 보수당 동료들은 영국의 사회권을 후퇴시켰고, 반대편에서는 텔레비전에 나오는 아저씨 같은 로널드 레이건Ronald Reagan과 새로운 활력을 얻은 공화당이 사회안전망과 노동권을 차츰 약화하여 결국 심하게 훼손하는 데 이르렀다. 이런 안전망과 권리는 뉴딜, 위대한 사회Great Society 기획, 시민 평등권 운동(여성, LGBTQ 공동체, 장애인, 아메리카 토착민, 라틴인, 아시아계 미국인 등 정체성과 소속을 부여하는 여러 공동체의 역사적 배제를 바로잡기 위해 오늘날 벌어지는 여러 노력의 선조)의 대중 투쟁이 누적되어 만들어진 것이었다. 소수가 다수의 사회권을 놓고 벌인 이 전쟁은 매우 효과적이었고, 북반구의 자본·권력 중심의 정치적 공통 언어는 레이건적·대처적 용어로 굴절되었다. 좋은 의도를 가진 이전의 개혁가들까지도 이런 언어에 파묻혔다. 경제적·정치적 상식으로 자신을 드러내는 것은 지난 40년간 더 많은 부와 이데올로기 지배를 위해 제정된 이러한 보복주의적revanchist 정책의 결과물이다.

지난 40년간 미국에서 부가 상층으로 재분배되면서 발생한 비용을 다루는 정책은 거의 없었다. 삭감과 유보로 보건의료는 크게 고통받았다. 순전히 노동의 관점에서만 봐도, 여러 분야의 의료인은 옛날 장인과 기능 보유자의 운명을 겪고 있다. 아직 부분적이지만, 그들의 의술, 의업은 이전 세대의 의사들이 환자에게 높은 질의 진료를 제공하기 위해 의존했던 전문직업적 독립성과 인간적인 작업 속도를 박탈당했다. 마르크스의 말을 빌리면, 치료의 기술에서 의학적으로 견고했던 모든 것들이 자동차 제조조립 공정 노동자에게 친숙한 계량의 불길과 노동의 가속에 종속되고 있으나, 치유자이자 회복술의 교사로서의 소명을 외적으로 표시하는 흰 가운을 입는 이들은 혼란에 빠져 있다.

이런 21세기 미국의 제도적·사회적 맥락 안에서 서사의학은 다른 것을 상상하기 시작했다. 언뜻 보기에 변화에 적대적이었던 풍경에서 업무와 진료, 소망을 새롭고 진보적인 방식으로 결합하는 것이다. 서사의학의 동료들은 매우 직접적이면서도 다층적인 질문을 던진다. 이게 우리가 할 수 있는 전부인가? 이에 더하여 그들은 우리 모두가 살아가는 역사적 순간의 시간적 논리를 거스르는 음계와 박자로 올바른 질문을 던진다. 그들은 보건의료가 견디고 있는 위기를 보고 이해하며, 속도를 높이는 대신 의도적으로 속도를 낮추고 있다. 표면적으로 이 속도 저하는 직관에 어긋나며 비실용적인 것으로 보인다. 그러나 유명한 교육자이자 견실한 예술가인 로버트 샘버Robert Sember와 돈트 라인Dont Rhine이 학생과 관객에게 즐겨 이야기했던 것처럼, 위기 속으로 들어가 구조를 고치는 가장 효과적인 방법은 그 신속한 민첩성과 상품화된 새로움을 정신없이 물신화하는 논리를 거부하는 것이다. 오히려 비판적이고 인간적인 대응은 당면한 위기의 넓은 제도적 윤곽과 간극에 내재한 모순된 사회문화적 형태 속에서, 속도를 늦추고, 재고하며, 한계와 가능성을 더 파고드는 것이다. 본질적으로 인간 자유의 완전한 번영에 적대적이고 심지어 치명적이기까지 한 힘은 우리가 (전문적으로 자격을 갖추었는지 여부와 상관없이) 시간 긴축과 업무 과부하를 따라 속도를 높일 때 우리를 사로잡을 것이다. 이 혼란을 떠나 풀려남의 방법을 찾는 것은 서사의학과 질적 연구 학습, 실천의 일부임이 분명하다.

　더 나은 학습과 돌봄을 향하여 우리의 눈, 귀, 정신을 늦추기 위해 고려할 또 다른 방법으로서, 다음 사상을 살펴보자. 마르크스주의 전통은 경제적 필요의 구속을 벗어나 인간 자유를 실현하는 마지막 단계로, 모든 계급을 철폐하는 것을 목적으로 한다. 마르크스와 그 추종자에게 모든 인간 역사는 집합적 변화의 실천으로 나아가는 과정에서, 인간 자유와 물질적 필요성 사이에 그어진 선이 용해되는 순간을 향해 나아가는 전역사적

prehistory 운동이다. 반면 페미니즘의 한 조류는 여성 해방의 목적을 젠더 철폐로 보지 않고, 가부장적 구조를 만드는 남성/여성의 이분법적 논리를 넘어 다수성으로 나아가는 것으로 설정한다. 이런 식의 페미니즘은 강력한 질문을 던진다. 시시한 두 개의 젠더가 아닌, 여러 젠더가 체화되는 곳에서는 어떤 신체, 욕망, 세계가 구축될까?

어떤 의미에서 서사의학은 내가 방금 앞서 대략적으로 설명한, 해방적 다수성의 논리에 근거한 페미니즘과 나란히 한다. 체화된 세계 확장의 논리는 내가 강조한 마르크스주의 이론의 철폐 논리와 상당히 다르다. 서사의학은 늦춤을 통해 역설적으로 시간 확정을 생산하기 위해 노력한다는 점에서 문화적 반대 운동이며 제도를 전환하려는 기획이다. 서사의학에선 확장, 의미신장meaning-stretching, 생활 세계 연장의 논리가 작동한다. 서사의학은 가속과 멀티태스킹을 생산 전략으로 활용하는 분야가 아니다. 이 영역을 평가하는 데서 양적 보건의료 지표가 잘 맞지 않는다는 것에는 이론의 여지가 없다.•

민족지적 목격

나는 핵심 질문으로 나아가기 위한 몇 가지 통찰을 제시했다. 서사의학의 핵심에서 나타나는 움직임은 무엇인가? 아니면 이 에세이의 맥락에서 이 표현을 더 날카롭게 옮겨보자. 서사의학과 질적 연구 실천 각각의 움

• 서사의학을 비판하는 측은 서사의학이 양적 지표로 그 효용성을 증명해야 한다고 주장한다. 예컨대 서사의학 강의에서 학생의 공감이 증가했음을 수치로 보여야 한다는 것이다. 그러나 양적 측정은 이 분야에 맞지 않고, 이 장에서 설명한 질적 접근을 통해 해명해야 한다고 리베라콜론은 주장한다.

직임은 어떻게 수렴하고 교차하여 열매를 맺을 수 있을까? 샤론은 서사 의학의 움직임 또는 운동을 "주의 집중, 표현, 연합의 삼화음"이라고 기술 했다.[5] 의료인은 환자의 질환 이야기에 주의를 기울이고, 환자에게서 나온 이야기를 여러 형태로 표현하며, 듣기의 변증법과 의미와 회복을 탐색하는 인간 존재로서 서로를 부르는 돌봄의 에토스를 구축하는 반응을 통해 환자와 연합한다. 이러한 움직임을 선형적인 방식으로 엄격하게 이해할 때 (최상의 경우에) 다각적이고 다층적인 환자-의료인 관계의 반복적이고 재귀적인 본성을 부당한 방식으로 대하게 된다는 것은 분명하다.

이와 비슷하게 질적 연구자는 귀, 눈, 정신, 심장의 소리를 들어야 한다. 데이터를 수집하면서 연구자는 권력과 의사결정의 장에서 이야기가 거의 보이지 않는 이들의 생활 세계와 의미 풍경의 텍스트적·시각적·구술적 방식을 표현하는 작업을 시작한다. 이 경우, 질적 연구자는 엘리트의 제도적 특권과 윤리적 무관심이라는 물질적 조건을 가능하게 하는 배제의 '민족지적 증인'이 된다. 질적 방법 연구자는 타인의 공간에 들어갈 때 친밀한 공간을 형성할 뿐만 아니라 연구 대상자의 삶, 일, 도전, 사랑, 사회적 고통을 '옳은' 방법으로 받아들여 돌봄 가득한 연대를 형성하고 연합을 구축한다. 연구자가 기록 초안으로 자신을 표현할 때, 그는 자신과 세계를 삶 전체의 정수 속에서 인식하게 되는 것이다. 질적 연구자는 개인과 전체 공동체에게 그들의 이야기를 들려달라고 요청할 때, 원하는 대로 쓸 수 있는 모든 도구를(즉, 구조화 관찰, 참여관찰, 심층 면담, 초점집단 면담, 공동체 기록 보관, 물질문화 등) 사용하여 마주한 문제를 가슴과 정신으로 배운다. 현재의 긴급성, 과거의 교훈, 끊임없이 후퇴하며 팽창하는 미래가 쥐고 있는 발전과 진보의 잠재적 지평 사이에 다리를 놓는 것이다.

연구 대상자의 이야기에 주의를 기울이고, 듣고, 기록하며, 표현하고, 순환하고, 되돌아갈 수 있는 것은 엄청난 특권이다. 박사과정 현장 연구에서 나는 주요 정보원의 지역사회 활동 및 작업에 크게 초점을 맞춘 장을 정보원과 공유했다. 내 초안에 관한 그의 즉각적인 반응은 나를 잠시 멈추게 했고, 다른 사람의 이야기를 만들어나갈 때 얼마나 많은 관심과 주의가 필요한지를 깨닫게 했다. 그는 그저 말했을 뿐이다. "누구도 내 삶에 관해 쓰지 않았어요. 기분이 좋네요. 내가 그동안 해온 지역사회 활동에 확신이 생겨요." 그는 내가 그의 말을 들었다는 것을, 그리고 그가 비평하고 이해할 수 있도록 내가 그 이야기에 부여한 형식을 인정했다.

서사의학과 질적 연구는 평범한 사람의 이야기를 훈련된, 주의를 기울인 방식으로 듣도록 한다. 나는 학생들에게 그들의 이야기를 관심과 열림으로 듣는 사람을 정말로 만난 적이 있는지 묻곤 한다. 나는 그런 경험을 가진 사람이 거의 없음에 실망한다. 활동가·변호사·신학자 윌리엄 스트링펠로William Stringfellow는 왜 듣기가 변혁을 가져오는지의 근원을 탐구한다. "듣기는 인간에게 희귀한 습관이다. 당신은 자신의 외모나 타인에게 인상을 주려는 관심에 사로잡혀 있거나, 다른 사람이 말하는 걸 멈추면 바로 무언가를 말하려고 하고 있거나, 다른 사람의 말이 진실인지, 적절한지, 동의할 만한지 토론하려고 한다면 다른 사람의 말을 들을 수 없게 된다. 그런 문제는 발화되는 말을 다 들은 다음에서야 자신의 장소를 지닌다. 다른 사람의 말을 듣는 것은 사랑의 원초적 행위로, 타인의 말에 자신을 바쳐 접근하는 개인은 그 말로 인해 취약해진다."[6] 질적 연구의 도구를 통해, 상처를 꿰매는 사랑의 역동에 얽힌 관심에서 비롯된 듣기가 시작되면, 우리 수업은 끝나고 학생들은 슬픔과 희망 모두가 새로워지는 순간을 통해 세계를 다시 생각하게 된다.

7부

임상 진료

**The Principles
and Practice of
Narrative Medicine**

12장

건강, 보건의료의 서사적 전환

리타 샤론, 에릭 마커스

리타 샤론이 임상 이야기를 전하다

오랫동안 알고 돌봐온 환자 한 명이 응급 예약을 잡았다(그녀를 N 씨라고 부르겠다).[1] N 씨는 응급실에서 당뇨가 있다는 이야기를 듣게 되었다. 그녀는 이를 알게 되자 도저히 참을 수 없었는데, 그 이유가 복잡해 나도 정확히는 이해하지 못했고 부분적으로만 이해했을 뿐이었다. 우리는 몇 번 이야기했고, 나는 그녀를 검사했으며, 이 소식을 마주하여 몇 가지 계획을 세웠다.

다음 날 나는 비행기에 앉아 이 만남에 관해 적었는데, 몇 쪽 적다가 어떤 일이 일어났는지 더 명확히 이해하게 되었다고 느꼈다. 하지만 그것은 내 관점이었으므로, 환자의 관점을 알고 싶었다. 집으로 돌아오자마자 비행기에서 쓴 글 두 장을 N 씨에게 보냈다. 다음번 추적 관찰을 위해 그녀가 진료실에 내원했을 때, 그녀는 손에 편지를 들고 와서 "읽을 때마다 울어요"라고 말했다. 나는 우리 사이에 일어난 일과 그녀의 마음에 가까이 접근했던 것이다.

20××년 2월 10일

두 명의 중년 여성이 맨해튼 북부의 비좁은 진료실에 앉았다. 몇십 년 동안 서로를 알아온 두 사람. 둘 중 한 명은 건강에 있어 일련의 전환과 성취를 겪었고, 다른 한 명, 그의 의사는 그 과정을 함께했다.

환자는 건강했다. 어릴 때 심한 천식과 알레르기를 겪었다. 심하지 않은 피부병, 골관절염이 있어 언젠가는 인공슬관절전치환술을 받게 될 것이다. 착실한 어퍼웨스트사이드 주민이자 활동가·진보주의자·아내·어머니·대학교수로서 강한 천성을 지닌 환자는 강변을 따라 자전거를 타고, 분별 있게 먹으며, 가능한 한 지구와 자신이 사는 곳이 생명에 안전한 곳이 될 수 있도록 도우려고 한다. 두 여성 모두 베트남 전쟁을 끝내는 운동에 한몫 거들었다. 그들은 길을 나설 때 『우리 몸, 우리 자신Our Bodies, Our Selves』●을 챙긴다. 그들은 공정과 자유의 이상을 위해 삶과 경력을 걸었다. 둘 다 부유하거나 유명하지 않으나, 선과 옳음을 향한 헌신에 둘 다 충실했다고 느꼈다.

오늘, 환자는 위기 상태였다. 〔지역 응급진료센터 의사가 환자에게〕 당뇨가 있어서 매일 약을 먹어야 한다고, 혈당을 매일 확인하라고 말했다. 겁에 질린 환자는 건강의 강철문이 꽝 닫힌 것 같은 기분을 느꼈다. 당뇨는 심장마비, 뇌졸중, 사지 절단, 실명, 투석으로 이어질 수 있다. 그동안 자신을 잘못 돌본 걸까? 충분히 자신을 돌보지 않았었나? 베이글에 크림치즈를 발라 먹은 것이 심각한 문제를 초래했나? 무더운 8월 오후에 먹은 아이스크림콘이 문제였을까? 그녀는 충동에 휩쓸리고 즐거움에 탐닉한 자신을 비난하고 채찍질했다. 막연한 죽음을 향한 동경이 느껴질 때마다, 그녀는 자신이 잘해왔다고 생각했다. 뭘 더 할 수 있었단 말인가? 어떻게

● 페미니즘 관점의 여성 건강에 관한 내용을 담은 책.

이런 일을 자신에게 할 수 있었을까?

지금 그녀는 자신이 젊은 어머니였을 때부터 알아온 의사와 책상 앞에 앉았다. 자신에겐 젊음이 아니라 종말만 보였다. 당뇨 진단은 그녀를 노화, 죽음과의 전적인 대결로 내던졌다…

머리카락이 세고 움직임은 신중해졌지만, 늙었다는 느낌을 받은 적은 없었다. 그는 다른 두 개의 대학교에서 남들보다 1.5배 많은 과목을 가르친다. 자전거를 고집하고, 힘든 집안일을 다 도맡아하며, 페어웨이에서 식료품을 나르고, 택시를 타는 대신 공원에서 메트로폴리탄 오페라하우스까지 걷는다. 이 무서운 현현 앞에서 그녀는 자신이 무엇인가를 증명하기 위해 얼마나 노력해왔는지를 본다. 그녀는 자신의 젊음, 힘, 변치 않음을 증명하고자 무익한 노력을 계속해왔다. 그러나 이제, 이 두려운 질병의 갑작스러운 소식 앞에서, 그녀는 속임수를 인지한다. 그녀는 자신을 속이고 있었다. 그녀가 건강의 어리석은 환상에 빠져 있는 동안 세포 손상은 이미 진행 중이었다.

그들은 책상에 마주 앉아 서로를 바라보고, 말을 아끼고, 서로를 받아들인다. 천천히, 의사는 이 현현이 의미하는 것이 무엇인지 궁금해진다. 그들은 혈당에 관해 이야기하는 것에서 점점 사랑과 의미에 관한 대화로 옮겨 간다. 그들은 명확함과 진실 속에서 어떻게 노화가 일어날 수 있는지 궁금하다. 땅에서 머무는 시간의 한계를 받아들이고도 이를 즐길 수 있을까? 기술적 대화에서 벗어난 개인적 대화는 둘 사이의 연결을 깊게 한다. 둘은 그들의 행위를 가져오는 이유를 발견하고, 욕망과 의미의 깊은 지층이 무엇을 의미할 수 있는지를 알게 된다. 그들은 자아의 밑바닥을, 생의 한계에 대한 엄혹한 깨달음을, 사실 엄혹함 깊숙한 곳에 이미 들어와 있음을, 그리고 그 생이 주었던 감사와 경이를 서로에게 드러낸다.

의사는 환자를 검사하고, 깨끗한 폐음[註]과 규칙적인 심박을 듣고 다친 곳이 없음을 확인한다. 그들은 사랑이나 우정이 아닌, 지속에서 오는 이상한 친밀감으로 서로를 만난다. 의사는 조심스럽게 혈당 증가가 나쁜 바이러스 감염 때문이라고 말할 수도 있다. 그런 일은 자주 벌어진다. 아마도 우리는 바이러스 질환으로부터 완전히 회복한 다음에 혈당이 떨어지는지 봐야 할 거예요. 아마 우리는 자기 비난과 두려움으로 자신을 규탄하지 않는 이해 방법을 찾을 수 있을 거예요. 아마 우리는 이 시련 속에서 생을 향한 갈망을, 생의 욕구를 찾을 수도 있을 거예요. 아마 우리는 생의 편에서 우리를 발견할 수도 있을 거예요.

둘은 서로가 단단한 바닥을 찾았다고 느낀다. 환자는 자신의 필멸성을 갑자기 대면하도록 강요받았고, 뿌리가 뽑힌 기분은 떠나가지 않을 것이다. 이 대면으로 한 대 얻어맞은 셈이다. 그러나 그녀에게 어떤 힘을 주기도 했다. 그것은 환상을 바로잡았다. 그것은 우리 생의 유한성을 경시하는 엉성한, 꼬리를 무는 생각을 교정한다. 환멸이 아닌 진실을 통해 두 여성은 앞으로 나아갈 것이다. 둘 다 강력한 경험을 겪은 자로서 서로의 날을 이어갈 것이다. 그들은 시간의 확고한 경과를 본다. 이 자비 없는 지식의 그림자 아래 생의 아름다움, 그 수줍은 가치를 파악할 수 있음을.

이 이야기는 의무기록에서 볼 수 있는 전통적인 진료 프레젠테이션이 아니다. 대신 나는 창의적 글쓰기의 방법, 접근, 장르, 형식 구조를 가져와서 그날 환자와 나 사이에 무엇이 벌어졌는지 보려 했다. 다른 창의적 글쓰기와 마찬가지로 그것은 예측 불가능하고, 미리 생각해둔 것도 아니었으며, 어둠에서 나왔다. 쓴 것처럼, 나는 환자의 젊은 시절을 약간 알고 있으며, 글의 세부는 나에게서 나온 것이기도 하다. 나는 N 씨가 아이처럼 아파했던 일을 기억한다. 그녀의 어머니는 그녀를 아픈 아이처럼 대했고, 나무에 오르고 활발한 운동을 하는 것을 금했다. 그녀가 가족에게서 부여받은 환자 역할에 얼마나 놀랐는지, 여전히 원망이 남아 있다. 이 갑작스러운 질환의 출현은 어머니의 목소리를 일깨운 것처럼 보였다. 이제 돌아가신 어머니가 말씀하셨던, 차분할 것, 천천히 할 것, 조심할 것 등을 따르지 않았다고 꾸중을 들은 것처럼.

삼인칭으로 나를 표현하겠다고 비행기에서 결정하지 않은 것은 확실하다. 그것은 자연스러웠다. 환자와 나 사이의 연결을 강조하려 하는 이야기에서, 나는 일인칭 '나'를 쓰는 것이 '나'와 '그녀'의 차이를 강제할 것임을 깨달았다. 삼인칭 서사는 이 형식적 분리를 피해, 두 여성을 비슷하지만, 여전히 독립적으로 표현할 수 있게 해주었다. 나는 내 환자와 나를 다른 두 명의 인간으로서 같은 거리와 각도에서 '볼' 수 있었다. 내 글쓰기는 나를 일인칭 화자가 어쩔 수 없이 앉는 서사의 운전대 밖으로 밀어내면서, 나에게 우리 둘을, 분리되었지만 동등하게 조명할 수 있는 위치를 주었다.

하지만 이 형식을 고른 것은 내가 아니다. 그것은 이야기 자체이다. 이것은 서사의학 기술이 임상 진료에 주는 몫 중 하나이다. '생각지 않고 아는' 곳에 존재하는 것*이 의식으로 드러날 기회가 여기에 있다.[2] 두 여성이 진료실에 앉아 서로의 역사를 각각, 그리고 함께 보는 역할을 연출하고, 반대편에 놓인 질환과 삼각을 이룰 때 만남의 작업은 완성된다. 이 작업은 인식 바깥의 원천에서 이야기가 스스로 자기 형식을 찾도록, 임상적 만남 이후 며칠 밤낮 동안 스며들게 했을 때 내 손에 있는 노트북에서 완성되었다.

내 글쓰기는 이 방문에서 일어난 일을 기억보다 더 분명하게 드러냈고, 나에게 드러난 것이 무엇이었는지 보여주기도 했다. 병원에서 일하는

---

* 　정신분석학에서 무의식의 장소인 이드를 표현하는 방식이다.

나 같은 사람도(매일 진료하지는 않는다) 내 삶의 한계를 마주해야 한다. 그러나 자기 필멸성을 향한 환자의 자비 없는 정직함이 작용하여, 나는 머지않은 나의 죽음을 시각적으로 대면하는 경험을 했다. 내 책상 앞에 앉아 우리는 서로를 인식했다. 그 상호 인식에서, 여전히 의사와 환자였지만, 동시에 우리는 서로에게 거울이 되었다. 우리가 맨해튼에 살며 정치적으로 활발하게 활동하는 60대 여성 교수라는, 삶의 실제 요소 몇 가지를 공유한다는 사실은 상호 인식의 과정을 빠르게 했을 것이다. 그러나 같은 시기에 여러 환자를 만나면서, 그 일은 나에게 의료인으로서 사는 삶에 대한 강력하고 새로운 깨달음을 주었다. 내가 환자와 죽음을 향한 삶을 공유하고 있음을 의식적으로 수용하면서, 우리는 함께 죽음을 피할 수 없다는 사실이 삶에 주는 말할 수 없는 가치를 함께 바라보게 되었다.

이 사건에 관해 쓴 지도 몇 년이 지났지만, 나는 지금도 이 상호 인식이 필멸성의 존재적 딜레마를 마주하는 의료인에게 도움을 주리라 생각한다. 아프고 죽는 사람들에게 둘러싸인 삶을 사는 한 사람이 죽음의 결과적이고 현실적인 공포에 어떻게 마비되지 않을 수 있을까? 질환과 죽음으로 가득 찬 삶을 사는 의사와 간호사가 무의식적으로, 일찍이 받아들이는 전략 하나는 질병과 죽음을 가까이하면서 자신은 그것에 면역이 된다고 가정하는 것이다. 이 금방이라도 폭발할 것 같은 환상에서 우리는 아프고 죽는 사람의 집단에서 우리를 전략적으로 배제해 우리가 목격하는 모든 비극으로부터, 그 긴밀한 접촉의 충격으로부터 우리를 빼낸다(5장에서 논의한 '우주선 윤리'를 참조하라). 아마 내가 N 씨와 함께한 상호 인식을 유념하여 전개한다면, 유기체의 보편적 운명을 인식하고 의사를 환자로부터 분리하여 보호하는 객관화의 힘을 최소화할 수 있을 것이다. 우리는 모두가 공유하는 인간 운명의 충격적인 보편성을 통해 만난다. 존 밴빌John Banville의 소설 『신들The Infinities』에서 제우스는 인간의 필멸성을 질투

한다. 올림포스산 꼭대기에서 불운한 인간들을 내려다보다 제우스는 말한다.

> 이것이 인간 세계로구나. 잃을 것이 아무것도 없는 곳, 모든 것이 설명되면서도 사물의 비밀이 보존되는 곳이구나. 인간들이 짧고 허약한 삶을 사는 세계, 자아의 쇠잔한 저녁 속 고독하면서도 어떤 식으로든 함께하는 곳, 죽어가면서도 선명하고 끝없는 순간에 영원히 고정된 곳 말이다.[3]

　이것이 보건의료의 업무이다. 우리 필멸자가 고독 속에서 함께 우리를 기다리고 있는 것을 그려보고, 용기를 얻으며, 우리의 목표를 향해 나아가면서 서로를 수용할 수 있는 빈터를 만드는 것 말이다. 어떤 이는 질병으로 고통받고 어떤 이는 아직 고통받지 않는다는 것은 각자를 기다리고 있는 피할 수 없는 종말 앞에서 우리를 모이게 한다. 어쩌면 질환이 죽음의 공허에 비추는 원추형의 빛 속에서, 질환을 견디고 목격하는 우리 모두는 함께 인간 운명의 형태와 상실의 박자, 삶과 죽음의 소리가 만드는 조화를 더 명확히 볼 수 있을 것이다. 아마 그때 우리는 각자의 빛나고 끝없는 순간을 즐길 수 있을 것이다.

에릭 마커스: 전이와 과도기적 공간 개념

　전이: 리타와 환자의 경험에 관해 들었을 때, 그것은 내과에서 일어난 만남이지 정신분석의 만남이 아니었지만, 정신분석가에게 익숙한 측면들이 있음을 보았다. N 씨가 우리에게 가르쳐준 것을 더 깊이 이해하기 위해 정신분석의 몇 가지 생각을 꺼내보려 한다. 질환에 걸렸을 때 사람은

잊고 있던 다른 자신을 만나게 되며, 우리는 이것을 아픈 자아ill self라고 부를 수 있다. 앞의 설명에서 환자는 본인이 어떠하다고 생각하는 자신과 (신체적으로 튼튼하고 지적으로 활기찬 대학 교수, 활동가, 헌신적인 아내이자 어머니) 갑작스러운 질환이 바라보도록 강요한 자신의 모습(죄가 있고, 방종하며, 빨리 죽도록 저주받은) 사이의 충격적인 긴장을 경험했다. 그녀의 분노는 아마 아픈 자아의 경험이 건강한, 또는 평범한 자아를 제거하는 것에서 뻗어 나왔을 것이다. 아픈 자아가 그동안 알았던 자신을 모두 때려눕혔다는 느낌을 받은 셈이다.

나는 여기에서 건강한이라는 표현을 쓰지만, 이것은 생물의학적으로 측정된, 정상 범주의 건강 상태가 아니라, 자신의 개인성을 구성하는 사람의 경험을 가리킨다. 이 아픈 자아는 실제의 신체적 질환, 이 경우 혈중 포도당 농도가 정상보다 높은 몸과는 다르다. 경험된 아픈 자아는 현실뿐만 아니라 기억, 환상, 감정을 포함한다. 자기 비난, 맹렬한 비판, 불멸성의 어리석은 환상을 품고 있었다는 자기 평가는 몸에서 나타난 실제 질환 사건에서 부과된 대안적 자아의 갑작스러운 출현에 의한 현상이다.

진료실에서 의사는 이런 두 자아를 마주한 것처럼 보인다. 그곳에는 리타가 몇십 년 동안 질환, 어려움, 승리를 함께해온 건강한 자아, 자신의 모든 근본적 측면에 대해 통렬한 판단을 내리며 자기 경멸적 자해를 시도하는 아픈 자아가 있다. 의사에게는 건강한 자아를 조명하고 아픈 자아를 줄일 기회가 주어졌다. 둘 사이의 치우친 균형을 바로잡는 것이다.

정신분석적 개념은 의학의 서사적 실천에서 일어나는 깜짝 놀랄 만한 일 몇 가지를 밝힐 수 있다. 적어도 확실히 이번 의학적 만남은 조명할 수 있다. 전이(정신분석가가 환자 삶에서 중요한 타자의 역할을 복제하는 것) 개념은 이 상황을 고찰하는 데 도움을 준다. 정신분석적 치료에서, 환자는 부모 또는 삶에서 중요했던 다른 사람을 향한 과거의 느낌이나 행동 패턴을 점차 의사에게 옮기곤 한다. 이 치료의 이중성은 환자가 분석가에게 전이한 대상으로부터 불러일으켜진, 좋거나 해로운 느낌을 환자가 인식하도록 하여 일상적인 삶에서 헤쳐 나가지 못했던 느낌을 환자가 스스로 정리할 수 있도록 한다.

신체적 질환의 경우, 다른 역동이 흔하게 나타난다. 의사가 아닌 질환이, 중요한 사람을 향한 느낌이나 행동 패턴을 전이하는 대상이 된다. 심각한 신체적 질환의 경우, 의사로의 전이가 질환으로의 전이로 대체된다. 아픈 자아는 건강한 자아와 불화하는 자율적인 자기표상自己表象, self-representation●으로 나타난다. 환자 삶의 중요한 타자가 전이를 통해 아픈 자기표상을 점유하면, 환자는 질환의 현실과 질환의 은유로 이중고를 겪는다.

이 사건 뒤에는 환자의 자아 감각을 변화시켜 사건의 효과를 강화한 어머니의 목소리, "내가 그렇게 말했잖니"가 있다. N 씨는 질환에 어머니를 전이한다. 그것은 기억 속 어머니가 질환에 영향을 미치고 그 안에 있다는 것을 의미한다. 질환 상태에서는 전이의 다른 형태도 가능하다. 질환에 중요한 사람을 전이하는 대신, 어떤 환자는 신경증적 환상이나 특정 공포를 전이한다. 그러나 이 경우, 우리는 비난하고 꾸짖는 환자의 어머니가 아픈 자아의 장소가 되었음을 추측해볼 수 있다. 우리는 환자에 의해 복화腹話된 어머니의 목소리를 들을 수 있다. "이 질환은 너의 잘못이고, 네가 너에게 내린 징벌이야. 너는 나쁜 딸이야. 네가 내 말을 들었더라면…"

파산, 이혼, 해고 등 다른 위기는 건강 역전health reversal의 방식으로 몸을 공격하지 않으며, 이런 위기는 질환처럼 실제적·신체적 신체-자아의 경

● 표상이란 자신과 대상을 정신적으로 나타내는 이미지를 말한다. 자신이 대상에 어떤 식으로 반응하고 행동하는가에 관한 표상도 있으며, 이를 자기표상이라고 부른다.

계를 넘지 않는다. 신체적 질환이 공격하는 것은 실제 몸이고, 그 결과 몸이 바뀐다. 이것은 실제 자아의 경험을 바꾸고, 그 모두는 당연히 인격에서 통합된다. 실제 몸이 감정적 의미를 불러일으키므로, 실제 신체적 질환의 감정적 의미는 실제 자아나 인격의 경험을 침범한다. 한 사람은 실제의 감정적 중요성을 느낀다. N 씨의 아픔으로 인한 감정적 경험은 어머니의 처벌하는 목소리라는 환상에 영향을 받아, 삶에서 자기 경험으로 흘러넘친다. 그때 자신이 두려워하는 인격으로서의 자신이 현실로 느껴진다.[4] 실제 자아와 감정적 자아는 합쳐지는데, 실제 몸과 아픈 몸이 합쳐지기 때문이다.

특수한 몸의 위협에 직면하여, 가장 중요한 것은 자아의 진행성에 대한 환자의 신뢰를 지탱할 방법이다. 몸 안에서 사는 자아가 몸을 신뢰할 수 없다고 느낄 때 어떤 외부적 안전장치가 건강을 유지할 수 있음이 도드라진다. 내과 의사는 몸의 질환을 가라앉혀 환자가 아픈 자아 대신 보통의 자아를 다시 느낄 수 있도록 한다. 정신분석가는 건강한 자아에 힘을 불어넣어 아픈 자아, 아픈 몸과 더 잘 싸울 수 있게 한다. 서사적 훈련을 받은 의료인은 몸과 자아 모두에 힘을 불어넣는 일을 동시에 한다.

과도기적 공간: 어릴 때부터 인간은 상징적 경험을 할 수 있는 능력을 지닌다. 소아과 의사이자 소아정신분석가인 위니코트D. W. Winnicott는 이 경험을 현실과 환상의 중간이라고 설명했다. 우리 환자의 몸은 현실이다. 환자가 몸에 옮기는 의미는 환상이다. 그의 질환 경험은 따라서 환상과 현실의 혼합이다. 위니코트는 이 경험을 과도기적 경험transitional experience이라고 불렀다. 그는 이 환상과 현실의 혼합이 실제 대상이나 실제 사람을 통해(이 사례의 경우 실제 질환으로) 경험되며 심리학적 발달과 의미의 재편을 위한 전환으로 사용될 수 있음을 지적했다. 이 경험은 의미를 새로이 내면화하여 현실과 새로운 관계를 맺도록 한다. 그러나 질환에서 과도기

적 경험은 다른 결과를 가져온다. 환자의 질환은 과도기적 대상이 되고, 발달적으로 유용한 경험이 되는 대신 해로운 결과를 낳는다.

의사는(이 사례에선 의사의 글은) 위니코트의 용어를 따르면 N 씨의 아픈 자아와 건강한 자아 사이에 과도기적 공간을 연다. 이는 환자가 실제 몸의 질환을 해로운 과도기적 대상으로 활용하는 것으로부터 환자를 구해낼 수 있다. 이 갑작스러운 위기 이전부터 환자를 알아온 의사는 질환이 진행되는 것을 마주하면서 발생하는 혼란 앞에서, 이전의 건강한 자아의 모습을 되살릴 수 있다.[5] 그 결과, 이 상황에서 의사는 말한다. "들어봐요. 제가 이 일과 함께하게 해주세요. 그저 관찰자로서가 아니라 참가자로서 함께하게 해주세요. 그렇게 해주면, 우리는 당신의 실제 자아를(지금은 아픈 자아이지만 여러 다른 형태를 지니기도 하는) 당신의 자기표상, 당신의 아픈 자아로부터 분리하도록 도울 수 있을 거예요." 이 일이 일어나면, 환자는 위기를 마주하는 데 도움을 주는 내면의 힘을 모으기 위한 다른 자원을 얻게 된다. 서사적 의사는 임시적인 과도기적 공간으로 자신과 서사적 기법을 제공하여, 해로운 현실을 그에 대한 감정적 환상과 분리, 의사와 더 건강한 과도기적 관계를 촉진하여 감정적 성장과 새로운 적응을 돕는다.

이 과도기적 공간은 환자에게 아프고, 약하고, 죄가 있고, 저주받았으며, 자아를 사로잡은 채 두려움에 떨게 하는 자기표상으로부터 자신을 자유롭게 하는 선택지를 제공하고, 통합과 건강의 자기 경험을 다시 받아들이게 한다. 이 과도기적 공간 속에서 질환의 존재적 딜레마를 향한 환자의 어둡고 두려운 환상이 정체성의 공간을 오염시키는 것을 막을 수 있다. 이것이 우리가 환자에게 제공하는 도움이다. 질환은 공포와, 꾸짖는 어머니라는 우울한 경험의 재현이 아닌, 단지 질환일 뿐인 것이 되어 실용적인 방식으로 다룰 수 있게 된다.

환자의 삶, 힘, 능력, 나으려는 욕망에 관한 리타의 인식 및 환자에게 전달한 리타의 글은 환자로 하여금 지금 새로운 질환 문제가 생겼지만, 평생 함께한 건강한 것들이 있음을 생생하게 떠올리도록 하는 기능을 했다. 위니코트의 용어에 의하면, 이것은 촉진적 환경facilitating environment 또는 안아주는 환경holding environment이 전개된 것으로, 여기에서 환자는 치료자를 안정적이고, 신뢰할 만하며, 의존할 수 있는 안전 공간space of safety으로 인식한다.[6] 효과적인 심리치료가 진행되는 과정에서, 이 환경은 갑작스러운 위기를 마주한 환자가 위기 이전에 존재했던 더 조직화된 자아와 접촉을 유지할 수 있도록 한다. 자아가 더 안정적이고 조직된 자기표상으로 바뀌고 현재의 아픈 자아에서 벗어나면 건강해질 기회가 생긴다. 성장과 발달의 기회가 온다. 그렇지 않으면 건강과 자아는 질환의 포로로 남는다.

촉진적 환경을 만들기 위해선 의사의 행동이 필요하다. 전통 분석가의 중립적이고 말소된 임상과 달리, 여기에서 의사는 환자의 말과 비언어적 의사소통을 능동적으로 들을 뿐 아니라 환자의 세계를 상상하고 환자가 본 것을 자유롭게 표현한다. 정신분석가 밀턴 비더만Milton Viederman은 다음과 같이 적었다.

> 환자의 표현과 경험을 상담자의 마음속에서 상상적·지속적으로 형성하는 것과, 이런 추론을 환자에게 적절히 소통하는 것이 [정신분석] 활동의 자리이다. 이 목적을 성취하기 위해, 상담자는 환자의 세계로 들어가야만 한다. 그 자신과 그를 둘러싼 사람들을 통한 경험을 그려내고, 그에게 친숙한 언어로 이 인식을 적절히 소통하는 것이다. 이렇게 함으로써 환자가 인식하고 이해했다고 느끼는 분위기가 생긴다. 상담자는 상호적으로 인식되며 '존재하는 자'가 된다.[7]

독자로서 듣고 환자에게 들은 것을 쓰는 서사의학의 실천은 정확히 비더만이 상담실에서의 활동을 통해 의미한 것이다. 이 개념은 강력하다. 이것은 의사의 인격적 자원을 모두 활용하여 환자에게 이득을 줄 것을 제안한다. 우리가 이를 해낼 때, 신성한 공간이 생긴다. 그것은 환자와 우리가 함께 경험하는 것을 받아들이기를 기다리고 있다. 그것은 동정심이나 도우려는 마음으로 할 수 있는 일이 아니다. 그것은 다른 인간 존재와 연결되려는 소망, 그 인지적·감정적 능력이다. 고통받는 아픈 인간 존재, 그것은 다른 인간 존재를 받아들이려는 동기와 능력이 필요하다. 이를 통해 환자에게 질환을 새롭게 경험할 수 있게 한다. 새로운 경험은 약해진 실제 자아가 아닌, 힘을 얻은 실제 자아로서 자신을 경험하는 것에서 나온다.

그렇다면 우리는 환자와 함께 고통받는 것에서 어떻게 우리 자신을 지킬 수 있을까? 슬픔에 사로잡히지 않고 어떻게 임상을 해낼 수 있을까? 나는 우리 자신의 자기표상으로 오염되지 않은 환자 경험의 대상표상 object-representation을 만듦으로써 우리를 지킬 수 있으리라고 생각한다. 그렇다면 우리가 환자를 위해 느끼고 환자와 함께 느낄 때, 우리는 환자의 자신에 관한 느낌을 느끼고, 우리의 자신에 관한 느낌을 느끼지 않을 수 있다. 공포, 침잠, 소진은 환자가 자신에 관해 느끼는 것에서 우리 자신을 느낄 때 시작된다. 그들의 절망을 느낄 때 우리 자신이 절망하는 것이다. 그때 경계는 흐려지고, 선한 일은 일어나지 않는다. 우리는 타인의 타자성을 경험할 때 더 깊이 나아가고 성장할 수 있다.

리타 샤론: 창의성, 성찰, 상호관계 개념

창의성: 몇 년 전 나는 환자의 '자아'와 환자의 '몸'에 관해 생각한 것을

연속적으로 이야기하면서 처음으로 진료의 삼각형을 인식했다.[8] 그것은 내가 어떤 방식으로 환자의 몸과 자아 사이의 해석자가 되는 것 같았다. 질환의 시간, 서로 소통할 수 없는 두 존재 사이. 그들은 다른 언어로 말한다.[9] 나는 이 이상한 분리를 경험했지만, 그 의미를 잘 이해하지 못했다.

크레이그 어바인의 이원론과 에릭의 정신분석 이론에 관한 가르침을 통해 나는 이제 환자의 '자아'와 '몸' 사이의 통역을 하는 내가 둘 사이의 중재자로 기능하며, 에릭이 과도기적 공간이라고 부른 것을 형성하여, 그 생활 경험을 한쪽이나 다른 한쪽이 아닌 몸과 자아, 아픔과 나음 모두의 통합으로 보존하도록 이끌 수 있음을 안다. 에릭이 말한 것처럼, 이 현저한 분리는 몸/자아의 이원론이 아니라 아픈 자아와 건강한 자아 사이의 긴장일 수 있다.

정적이지 않은 특징인 건강은 항상 그 상대와 변증법을 이룬다. 건강의 상대는 질환이 아니라 분화, 불화, 분열일 수도 있다. 이런 식으로 건강을 개념화하는 것은 이질적인 기관과 조직이 조화를 이루어 통합의 상태에 있어, 각각이 보이지 않는 구분에서 그 역할을 하고, 호르몬과 신경 신호를 통해 서로 끊임없는 되먹임을 주고받고 유전 작용을 시작하며 단백질 합성을 개시함을 의미하는 생물학적 개념인 항상성과 유사하다. 이런 건강 개념에 따르면 질병은 파열, 다른 부분으로부터 한 부분의 소외, 비일관성으로 이해할 수 있다.

"건강은 기관의 침묵 속에서 사는 삶이다." 프랑스 외과 의사 르네 르리슈René Leriche가 1936년에 적은 이 표현은 현대에 와서 의사이자 철학자 조르주 캉길렘Georges Canguilhem의 작업을 통해 주목받았다.[10] 캉길렘은 건강과 질병을 반실증주의적·평등주의적으로 숙고하는 일련의 혁명적 과제를 수행했고, 이는 의료인과 환자 사이의 관계 개념을 철저하게 바꿨다. 캉길렘은 생물학적 상태의 범위를 넘어 사회·문화적 힘 속 개인의 항상적

균형을 피부의 경계 바깥에 있는 요소들과 함께 고려했다. 조지 엥겔George Engel이 주장한 보건의료의 생물심리사회 모형•은 이를 반영했을 것이다.[11]

임상적 만남을 서로의 언어를 말하지 않는 다른 두 개체, 아픈 자아와 건강한 자아의 만남이라고 인식하는 일은 캉길렘과 르리슈의 건강 정의를 배경으로 할 때 접근하기 쉬워진다. 질병의 진행은 개인의 건강 측면을 부정하는 것이 아님에도, 그럴 것이라는 공포가 그를 감싼다. 기관이 침묵하든 그렇지 않든, 질병이 나타날 때 한 사람은 그동안 계속 이어져온 통합을 감지하지 못할 수 있다. 계속되어온 통합은 의료인에게도 감지되지 않을 수 있다. 양편에서 나타나는 감지할 수 없음은 중대한 역할을 한다.

아픈 자아와 건강한 자아 사이에서 계속되는 통합은 환자와 의사 모두에게 창의적 활동을 통해 다시 도입될 수 있다. 일상적인 임상 진료 안에서 창의성은(상상력, 호기심의 활용, 정신의 여정을 허가하고 자아와 타인의 정동적 신호에 공명하며, 연상적으로 사고하는 것) 질환이나 질환의 위협으로 인해 파열된 환자의 자아를 재통합하는 방법을 약속한다. 이와 동시에 일상 진료에서 창의적 활동은 의료인의 인지적·전문가적·정서적으로 분할된 주체성을 재통합할 것이다.[12]

임상 진료는 꽉 짜인 알고리즘, 표준 진료, 근거 중심 의사결정의 집합으로 경험될 수 있다. 때로 환자의 건강 상태를 진단하거나 관리하는 데 자유도가 거의 없다는 느낌이 들기도 한다. 전체 콜레스테롤에서 저밀도 지질단백질은 100 이하여야 하며, 관상동맥 병력이나 위험요소가 있는 경우 70 이하여야 한다. 당뇨 진단 검사에서 당화혈색소가 7 이상이면 약물 복용, 인슐린, 아니면 적어도 상당한 식이 변화가 필요하다. 예컨대 저

•   생물학적(유전, 감염 등)·심리적(인지, 정서, 행동)·사회문화적(직업, 주거, 인종, 문화 등) 요인이 상호작용 하여 건강과 질병이 결정된다고 보는 관점.

밀도 지질단백질 목표와 같은 지침이 시간에 따라 변하며 때로 폐기되기도 한다는 것은 그에 대한 신뢰도를 낮추지만, 그렇다고 질병 위험에 대한 걱정이 줄어드는 것은 아니다.

동시에 또는 꽉 짜인 시간의 변화 속에서, 우리는 임상적 순간에 무엇을 할지 선택하기 위해, 엄청난 자유의 감각과 정신의 여행을 통한 직관이나 투시력 같은 것에 의존할 때도 있다. 외부 표준에 저항하는 것이 아닌(알고리즘이 있는 것에는 이유가 있다) 진료의 창의성은 일상으로부터 떠남, 부유감, 예상 밖 통찰의 상승으로 경험될 수 있다. 나는 위험하게 높거나 낮은 혈당 수준으로 인해 여러 번 입원한 적이 있고, 좌절로 인해 도시에 있는 여러 내분비내과를 전전한, 당뇨를 앓는 불안정한 44세 여성을 본 적이 있다.[13] 그녀가 자기 질병에 관한 이야기를 길게 하던 순간, 그녀를 방해하지 않으려던 기억이 난다. 그녀는 분노해 있었다. 자기 몸에 화가 났고, 자신을 돕지 못하는 의사에게 화가 났으며, 자기 사업을 하는 꿈을 이루지 못하게 하는 나쁜 건강 때문에 화가 났다. 이야기가 실존적 장광설처럼 느껴지던 순간, 그녀는 갑자기 이야기를 멈췄다. 나도 침묵했다. 그녀는 침묵을 깨고 눈물을 참아가며 말했다. "내가 지금 원하는 단 하나는 새로운 치아예요." 당뇨는 매우 다루기 힘든 감염성 잇몸 질환을 일으킬 수 있으며, 그녀는 이미 윗니를 모두 잃은 상태였다. 메디케이드Medicaid●가 틀니 비용을 내주었지만, 잘 맞지 않아서 사용할 수 없었다. 메디케이드는 두 번째 틀니 비용은 제공하지 않는다. 그래서 그녀는 말할

● 메디케이드는 미국 저소득층 의료보장 제도로 저소득층, 임신 여성, 장애인, 65세 이상 노인 등을 위한 의료보장을 제공한다. 생활유지 능력이 없거나 어려운 자에게 제공되는 한국의 의료보호와 유사하나, 그 대상자와 보장 범위가 더 넓다. 한편 메디케어(Medicare)는 주로 노인을 대상으로 한 의료보험 제도이다. 모두 주에서 운영하고 있으며, 연방에 속하는 메디케어·메디케이드 서비스센터에서 관리한다.

때 입을 가렸다. 그녀는 사람들 앞에서 웃을 수 없었고, 성생활을 할 수 없었다. 그녀는 분노했다. 우리는 새로운 틀니를 만드는 것에만 집중하기로 결정했다. 나는 새로운 치아 없이는 그녀의 삶이 어렵다는 내용의 편지를 치과에서 일하는 친구의 도움을 받아 메디케이드에 보냈다. 석 달 뒤 진료실에 온 그녀는 빛나고 아름다웠다. 자, 첫 세 달을 혈당을 확인하거나 인슐린 양을 미세 조정하지 않고 그냥 보낼 수 있게 만든 것은 무엇인가? 그것은 이 방향으로 나아가야 한다는 인식의 일격이었다. 나는 이 방향이 우리 사이에 확고한 토양을 마련하게 되리라는 것을 인식했으며 (실제로 그랬다), 지난 몇 년 동안보다 그녀의 혈당은 훨씬 잘 조절되었고, 당뇨를 돌봄으로써 행위주체성personal agency● 속 자신감이 흘러넘쳐 사업을 벌이고 친밀한 관계를 새롭게 형성할 수 있게 되었다.

창의적인 임상 진료는 무의식의 내용을 의식으로 옮겨 온다. 환자와 의료인이 처한 상황에서 창의성은 둘에게, 그리고 서로에게 '속한다.' 두 개인은 구속에서 벗어나 평소에 보지 못한 것을 볼 수 있다. 전문가 경력을 소아과 의사로 시작한 위니코트는 다음과 같이 적었다.

〔자아를 향한〕 탐색에 성공하기 위해선 특정 조건을 갖추어야 한다. 이 조건은 우리가 보통 창의성이라고 부르는 것과 연계되어 있다. 그것은 아이나 성인이 창의적으로 전 인격을 활용하여 놀이할 때만 나타나며, 개인이 자아를 발견하는 것은 창의적일 때만 가능하다. (…) 심리치료는 환자와 상담가 둘의 놀이 공간이 겹칠 때 이루어진다는 일반 원칙은 타당해 보인다.[14]

● 행위주체성이란 삶에서 벌어지는 사건이나 자원 사용에 있어 개인이 통제할 수 있는 정도를 말한다.

서사의학이 자세히 읽기와 창의적 글쓰기를 강조하면서 창의성을 일상의 보건의료 진료에 끌어들였다. 우리는 창의적 글쓰기가 조명하는 것을 통해, 환자에 관한 지식을 분명히 하는 우리의 철저한 실천을 통해 위니코트와 비더만이 강조한 능동적 듣기를 넘어서고 있다. 환자나 의료인에 의해 행해지는 이런 글쓰기는, 글쓴이가 무엇을 알기 때문이 아니라 글쓴이가 인지한 것을 분명히 보기를 원하기 때문에 이루어질 수 있다. 이것은 가설 검증이 아닌 가설 생성이다.• 그것은 재현이 인식에 필수적이라는, 잘 확립된 미학적 수칙을 따른다. 예술철학자 넬슨 굿맨Nelson Goodman은 다음과 같이 말했다. "우리가 보거나 생각하는 대상은 대상의 판본 또는 해석이다. 대상을 표현하면서, 우리는 그 이해나 해석을 복제하지 않는다. 우리는 그것을 획득한다."[15]

나는 N 씨를 향한 나의 관점을 그저 들었고, 우리 대화를 생각한 것을 통해서만 획득하지 않았다. 나는 전자의무기록에 남긴 것에서, 다음 날 비행기에서 내가 쓰면서 발견한 명료함을 달성할 수 있다고 믿지 않는다. 시간적 괴리와 은유적 운동을 포함한 서사적 형태로 내가 쓴 것을 그녀에게 주면서 나는 기회를 얻었다. 나는 그녀의 상황, 사실, 우리 상황에 관해 내가 형성한 가설을 그녀에게 전했다. 가설의 검증은 N 씨가 내 글을 읽고 이에 반응하는 과정에서 일어난다. 정신분석가 한스 뢰발트Hans Loewald는 심리치료에서 나타나는 이 현상에 관해 다음과 같이 설명하고 있다.

• 의학을 포함한 과학 일반은 가설을 검증한다. 즉, 연구자가 반복적으로 어떤 경험을 만나면 그는 여기에서 가설을 세우고, 이것이 반복 가능한지 실험을 통해 확인한다. 임상 진료는 실험과 그 반복 수행에 가깝다. 반면 창의적 글쓰기는 경험을 가설로 만드는 단계에서 작동한다.

분석에서 가장 구체적인 기능을 하는 언어는 해석이다. 따라서 이는 이전에 알려지고 말해지지 못한 현상, 맥락, 연결, 경험을 보여주는 언어를 사용하는 시에서 나타나는 창의적 행위와 유사하다. 새로운 현상과 새로운 경험은 지금까지 알려지지 않은 원칙, 맥락, 연결에 따라 물질계를 재조직한 결과로 가능해진다.[16]

나는 몇 달 뒤 우리의 서사적 활동이 성취한 것이 무엇인지를 발견했고, 이후 첫 번째 방문에서 일어난 것에 관한 에릭의 정식화가 정확하다고 보았다. 그러는 동안 내 환자의 혈당은 점차 조절 범위로 들어왔다. 그러나 그녀에게는 새로운 건강 문제가 생겨 진단 검사와 투약이 필요했다. 이번에 그녀는 당뇨 검사에서 나타난 실존적 공포를 다시 경험하지 않았다. 새로운 문제를 살피던 진료실 내원을 마치면서, 나는 우리의 대화와 발견 그리고 계획의 윤곽을 요약하는 노트를 전자의무기록에 남겼다.

전자의무기록을 마친 뒤, 나는 모니터를 그녀에게 돌려 노트를 읽고 내가 잘못 쓴 것이 있는지, 다른 의료인이 읽으면 안 될 내용이라고 생각하는 것이 혹시 있는지 말해달라고 요청했다. 그리고 나서 그녀에게 키보드를 건네고 우리의 방문 이야기를 완성해달라고 요청했다.[17] 진료실에서 몇 분 정도 작업할 것을 권한 후, 내가 다시 돌아오자 그녀는 말했다. "대명사를 고쳐야 할 것 같아요. 제가 '그녀'로 시작했다가 '나'로 끝냈거든요." 여기에 그녀가 쓴 것의 일부를 싣는다.

선택을 할 수 있다는 힘을 부여받았다는 기분이 체중 감소에, 여기에서 누가 책임을 지는가에 관한 전반적인 느낌에 영향을 미친다. 걷기 위한 더 구체적인 노력을 시작해야 할 텐데… 걷기는 신체적으로 만족스럽기도 하지만, 우울감을 덜어주기 때문이다. 나를 노인이라고 생각하는 것보다, 나를 나이 든 사람이라고 생각하는 것이 더 좋다. 학생들은 내가 대단하다고 생각하고, 동료들은 내가 학생들의 삶에서 맡은 역할을 인정하며, 이것은 내가 가장 만족하는 부분이자 내 오랜 경험을 인정하도록 하여 가르침에 또다시 도움을 준다. 어머니의 목소리가 사라지지 않았지만, 낮은 속삭임으로 작아진 것은 확실하다.

우리 글쓰기의(그리고 공동 발견의 정신으로 다른 사람이 쓴 것을 읽을 때의) 창의성은 우리가 서로 공명한다는 느낌을 발견하게 한다. 우리는 그녀의 의학적 상태를 지속해서 관리하고, 자신의 힘과 건강을 점차 더 많이 인지해가는 관계 속에서 어떤 가치를 지닌 '우리 사이'를 형성했다. 그녀가 당뇨 초기에 공포와 함께 '들었고' 이후 낮은 속삭임으로 줄일 수 있었던 어머니의 목소리는 에릭이 신체적 질환의 전이적 특성에 관해 세운 가설에 잘 맞는 것처럼 보인다. 더 중요한 것은, N 씨가 질환의 두 상황 속에서 더 높은 자존감을, 복잡한 정신역동적 통찰을, 이 생의 아름다움과 가치에 관한 감각을 얻을 수 있었다는 것이다.

성찰: 창의적 과정의 핵심 차원에는 성찰 개념이 있으며, 이 개념은 개인이 현상을 공부하는 것과 같은 방식으로 개인이 자아를 관찰할 수 있는 능력이다. 성찰 개념은 사회과학자, 구술사학자, 심리치료사가 흔히 사용하며, 의료인, 과학자, 인류학자는 연구하는 현상에서 자신이 수행하는 역할을 반드시 인식해야 한다는 주장으로 이어진다.[18] 성찰적 실천 이론은 위르겐 하버마스Jürgen Habermas, 파울로 프레이리, 도널드 쇤Donald Schön의 작업에 그 뿌리를 두고 있으며, 이들은 개인의 자기 성찰뿐만 아니라 개인의 실천이 위치하는 사회 세계를 조사하고 비평하는 성찰적 능력을 강조했다.[19] 천재적이며 혁신적인 인류학자 피에르 부르디외Pierre Bourdieu의 이론에 자극받아, 사회과학과 인문학은 개인 연구자의 성찰적 능력에

주의를 기울이고 의미 귀속과 위치적 권력의 사회체적 원천을 아우르도록 성찰적 실천의 범위를 확장했고, 연구자가 보는 세계가 개인이 지닌 세계관의 산물이라는 맞물림을 절대 잊으면 안 된다는 점을 배웠다.[20]

성찰의 차원 중 하나는 물리학의 관찰자 원칙, 즉 관찰이나 측정 행위가 대상을 바꾼다는 것과 상응한다. 그러나 사회과학자나 의료인은 관찰자 원칙을 넘어 관찰자와 관찰대상의 행위 사이의 유사성을 인식한다. 예를 들어 과학 연구실에서의 삶을 연구하는 사회과학자는 연구하는 쥐나 화학물질에 과학자들이 하는 일과 어떤 면에서 같은 일을 하고 있음을, 여기서 사회과학자는 지배적 문화, 기질, 맹점, 검토되지 않은 가정 등등을 과학자와 공유하고 있음을 깨닫게 된다.[21]

성찰적 연구자는 다양한 모순되는 관점을 고려하고, 자신을 자아 바깥에서 보며, 자신의 행위뿐만 아니라 자신의 위치도 비판하고, 연구대상이 펼쳐지는 과정에서 자신이 공동 창조 역할을 하고 있음을 인정한다.[22] 반영적 위치를 넘어 성찰적 위치는 자신의 행위와 동기를 후향적으로 검토할 능력뿐만 아니라 복잡한 관계적 실천 속에서 자아와 타인의 '실시간' 서사 인식을 수행해야 한다. 이 방법을 통해, 실천은 자아와 타인에게 주는 영향의 동시적 인식으로 채워진다. 성찰은 삶을 이중화한다. 한 사람은 사건을 경험하는 동시에 자신의 경험을 경험한다. 그것은 세계 속 개인의 행동에 관한 사회적 탐구이자 그 속에 있는 개인의 행동을 필연적으로 결정하는 세계의 사회적·정치적 차원에 대한 비판을 강조한다.[23]

마지막으로, 성찰은 그 과정에서 협력자를 포함한다. 사회학자 엘리엇 미슐러Elliot Mishler는 연구 면담의 의미를 공동 창조하는 과정을 기술했다.

> 면담의 담론은 면담자와 응답자에 의해 상호 구축된다. (···) 둘의 질문과 응답은 면담자와 응답자 사이 담론에 의해 만들어지고, 전개되며, 형성된

다. (…) 면담을 충분히 이해하려면 면담자가 어떻게 질문을 재구성하는지, 응답자가 어떻게 답변을 틀 지우는지를 면담 과정에서 발생하는 의미의 상호 이해 측면에서 인식해야 한다.[24]

성찰적 관점은 자유롭게 하는 관점이자, 실천에 참여하는 모든 개인이 태어나면서 포기해야 했던 사회적·구축적 환경과의 대화(응답하기만 하는 것을 넘어) 속에서 자아를 창조할 힘과 자원을 지닌다고 보는 입장으로 여겨지게 되었다.[25] 성찰은 주변과의 역동적 대화에서 자아의 개인적 자유에 가장 큰 가치를 부여하는 구성주의적 사회과학과 인문학의 기수가 되었다.

창의적 교사나 심리치료사는 학생이나 내담자의 작업과 역동적인 상호작용을 인정하며 성찰적으로 일한다.[26] 소설가와 화가는 성찰에 의존하여 자기 작업의 의미에 관한 자서전적 접근을 읽거나 본다. 시인 마크 스트랜드Mark Strand는 2013년 휘트니박물관에서 에드워드 호퍼Edward Hopper 전시회를 논평하는 글에서 다음과 같이 적었다.

> 우리가 건물, 사무실, 주유소의 그림을 볼 때, 우리는 그것이 호퍼의 작품이라고 말한다. 우리는 그것을 주유소라고 말하지 않는다. 캔버스에 주유소가 등장하기 시작해 그 최종 형태를 얻을 때, 그것은 단지 주유소이기를 그친다. 그것은 호퍼화化된다. 주유소는 호퍼가 그림의 대상으로 보기 전 가지고 있지 않았던 어떤 것을 소유하게 된다. 예술가에게 그림은 부분적으로 자신을 만나는 방식으로서 존재한다.[27]

교육과 임상을 포함해 서사의학에서 성찰 개념을 가장 생성적으로 활용하는 부분은 체계(교실, 진료실, 정신분석 치료) 속 역동적 피드백에 관한 인식에 있다. 일어나는 일은 다음에 일어날 일과 이전에 일어난 일 모두에 영향을 받으며, 일어난 일이 각 참가자가 다른 사람의 행위에 관해 생각하는 것에 영향을 미치고, 일어난 일이 작업의 개념 자체에 영향을 주는 것이다. 원인이 결과이고, 결과가 원인이다. 그것은 유동적이고, 다차원적이며, 다시간적multitemporal인 현상의 상호 영향에 관한 인식이다. 서사의학 세미나실에서 일어나는 일은 교사에게 피드백되어 가르친 것, 다음에 가르칠 것에 관한 교사의 생각을 바꾸며, 따라서 교실의 개념과 내용은 교실에서 일어난 일에 반응하여 항상 새로운 위치에서 나선형으로 움직인다. 이와 비슷하게, 진료실에서 돌봄의 목적은 임상적 상황의 측면이 점차 인식 가능해지면서 지속하여 재정의된다. 임상적 관계의 서사적 실천 속에서, 환자가 작성한 문제 목록은 진행되는 돌봄의 과정 그 자체로 인해 경험되고, 학습되며, 점차 밝혀진 것에 반응하여 끊임없이 유농한다. 서사의학 진료에서 돌봄은 자신을 가르친다.

상호관계: 두 사람이 경험을(외과 수술을, 권투 경기를, 연구 면담을, 사랑 나누기를) 한다. 둘 다 행위자이다. 상대방의 행위로 영향을 받는다. 각자는 혼자서 벌어질 일을 결정할 수 없다(곧 더 잘 배우게 될, 경험이 부족한 외과의의 경우라 해도). 둘 사이의 연금술로 단독적인 사건이 벌어지고, 이는 둘의 행위가 교차하면서 나타난다. 상호관계의 존재로, 두 참가자는 도구적 이득, 개인적 보상, 상호 인정의 조합을 성취한다. 두 참가자는 일어난 일로 인해 둘 다 학습하고 가르치며, 편안하게 하고 편안해지며, 자기인식과 타인에 관한 지식에서 성장하게 된다.

상호관계 개념은 막대한 영향을 미치고 있다. 인류학[28], 법학[29], 철학[30], 사회심리학[31], 국제관계론[32], 경제학[33], 심지어 생물학[34]에서도 연구자들은 상호 증여의 구조와 실천에 관해 연구해왔다. 상호관계는 개인적·조직적·단독적·공유적일 수 있다. 상호관계를 맺는 사람은 자신에게 무엇을 준 사람에게 '되돌려주거나' 또는 연속적 상호성 속에서 받은 것을 처음 준 이로부터 멀리 떨어진 누군가에게 되갚는다.[35]

상호관계 개념은 서사의학 의료인이 클라이언트, 즉 환자와 자신 사이에 전개되는 친밀한 상호주관적 과정을 인식할 수 있게 돕는다.[36] 여러 보건의료 전문직을(간호사[37], 조산사[38], 일차의료 의사[39], 정신과 의사[40]) 대상으로 한 최근 연구는 상호관계를 제공자와 환자 둘 다의 만족을 예측하는 변수로 뽑았다. 비록 이런 연구가 상호관계를 다른 방식으로 정의하고 있지만, 상호 인정과 임상적 관계로부터 오는 보상의 공유 감각의 기저 개념은 모두 공통적으로 나타난다.

> 상호관계는 따라서 주어진 돌봄이 아닌, 간호사와 환자 사이에서 둘 사이의 만남이 만드는 공유된 의미에서 자신을 드러낸다. 이런 공유된 의미가 긍정적일 때 진정한 돌봄이 일어나며, 만들어진 상호관계는 간호사와 환자 모두에게 치료적 결과를 가져온다. (…) 환자는 도움 요청 아래 깔린 염려를 극복하면서 효용성을 얻고, 간호사는 진정한 도움을 주는 돌봄을 제공하는 데서 효용성을 경험한다. 각 당사자가 상황으로 가져와 서로에게 진심으로 줄 수 있는 상호 노력은 결과를 더 나은 쪽으로 바꿀 수 있는 의미를 만든다.[41]

서사성은 그것이 건드리는 모든 것에 상호 흔적을 부여한다. 서사적 상호관계 개념의 초역사적·초학문적 발전을 반복하여 말하는 대신, 나는 서사적 상호관계에 전념하는 것이 보건의료에 가져올 상호 이득과 그 긴급성을 밝혀줄 현대 사상의 한 측면을 언급하려 한다.[42] 이 책 앞에서 보인 것처럼, 서사의학의 개념 핵심에는 우리의 뼈대가 되는 원칙이 위치한다. 그것은 자기 서술을 주고받는 것이 보건의료의 중심적인 사건이라는 원칙이다. 우리가 인용한 문학적·서사학적 틀이 서사의학에서 가치 있는 이유는, 엄밀히 말해 그것이 이런 상호적 말하기와 듣기의 과정과 결과를 검토하고 표현하는 데 도움을 주기 때문이다.[43]

이 책의 1부와 2부에서 설명한 자기 서술의 모든 형식에서 화자는 말해진 이야기에 견해를 밝힐 청취자를 필요로 한다. 자기 삶의 이야기를 알게 되는 과정은 평생의 과업이리라.[44] 삶의 이야기가 지닌 여러 측면은 감정적 트라우마로 흐려져 있거나 유아기의 기억으로 인해 도달 범위 바깥에 있다. 사람은 자기 은신처 바깥에서 확증과 추가적인 지식을 찾지만, 사실적으로 확증 가능한 증거는 삶 이야기의 화자가 찾을 수 있는 것이 아니다. 윌리엄 맥스웰William Maxwell은 자신에게 벌어졌던 사건을 꾸민 소설인 『안녕, 내일 또 만나So Long, See You Tomorrow』에서 말한다.

> 우리가, 적어도 내가 자신 있게 기억이라고 말하는 것은 (…) 사실 마음에 계속해 말하는 이야기이며, 이야기하면서 내용이 바뀌곤 한다. 너무 많은 상반된 감정들이 있어서 전부 받아들일 수 없기에, 이야기꾼은 결론에 다다를 수 있게 일들을 재배치한다. 어쨌든 과거에 관해 말할 때 우리는 숨 쉬듯 거짓말을 한다.[45]

맥스웰이 적은 것처럼, 화자는 '받아들일 만한' 이야기를 찾는다. 또는 화자는 과거의 만회를, 과거 사건의 재체험을, 과거에 저지른 일의 용서를, 또는 목격한 것을 잊어버림을 추구할 수 있다. 주치의로서 나는 병원에서 의과대학생들이 수행하는 환자 면담을 관찰하고 논평하곤 한다. 50대 후반 남성이 C형 간염의 결과 말기 간암 상태로 입원해 있었다. 내 역할은 학생과 환자 사이 대화를 관찰하는 것이었다. 나는 이 신사가 젊은 학생에게 헤로인 중독자로서 자신의 삶에 관해, 복부와 등의 흉터를 얻게 된 길

거리에서의 싸움에 관해, 실패한 결혼과 잃은 자녀에 관해 이야기하는 것을 들으며 경외심을 느꼈다. 학생에게 삶의 여러 부분을 이야기한 그는 학생에게 죽어가는 것이 무엇인지를 말해줄 수 있었다. 그를 죽음의 순간으로 내려온 일들에 관해 설명하면서, 환자는 학생과 나에게 자신이 지금 경험하는 실존적 고통과 시야를 강력하게, 아낌없이, 잊을 수 없게 표현할 수 있었다. 그는 이것을 자신의 의무로 느꼈고, 그가 한 것을 후회하며 보상하려 했으며, 그는 학생의 방문을 자신과 타인에게 엄청난 비용을 안기면서 배운 것을 공유할 기회로 여겼다. 학생은 그의 독백을 중단하지 않아야 함을, 단지 마지막에 나직이 감사를 표하는 것으로 충분함을 알고 있었다. 그 대신에 우리는 그의 자아에 관한 영웅적 이야기의 목격자로서 침묵과 생생한 주의 집중을 제공했다. 이후 우리 중 누가 이야기에서 더 많은 것을 얻게 되었는지는 알지 못한다. 하지만 우리는 그 이야기가 변화를 가져왔다는 것을 알았다.

철학자 아드리아나 카바레로는 이런 이야기 장면을 이해하기 위한 틀을 제시한다. "개인적 정체성이라는 범주는 타자를 필수적인 것으로 상정한다. (…) 정체성은 애초부터 노출이다."[46] 노출은 노출 대상을 필요로 하며, 정체성 이야기는 '말하는 것을 듣는 일'의 형식이 된다. 한나 아렌트Hannah Arendt는 『정신의 삶The Life of the Mind』에서 다음과 같이 썼다. "현실의 '감각', 순전한 있음sheer thereness의 감각은 단일 사물이 현상하며 또한 우리 자신이 현상하는 다른 생물 사이에서 현상으로서 존재하는 맥락과 연결된다. 맥락으로서의 맥락은 절대 전체로 드러나지 않는다. 그것은 존재만큼이나 규정하기 어렵다."[47] 사물과 다른 현상하는 생물 안에 인간 존재를 위치시키는 것은 아렌트의 메시지를 강화한다. 우리는 현상하기 위해, 노출되기 위해, 인정되기 위해 현실 속에 존재한다. 아마 우리 현실 자체가 맥락 속, 우리가 현상하기로 선택한 타인의 존재에 의해 부여된 노출의 산물일 것이다.

이것이 매일의 서사적 실천에서 벌어지는 일이다. 보건의료적 행위는 (C형 간염을 진단하고, 바이러스성 질환의 결과로 나타난 간세포암종을 기록하고, 가능한 모든 치료를 환자에게 제공하는 것) 목격의 의무와, 다른 사람에게 들리고자 하는 의지와 함께한다. 이것은 매일의 보건의료에서 특이한 측면이 아니다. 기회는 일상 속에서 자신을 선포한다. 앞서 인용한 지역사회 조산사, 간호사, 정신건강의학과 의사의 보고에서, 타인의 현상을 알아채고 증인으로 해야 할 역할을 승인할 때 나타나는 상호관계는 도구적 관리인의 역할에서 상호주관적 접촉으로 보건의료 실천을 바꿀 수 있다.

개별 임상 진료를 넘어, 상호관계를 고려할 때 권력과 자원 균형에 관한 비판적 사회 탐구가 시작된다. 보건의료를 상호관계적 노력으로 개념화하는 것은 전문가와 환자 사이의 가파른 위계를 포함한 지배적인 보건의료의 사회·조직 구조를 의문에 부칠 잠재력을 지닌다. 환자는 보건의료적 절차의 대상도, '인간 연구 참여자'도 아니다. 오히려 돌봄을 찾는 이가 보건의료의 수행 전체를 이끌어간다(그가 비용을 지급하는 것은 물론이다).

결국 상호관계 개념의 가치는 청취자에게 청취의 상호 보상을 생각해 볼 것을 상기시킨다. 오늘날 우리가 설명한 방식으로 들을 시간이 의사, 간호사, 사회복지사에게 없다고 누군가 도전하는 경우, 우리는 묻곤 한다. 우리에게 그렇게 하지 않는 시간이 있느냐고. 주의 집중 없이 화자와 청취자 사이의 연합은, 결과적으로 임상적 동반 관계와 공유 의사결정은 이루어지지 않는다. 주의를 기울이지 않으면 청취자는 카바레로와 아렌트가 말한 만남의 보상, 즉 노출과 정체성에 관한 용기를 가지고 자신을 증인으로서, 사람으로서 확증하는 인식을 얻을 수 없다. 우리는 이런 만남을 통해 우리 세계-내-존재가 (오늘, 지금, 여기, 이 사람과) 타인의 정체성 수준에서 문제가 됨을 배운다. 우리 기술과 헌신은 우리 없이 일어나지 않았을 화자의 자아 표현과 노출을 가능하게 한다. 듣기에서 생기는 의무를 수행하는 어려움은 그것을 성취하면서 얻는 즐거움보다 못하다.

종결

심리치료사이자 문학비평가인 캐슬린 콘웨이Kathlyn Conway는 지속하는 자아와 아픈 자아 사이의 환자 경험의 분리에 관해 적으며, 질환에 대해 적는 것이 환자가 경험하는 분리를 줄이는 데 도움을 줄 수 있다고 주장한다.

> 질환과 장애에 관해 쓰는 사람들은 자아를 표현하는 두 방식 사이에서 방황한다. 한쪽에선 파괴되고 깨어졌으며 단절된 자아를 표현하고 싶은 마음이 든다. 이런 자아는 현대 자서전 이론가가 논의한 더 복잡한 자아이다. 다른 쪽에선 옛 자아가 사라졌음을 분명히 밝히면서도, 글쓰기 행위를 통해 옛 자아의 일부를 되찾으려 노력한다. 이런 의미에서 그들은 전통적인 자서전 저술가가 했던 것처럼 일관성을 부여하기 위해 글쓰기를 활용한다. 그들은 자기 옛 자아에 관해 이야기하고, 그들에게 일어난 일을 검토하고, 그들 자신을 친숙한, 문학적 기원으로 다시 위치시킨다.[48]

보건의료 과정이 창의적이고 성찰적이라면, 환자가 자기 질환과 장애에 관해 적을 때 얻는 통찰은, 의료인이 진료에서 일어난 일에 관해 적을 때 그들에게 전해진다. 보건의료의 과정이 상호관계적이라면, 이런 통찰은 공유한 경험에 관해 서로가 쓴 글을 읽고, 함께 통찰을 쌓아가고, 인식을 공유하며, 평등한 힘의 연합을 이루게 될 환자와 의료인 모두에게 일상적으로 가능해질 것이다.

N 씨는 이 장을 전부 읽었다. 앞에서 기술한 만남과 사건이 벌어진 지 거의 2년이 지났다. 우리는 진료실에 함께 앉았다. 그녀는 에릭과 내가 자신의 상황에 관해 심사숙고한 내용에 압도되었고, 그에 감사를 표했다. 그녀는 전체 장을 자세히, 두 번 읽고 사건을 기억했으며, 읽으며 그전에 보지 않았던 방식으로 일들을 보았다. 그녀가 말한 것을 여기 옮긴다. "이 글을 읽은 다음, 내가 아는 나 자신이 완전히 달라졌어요."

기관organ은 아마도, 항상 침묵하지는 않을 것이다. 창의성과 놀이의 힘은 아마도, 중대한 질환 앞에서 억눌릴 것이다. 그럼에도 캉길렘이 각자의 단독성에 초점을 맞춘 것은 자아에서 결코 부재한 적이 없는 통합을 상기시킨다.

> 단독적 개인을 인식할 수 있는 것은 다른 모두와의 차이 때문이다. 단독적 개인은 다른 모두로부터 분리되기 때문에 혼자이다. 그것은 개념 없는 존재, 자기 존재를 제외한 어떤 귀속으로부터도 배제된 존재의 개념이다. (…) 분류할 수 없는, 인류 전체에서 거의 유일무이한 것.[49]

존재와 돌봄의 균형과 통합은, 우리가 추구하고 꿈꿀 때 우리 손 밖에 있는 것이 아니다. 우리가 주고받는 돌봄을 개선하기 위한 노력을 통해 균형과 통합을 사로잡을 수 있다고 우리는 믿는다. 마지막으로, 캉길렘은 다음과 같이 말한다.

> 병자를 고치는 것은 의사가 아니라 건강이다.[50]

13장

서사의학의 임상적 기여

리타 사론

> 건강은 기관의 침묵 속에서 사는 삶이다.
>
> -르네 르리슈, 『1936』[1]

서사의학의 임상적 결과는 우리 작업이 약속한 것의 척도가 된다. 우리 작업의 개념적·교육학적 차원은 점차 성장하고 있지만, 보건의료의 개선은 서사의학이 시작될 때부터 그 목표로서 이를 이끌어왔다. 우리는 서사의학이 임상적 업무에 이바지한 것에 관한 통찰력 있는 논의를 지속하면서, 일상 진료에서 서사적 엄격함이 가져다주는 몫을 비판하고[2] 확증했다.[3] 우리와 타인의 경험은 서사적 실천이 보건의료를 바꿀 힘을 지님을 증명해왔다. 응급의학과 의사·소설가 프랭크 휠러Frank Huyler는 보건의료인이 서사 훈련을 해야 하는 이유를 다음과 같이 제시하고 있다.

> 인문학을 공부하는 것은 (…) 보건의료의 궤적을 만들어가는 데서 더 자각 있고, 더 통찰력 있으며, 더 반성적이고, 결국 더 영향력 있도록 〔우리를 돕는다.〕 그것은 재능, 의지, 능력을 북돋아 이 불화의 시대에 벌어지는 공적 논쟁에 우리가 참여하게 만든다. 지금 집단적 침묵은 무용하기

426

때문이다. (⋯) 마지막으로, 그것은 감정적 참여와 자기반성 모두를 거부하고 내부보다 외부로 눈을 돌리게 하는 문화 속에서 발산 수단을 제공하여, 의업에서 자주 무시되는 개인적 비용과 보상을 동시에 깨닫게 한다.[4]

이 장에서는 2000년 서사의학이 생긴 이후로 전개된 임상 서사의학 진료의 여러 형태를 제시하려 한다. (1) 개별 환자와 면담/관계 기법, (2) 의료인·보건의료팀 성장, (3) 일상 진료에서 새로운 서사적 실천의 전개로 나눠볼 수 있다. 이것을 방법 전체의 총괄적인 목록이 아니라 앞에 놓인 연합의 길을 함께 생각해보기 위한 초청으로 여겨주길 바란다.

개별 환자 면담/관계 기법

열린 시작: 우리는 여러 임상 분야와 전문 분야의 실천을 통해, 무지향적non-directive 초청을 통해 환자와 열린 대화를 시작하는 법을 배웠다. 환자에게 제시하는 첫 질문이 넓을수록 뒤따르는 대화는 더 낫고, 환자에 대해 더 많이 배울 수 있으며, 환자와 의료인이 함께할 수 있는 일이 더 많아진다. 많은 면담 기법 안내서는 '개방형 질문'을 환자 중심 면담의 가장 중요한 요소로 언급하고 있다. 우리는 열림을 질문의 끝에 도달하는 요소가 아니라, 시작부터 제시되어야 하는 것이라고 생각하게 되었다.

내과 진료에서 나는 새로운 환자와의 만남을 다음처럼 초청으로 시작하곤 한다. "제가 주치의입니다. 당신의 몸, 건강, 삶에 관해 많은 것을 알 필요가 있습니다. 제가 당신의 상황에 관해 알아야 하는 것을 말해주세요." 잘 아는 환자와 대화를 시작할 때, 나는 환자가 시작을 결정할 수 있도록 이와 비슷한 열림의 신호를 주는 법을 배워왔다. 이런 언어적 실천은 관심이 필요한 문제를 환자가 틀 짓도록, 현재 염려*와 관련된 사건이나 상황에 우리 시선을 맞추도록 초청한다. 신체, 건강, 삶의 삼각형은 환자 마음에 있는 많은 것들을 배제하지 않을 만큼 충분히 넓다.

나는 이 질문에 대한 답을 쓰거나, 타이핑하거나, 컴퓨터 모니터를 훑지 않고 듣는 훈련을(손은 무릎에 올리고 그저 듣기) 계속한다. 진료실 의자를 굴려 컴퓨터 모니터에서 떨어져 반대편에 앉은 환자 가까이 가는 것은 그 자체로 의미 있는 신체적 활동이다. 주의 깊은 듣기는 진료의 핵심이며, 그 어떤 것보다 더 중요하다. 환자의 반응을 받아들이는 가운데 보건의료적 만남의 서사적 측면이 발생하고, 서사의학의 모든 기술이 실천으로 옮겨진다. 철학자이자 활동가인 시몬느 베이유Simone Weil는 다음과 같이 적었다. "한 사람의 주의를 고통받는 자에게 기울이는 능력은 매우 희귀하고 어려운 일이다. 그것은 거의 기적과 같다. 아니, 기적이다."[5] 이 주의 집중의 상태는 온전히 성취된 적 없으나, 간호사, 사회복지사, 목사, 의사는 그 획득을 추구해야 한다. 베이유는 여기서 더 나아간다.

15분의 집중이 위대한 선행보다 더 낫다. 주의 집중은 우리 생각을 보류하고, 무심하게 생각을 비워 대상으로부터 관통당할 준비를 하는 것이다. 그것은 획득한 다양한 지식을 생각의 범위 안이지만 직접 접촉하지 않는 더 낮은 수준에서, 마음에 두는 것을 의미한다. (…) 산에 오른 사람이 앞을 바라보지만 동시에 아래를 볼 때, 거대한 숲과 평야를 실제로 보지는

---

* 의무기록은 환자가 내원하게 된 이유인 주 호소 증상(chief complaint)으로 시작한다. 그러나 서사의학자는 이것이 환자의 말을 증상으로 환원한다고 보며, 증상이 아닌 주 호소 염려(chief concern)를 기록하는 것에서 출발해야 한다고 주장한다. 반나타(Jerry Vannatta)와 슐레이퍼(Ronald Schleifer)의 『의학의 주 호소 염려』(The Chief Concern of Medicine)를 참조하라.

않는 것과 같다. (…) 창의적 주의 집중으로 만들어진, 이웃을 향한 사랑은 천재성과 비슷하다.[6]

가능한 한 순수한 주의 집중으로 만나는 열린 시작은 청취자가 환자의 말을 중단시키지 않고 듣도록 만든다. 자세히 듣는 사람, 성찰적 청취자는 들으면서 상대방이 어떻게 느끼는지를 알아채고, 분위기가 계절의 변화처럼 바뀌는 것을 느끼고, 들으면서 자신이 품은 질문을 파악하고, 이 모두가 무엇을 의미하는지에 관한 가설을 생성한다. 여기에서 자세히 읽기의 엄격한 훈련이 임상 진료로 들어온다. 이야기에서 소식을 받아들이고, 주의를 기울이고, 내용과 형식을 읽으며 장르, 어휘 선택, 은유, 시공간, 어조, 분위기를 인식하도록 배운 주의 깊은 청취자는 복잡한 이야기를 들으며 쫓아갈 수 있다. 이 '자세히 듣는 사람'은 모든 세부, 역설, 파열을 마음에 두고 설명을 제시하는 화자와 함께 느낀다. 그는 환자의 설명을, 왜 지금인지, 이것이 어디로 가는지를 실시간으로 따라가며 궁금해한다.

진이 빠지면서도 충족감을 주는 이 주의 집중의 상태를 성취하는 일은 인간적인 보건의료에 불을 붙인다. 환자의 자기 서술을 주의 깊게 수용하는 일은 임상적 염려를 틀 짓는 개인적 맥락의 시야 안에서 환자의 편에서 행동을 취하도록 허락하거나 심지어 요구하기까지 한다. 조심스럽고 창의적인 주의 집중의 결과로, 청취자는 환자에게 문제가 되는 것이 무엇인지 이해하기 시작하고, 점차 환자의 마음이 어떻게 움직이는지에 관한 무엇인가를 배울 수 있게 된다. 이 만남이 보건의료 환경에서 일어나면, 진료는 내원을 초래하는 신체적·정신적 염려로 향하게 된다. 환자가 보건의료를 찾도록 한 문제를 어떻게 틀 짓는지 배운 다음, 의료인은 과거 건강, 가족력, 특정 증상, 현재 상태와 같은 더 표준적인 임상 면담 질문을 통해서 서사적 이력을 채워나갈 수 있다. 이방인에게 자기 '기관의 소리'를 드러내는 누군가에 관하여 배울 때, 이런 맨 처음의 일들이 얼마나 중요하고 의미 있는지를, 나의 개별 환자와의 경험을 돌아보면서 깨닫게 된다.

개방적·무지향적 임상 대화는 결코 서사의학에서만 활용하는 것이 아니며 여러 임상 면담 교과서에서 추천하고 있다.[7] 서사의학 훈련은 개방형 답변을 어떻게 다룰 수 있는지를 알려준다. 화자가 말하는 서사 형식, 시간적 구조, 공간의 발동, 수사적 언어를 미묘하게 인지하는 것이 듣기와 함께할 때, 청취자는 말해진 것, 심지어 말해지지 않은 그 어떤 것도 낭비하지 않는다.

이런 듣기 방법은 다양한 전문 분야에서 진료하며 서사의학 훈련을 받은 여러 사람에게 수용되었다. 서사의학 워크숍에서 우리와 함께 공부한 유전 의학자 말고르자타 노바치크Malgorzata Nowaczyk은 환자에게 들은 이야기의 미묘함과 힘을, 환자의 공포를, 가족에게 원치 않은 희귀 유전 질환을 보낸 운명적 불공평함에 대한 분노를 인식한다. 그는 주의를 기울인 듣기가 환자의 공포를 인정하면서도, 듣는 의료인을 두려움에 함께 노출시키는 일에 관한 에세이를 의학유전학 학술지에 실었다. "발표된 여러 일인칭 질환 서사는 혼돈의 요소를 포함하고 있다. 우리가 진료실에서 환자를 주의 깊게 듣는다면 그곳에서도 혼돈을 찾게 될 것이다."[8] 컬럼비아의 소아청소년심장과 의사 세라 챔버스Sarah Chambers와 줄리 글릭스테인Julie Glickstein은 의사를 위한 교수계발 세미나에서 서사의학팀과 긴밀히 일하면서 심각한 심장기형을 가졌을 것으로 여겨지는 태아에게 처음 초음파 심장진단을 시행할 때의 서사적 복잡성을 인식하고, 부모에게 태아가 회색 이미지*를 통해 단어 없이 하는 말을 전하며, 의사결정을 도우면서 가

---

* X선·초음파 영상 등은 보통 색깔이 없어서 회색 이미지이다.

족의 반응을 듣는다.[9]

이 두 연구는 서사의학 원칙과 방법을 개별 환자와의 임상적 만남에 적용한 최근 논문의 예이다. 서사 면담 기법은 여러 환경, 다른 전문 분야에 수용되고 있다. 여기에는 엘러스단로스 관절운동기능과잉증후군 Ehlers-Danlos hypermobility syndrome 환자 돌봄[10], 입원 환자 의사결정 능력평가[11], 간 이식을 받은 뒤 임신한 여성 돌봄[12], 만성질환 입원 환자와 치료적 관계 수립[13] 등이 포함된다. 이 모든 환경에서, 주의 집중의 개발과 전개 그리고 환자의 서사적 설명이 나타내는 증거를 포착하고 그에 따라 행동할 수 있는 능력은 환자에게 충분한 설명을 제공하는 돌봄을 약속하고, 돕고 있다는 감각을 의료인이 더 깊이 느끼도록 만든다.

임상, 보건의료팀 성장

의료인의 글쓰기: 반영적이고 창의적인 글쓰기 방법은 의료계열 학과, 의료인/교육자에 의해 수용되고 있으며, 이들은 서사적 작업의 열매에 노출되고 있다. 컬럼비아가 창의적 글쓰기를 교과과정에 포함하면서, 그 몫으로 서사적 교육법에 참여한 교원은 교육과 임상에 같은 방법을 적용하는 방법을 배웠다.[14] 임상 그리고 의과대학생을 대상으로 한 과정 밖의 교육에서 서사적 방법을 도입하면서 그들은 학생들에게 강력한 역할 모형을 제시하게 되었다. 학생들이 교사가 가르치는 것을 전문가적 삶의 중요한 요소로 활용하는 것을 목격하기 때문이다.[15]

서사의학 프로그램이 2000년 출발하면서, 컬럼비아의 의료인 집단 몇몇은 글쓰기 훈련을 요청했다. 예를 들어, 소아청소년과 의사는 창의적 글쓰기 훈련을 포함한 교육 과정을 만들고 이어 '서사 소아청소년학' 모임을 만들어, 서사의학 퍼실리테이터와 함께 한 달에 한 번씩 만난다. 때로 레지던트와 학생도 함께하며, 이들은 자세히 읽기와 창의적 글쓰기를 나눈다. 몇 년간 이어진 세미나를 통해 100명에 가까운 소아청소년과 의사가 적어도 몇 회의 세미나에 참석했고, 핵심 집단은 어김없이 각 모임에 참석해왔다. 참가자는 세미나가 임상 진료를 다르게 바라보게 하고, 환자를 향한 호기심을 높이며, '상자에서 다음 기록을 꺼내도록' 준비시켜 주변 세상의 더 많은 것을 보게 한다고 보고했다.[16] 이런 서사의학 세미나는 완화의료·소아심장과·소아정신의학과 펠로, 산부인과·일차의료·가정의학과·방사선학과 레지던트, 사회복지사, 목사, 여러 분야가 연합한 교수단을 대상으로 정기적인 모임을 열고 있다.

이와 비슷한 서사 훈련이 여러 전문 분야의 의사, 간호사, 물리치료사, 사회복지사, 목사, 최고 보안 등급 형무소의 수용자와 관리자를 대상으로 하여 뉴욕의 여러 임상 장소에서 열리고 있으며, 모두 서사의학 교수진과 석사과정 졸업생이 퍼실리테이터를 맡고 있다. 뉴욕의 요양 시설에서 진행되는 새로운 서사의학 훈련 프로그램의 예비 연구는 장기 거주자를 대하는 간호 직원과 레크리에이션 치료사를 대상으로 한 서사 훈련 실현 가능성을 제시했다. 이 획기적인 노력을 지도한 이들은 이제 검사와 연구를 위해 선택한 여러 가지 변수에 관해 연구를 개시했다.

이 모든 환경에서, 의료인은 참가자로 자세히 읽기 기술을 배우면서 시, 산문, 시각예술 이미지와 조각, 행위 예술의 복잡한 텍스트를 함께 읽는다. 텍스트가 작동하는 방식을 스스로 숙고하면서, 각 참가자는 텍스트가 의미하는 것에 관한 자신의 감각을 위치시키게 된다. 그들은 이어 텍스트의 그림자 밑에서 확장적인 지시문을 놓고 글을 쓰도록 초청받으며, 그로 인해 일으켜진 새로운 지각을 표현할 기회를 얻는다. 마지막으로, 각자가 쓴 것을 소리 내어 읽을 때, 청취자-독자는 함께 참여하며 무엇이

만들어졌는지를 보게 된다.[17]

서사적 교수 계발을 위한 유사한 노력이 미국의 여러 기관에서, 그리고 외국의 여러 분야와 교수 교육 기관에서 점차 성장하고 있다.[18] 이런 기술을 가르치는 실천의 유용성에 관한 증거를 삼각화*하는 것은 보건의료 바깥에서 실천의 서사적 훈련 개발을 가능하게 하고 있다. 가족 변호사이자 서사의학 석사과정 졸업생인 주디스 모란Judith Moran은 볼티모어대학교 법과대학에서 교수들을 대상으로 우리의 실천을 반복하고 있다. 개념적 틀, 교육학, 실천과 의뢰인을 향한 전문가적 돌봄의 향상이라는 목표는 두 전문직에서 동일하다.[19]

상호전문가 교육과 실천: 1980년대 이래, 보건의료 전문직과 국가, 국제단체는 보건의료팀의 효율성을 높일 것을 제안해왔다.[20] 보건의료팀을 강화하는 것이 돌봄의 질을 증진한다는 가설을 지지하는 증거가 아직 확고하지는 않으나, 보건의료 교육 인증기관 및 공공·개인 건강보험 제공자는 학생과 의료인에게 상호전문가 교육과 실천 훈련을 받을 것을 요구하고 있다.[21] 2014년부터 점진적으로 게시된 내용을 보면, 치과대학, 의과대학, 간호대학은 면허위원회에서 인증을 받기 위해 학생들에게 상호전문가 교육을 제공해야 한다.

보건의료팀이 효율적이지 못한 데는 여러 이유가 있다. 보건의료의 전문화가 가속화하고 보건의료에서 역할이 늘어나면서, 산업적 조립 공정 모형이 들어왔고, 팀의 각 구성원은 전체에 대한 이해 없이 행동의 작은 부분을 놓고 경쟁하게 되었다. 더 불길한 것은, 보건의료의 확고한 위계,

---

• 양적 연구의 타당성·객관성을 질적 연구에서는 확보하기 어렵다는 점을 극복하기 위해 삼각 측량법이 활용된다. 이 방법은 해당 분야의 다른 연구자나 연구자가 속한 기관에 있는 연구자와 같이, 연구의 내용이나 맥락을 어느 정도 이해하면서도 연구자와 다른 관점에서 연구를 바라볼 수 있는 사람이 연구 내용을 검토하는 것을 가리킨다.

백인 남성 의사가 권력의 자리를 계속 잡는 것이 더 넓은 문화의 지배 편향과 패턴을 복제하고 심지어 강화하고 있다는 것이다. 대학병원은 교실 공간, 예산과 시간의 내부 자원, 기관 정책에 미치는 영향력, 권력의 자리 등 조그마한 이득을 위해 여러 전문직이 서로 싸우는 드라마를 펼치는 무대가 되었으며, 결정은 의사가 지배하는 위원회에서 보통 내려진다. 피할 수 없는 위계적 분할은 권력의 정점에서 멀리 있는 사람에게조차 점차 넓어지고 단단해지고 있다. 지역사회 병원이나 의원에서 이런 패턴은 깨어질 수 있다. 그곳은 효과적인 보건의료 협력의 모형이 나타날 수 있는 장소이다.

이런 과잉결정적● 역기능 앞에서, 보건의료팀을 개선하기 위한 여러 접근법이 나타났다.[22] 보건의료팀의 기능을 개선하기 위한 접근법 중 하나는 실용적 업무 중심 프레임워크이다.[23] 이 틀에서, 팀의 구성원은 수술실, 응급실, 분만실, 일반 병실 등에서 부여받은 특정한 보건의료적 업무의 성취를 위해 함께해야만 한다. 이런 훈련 과정은 역할극 대본, 임상 소품, 인체 모형이나 환자 역할 연기자를 활용한 시뮬레이션을 사용, 제기된 업무를 실연하도록 한다. 행동 학습 목표가 훈련 전에 제시된다. 의학 교육에서 사용되는 주류 교육학적 방법론과 조화를 이루는 이런 목표는 관찰 가능한 행위로 제시되어야 한다. 목록으로 구성되어 있는 팀 지원 행위의 체크리스트가 팀에 속한 개인과 팀 자체의 성공을 평가하기 위해 사용되며, 때로 학습자의 자기 보고나 학습자와 함께 학습에 참여한 훈련받은 관찰자가 완성한 보고도 활용된다.[24]

● 철학에선 어떤 일이 상향식, 하향식으로 결정되는 것이 아니라 여러 방향에서 서로 영향을 미치는 요소들로 인해 결정되는 것을 가리키는 말이지만, 여기에선 이미 여러 결정이 내려져 있어 다른 선택이 불가능한 상황을 말한다.

협력적 팀 성장을 위한 더 풍성한 접근법은 사회과학자, 특히 노인학과 말기 의료 등 여러 분야의 구성원으로 이루어진 팀의 전문성이 환자의 효율적 돌봄에 매우 중요한 영역에서 제시되었다. 세기말에 등장한 서사노인학Narrative Gerontology 영역이 서사이론가와 의료인, 사회과학자를 연결하여 노인을 위한 돌봄 증진을 위해 헌신하고 있다.[25] 이런 학문과 연구는 보건의료팀 일반의 개념적·교육학적 작업을 확장하는 데 기여하고 있다.[26]

상호전문가 교육의 개발과 평가를 이끄는 개념적 틀에는 사회과학과 심리학에서 유래한 관계 이론, 사회 정체성 이론, 자기표현 이론, 전문직 사회학, 미셸 푸코의 담론·권력 분석이 있다.[27] 초기 전문직업성이 역할을 하게 되는 과정, 전문가 사이 위계적 위치 차이, 전문직을 타 전문직과 구분하는 구조적 사일로 효과, 변화를 허용하거나 금지하는 조직 구조 등의 요소는 보건의료 전문직에 협력을 스며들게 하려는 노력과 운명적으로 엮여 있다.

서사의학은 보건의료팀 효율성을 증진하기 위한 이런 모형과는 대조적이며 보완적인 개념적 틀을 제시한다. 서사 훈련과 실천은 공통 지반을 찾도록 상호전문가팀의 구성원을 이끈다. 이 지반은 그들이 경력을 위해 선택한 팀 구성원을 나누는 구분 아래서 발견되며, 그것은 환자를 향한 헌신과 병자를 위해 일하는 소명 의식에서 나온다.[28] 팀 구성원의 전문가적 정체성의 대조에 집중하는 대신, 서사의학적 방법은 전문직이 되기 전에 지녔던, 그리고 전문직 구성원으로서의 정체성을 넘어서는 공통의 가치와 욕망을 조명한다. 서사의학 학습의 확장성, 창의성, 성찰은 상호전문가 교육에 참여하는 학생, 의료인 집단에게 서로를 새로운 빛 아래서 보게 하는 공간을 만들어내며, 이는 서로를 전통적인 역할이나 세력을 벗어나 환자 돌봄에서 늘 새로운 문제와 기회를 함께 마주하는 동료로 바라보게 한다.

임상에서 서사의학은 자세히 읽기, 창의적 글쓰기, 서사의 공동 창조자로서 말하기와 듣기에 주의 기울이기라는 특징적인 방법을 통해 상호전문가 교육과 실천을 가져온다. 창의성, 성찰, 상호관계는 임상 진료에서처럼 상호전문가 교육에서도 제시된다. 사회·행동 과학으로부터 유래한 서사의 이론적 틀에 더하여, 우리 방법은 앎과 행함의 문학적·미학적 방법을 포함하고 있다. 서사의학 교육에서 나타나는 상호주관적 접촉을 통해 여러 전문 분야의 참가자들은 자신의 관점, 상상, 기억, 가치를 드러내는 과정에서 그들 자신으로(화자, 청취자, 독자, 글쓴이로) 서로 만난다. 앞 장에서 살핀 세미나에서 나타나는 모든 일은 상호전문가적 학습자에게도 일어난다. 참가자들은 특정 업무를 해야 하는 보건의료팀 구성원으로 참석하지 않는다. 그들은 자신의 온전한, 대담한 주관성을 통해 참석한다.

조사이어 메이시 주니어 재단에서 4년간 지원을 받아 컬럼비아 서사의학 프로그램은 치의학, 간호학, 의학, 보건학과 교수와 학생을 대상으로 집중 서사 교실을 열었다. 우리 작업의 전형을 따라, 우리는 구성원이 창의적 활동을 통해 서로를 소개하도록 했다. 우리는 위대한 작품을 읽고, 영화를 보고, 창의적으로 쓰며, 복잡한 질문을 놓고 서로 대화했다. 텍스트, 영화, 면담은 보건의료와 별로 상관없는 내용이었고, 우리 집단 구성원은 전문직으로 자신을 표현하지 않았다. 대신 우리는 존재론적·인식론적·윤리적으로 자신을 표현할 기회를 얻었다. 몇 달 만에 교수와 학생 집단은 서로를 깊이 알게 되었고 기관에서 협력을 강화하기 위해 노력할 준비가 되었다.

과정 평가는 초점집단면담, 민족지학적 면담, 창발 현상에 대한 주의집중의 질적 방법론으로 이루어졌다. 평가 결과는 서로와 각 전문직이 보건의료에 관해 지니는 염려와 관점에 관한 지식이 깊어졌음을 지시했다.

학생들은 자신이 알지 못하는 것을 배워 팀 구성원에게 의지하게 되었다. 다른 계열의 동료와 접촉을 지속하는 것 자체가 엄격한 전문가적 렌즈를 느슨하게 만드는 성취를 이뤘으며, 이는 우리의 모든 작업에서 봐온 것이다. 그 결과 서사의학 작업은 개인을 전문직의 제한적인 인식론과 실천의 틀에서 풀어놓았다. 환자 돌봄의 안전과 질을 개선하는 것을 넘어, 우리의 상호전문가 작업은 전문가 정체성의 피할 수 없는 덫에서 우리를 끌어 올렸다.

병원과 진료실의 보건의료팀에 참여하기 전 교실에서나 일하는 장소 자체에서, 서사의학적 방법은 보건의료팀 성장에 독특한 가치를 부여한다. 경제적·상업적 우선성으로 끌려가고 있는 미국 보건의료의 구조와 가치가 극적 변화를 보이는 것에 대해 염려와 걱정이 점차 높아지고 있다. 진료실 직원들은 12분에서 15분 사이에 이루어지는 진료에 반발하며, 좋은 건강에 대한 수많은 신체적·사회경제적 위협으로부터 효과적인 보건의료를 이런 짧은 시간 안에 어떻게 전달할 수 있는지 묻는다. 병원의 일상은 모든 활동을 문서화할 필요가 있어(대부분은 청구서를 발행할 경제적 이유 때문이다) 보통 원격 컴퓨터 터미널로 운영되어 간호사, 의사, 레지던트, 치료사는 환자와의 실제 접촉에서 점점 멀어진다. 병원은 투명성 없이 예산에 관한 중요한 결정을 내리고, 보건의료인은 새로운 영리 산업을 위한 공간을 만들기 위해 자기 부서가 문을 닫는 것에 대해 놀라고 슬퍼한다. 주요 보건의료 산업의 경쟁, 함께 일하는 이들 중 일부의 탐욕, 보건의료의 계층성을 강화하는 가난하고 부유한 환자 사이의 건강 격차는 우리를 낙심하게 하고, 우리 마음에 드는 좋은 돌봄을 전달할 수 없다고 걱정하게 만들어 공동체성과 자존감을 소모하게 한다.

이런 도전에 직면한 헌신적인 보건의료 전문가는 임상 업무의 권력 구조와 조직 패턴에 평등주의와 다양성의 과정을 구축하기 위해, 상호전문가 집단, 전문가 협회, 보건의료를 인간화하려는 집단, 일차의료를 위한 정치적 협력체, 이슈 기반 협회를 통해 조직을 이룬다. 보건의료팀을 개선하려는 동력이 지속하는 한, 우리는 임상 진료와 교육에서 서사적 기술을 지닌 이들의 역할이 계속 성장하리라 상상한다. 대형 의료센터의 현대 관료적 분위기로 인한 환멸에도 불구하고, 우리 서사적 역량은 우리 업무의 가치를 인식하게 하고, 우리 기관의 비인격화에 대항하는 방법을 고무하며, 병자의 돌봄을 계속 개선하는 방법으로 우리를 이끈다.

이런 환경에서 가장 중요한 것은 서사의학이 열어주는 빈터이다. 빈터는 개인·소집단 집중 훈련으로만 성취될 수 있는 것이 아니다. 그것은 서로의 침묵당한 분노, 저항, 이상주의를 발견하는, 자아 안에서보다 더 강력할지도 모를 사회적 실천의 도가니이기도 하다. 이것은 비판적 탐구의 시작이다. 이것은 변화를 향한 중대한 사회 행동의 탄생이다.

서사적 보건의료팀의 성장에서 독특하고 영감을 주는 실험이 스웨덴 예테보리에서 진행되고 있다. 여기에서 우리는 주류 보건의료 기관에서 보건의료팀 성장의 온전한 서사적 자각의 예시로 이 실험을 들고자 한다. 서사의학과 환자 중심 의료 개념에 영감을 받은 스웨덴 대형 지역병원의 간호사, 간호조무사, 의사는 환자 중심·팀 중심 업무 회진을 시작했다. 병원에 입원한 환자는 더는 전문가팀의 다른 구성원과 순차적으로 만나지 않는다. 대신 환자는 팀의 편안한 사무실에 초청받아 팀의 모든 구성원과 한 번에 함께 이야기 나눈다. 존중받는 손님인 환자의 이야기에 팀 구성원 모두가 집중한다. 그 결과 환자는 돌봄에 참여하는 모든 전문가가 같은 이야기를 들었고 행동 계획을 세우는 데 모두 동의했음을 확신하게 된다.

간호사, 의사, 간호조무사는 팀 기반 회진을 시작한 이후 제공하는 돌봄이 개선되었다고 보고했다.[29] 그들의 업무는 더 빠르고 부드럽게 진행되며, 업무의 질에 더 만족하게 되었고, 자신과 환자 사이에 더 친밀한 관계가 형성되었음을 경험한다. 그들은 서로 새로운 즐거움을 경험하고 이 실험에 참여한 환자에게 감사를 느낀다.

새로운 서사적 실천

임상 기록: 서사의학이 재현을 강조하는 것은 보건의료 업무에서 제도적·법적 기록으로 확장된다. 전자의무기록이 성공하면서 미국 등 여러 곳에서 이루어지는 기록 방식이 변화하고 있다. 환자 안전과 임상 정보 통합에서 이득이 보장되지만, 컴퓨터 기록을 활용하는 것은 대면 없는 진료로 이어지곤 하며, 환자는 타이핑하고 있는 의사의 얼굴 대신 등을 보게 된다.[30] 전자의무기록이 환자 등록과 청구에 활용되도록 맞춰져 있으므로, 기록자는 '의사처럼 생각하는 것'이 불가능하다. 대신 전자기록은 진단·절차 코드와 맞물려 청구를 최적화하는 방향으로 이어진다.[31] 대부분의 전자의무기록 형식은 기록자에게 드롭다운 메뉴와 체크박스에서 항목을 선택하는 방식으로 자료를 등록하도록 요구한다. 그 결과 의료인은 임상 상황에 관해 체계적으로 생각할 기회를 잃는다. 그것은 연속적이고 유기적으로 기록을 남길 때 가능한 것이다. 현재 의무기록의 여러 기계적인 측면에도 불구하고, 시간이 무척 제한적이긴 하지만 의료인은 전자 플랫폼에서 의무기록을 자유롭게 기술하여 기회를 확보하려 한다.●

● 　전자의무기록은 체크박스로 기존의 의무기록을 훨씬 빠르게 수행할 수 있으며 구조화를 통해 많은 이점을 전달한다고 말한다. 그러나, 많은 의료인은 고정된 목록을 사용하는 대신 메모에 기록을 길게 남기는 방식을 여전히 선호하고 있다. 이것은 이들이 관습을 벗어나지 못하기 때문이 아니라, 의학적 실천이 지닌 특성에 기인한 것으로 이해할 필요가 있다.

의무기록에 서사를 복원하자는 것은 서사적 실천에 헌신하는 여러 의료인의 구호가 되었지만, 경제성이 점점 더 강화되는 보건의료 체계의 시간적 제약은 자신의 임상적 사고와 환자 상황에 관한 인식을 발견하기 위해 글쓰기를 온전히 활용하려는 이들에게 장애가 되고 있다. 서사를 회복하는 것은 임상적 의사결정과 치료를 통한 연합의 발전에서 글쓰기의 중요성을 엄밀히 정당화하는 것만을 요청하지 않는다. 그것은 의료인과 환자 모두에게 글쓰기의 서사적 실천에 시간을 들일수록 진료의 임상적 결과가 개선된다는 데 관한 구체적인 증거를 요구한다. 이런 연구는 응급 진료 환경, 말기 의료 환경, 임상 훈련 환경에서 진행되고 있다. 이런 연구의 명령은 오늘날 서사의학이 가장 긴급하게 처리해야 할 것 중 하나이다.

의무기록의 가치를 보존하는 방법 중 하나는 환자를 기록에 초청하는 것이다. 보스턴 베스 이스라엘 디코니스병원Beth Israel Deaconess Hospital에서는 '열린 메모Open Notes'라고 불리는 야심 찬 기획이 시작되어, 환자가 의사의 메모를 읽을 수 있을 때의 결과를 연구하고 있다.[32] 처음에는 의사 쪽에서 기록을 줄이는 결과도 나타났지만, 의사가 환자에 관해 기록한 것을 환자 스스로가 읽으면 이로운 결과, 즉 환자의 통제 감각 증가, 자기 건강 상황에 관한 지식 증가, 처방된 약 복용의 충실성● 증가라는 결과가 나타났다. 환자의 3분의 1 정도는 개인정보보호에 대해 염려했고, 극소수는 의사가 적은 것을 읽으며 걱정이나 혼란을 느꼈다. 이 야심 찬 연구 끝에, 모든 환자와 의사는 열린 메모를 계속 사용하기로 결정했다. 이 탐사 연

● 충실성이란 처방받아서 개인이 직접 복용해야 하는 약물이나 수행해야 하는 요법 등의 정해진 시간과 방법을 잘 따르는 것을 의미한다. 만성질환이나 특정 감염성 질병의 경우 이런 시간과 방법을 잘 지키는 것이 환자에게도, 보건의료 효율성에도 중요하다.

구는 보건의료에서 서면 의사소통의 중요한 변화를 예고하고 있으며, 심지어 일상 일차의료에서 쓰인 서사가 지닌 힘을 시사하고 있다.

점차 환자가 전자의무기록 일부에 접속할 수 있도록 허용하는 보건의료 기관이 늘고 있다. 환자는 검사 결과, 진단 이미지 해석, 의료인을 방문해 작성된 보고서를 환자가 접근할 수 있는 인터넷 사이트를 통해 기관 어디서나 확인할 수 있다. 아직은 시험 단계이지만, 전자의무기록에 환자가 접근하는 것은 새로운 문제를 제기한다. 진단 검사 결과의 의미를 놓고 의료인 사이에 불일치가 발생했을 때나, 의료인이 진단에서 미심쩍은 부분이 있지만 환자에게는 말하지 않은 경우가 그렇다. 자기 기록에 환자가 접근하는 일은 기록을 쓰는 이에게 정확성과 재량에서 새로운 수준의 주의를 요구한다. 후향적으로, 이는 기록과 돌봄 자체의 개선으로 나타나게 될 가능성이 크다.

만남 뒤 자기가 쓴 것의 사본을 환자에게 매번 주는 의료인이 늘어나고 있다. 쓴 것의 사본을 환자에게 주는 실천은 단순하지만 무척 중요하다. 간호사, 치료사, 의사가 손으로 쓴 것의 사본을 통해, 환자는 임상적 만남의 사건을 더 쉽게 떠올릴 수 있고, 진행 과정 이해를 돕기 위해 다른 사람에게 기록을 보여줄 수 있으며, 묻지 못했던 질문이 있음을 확인할 수 있다. 환자는 기록을 따라가며 이것을 자기 건강에 관한 일에서 중요한 것으로 여기게 된다. 나는 환자에게 우리 병원 이름과 '환자 보유 의무기록Patient-Held Medical Record'이라는 제목이 붙은 바인더를 주고 환자가 자신의 돌봄에 관한 이력을 '보유'하고 있음을 상기하게 한다. 자신이 쓴 것을 환자가 읽게 됨을 알 때, 숫자와 약어가 아닌 단어로 기록해야 하고, 환자가 읽고 이해할 수 있는 방식으로 써야 함을 자꾸 떠올리게 된다. 더 중요한 건, 이 실천을 통해 의료인에게 가치 있는 것뿐만 아니라 환자가 가치 있게 여기는 것 또한 진료실, 병원 방문이 담고 있음을 의료인이 상기하게 된다는 점이다. 내원 요약은 논의된 모든 것을 포함할 필요가 있으며, 의료인이 돌봄에서 두드러진 것이라고 여기는 것만을 다루어서는 안 된다. 따라서 환자에게 기록 사본을 주는 단순한 실천은 보건의료 만남에서 일어나는 모든 것, 검사 결과와 투약 용량뿐만 아니라 가족과 나눈 죽음에 관한 대화, 아이에 대한 걱정, 직장을 구하거나 대학을 졸업한 것과 같은 기쁨의 순간까지 모두 강조하는 돌봄의 책을 창조하도록 이끈다.

환자에게 의무기록에 참여하도록 요청하는 실천은 이 책 12장에서 설명한 것처럼, 이 작업의 다음 단계를 구성하는 요소이다. 의료인과 환자 사이 분열이 가져오는 해에 대한 인식이 늘어날수록, 그 경계를 넘나들기 쉬워질 것이다. 서사의학의 미래가 지닌 전망은 돌봄 속, 그리고 돌봄의 표현에서 목소리의 힘을 동등하게 만드는 움직임을 포함한다. 보건의료의 부적 역할을 하며, 또한 현실을 보여주는 의무기록은 항상 진화하는 돌봄 과정에서 핵심적인 위치를 점한다. 그것이 보건의료의 전자화electronicization에 휘말려 있지만(누군가는 납치되었다고 말하리라), 우리는 글쓰기의 힘을 사로잡아 그것을 우리 업무 속 평등, 정의, 진실을 위해 사용할 수 있다.

보건의료에서 증인 되기: 서사의학은 임상 환경에서 목격의 실천을 발전시켜왔다. 임상적 방법을 기술하기 전에, 보건의료와 사회정의의 맥락에서 증인되기에 관한 간단한 고찰이 필요할 것 같다.

엄청난 사건과 사건의 엄청남은 목격을 요구한다. 그 행동의 기원이 본성이든 믿음이든, 선이든 악이든 이성을 넘어서는 행동은 그것이 관찰자의 인식 능력을 넘어선다고 할지라도 공적 인정을 요구한다. 목격을 필요로 하는 것은 정의상 설명이 포괄할 수 없다. 사실을 넘어, 역사를 넘어, 목격을 요구하는 일은 참가자와 관찰자를 함께 현전의 해석학으로 되돌려 보낸다. 서정시, 음악, 춤, 시각예술 작품은 일반 언어로 표현될 수 없는 중대한 사건을 목격하고 기억하기 위한 표식으로 활용됐다.

　그리스 고전극의 코러스는 주인공 혼자서는 전부 인식할 수 없는 사건의 목격자 구실을 한다. 에우리피데스Euripides의 『트로이아 여인들The Trojan Women』에 나오는 코러스는 "이것이 일어났다"라고만 말하지 않고 "이것이 문제이다"라고 이야기한다.

> 희생은 지나갔네, 즐거움의 소리,
> 　별 아래 춤, 밤새 이어지는 기도.
> 황금의 그림과 트로이의 달,
> 　열두 개의 달과 그들의 위대한 이름.
> 내 심장, 내 심장이 우는도다. 오, 드높은 제우스신이여,
> 신에게 이 모두는 아무것도 아니네, 하늘 보좌에 앉은 이에게,
> 불구름의 왕좌 위에서, 죽어가는 도시는 어디 있는가?
> 　바람과 불길 지나네.[33]

　여기에서 코러스는 동작 바깥에 있는 트로이의 집합적 목소리로 기능한다. 코러스는 연극에서 트로이의 희생을 목격하며, 파괴와 절망을 허락한 신에게 도시 전체의 이름으로, 사랑하는 도시가 "바람과 불길" 속으로 소멸하는 것을 탄식한다.

　사건을 목격하는 일과 그것을 증언하는 사람은 구분된다.[34] 목격 행위가 지니는 이중 의미는 우리에게 그 개념적 복잡성을 환기하며, 사실과 의미 사이의 긴장을 강조한다. 목격자는 역사적 사실의 제공자로서 법적 절차를 따라 증언을 할 수도 있다. 재판에서 범죄에 대한 추정적으로 입증 가능한 설명을 제시하거나, 범인식별 절차에서 가해자를 식별할 수 있는 것이다. 증언자는 참가자, 관찰자, 사건의 표지자로서, 개인적으로 사

건의 의미를 인식한 자로서 자기 의견을 드러내야 하는 보다 더 중요한 의무를 진다. 퀘이커 교도가 공적 장소에서 평화를 위해 집단 침묵시위를 하는 것은 우려하는 문제를 분명하게 보여주는 표시로서, 시위자 자신의 평화를 위한 헌신을 증명하는 동시에 지나가는 사람들 스스로가 중동의 전쟁, 핵전쟁의 위협, 심각한 환경 문제에 관심을 가져야 할 필요가 있음을 알린다. 남아메리카의 독재정권 치하에서 사라진 아이들의 어머니와 할머니는 아이들에 대한 몇십 년간의 무관심과 부정을 뒤집는다. 그것은 위험하지만 영구적인 개인의 신체적 목격을 통하여 일어난다. 다시 말해 그들이 어떤 사실을 주장할 수 있기 때문이 아니라, 아이들의 실종을 둘러싼 '사실 없음factlessness'이 그들에게 증거가 된다는 것이다.

증언의 신뢰성이나 불가능성을 너무 쉽게 수용하는 것에 대해 경고하면서 역사학자 하이든 화이트Hyden White는 다음과 같이 적었다. "우리는 보는 것의 자연스러움을 당연한 것으로 받아들여서는 안 된다."[35] 화이트는 아우슈비츠 생존자이자 그 악행의 기록자인 프리모 레비Primo Levi가 쓴 홀로코스트 기록을 연구한다. 자신의 과학적 관찰, 분석 기술을 수용소의 삶을 기록하는 데 사용했다고 주장한 화학자인 레비는, 최종해결책에 관한 그의 보고를 역설적인 시적 텍스트로 전환한다.

"우리는 다시, 회색이고 동일하며, 개미처럼 작다. 하지만 별에 닿을 수 있을 만큼 크고, 서로에게 속박되어, 셀 수 없는, 수평선만큼 먼 평야를 덮는다. 어떤 때는 단일 물질로, 우리가 모두 갇히고 질식되는 것 같은 느낌을 받는 슬픔의 소란으로 녹아들어간다. 때로 시작도 끝도 없는 원으로 행진한다."[36]

화이트는 "레비가 만들어낸 캠프 속 생의 공포에서 가장 생생한 장면은 전통적으로 '사실'로 여겨진 것을 묘사할 때보다, 열정을 통해 사실을 생각하면서 자신의 느낌과 가치를 덧붙여 연속적 장면을 창조해낼 때 나타난다"라고 지적한다. 이것은 목격에도 사실과 의미 모두를 다룰 수 있는 표현의 형식이 필요함을 시사한다.[37]

문학자 제프리 하트만Geoffrey Hartman과 정신분석가 도리 라우브는 예일 대학교 홀로코스트 증언 포추노프 동영상 아카이브Fortunoff Video Archive for Holocaust Testimony를 설립해 악행의 아카이브에 자신의 증언을 추가할 기회를 캠프 생존자에게 제공하고 있다. 기억을 떠올리는 생존자를 근접 촬영한 영상은, 통찰력 있는 면담자의 논평으로 부드럽고 조심성 있게 진행된다. 이 면담은 역사적으로 검증 가능한 사실 대신, 홀로코스트에서 살아남은 자에게, 자신이 겪은 것을 표현하여 어떤 일이 있었는지 알도록 돕는 환경을 제공하는 역할을 한다.[38] 하트만이 설명한 진정한 보고서란, 검증 가능한 사실 보고서와 달리, 일어난 일에 관한 증언이자 그 일을 당한 사람을 목격하는 일이다. "진정함이 승리하려면, 트라우마 사건의 목격자로서 생존자는 일인칭이자 이인칭이 되어야 한다. 모든 일에도 불구하고 남은 자아에게 '너'라고 말할 수 있는 사람, 사라진, 손상된 자아와 '나-당신I-Thou'●의 관계를 추구하는 사람이 되는 것이다."[39]

증언하기는 종교적 삶의 강력한 차원이며, 때로 개인은 자신이 위험에 처한다 해도 신앙의 진실과 가치를 증언하는 자로 자신을 내놓는다. 종교적 증언은 단어 없이, 신앙인으로서 자신을 표시하는 의복, 예식, 평범한 일상의 습관을 통해 이루어질 수 있다. 널리 퍼진 정치적 트라우마와 부

● 마르틴 부버(Martin Buber)가 『나와 너』(Ich und Du)에서 나-그것이 맺는 도구적 관계 대신 서로 인격적으로 마주하는 관계로 제시한 것으로, 부버는 여기에서만 진정한 자아를 찾을 수 있다고 주장했다.

정의는 악행의 집단적 증언을 통해, 비난의 심판이 아닌 미래의 탐색으로서 대면할 수 있다. 남아프리카공화국의 아파르트헤이트에 대한 도전을 가장 강력하게 성취한 '진실과 화해 의식Truth and Reconciliation rituals'은 잘못을 공적으로 노출하여 트라우마 이후, 사회를 강화하는 방향으로 나아간다.[40]

목격 행위는 공포와 전쟁의 거대한 역사적 사건을 대면할 때뿐만 아니라 개인적 관계의 친밀함 안에서도 나타난다. 어머니와 아기 사이에서 일어나는 인정 행위는 평생 타인과의 상호주관적 관계를 다루고 반응하는 능력의 기본이 되며, 인격으로 바로 연결된다고 주장하는 이들이 있다.[41] 치료적 관계는 강력한 증언 장면을 제시하며, 사실 목격 자체가 치료를 구성한다. 정신분석가 워렌 폴랜드Warren Poland는 분석 치료에서 목격을 전이적 참여의 상호적 관계로 설명한다.

> 나는 분석가의 활동을 목격이라고 부른다. 그것은 능동적으로 어떤 행위를 하지 않고 환자가 말한 것을 '받아들이는 일'이다. (…) 능동적으로 관찰하는 위치를 유지하는 환자의 타자가 되는 것이 분석가의 기능이며, 그는 환자의 마음이 작동하는 감정적 활동을 인식하고 파악한다. (…) 분석적 기능으로서 목격이란 보는 사람으로서의 분석가를 가리키며, 분리된 타자성의 자리에서 환자의 의미와 그 의미의 의미 있음을 파악하고 존중하는 것이다.[42]

서사 치료라고 이름 붙인 가족 치료의 혁신적인 형태에서 마이클 화이트와 데이비드 엡슨David Epson은 내담자와 그 가족의 치료 시간에 '외부 목격자' 참관을 도입했다. 외부 목격자는 내담자와 어느 정도 유사성을 가진 사람 중에서 선택하여 내담자의 이야기가 그 자신의 경험과 어떤 면에서 공명하도록 한다. 내담자가 치료사와 대화하는 과정을 목격하는 것은 이야기를 듣는 것이 그 자신의 삶을 지원하고 고무할 방법이 된다는 것을 증명한다.[43] 상연되는 사건을 맥락화하는 그리스 연극의 코러스와 비슷하게, 외부 목격자의 존재는 가족의 상황을 더 넓은 사회적·내적 경험의 영역 안에 포개며, 고통받는 가족의 고립을 줄임과 동시에 건강을 향해 분투하는 가족에게 함께함과 지지를 제공한다.

서사의학은 개인 환자 돌봄의 실천에 목격의 전통을 쌓아왔다. 목격과 증언을 결합한 서사의학의 목격자는 임상적 만남 사건을 섬세하게 인식하고, 이것을 글로 표현하여 당사자에게 전달하기 위하여 만남을 함께한다.[44] 환자와 의료인 모두에게 허가를 받아, 목격자는 내원에 참석하고, 인류학자처럼 현장 기록을 작성하며, 접촉에서 벌어진 일의 인상을 기록에 남긴다. 목격자가 만남에 직접 참여하지 않기 때문에, 그는 사건에 휘말린 두 참가자가 보지 못한 것을 보고 표명할 수 있다. 의료인은 목격의 기록에서 얻게 되는 지식의 추가적인 차원에 관해, 만남과 그들 자신에 감사를 표하며, 환자 기록에 목격의 기록을 포함하곤 한다. 이런 '목격 기록Witness Notes'은 기록된 순간 환자에게도 제공되며, 그것은 속기록이 아니라 건강을 향한 그들 자신의 노력을 묘사한 것이다.

서사의학의 목격은 여러 목표를 동시에 달성한다. 임상적 만남의 중대함은 그것을 공적으로 목격하는 행위 및 그 결과 사건을 포착하는 문서를 만들어냄을 통해 인정받고 향상된다. 증상을 논의하고, 신체검사를 하며, 실험실 검사와 영상 결과를 검토하고, 치료를 결정하는 데 많은 시간을 들이는 일상의 임상적 만남도 강력한 감정, 권력관계, 건강과 질환에 관한 관련 믿음의 동의와 충돌, 촉구와 달램의 노력, 애착이나 무관심의 증거로 가득 찬 복잡하고 미묘한 사회적 사건으로 인식될 수 있다. 다른 서사의학 참가자들이 관찰자로서 만남의 두 참가자를 목격한다. 관찰자는 환자의 상황과 의료인의 상황, 조용히 나타나는 노력의 상호성, 접촉의 가능성, 함께하는 것의 중요성을 함께 인식하기 위해 주의를 기울인다. 임상 환경이 어색하게 다가올 목격자는 벌어진 사건과 사건의 문제를 조용히 대필하는 것을 통해 과정의 무게를 더할 기회를 얻는다.

의료인은 보리라

서사적 작업과 기술 발전의 몫을 넘어, 서사적 역량은 개별 의료인의 눈을 연다. 나는 주의 집중과 표현의 서사적 기술로 불러일으켜진 인식과 활동의 세계에 관한 프랭크 휠러의 증언으로 돌아가면서, 이 장을 마치려 한다.

휠러는 한밤중에 위중한 심장 마비에 빠진 여성을 만난 일을 설명한다. 그녀는 길에 사는 노숙자이자 조현병 환자로, 이런 사회적 요소들 때문에 심장 질환 치료를 계속하는 것이 불가능했다. 결국 위험한 심근 경색이 발생했다. 휠러는 이 여성의 관상동맥에 스텐트를 삽입하는 데 드는 7,000달러를 가지고 집, 약, 버스 승차권에 쓰는 것이 더 나음을 깨닫는다 (그리고 왜 스텐트가 하나에 7,000달러나 하는지 묻는다). 인문학의 서사적 선물을 의료인에게 전달하는 것을 옹호하며, 휠러는 다음과 같이 적는다.

나는 참석한 수천 개의 강의를 거의 기억하지 못한다. (…) 내가 기억하는 것은 강의가 아니라 이런 것들이다. 그동안 봐온 환자들. 극적이든 사소하든 수많은 순간에 함께 일한 여러 동료들, 레지던트, 학생, 간호사. (…) 야간 근무 후 집에 돌아와 깨끗한 이불을 까는 즐거움, 트라우마를 안기는 무선 호출기가 울릴 때 순간적으로 들이닥치는 두려움, 큰 실수를 했을 때 눈앞이 흐려지고 피부가 벗겨지는 기분, 열상을 꿰맬 때의 확연한 미적 만족, 코드가 울려 모두가 멈췄을 때의 강렬한 정적, 상담실의 슬픔과 안도, 소리와 빛, 라디오, 사이렌, 소리 지르는 취객과 조용한 취객, 용감한 사람과 겁쟁이. (…) 이런 모든 것이 난감하게 뒤섞인 어딘가에 보건의료에 종사하는 우리 모두가 중요한 일을 하고 있다는(때로는 불완전하고 경멸스러울지라도) 감각이 자리한다. 실제로 중요한 것, 더 큰 의미를 지닌 것은 바로 이 중요함의 감각이다. 이 감각이 의료 문화의 엄격함과 훈육을, 신체적 소진을, 한밤중에 끝없이 울리는 전화벨을, 읽고 쓰인 모든 종이를, 주고받은 모든 강의를 이끈다. (…) 의학의 많은 부분은 (…) 이름 없이, 감사 없이, 얼굴 없이, 불확실하게 이루어지지만, 그렇더라도 필요 불가결하다. 이 필요성을 상기할 필요가 있다. 그것이 우리의 선한 본성을, 무관심에도 불구하고 때로 우리가 행하는 선을 확증하기 때문이다.[45]

이 장에서 설명한 실천은 보건의료의 숭고함을 실현하도록 이끌 것이다. 서사 기술은 보건의료에서 일어난 일을 온전히 인식하고 표현하게 할 것이다. 돌봄 환경에서 나타나는 단어와 텍스트를 포착하는 엄격한 방법을 통해, 서사의학은 임상 진료를 이상적인 창의성, 성찰, 상호관계로 이끈다. 진료실에서 환자와 함께 의무기록을 구축하고, 환자에게 증언해달라고 초청할 때, 임상적 사건의 단독성과 중대함은 확고해진다. 환자와 의료인이 함께하는 순간을 인정할 때, 보건의료에서 가장 중요한 것이 무엇인지 우리는 알게 된다.

서사의학의 확장: 의사-해석자 만들기

김준혁

서사의학?

서사학에 관심을 둔 분이 아니라면, 서사라는 표현이 여기저기에 붙는 것을 이상하게 여기실 것 같다. 이야기를 연구하는 서사학은 그렇다 치지만, 그게 다른 학문과 어떻게 연결될 수 있는가? 연결이 무엇을 가져오는가? 그냥 그럴듯한 두 학문을 붙여 새로운 이름표를 만들고, 다른 사람의 무지에 기생하는 전략은 아닌가? 사실 이런 질문 목록은 2010년 초에 'narrative medicine'이라는 이름을 처음 들은 이후, 내가 상당히 오랫동안 품고 있던 것이다. 질문에 하나씩 답을 얻기 위해선 오랜 경험과 실천이 필요했다. 리타 샤론의 책과 논문을 읽는 것으로 시작하여, 컬럼비아대학교의 서사의학 워크숍에 참여하고, 미국에서 유학하는 과정에서 의학사醫學史와 문화비평을 전공한 뒤 의료윤리 분야에서 가르치고 있는 랜스 월러트Lance Wahlert 교수와 같이 공부하고 논문을 쓰면서, 그리고 내 글을 연재할 기회가 생긴 다음에야 나는 질문에 답을 내놓을 수 있었다.

하나씩 살펴보자. 서사학이 다른 학문과 어떻게 연결될 수 있는가? 연구방법론에 관심이 있으신 분이라면 질적 연구방법론에서 서사적 탐구라는 분야가 있음을 알고 계실 것이고, 역사에 관심이 있는 분이라면 구술사라는 역사학적 방법론을 들어보셨을 것이다. 심리학과 상담을 아시는 분이라면 이야기 치료라는 방법이 있음을 아실 것이고, 철학이나 문학에 기반을 두신 분이라면 해석학이나 정신분석학이 문학 이론에서 어떻게 작동하고 있는지를 떠올릴 때 서사와 학문을 연결 지으실 수 있을 것이다. 하지만 이런 분야가 있으니 인정해달라고 말하는 것은 권위에 기댈 뿐이니, 내 경험과 연결 지으려 한다.

치과의사가 되고 전문의 자격을 취득하면서 가졌던 고민이 있다. 나는 환자를 잘 보고 있는가? 매일의 진료를 해나간다는 것은 그렇게 어려운 일은 아니다. 치과 의료는 대부분 반복적인 일이 많으므로, 숙달될수록 더 많은 것을 살피고 행할 수 있다. 신체적 능력이 어느 정도 쇠퇴하기 전까지는 계속 숙달될 것이다. 수련 과정은 여러 절차와 교육을 통해 숙달을 달성하는 방식이기에, 수련이 끝나갈 때쯤엔 환자 보는 것은 어느 정도 익혔다고 보아도 무방하리라. 물론, 평생의 발전이 남아 있기에 끝은 아니겠지만 말이다.

그렇지만 나는 계속 자문해왔다. 환자를 잘 보는 것은 무엇인가.

질병을 안고 온 환자에게 회복을 가져다주는 것이 의학의 일차적인 목표일 것이다. 감염의 증상과 원인을 없애고, 그 결과로 발생한 기능장애를 해소하는 일이다. 하지만 이것으로 끝인가? 예컨대 환자와 주변 의료인에게 거칠게 대하지만, 어찌 됐든 자기 일은 충실히 하는 사람이 있다고 해보자. 이 사람은 의학의 일차적인 목표를 달성하니, 환자를 잘 보는 걸까?

이 의료인의 경우 환자와 주변 사람에게 보이는 태도가 문제라면, 태도도 좋고 진료 결과도 좋지만, 이 모두는 자신의 영달을 위한 것이라 결코 손해는 보지 않으려는 사람이 있다고 해보자. 이 사람은 의학의 일차적 목표도 달성했고 다른 사람과도 원만히 지내니, 환자를 잘 보는 거라고 할 수 있을까?

이 두 번째 사람의 경우, 목적이 의료인으로서 품어야 할 것에서 조금은 벗어나 있어서 문제라면, 다른 사람을 위해 최선을 다하는 이가 있지만, 그가 하는 일은 제도의, 엄밀히 말하면 자본의 논리를 확대·재생산하는 데 충실하여 결국 그의 헌신은 인정받는 다수에게만 돌아가는 사람이 있다고 해보자. 그는 헌신적이며, 의학의(한 걸음 더 나아가, 제도 의학이라고 하자) 목표도 따르고 있으니, 그는 환자를 잘 보는 걸까?

이런 질문은 일견 윤리의 문제이다. 각 사람에게 "대접받고 싶은 대로 남을 대하라"(황금률), "타인을 결코 수단으로서가 아닌 목적으로 대하라"(칸트의 정언명령), "준칙을 보편적 법칙이 되도록 행하라"(의무론) 또는 "최대 다수의 최대 행복을 추구하라"(공리주의) 등의 격언을 제시하고 그대로 따르도록 하면 될 것이다.

하지만 방향이 정해졌다고 해도, "어떻게 할 것인가?"라는 문제가 남는다. 환자와 의료인의 만남에서 황금률을 실천하는 방법은 무엇인가? 의업을 수행하면서 칸트의 정언명령을 실천하는 길은 무엇인가? 의료인에게 윤리적 실천 지침을 제공하거나, 지금 내 진료실 벽에도 붙어 있는 것과 같은 '환자 응대 프로토콜'을 보급하면 되는가? 역으로, 환자 측에서는 어떤가? 이 격언이 결코 의료인만의 것은 아닐 텐데, 환자에게 이렇게 행하라는 권유는 어떻게 할 것인가? 환자에게도 '의료인 응대 프로토콜'을 보급할 것인가?

이 방법을 고민할 때 중요하게 다루어야 하는 지점은, 우리가 어떤 식으로 우리의 대화와 행위를 구성하는가 하는 점이다. 이 격언들이 구현되는 곳은 만남 속 대화와 행위이며, 이를 어떠한 방식으로든 변화시키기 위해선 주의 집중, 창의성, 성찰이 필요하다. 의사소통 훈련으로 되는 것이 아니다.*

즉, 먼저 우리가 어떻게 대화하고 행위를 하는지 살펴야 한다. 그것은 환자의 말, 나의 말, 둘의 만남이 만드는 사태와 상황에 주의를 집중하고, 이를 표현함을 요청한다. 표현된 환자-의료인 만남은 윤리적 변화를 위한 창의성을 요구한다. 지금과 다르게 하기 위해선 '다름'을 상상해야 한다. 그 모습을 실천에 반영하려면, 우리는 지금의 방식을 성찰해야 한다.

여기에는 두 가지 작업이 필요하다. 먼저 주의 집중, 창의성, 성찰을 익힐 방법이 필요하다. 다음으로 의료 행위와 환경, 그 안의 여러 세부를 파악할 방법이 필요하다. 이 둘을 달성할 수 있는 것이 서사적 훈련이다. 샤론과 동료들이 이 책에서 강조하고 있는 것처럼, 자세히 읽기와 창의적 글쓰기는 참가자에게 발화를 향한, 텍스트를 향한, 진행되는 상황에 관한 주의 집중, 창의성, 성찰 능력을 기르는 방법이다. 또한 우리가 매일의 경험을 서사로 구조화하고 기억하며 반추한다면, 의료 경험 또한 서사로 구조화·기억·반추될 것이며, 이는 서사 분석과 비평의 방식을 적용할 수 있는 대상이 될 것이다. 여기에 의학 속/곁 서사의 자리가 있다. 서사는 일상의 의료적 실천을 정교하게 이해하고, 이를 바꿔나가기 위한 통로로서 작용한다.

그렇다면 서사와 의학의 연결은 무엇을 가져오는가? 먼저 용어를 구분하자. 둘을 연결한 서사의학은 여러 분야를 포괄적으로 일컫는다. 여기에서 말하는 서사는 꼭 서사학을 의미하지 않는다. 여기에서 말하는 의학은

---

* 단순히 의사소통의 규칙을 익히는 것만으로는 절대 끝나지 않는데, 기본적인 의사소통 기법을 안다고 해서 사람의 행동이 변하지는 않기 때문이다. 그래서 의학교육학이 의료 커뮤니케이션 교육을 내세우는 것을 보면 답답할 때가 많다. 표준 환자와 대화한다고 환자를 잘 돌볼 수 없다. 물론 이것마저 못하는 이들이 있어서 교육할 필요가 있다는 말은 맞긴 하다.

꼭 현대 의학을 말하는 것도 아니다. 서사를 통한 학문적 접근 일반, 의학과 관련한 개인과 사회의 측면에 관한 고찰 모두를 연결한 것은 모두 서사의학이다. 이런 서사의학의 실천은 여러 귀결을 낳았다. 사회학에서 둘을 이은 아서 프랭크, 인류학에서 둘을 이은 아서 클라인먼의 작업은 국내에서도 이미 반향을 얻고 있다. 프랭크의 사회서사학socio-narratology은 의료에서 출발해 질병과 고통을 말하는 서사를 분류하여 그 구조를 탐색하고, 이를 통해 사회가 질병과 고통을 구조화하고 처리하는 방식에 접근한다. 클라인먼의 의료인류학적 접근은 인류학의 서사 탐구를 환자의 질환 서사와 의료인의 자서전에 적용, 의료에서 그동안 조명되지 않았던 부분을 환자와 의료인의 경험을 통해 살핀다.

한편 컬럼비아 서사의학은 특수한 인식과 실천의 방법을 가리킨다. 여기에서 '서사'는 영미 신비평을 중심으로 독자 반응 이론, 해체론, 서사학을 연결한 문학 이론을 의미한다. 여기에서 의학은 실험실 의학을 넘어 정보 의학으로 나아가고 있는 현대 의학을 말한다. 둘을 연결한 서사의학은 문학 이론을 거쳐 현대 의학에 접근하며, 초기 의학교육과 의학적 면담의 방법론으로서 구상되었던 것은 교육적·실천적 구체화와 함께 점차 확장되었다.

현재 서사의학은 의학교육, 의료윤리, 의료사회학, 의료인류학, 의료에서의 소수자 접근, 상호전문가적 실천, 완화·말기 의학, 가정의학, 정신건강의학에 적용되고 있다. 물론, 서사의학이 적용된다고 해서 갑자기 새로운 의학이 되는 것은 아니다. 진료의 풍경은 크게 변하지 않을 수도 있다.

그러나 그 안에 놓인 의료인이 변하기 시작한다. 의료인은 자신의 말과 환자의 말을, 둘의 상호작용이 만든 기록을 비평적 관점에서 돌아보기 시작하며, 이 과정은 새로운 청취와 새로운 독해로 이어진다. 환자가 말하지 못했던 것, 구조와 체계가 가리고 있었던 것을 파악하는 능력을 얻은 의료인은 환자와 새로운 관계로 나아가려 한다. 그것이 함께하는 의사결정이든, 페미니즘·젠더 의학이든, 평등한 상호전문가팀의 구현이든, 호스피스에서 돌보는 자와 떠나는 자가 함께 기록을 만드는 일이든, 열린 의무기록이든, 더 넓게 의료에서 사회정의적 접근과 상호적 정체성의 구현이든 말이다.

환자도 마찬가지로 변한다. 환자는 질환 경험이 산산조각 내어 흩어버린 삶을 다시 맞추는 작업을 시작한다. 무의식적으로 가정하고 있던 삶의 이야기, 나의 정체성을 지탱하고 있던 그 서사는 지난한 탐구 과정을 통해서야 다시 쓰일 수 있는 어떤 것이다. 그리고 서사의학은 그 과정을 돕는다. 질환 경험이 그저 비참과 좌절로 끝나지 않으려면, 그 삶이 절망에서 벗어날 수 있으려면 우리는 함께, 삶의 새 장을 써 나가야 하는 것이다. 그것을 서사 외에 무엇이라고 설명할 수 있을 것이며, 그 위기가 질환 때문에 찾아왔다면 의학 없이 어떻게 말할 수 있을 것인가.

그렇다면 서사의학이라는 이름표는 어떤 내용을 지니는가? 이 책이 그에 대한 답을 제시한다. 서사의학은 교실에서, 진료실에서 어떻게 실천되는가. 그것은 어떤 원칙을 지니는가. 누가 이 운동에 참여하고 있으며, 무엇을 겨냥하고 있는가. 2000년대 초만 해도 의사와 문학자 중심으로 구성되어 있던 서사의학팀은 사얀타니 다스굽타와 에드거 리베라콜론 등 서사의학을 다른 방식으로 사유하려는 이들을 끌어들이며, 기존에 충분히 다루지 못했다는 비판을 받은 사회적·정치적 맥락까지 포괄하려 한다. 이제 서사의학은 장애·젠더 문제도 다룰 수 있는 도구가 되었다(6장, 다스굽타의 접근을 참고하라). 서사의학은 질적 연구의 서사적 분석과는 조금 다른 각도에서 의료 서사에 접근하고 분석하는 방법을 제시하려 한다(11장에서 리베라콜론이 전개한 논의를 참조하라).

이제 서사의학이 무엇이고 어디에 쓰는지는 어느 정도 해명했다. 자세한 내용은 이 책이 담고 있으니, 여기서 그 내용을 다시 서술하는 것은 사족이리라. 하지만 여기에서 멈춰선 안 된다. 미국에 살지 않는 우리는 재차 물어야 한다. 이것이 의료를, 특히 한국 의료를 바꿀 수 있을까? 이것이 한국 의료를 다른 형태로, 예컨대 컬럼비아대학교에서 수행되는 형태로 바꾸는 것을 의미한다면, 서사의학은 여기에서 성공하지 못할 것이다. 각 나라에는 고유의 의업이 있다. 외국의 방식을 도입하여 이를 변화시키는 노력은 가능하나, 그것은 현 제도를 다른 제도로 교환하는 것일 뿐, 성공이 담보된 것도 아니며 그 방식이 더 낫다는 보장도 없다. 문제는 이것이다. 서사의학을 통해 현재 우리가 경험하는 의학을 비평·비판하고 다른 의학으로 나아갈 수 있을까? 그저 외국의 것을 수용하여 저 방식이 더 나으니 바꿔보자고 말하는 것이 아니라, 우리가 경험하고 있는 문제를 성찰하여 다른 방식을 내놓을 수 있을까? 그 부분을 연구했던 것이 졸고, 「다시 읽고 다시 쓰기를 통한 서사의학의 확장: 의사-해석자 만들기」[1]였다. 다음에서 그 내용을 간략히 요약하여 소개하고, 그 결론이 무엇을 의미하는지, 이 책을 읽는 것과 어떻게 연결되는지 살펴볼 것이다.

서사의학, 의학을 바꿀 수 있는가?

서사의학을 특정 의료 체계에 도입하려면 두 가지를 살펴봐야 할 것이다. 첫째, 서사의학이 처한 상황이다. 둘째, 서사의학을 적용하려는 곳의 상황이다. 전자의 질문은 이론적 평가를, 후자의 질문은 실천적 고려를 다룬다.

먼저, 서사의학이 현재 처한 지형을 살펴보기 위해 이 분야에 대해 문제를 제기한 목소리에 주목하자.

서사의학에는 그동안 크게 두 가지 비판이 제기되었다. 첫째, 서사의학이 상대주의라는 비판이다. 서사의학은 상대주의·회의주의 이론을 바탕으로 하고 있으므로 의학적 이론으로 타당하지 않다는 것이다. 어떤 것이든 가능하다는 상대주의나, 옳은 것은 없다는 회의주의가 의학적 실천의 토대로 작동할 수 없다는 생각이 그 뒤에 있다. 둘째, 서사의학 자체가 상대적이라는 비판이다. 서사의학은 서사를 보편적인 것으로 가정하지만 서사의 방식으로 생각하지 않는 사람이 있으며, 따라서 서사를 인식론적·윤리학적 틀로 활용하는 것은 서사를 사용하지 않는 사람에 대한 폭력이라는 것이다.

이 비판을 넘어서기 위해, 두 가지 질문을 꺼내보았다. 첫째, 서사의학을 철학적으로 정당화할 수 있을까? 둘째, 서사의학은 어떤 임무를 수행해야 하는가? 첫째는 서사의학을 문학 이론보다 더 정교한 이론으로 뒷받침할 수 있는가에 관한 질문이다. 문학 이론이란 그 정의상 이론의 이론이자 다양한 독해를 위한 인식과 해석의 틀로 기능할 수는 있으나, 엄밀함이 모자란다는 한계를 지니고 있다. 둘째는 이론의 틀 위에서, 서사의학을 통한 의학 비판이 가능한가를 묻는다. 두 질문을 결합하면, 우리는 서사의학이 우리 의료를 바꿀 수 있느냐는 질문에 답을 얻을 수 있다.

그다음, 여기 정립한 이론에서 출발하여 서사의학은 교육학적 논의에 어떤 영향을 미칠 것인가에 관한 질문을 확인할 것이다. 이는 여기의 의학교육적 지평에서 서사의학을 어떻게 작동시킬 것인가를 고민하기 위함이다.

이론으로 돌아가자. 앞서 언급한 것처럼, 서사의학과 그 임상윤리적 적용에 대하여 상대주의라는 비판이 제시된 바 있다. 현재 서사의학이 실천되는 양태에 기인한 이 비판은 결국 의학적 결정을 내려야 하는 순간 서사의학이 답을 제기할 수 없을 것이라는 근본적 문제까지 나아간다. 이는 상대주의적 관점 일반에 제기되는 문제이기도 하나, 난문 또는 딜레마를 그대로 탐구 과제로 남겨두는 것이 가능한 인문학적 탐구와 달리 의료의 현실은 의학적 판단과 결정을 요구하므로 이 비판을 그대로 놓아둘 수는 없다. 말 그대로, 응급실에서 급박한 진료가 필요한 상황에서, 서사의학은 무슨 답을 내놓을 수 있는가? 그것이 상대주의 의학이라면, 진료에는 쓸모없는 것 아닌가?

들어가기에 앞서: 의료의 보편주의와 상대주의

이 질문에 대한 답을 찾기는 쉽지 않으며, 보편주의와 상대주의에 관한 여러 논의를 살펴볼 필요가 있다.[2] 간략히만 살펴보자. 현대 의료는 보편주의적 접근을 한다. 즉, 환자는 모두 같은 인간이라고 전제하며, 그의 개별성이나 단독성, 사회문화적 차이, 환경의 변화 등은 현대 의료에서 부차적인 요인으로 여겨진다. 의학적 치료, 공중보건 개입은 보편적으로 적용되어야 한다. 통계는 이를 위한 근거와 언어를 제공한다. 현대 의료에서 환자는 하나의 데이터로 환원되며, 그를 구성하는 요소는 치료의 결과를 예측하는 식에 포섭된다.

이런 상황에서 상대주의적 접근은 무의미하며, 의료를 위협하는 요소로 여겨졌다. 같은 증상을 보이는 이 환자와 저 환자에게 다른 치료를 제공하면 안 된다. 세포, 장기 수준에서 같은 변화를 보이는 환자에겐 같은 약물을 주입해야 한다. 방사선 사진에서 같은 변화를 보이는 두 개체는 같은 질병 또는 질병으로 인한 같은 병리적 변화를 나타내는 것이다. 이때, 환자의 말이나 경험은 무의미하다.

이런 인식은 의료의 윤리적 차원까지 확장된다. 즉, 어떤 의료인이나 환자가 윤리적 갈등으로 고민하고 있을 때, 그 고민의 주제가 같다면 언제나 같은 답이 주어져야 한다는 것이다. 임신중절은 허용하거나(전적인 허용이든, 부분적인 허용이든 선을 긋는다는 점에선 마찬가지이다) 금지하거나 둘 중 하나다. 안락사는 찬성하거나 반대하거나 둘 중 하나다. 환자-의료인 갈등에서 옳은 것은 환자나 의료인 둘 중 하나다. 환자마다 다른 결정을 허용하는 제도나 갈등 당사자 둘이 모두 옳은(때로, 둘 다 틀린) 경우는 상정되지 않는다.

그러나, 이런 인식은 현실의 일부에만 답을 제공할 수 있다. 진료에서 우리는 명확한 답을 내리기 어려운 상황을 종종 마주한다. 그것은 아직 의학이 지닌 한계 때문이기도 하지만, 본성상 의학은 불확실성을 지니고 있기 때문이다(의학의 불확실성에 관해선 9장에서 전개한 허먼의 논의를 참조하라). 의료는 인간의 일이며 인간을 대상으로 하기 때문에, 하나로 딱 결론 내릴 수 없는 부분이 더러 있다. 어떤 질병에 있어 두 개의 약이 있는데, 둘 다 해당 질병을 치료하지만 가격, 효과, 부작용 등에 차이가 있는 경우를 생각해보자. 당장 2021년, 코로나바이러스감염증-19를 해결하기 위해 화이자사와 아스트라제네카사가 각각 내놓은 백신을 떠올려보라. 둘은 증상 예방 효과, 가격, 부작용, 가용성, 수급 등에서 상당한 차이를 보인다. 여기에서 무조건 화이자 백신을 맞는 것만이 답이라고 말할 수 있는가?

좀 더 큰 문제로, 연명의료와 관련한 결정을 생각해보자. 우리는 말기 환자에게 연명의료가 무익하다는 생각을 종종 한다. 쉽게 말해, 곧 사망할 환자에게 치료가 아닌 증상을 완화할 뿐인 여러 방법을 제공해보아야 쓸모없다는 것이다. 그런데, 그것은 누가 결정하는가? 의료인인가, 환자인가? 보통 우리는 이런 결정에 관하여 환자가 연명의료를 중단하는 것만 떠올리며, 그것이 마치 '좋은 죽음'인 것인 양 말한다. 하지만, 환자가 조금이라도 자신의 생을 늘리고자 하여 연명의료를 어떻게든 받고자 하는 것은 잘못인가? 또, 의료인이 환자를 어떻게든 붙들고 싶어서 연명의료를 하는 것은 잘못인가?

이런 상황에서 상대주의가 답이 될 수 있다고 흔히 생각한다. 환자는 자신의 가치에 따라 의료적 결정을 내릴 수 있으며, 그것은 옳고 그름을 따질 문제는 아니거나 각자의 상황에 따라 모두 옳다고 말할 수 있다. 의료인은 자신의 가치에 따라 의료적 결정을 내릴 수 있으며, 그 또한 옳다. 그러니 모두가 옳은 상황을 그대로 놓아두자.

하지만, 이런 식의 접근은 의료에서 두 가지 문제를 지닌다. 첫째, 의료적 결정 불능 상태를 불러온다. 의료인도 맞고, 환자도 맞으면 도대체 누구를 따라야 한단 말인가? 둘째, 의료윤리적 회의주의에 빠진다. 의료윤리는 답을 낼 수 없다. "그래서 도대체 어떻게 하란 말인가?"라는 질문에 답할 수 없는 의료윤리는 필요 없다.

여기에서 해결책은 보편주의와 상대주의를 종합할 수 있는 틀을 마련하는 것이다. 보편은 상대에서 배워야 하고, 상대는 포기했던 결정을 다시 내릴 방법을 보편에서 찾아야 한다. 리타 샤론은 서사의학이 상대주의라는 공격에 대해 명확히 답하는 것을 회피했는데,[3] 나는 이런 답이 불충분하다고 생각한다. 오히려, 서사를 바탕으로 보편주의와 상대주의를 다시 생각해볼 방법은 없을까? 아래는 그 논의를 간략히 정리한 것이다.

이론적 고찰: 유사-초월론이란 무엇인가?

나는 자크 데리다가 전개한 탈구축에 관한 사유에서 출발할 것이다. 여기에서 출발하는 이유는 두 가지이다. 첫째, 서사의학은 그 역사적 전개상 데리다의 해체 및 그에서 발생한 예일 해체주의의 영향을 크게 받았으며, 따라서 서사의학의 발전을 데리다에서 다시 살피는 것은 가치 있다. 둘째, 이후 설명하는 데리다의 유령론*은 21세기 사유의 전환, 즉 브루노 라투르Bruno Latour의 행위자 네트워크 이론Actor-Network Theory을 중심으로 한 과학사회학, 퀑탱 메이야수Quentin Meillassoux와 그레이엄 하먼Graham Harman 등의 사변적 유물론, 도나 해러웨이Donna Haraway 등의 사유를 바탕으로 한 포스트휴먼 이론 등이 제시하는 탈인간중심주의적 기획을 예비하고 있으며, 이는 이 절의 목표인 보편주의와 상대주의의 종합에 이론적으로 기여할 것이다.

고정된 양식을 해체하여 새로운 형태로 재구축하는 것을 의미하는 탈구축은 데리다 사유를 관통하는 핵심 어휘로, 그가 이론을 전개해가는 과정에서 그 양상은 변화한다. 아즈마 히로키東浩紀의 분석에 따르면 데리다는 두 가지 사고 형식에 대항하고 있다. 하나는 형이상학이고, 다른 하나는 부정신학적 접근이다. 형이상학이란 현실을 파악하기 위한 이상, 근본 또는 근거가 따로 있다는 생각이다. 이를 상대하는 첫 번째 탈구축은 당연히 형이상학 비판이다. 현실을 파악하기 위한 이상이나 근본 안에 이미 현실의 요소가 포함되어 있다는 것이 데리다의 주장이다. 이상 또는 근본

---

* 아래에서 유사-초월론이라는 개념으로 설명한 유령론(specters theory)은 데리다가 『마르크스의 유령들』(Spectres de Marx)이라는 책에서 전개한 것으로, 유령은 거기 없지만 또 있는 어떤 것(현존하지 않지만 현전하는 것)이다. 데리다는 우리가 유령과 함께 살며 살아가야 한다고 말하는데, 사라진 과거들, 이제는 아무도 기억하지 못하는 죽음들이 우리에게 정의를 호소하고 있기 때문이다. 이 목소리, '유령들'은 직선으로 흐르는 역사의 시간을 어긋나게 만든다. 『햄릿』(Hamlet)의 유령이 아무도 알지 못한 억울함을 햄릿에게 호소한 것처럼, 데리다의 유령은 역사로 남은 과거의 문제뿐만 아니라 역사로 남지 않은 문제까지도 해결을 기다리고 있음을 상기시킨다. 하지만 과거가 기다리는 것은 복수가 아니라, 화해이자 구원이며, 어떤 형태로 다가올지 알 수 없는 미래이다(따라서 유령은 과거에만 사로잡혀 있지 않다).

의 독립성은 유지될 수 없다.

여기에 대해 답을 내놓는 것이 부정신학적 접근이다. 부정신학적 접근이란 현실에 완전히 파악할 수 없는 지점이 있다는 것에서 출발한다. 첫 번째 탈구축이 맞는다면, 현실은 현실 자체만으로는 완전히 완결되지 않는다. 쿠르트 괴델Kurt Gödel의 불완전성 정리가 한 이론, 한 세계가 스스로 모순이 없음을 증명할 수 없음을 보인 것처럼, 이론과 세계 안에는 '알 수 없는 지점' 또는 '결핍의 지점'이 있다. "신은 미움이 아니다"와 같이 "신은 어떤 것이 아닌 존재다"라는 방식으로 신의 정의를 부정 명제의 방식으로 접근하는 것을 의미하는 부정신학은 답을 비워둠으로써, 체계 안에 비어 있는 곳을 남겨둠으로써 자신의 모순을 돌파한다.

부정신학적 접근은 이런 '결핍'을 통해 현실을 파악하는 사고방식을 말한다. 예를 들어 자크 라캉이 전개한 정신분석학은 현실에는 '결여'가 있고, 이 '결여'가 모든 것을 설명할 수 있다고 본다. 마르틴 하이데거는 '존재자'에 앞서는 '존재'의 지평을 말했고, 이 '존재'란 현실의 근원이 되는 '알 수 없는 것'이다. 부정신학적 접근은 이 결여, 존재가 세상을 설명하는 기준이자 근원의 장소이지만, 우리는 그것을 알 수 없다고 말한다.

데리다의 두 번째 탈구축은 이런 부정신학적 접근을 비판한다. 데리다가 비판하는 것은, 이런 접근이 '결핍'의 지점을 절대적인 대상으로 설정한다는 데 있다. 현실에서 파악 불가능한 결여 또는 현실에서 알 수 없기에 '현실 바깥'인 무엇인가가 현실을 정합적인 것으로 만든다면, 이런 결여 또는 바깥은 현실을 근거로 하여 자기 존재를 확립하게 된다는 것이다. 이런 절대화가 타당하지 않음은, 이런 구도가 사고를 다시 형이상학의 방식으로 되돌려놓기 때문이다.

대신 데리다는 유사-초월론quasi-transcendentalism을 주장한다. 가능성의 조건에 불가능성의 조건이 이미 포함되어 있음으로 정리되는 유사-초월론은 현실의 지반으로 바깥 대신, 현실과(가능성) 현실에서 파생한 이상이라는(불가능성) 두 축을 상정한다. 이런 이상은 플라톤의 이데아처럼 도달해야 하는 절대적인 지점이 아니며, 현실과는 분리되어 존재하는 이상향도 아니다. 우리는 현실에 발을 붙이고 있지만, 하늘을 바라본다. 중요한 것은, 바라본 하늘이 붙인 발에 따라 결정된다는 것이다. 초월적 하늘을 상정함이나(형이상학) 땅이 아닌 것이 하늘이라는 생각을(부정신학) 넘어, 유사-초월론은 땅에서 본 하늘을 말한다. 즉, 이상을 제시하는 것은 현실이지만, 현실은 자신이 제시한 이상을 통해 자신을 벗어날 수 있음을 알린다. 이론에서 말하자면, 현실의 정합성 속에는 그 부정합성의 논리가 이미 포함되어 있다.

이렇게 말해보자. 이상과 현실, 진리와 경험, 원리와 실제, 순수와 오염, 천연과 가공 중 어느 쪽이 우선하는가? 형이상학은 답할 것이다. 이상, 진리, 원리, 순수, 자연이 먼저 있고, 후자의 항들은 그에서 파생된 것이라고. 첫 번째 탈구축은 두 항 사이의 위계를 공박한다. 이상 속에 현실이, 진리 속에 경험이 있다. 그렇다면 이상과 진리가 우선한다고 말할 수 없다. 이를 밀고 나간 상대주의는 이상, 진리 등 절대항을 부정하며, 오로지 현실, 경험, 실제만이 있으며 이상, 진리, 원리 등은 허구라고 주장한다. 여기에 대항하는 논리가 부정신학이다. 현실은 현실 아닌 것(이것을 이상이라고 말하지는 말자) 없이 정립할 수 없다. 경험은 경험 아닌 것(이것을 진리라고 부르지는 말자) 없이 확립될 수 없다. 두 번째 탈구축이 제기하는 것은 이 '~아닌 것'이 결국 이상=진리=원리로 회귀한다는 혐의이다.

이 비판을 수용한다면, 다음은 어디로 나아가야 하는가? 여기에서 유사-초월론을 제시하자. 현실 속에 이상이, 경험 속에 진리가, 실제 안에 원리가 위치한다. 하지만 그 이상, 진리, 원리는 현실, 경험, 실제에선 불가능하다. 이상, 진리를 부정한 상대주의와 달리, 유사-초월론은 이를 부정하지 않는다. 이상은 현실의 규제 원리로 작동한다. 그러나 현실 없이 이상은 존재할 수 없다. 진리는 경험의 근거로서 작동한다. 그러나 경험 없이 진리는 접근 불가능하다.

서사의학과 유사-초월론: '다른 의료인' 대신, 지금 여기의 의료인을 향해

이 위에 서사의학을 다시 쌓자. 서사의학은 상대주의라는 비판에 대해 서사적 역량을 해결책으로 제시했다. 자세히 읽기와 고백적 쓰기로 정의 되는 서사적 역량은, 이를 갖춘 사람이 더 좋은 의학적 결정을 내릴 수 있 다고 주장한다. 그러나 여전히 문제가 남는다. 서사적 역량에 서열을 매 길 수 있는가? 더 뛰어난 읽기가, 더 뛰어난 쓰기가 있는가? 우리는 더 잘 읽고 들을 수 있다. 우리는 더 창의적으로 표현할 수 있다. 그것은 지금 의 의료인이 아닌 다른 의료인, 현실 바깥에 있는 의료인의 모습이다. 그 렇다면 서사적 역량은 상대주의라는 비판을 피해 부정신학적 사고의 양 태를 제시하게 된다. 저 바깥 어딘가에는 우리가 아닌 다른 의료인, 더 잘 듣고 해석할 수 있는 누군가가 있다. 문제는 이 '다른 의료인'이라는 지점 이다. 누구를 상정해야 하는가? 더구나, 누군가를(예컨대, 미국에서 명의名醫 의 표상 윌리엄 오슬러를) 상정하면 되는가? 그때, 오슬러가 절대적인 이상 으로 작동하는 것은 아닌가?

여기, 유사-초월론을 대안으로 제시한다. 즉, 사례를 포함한 의학적 텍 스트 일반은 현실과 이상을 동시에 제시한다. 우리는 지금 현실이 규정한 지점들에서 변화의 지점을 찾는다. 그 변화는 현실을 부정하지만, 그렇다 고 절대적인 의료의 이상을 상정하지는 않는다. 여기에서 서사의학에 탈구축을 적용하는 것은 서사의학을 활용하려는 이에게 기존 사례를 다르게 읽는 일에 더하여 자신의 독해를 새로이 쓰는 일을 요청한다. 읽는 일이 텍스트 비판이라면, 근거를 정립하는 일은 쓰는 일이기 때문이다. 나는 이를 '다시 읽고 다시 쓰기'라고 명명한다. 또한 서사의학에서 환자가 작가, 의사가 독자로 자리매김하는 것과는 달리 쓰기를 강조하는 것은 환자-의사 '저자의 공동체'를 형성하고 그 책임을 강조한다.

물론 서사의학은 언제나 책임을 강조해왔다. 그러나 그것은 힐리스 밀러가 주장한 독자의 윤리적 책무, 독자로서 텍스트에 온전히 반응하고 그에 따라 행위를 할 의무였다. 그러나 언젠가 롤랑 바르트가 말한 것처럼, 텍스트는 독자에게 쓰게 만든다. 자신을 드러내고 성찰하기 위한 창의적 글쓰기에서 우리는 한 걸음 더 나아가야 한다. 다시 읽고 다시 쓰기의 책임이란, 의료의 낭사자로서 내가 참여하고 있는 의학을 읽고 다시 쓸 책임을 말한다. 의학을 다시 쓰는 것은 새로운 의학을 낳기 위해 몸부림치는 것이다.

서사의학, 의료윤리 사례에 적용하기

의료윤리 사례를 통해 앞서 설명한 내용을 좀 더 살펴보자.

폐암 3기 진단을 받은 이 할머니는 최근 치매 환자와 비슷한 행동을 보이기 시작했고, 병원은 정밀검사를 권했다. 정밀검사 날 병원으로 어머니를 모시고 가려던 이 할머니 아들이 주차된 차를 옮겨 오는 잠깐 사이에 이 할머니는 실종되었다. 그날 저녁 이 할머니는 마을버스에 치여 크게 다친 상태로 발견되었다. 이미 이 할머니는 호스피스·완화의료 및 임종과정에 있는 환자의 연명 의료결정에 관한 법률(이하 연명의료법)에 따라 사전연명의료의향서(이하 사전의향서)를 작성하며 임종과정에서 심폐소생술, 인공호흡기 착용을 받지 않기로 한 상태였다. 아들은 사전의향서 내용을 이행하여 어머니의 고통을 멈춰달라고 요청했지만, 병원은 윤리위원회를 열어 연명의료를 유지하기로 했다. 어머니가 폐암 말기라는 것, 교통사고로 크게 다쳤다는 것에는 이견의 여지가 없었다. 2019년 현재 연명의료법 제2조 제5항이 규정하고 있는바, 연명의료를 중단하는 것은 임종과정에 있는 환자 또는 말기환자라는 것이 문제였다.

연명의료법 제2조 제1항은 임종과정을 회생의 가능성이 없고, 치료에도 불구하고 회복되지 아니하며, 급속도로 증상이 악화하여 사망에 임박한 상태로 규정했다. 이 할머니는 말기암 환자이지만 아직 암으로 사망이 임박한 상태도, 수개월 이내 사망이 예상되는 상태도 아니다. 교통사고로 인한 부상은 회복할 수 있다. 따라서 이 할머니는 임종과정에 있지 않다는 것이 윤리위원회 판단이었다. 아들은 환자가 이미 사전의향서를 작성했고, 말기암에 더해 큰 외상까지 입어 하루하루 크나큰 고통에 빠져 있는데 이를 임종과정으로 보지 않는다는 것이 이해되지 않는다.

이 사례의 경우 의료진과 가족의 의학적 의사결정이 충돌하고 있다. 의료진은 환자가 임종 과정이 아니며, 따라서 연명의료법에 기초하여 연명의료 중단을 시행할 상태가 아니라고 보고 있다. 그러나 가족은 환자가 이미 '말기' 암에 더해 큰 외상을 받았는데 몇 개월 생존을 늘리는 것은 그저 고통을 가중할 뿐이라고 주장한다. 윤리위원회 판단에 따라 법을 준수했다는 의료진의 주장에는 문제가 없을까?

의료윤리적 결정에 초점을 맞춰 생각해보자. 우선 원칙주의적(형이상학적) 접근에서 볼 때 이 할머니 사례는 환자의 자율성을 보호하기 위한 법직 장치가 마련되어 있는 상황에서 악행 금지의 원칙에 기초하여 혹시라도 나올 피해자를 막기 위해 안전한 결정을 내린 윤리위원회와 의료진의 결정을 옹호하거나, 자율성의 원칙에 기초하여 여전히 환자 자율성이 보호받지 못하는 현실을 개탄하는 주장으로 이어질 것이다. 원칙 간에 우열이 없음이 원칙주의의 기본적 입장이기 때문에, 두 원칙 또는 두 입장 사이에서 어느 쪽 손을 들어주기는 어렵다. 단, 의료윤리의 역사적 흐름으로 볼 때 자율성의 원칙이 우선시되어왔기에, 후자의 주장이 결국 '이길' 것이라는 생각에 큰 무리는 없을 것 같다.

서사의학을 통해 사례에 접근한다면, 사례를 자세히 읽어 혹시 놓친 필요, 선호, 가치는 없는지 따져보게 될 것이다. 이 접근에서 볼 때, 이 할머니 사례에서 특히 문제가 되는 것은 아들의 목소리가 무시되고 있다는 것이다. 아들은 물론, 인지 장애를 보이기 시작한 어머니를 대신하여 의사결정권자의 역할을 할 수 있을지 모르나, 그가 이 사례에서 우선하고 있는 '어머니의 고통'과 '가족의 고통을 손 놓고 바라보기만 해야 하는 아들의 고통'은 어떠한 가치도 부여받지 못하고 있다. 마사 몬텔로Martha Montello가 제시한 서사윤리학자, 서사적 역량에 기초하여 의료윤리적 결정을 내리려는 윤리학자는 이 사례가 어떻게 해서 현재의 갈등 상황에 도달하게 되었는지를 읽어내려 한다. 그는 무시당한 아들의 목소리가 어떻게 하면 적절한 결말에 도달할 수 있는지를 고민하고, 이를 위한 결정을 내리기 위해 애쓸 것이다.

여기에서 제시한 다시 읽고 다시 쓰기를 통해 사례에 접근하는 이는 해당 사례의 역사성과 정치성에 대해 고민할 것이다. 2018년 시행된 연명의료법은 아직 초창기이기에 여러 한계를 노출하고 있다. 이 할머니 사례 또한 그 한계에 대한 언명이다. 사례는 또한, 의학적 의사결정에서 여전히 온정주의가 주도하고 있는 현실을 보여준다. 그것은 의학에서 권력이 배치되는 양상을 보여주고 있다. 이 사례를 마주하여 저자의 공동체를 만들고자 하는 이는 법을 거스를 수는 없다 해도, 쓰는 일이 자신의 의무임을 알고 있다. 무엇을 쓸 것인가? 굳이 고백할 필요는 없다. 어떤 장르를 선택할 것인지는 쓰는 사람의 자유이다. 하지만 그는 이 사례를 통해 과거와 미래를 고찰해야 한다. 어떻게 바뀌어야 할 것인지를 써 내려가야 한다. 그리고 사례에서 밝혀진 지점들을 비평하고, 변화의 씨앗을 심어야 한다.

정리하면, 서사의학과 서사윤리학은 의료적 딜레마에서 과거를 정밀하게 살피고 미래를 상상하여, 현대 의학의 무자비한 결정을 대신하고자 한다. 서사의학과 서사윤리학을 통해 우리는 환자의 필요와 욕구를 반영하며 의료인의 의학적 지식, 도덕적 가치와 원칙을 존중하는 결정을 내리는 방법을 찾는다. 여기에서 보편주의와 상대주의는 어느 정도 종합된다. 하지만, 다시 읽고 다시 쓰기는 한 걸음 더 나가야 한다고 주장한다. 서사의학과 서사윤리학이 사회정의를 그 중심에 놓는다면, 우리는 이런 딜레마를 낳는 의료를, 현실을, 구조를 고찰하여 의학 자체를 바꾸어야 한다. 그런데 이런 다시 쓰기는 어떻게 가능한가?

정신분석과 서사의학의 관계: 해석자와 의학교육

좀 더 파고들기 위해, 부정신학적 사고의 대표적인 사례인 라캉의 사유를 살피고, 그 한계를 지적함과 동시에 다시 쓰기의 가능성을 살필 것이다. 서사의학의 이론과 실천에 한 걸음 더 들어가기 위해선 반드시 정신분석학을 이해해야 한다. 앞에서 충분히 확인했겠지만, 서사의학은 문학 이론에서 라캉의 영향을(엄밀히는 라캉적 사유에 영향을 받은 미국 문학

이론의 영향), 임상적 실천에서 위니코트를 중심으로 한 대상 관계 이론 object relation theory의 영향을 크게 받았다. 당장 샤론 본인도 피터 루드니스 키Peter L. Rudnytsky와 같이 편집한 『정신분석과 서사의학Psychoanalysis and Narrative Medicine』에서 정신분석과 서사의학의 차이를 놓고 고민한다. 둘의 차이는 실천이나 방법이 아니라, 무엇에 집중하는가에 있다. 정신분석은 질환이 가져오는 통찰을 통해 신체로 접근하며, 서사의학은 은유를 통해 질환으로 접근한다고 샤론은 말한다.[4]

그렇다면 서사의학의 철학적 지반을 마련하기 위해서 정신분석학에 접근하는 것은 필수적이다. 여기에선 라캉 이론을 살필 것인데, 서사의학 이론이 라캉에 기반을 두고 있기 때문이다. 이 작업을 위해 사사키 아타루佐々木中의 작업에 기반을 두고 라캉 사유를 내파內波하여, 부정신학적 사고의 한계를 찾았다. 다음, 의학적 주체의 변용變容 가능성을 살폈다. 서사의학이 의학을 변용하기 위해 대상으로 삼는 것은 의학적 주체이다. 따라서 논문에서는 라캉 이론의 핵심인 주체 이론과 욕망 이론을 살펴 이론이 주체의 변용을 제시할 수 있는지를 확인했다.

복잡한 설명은 논문에 놓아두고, 여기에선 핵심 내용만 간략히 살피자. 우선 라캉이 구분한 상상계imaginaire와 상징계symbolique는 동형同型으로 엄밀히 구분할 수 없다는 점, 다음 실재계réel에 위치한 팔루스phallus 또한 권력을 의미하는 상상적-상징적 팔루스가 제시되면서 상상계, 상징계, 실재계를 뒤섞는다는 점에서 라캉의 거울 단계와 오이디푸스 구조는 구조적 엄밀성을 결여하고 있다. 세계의 구조적 차이를 강조한 라캉의 이론은 이미 그 안에서 허물어지고 있었던 셈이다.

게다가 상상계에서 상징계로 건너온 주체를 움직이게 만드는 힘, 즉 욕망을 지속하게 하는 향락은 결국 성욕, 권력욕, 금전욕으로 치수治水되어 변용의 힘을 상실한다. 따라서 부정신학적 사고를 상대주의에 대한 해결책으로 삼으려는 기획과 라캉 이론을 통한 주체의 변용*은 그 목적을 달성하기 어렵다.

그렇다면 서사의학은 주체 변용에서 어떤 역할을 할 수 있는가? 라캉을 극복하기 위해 사사키는 피에르 르장드르Pierre Legendre의 주장을 탐구한다. 사사키가 르장드르를 빌려 내놓는 분석은 세 가지이다. 첫째, 주체를 만드는 것은 이미지, 말, 사물 모두로 이루어진 '거울'이라는 장치이다. 둘째, '거울'을 만드는 것은 사회이며, 사회를 만들어내는 것은 확장된 의미에서의 텍스트이다. 셋째, 우리가 사는 정보사회는 여전히 12세기 '중세 해석자 혁명' 안에 속해 있다. 중세 해석자 혁명이란 우연히 재발견된 로마법을 교회법과 교차시키는 과정에서 이루어진 것으로, 이미지, 말, 사물 모두였던 텍스트를 정보로 격하시키는 결과를 낳았다.

이 분석에서 우리는 다음을 확인한다. 우리는 지금 디지털 혁명을 말하지만, 그것은 오랫동안 지속되어온 정보화가 계속 자신의 길을 가는 것일 뿐이다. 오히려 진정한 변화는 잃었던 '텍스트'를, 그 힘을 다시 발견하는 것에서 나온다. 주체와 사회는 모두 텍스트이기에, 우리는 그것을 되찾아 '다시 쓸 수 있다.'

자폐적 의학과 의학적 주체의 변용

의학은 어떤가? 앞서 설명한 것처럼 현대 의학 또한 정보를 중심으로 하며, 그 실천은 자폐自閉적이다. 의학적 권위주의와 원리주의는 기존의

---

* 한때 라캉의 주체 이론이라는 개념 틀도 제시된 적이 있었지만, 이는 처음부터 한계를 노정하고 있었던 셈이다.

주체와 같은 주체의 생산을 반복하고 있을 뿐이다. 쉽게 말해, 새로운 의료인은 새롭지 않고, 이전을 답습할 뿐이다(바뀌는 것은 기술뿐이다). 의학적 자폐를 서사의학이 해결하려면, 결국 의학적 주체를 변용시키기 위한 실천을 제시해야 한다.

서사의학이 지금까지 겨냥한 것은 한 방식으로 고정된 의학 텍스트 읽기에 대한 비판이었다. 그러나 서사의학의 자세히 읽기와 창의적 글쓰기만으로는 의학적 주체를 변화시키려는 의료인문학의 목적을 달성하기 어렵다. 물론, 이 방법은 의료인, 환자, 학생의 눈을 뜨게 할 것이다. 하지만, 의학은 그대로 남아 있으며, 서사의학은 의학의 변화를 다루지 않는다. 이로써 서사의학은 학생들의 마음을 편하게 해주는 수단, 의료인과 환자의 상한 감정을 도닥이는 손으로 기능하는 '교양'일 뿐이다.

이런 수업은 계속 있었다. 서사의학을 본격적으로 수용하지 않았어도, 이런 수업을 하는 학교를 여기에서도 꽤 찾아볼 수 있다. "의학과 문학", "의학(의료인) 글쓰기", 심지어는 "내러티브 의학"과 같은 이름으로. 하지만, 그것은 학생들에게 좋은 인상을 줄 뿐, 아무런 변화도 가져오지 못한다.

반면, 이를 유사-초월론에 기대 확장한 '다시 읽고 다시 쓰기'는 다르게 읽고 새로운 텍스트를 쓸 것을 제시한다. 텍스트를 다시 쓴다는 것은 단순히 새 교과서를 써야 한다는 말이 아니다. 의사도, 환자도, 더 큰 범위에서 의학 자체도 텍스트로 만들어진 것이다.* 텍스트가 이미지와 사물 모두를 포함한 예술적 실천 전반임을 인식하고 정보에만 머무르고 있는 의학적 텍스트를 확장하려 노력하는 것은 의학적 주체를 변용시킨다. 이

---

* 예컨대, 서양 의학과 한의학에서 환자는 다른 존재이다. 왜 다른가? 다른 텍스트에 근거했기 때문이며, 두 학문이 환자를 다른 방식으로 기술하고 있기 때문이다.

변용은 의학적 자폐를 벗어나는 길이기도 하다. 이 모두를 다시 읽어 고쳐 써나갈 때, 우리가 경험하고 있는 의학은 변할 것이다.

의학교육의 변화

그렇다면 의학교육을 실례로 하여 어떻게 변화로 나아갈 것인지 살펴보자. 의료인문학 교육 방법론에 관해 최근 논의를 모두 살피면서 설득력 있게 전개한 연구서로 앨런 블리클리Alan Bleakley의 『의료인문학과 의학교육Medical Humanities and Medical Education』이 있다. 블리클리는 자크 랑시에르Jacques Rancière의 감각적인 것의 분배* 개념을 중심으로 하여, 기존 의학이 학생과 환자가 감각할 수 있는 것을 규정하고 억압해온 것이 현대 의학에 문제를 일으키고 있다고 본다. 이를 해결하기 위해 의과대학은 교과과정에 의료인문학을 도입하되 이를 핵심 과정으로 하여 전체 과목을 개편하고, 학생들이 기존의 억압적인 교육 환경을 벗어나 자신들이 감각을 주도할 수 있어야 한다고 주장한다.

블리클리의 비판을 좀 더 밀고 나가보자. 랑시에르가 제시한 것은 비판적 교육학, 즉 교육을 통해 학생이 비판적 입장에 서게 만드는 것이 아니다. 그가 제시한 것은 교육학 비판이다. 교육학이 스승과 제자, 아는 자와

---

* 랑시에르는 교육이나 경제의 위계가 자본 이전, 미적 인식 차원에서 이미 그어지고 있다고 주장한다. 교사와 학생을 구분하는 것은 앎의 대상이다. 자본가와 노동자를 구분하는 것은 자본의 대상이다. 전자가 앎과 자본의 대상을 규정하고, 후자는 그에 따라와야 한다. 이때, 세계는 이미 규정하는 자가 정한 미적 인식으로 짜여져 있으며, 따라서 감각적인 것이(미적 인식) 어떻게 분배되는지가 위계와 격차를 만든다고 말할 수 있다.

보르는 자의 구조를 설정하는 한, 그것은 '바보 만들기'*의 논리를 반복하고 있다. 비판적 의료인문학은 불평등한 의학과 의학교육에 평등을 주장해야 하는데, 이는 의사와 환자, 교육자와 학생 사이에 있는 지적 역량의 위계를 부정하는 일이다. 환자는 알 수 있으며, 학생은 배울 수 있다. 그것은 의사와 스승의 매개를 거쳐야만 가능한 스승과 제자 사이 거리 좁히기와는 다르다. 환자의 앎과 학생의 배움을 소음이라고, 쓸데없는 것이라고 무시하지 않는 것, 그들의 말을 인정하고 들으며 서로 다른 의견이 있을 수 있음을 받아들이는 것, 그것이 랑시에르가 전개한 불일치를 통한 정치이다. 비판적 의료인문학이 성취해야 할 지점 또한 여기이다. 환자의, 학생이 말을 담론으로, 정당한 것으로 만들기 위한 기획. 환자와 학생의 말이 그 권리를 회복할 때(이것은 환자와 학생의 말만 들어야 한다는 뜻이 아니다), 우리는 의학을 신짜 바꿀 수 있는 방향을 찾아낼 수 있다.

약자의 말을 정당하게 만들기

여기에서 문제가 되는 사태를, 사례를 통해 확인해보자.

차 군은 서울 소재 의과대학 본과 3학년이다. 의과대학에 한 번에 합격해 지금까지 큰 문제가 없이 진급해왔다는 것에 대한 자신감과 함께, 이제 막 시작한 병원 실습에서 입는 흰 가운은 어깨를 들썩이게 만든다. 물

---

* 전통적인 교육학은 제자를 모르는 자, 즉 바보로 설정한 것 위에서 작동한다. 제자가 스승이 되지 않는 한, 이 위계는 변하지 않는다(심지어 스승이 되어도, '스승의 스승'이라는 위계는 그대로 존속한다). 그렇다면 교육학은 바보 만들기 논리를 끊임없이 재생산하는 것이다.

론 아직 자신이 의사가 아니라는 것은 잘 알고 있다. 하지만 계속되는 암기와 시험의 반복을 넘어 여기까지 온 것도 대단한 일 아닐까. 물론 옛날처럼 폭력이 있는 것도 아니고, 술자리에서 만난 선배들의 모험담에서 느껴지는 과거의 고난에 비하면 더 좋은 환경에서 공부하고 있는 건 사실인 것 같다. 하지만 의과대학에서 공부하기가 그렇게 쉽지만은 않다.

병원 실습을 도는 그에게 흉부외과의 박 교수는 우상에 가깝다. 남자다움이라고 해야 할까, 환자 상태에 시원하게 진단을 내리고 환자를 척척 처리하는 모습에서 자신이 꿈꾸던 의사상을 본다. 성형외과 등에 비교해 노동강도 대비 벌이가 좋지 않은 데다 살인적인 전공의 환경 때문에 요새 학생들이 피하는 과 중 하나라고 들었지만, 사람을 살리기 위해 의사가 되었는데 그 정도 고통은 감수할 수 있으리라 생각한다. 물론 이제 본과 3학년이 자신이 이야기하기엔 섣부르다는 것을 잘 안다. 그렇다고 꿈을 접을 필요는 없지 않은가. 더구나 지원자가 없다는 이야기는 중위권인 자신의 성적으로도 충분히 지원 가능하다는 의미이니 다행이다.

오늘은 박 교수의 수술방에 들어가는 날이다. 학생이니 같은 조 친구와 함께 멀리서 바라보는 일밖에 하지 못하겠지만, 평소 존경하던 교수의 수술 모습을 볼 수 있다는 생각에 가슴이 뛴다. 새벽부터 들어가야 해서 일찍 집을 나서는 일이 좀 힘들긴 했지만, 수술방에 들어가는데 이 정도쯤은 거뜬하다. 수술 가운과 모자, 마스크를 걸치고 같은 조인 여자 동기, 학생 교육 담당인 레지던트 선생님을 만났다. 양손을 소독한 후 선생님을 따라 수술방에 들어간다. 생각했던 것처럼 수술방은 긴장으로 가득 차 있다. 마취과 선생님은 뒤에서 환자 상태를 계속 확인하고 있고, 환자의 수술 부위만이 노출되어 파란색 일회용 포와 피부색이 묘한 대조를 이루고 있다. 차가운 공기를 가르는 박 교수의 "메스"라는 말, 나도 언젠가 저 자리에 서게 되겠지.

수술은 어렵지 않은지 척척 진행되고 있다. 아직 뭐가 뭔지는 잘 모르겠지만, 선생님들의 표정에서 큰 긴장이 보이지 않는 것으로 대충 분위기를 눈치챌 수 있다. 아, 이제 중요한 부분은 마무리된 모양이다. 박 교수가 학생들을 돌아보며 감상을 묻는다. 긴장되어 입이 잘 벌어지지 않는다. 이럴 때 좋은 인상을 심어놓아야 할 텐데. 옆에 있던 여자 동기가 눈웃음을 띠면서 교수님 멋있다고 아양을 떤다. 박 교수가 입을 뗀다. "고마워. 학생 같은 전공의가 많아야 하는데. 큰 가슴으로 환자들을 품어줄 테니까 말이지. 그게 흉부외과지." 동기는 얼굴이 빨개지고, 뒤에서 선생님들은 키득거린다.

물론 존경하는 교수가 동기의 신체 부위를 언급한 건 아니라고 믿고 싶다. 아니, 아닐 것이다. 친구가 불쾌감을 표시한 것도 아니고, 동료와 환자를 포용할 수 있는 넓은 마음을 가진 의사가 되라고 누누이 들어온 것을 달리 표현한 것뿐이라고 생각한다. 하지만 마음 한구석의 꺼림칙함이 사라지지 않는다. 만약 성희롱이라면 난 어떻게 해야 했을까. 아니, 마음속을 울리는 것은 이 건 하나에 국한된 것은 아니다. 선배들에게 들은 이야기가 귀에 울리는 탓이다. "야, 너희도 그렇게 될 거야. 뭐 전에는 때리고 싶어서 때리고 농담하고 싶어서 한 줄 아냐? 그래야 외과 의사 되는 거야." 나도, 같은 사람이 되는 걸까.

이 사례에서 문제가 되는 것은 크게 두 가지이다. 우선 성희롱이 이루어지는 상황에서 누구도 문제를 제기하지 않는다. 아니, 제기할 수 없다. 다음으로 의료인이 되어가는 과정에 있는 학생들이 잘못된 행동을 내면화하기 위한 이유를 발견하기 위해서 노력하고 있다. 왜 그런가? 이 상황에서 문제를 제기하는 것은 도제, 선후배, 교수-학생 관계로 얽혀 있는 의료계 현실에서 문제를 제기하는 사람에게 엄청난 피해를 가져오기 때문이기도 하다. 그러나 무엇보다, 이 상황은 의료인의 위계에서 용인되어야 하는 일로 받아들여진다. 불쾌감이나 문제를 느낀 학생은 이에 문제를 제기하기보다는 다른 핑계나 사유를 찾아서 이를 이해할 것을 암묵적으로 강요받는다. 그들에게는 말할 권리가 없다.

이 사례를 해결하기 위해 법적·제도적 장치를 마련하는 것도 하나의 방책이 될 수 있다. 그러나 법적·제도적 해결이 외부에서 제시되는 한, 그것은 온전한 해결책이기 어려우며 또 다른 문제를 일으킬 것이다. 의료계 자체에서 문제를 해결할 방법은 없는가? 예컨대 '남자다운 외과 의사'라는 인식과 그것이 끌고 들어오는 여성 혐오적 행태를 변화시키려면 어떻게 해야 하는가?

학우에게 던져진 성희롱적 발언에 대해 갈등을 느낀 학생의 상황에서 문제시되는 것은 두 가지이다. 첫째, 이 상황에 문제를 제기할 수 있는가? 의학적 위계에서 학생은 발언권이 없으며, 따라서 교수가 성희롱적 발언을 했다고 해도 여기에 문제를 제기하기는 쉽지 않다. 게다가 피해를 본 것은 본인이 아니므로 문제라고 말하는 것이 적절하지 않다는 주장 또한 생각해볼 수 있다. 그러나 의학교육이 오랫동안 남성 중심적인 문화로 유지됐다는 점, 여전히 한국의 의·치과대학 구성원 다수는 남성이라는 점에서 여학생이 문제를 손쉽게 제기하기는 어렵다. 심지어 의과대학 같은 학년 여학생을 성추행한 남학생이 이후 다른 의과대학에 입학하여 아무런 문제 없이 학교에 다닌 사례가 버젓이 있는 한국에서 여학생이 교수의 발언을 문제 삼을 수 있을지는 의심스럽다. 그렇다면 학생이 침묵하는 것은 당연한가?

그렇다면 이런 행동을 내면화하는 구조를 어떻게 바꿀 것인가? 의학교육은 여전히 도제식으로 운영되고 있어 문제를 제기하는 학생은 이후 교육과 전공의 선발 등에서 불이익을 받을 가능성이 크다. 이를테면 선배

전공의들에게 지속해서 폭행을 당해 이 사실을 언론에 폭로한 한 의사는 결국 해당 병원을 그만두었다. 이들은 더 큰 피해를 받지 않기 위해 폭력을 내면화해야 한다. 예로 전공의 과정에서 이루어지는 폭력에 대해 고백한 익명의 전문의는 "폭력의 피해자였던 나는 레지던트 3~4년 차가 되면 절대 방망이를 들지 않겠다고 다짐"했지만 "간혹 수술을 앞두고 후배들이 제대로 수술 준비를 해놓지 않으면 나도 모르게 손이 올라갔다"라고 말한다. 환자가 피해를 볼 수 있다는 이유로 자신 또한 폭행을 정당화했다는 것이다. 앞서 제시한 사례 또한 학생 관점에서 상황을 바꿀 수 없다는 자괴감은 이런 행위를 오히려 정당화하는 동인으로 작용한다. 결국 학생 또한 선배 의사와, 교수와 같은 사람이 되는 일을 막을 수 없는 것이다.

이런 문제를 해결하기 위해 가장 일반적으로 제시되는 해법은 논란이 벌어진 이후 사회에서 법, 제도 등을 마련하는 것이다. 예컨대 전공의 폭행 이후 국회 보건복지위원회는 법안심사소위원회를 통해 '전공의의 수련환경 개선 및 지위 향상을 위한 법률 개정안'을 마련했다. 폭행 사건이 발생하면 수련병원이 반드시 조처해야 하며, 폭행 사건에 연루된 지도전문의는 교육에서 배제하고, 피해 전공의는 다른 기관으로 이동할 수 있도록 근거를 마련한 것이다.

이렇게 법적으로 해결책을 제시하는 것은 당연하며, 모든 위반 상황에서 필요하다. 그러나 이것만으로 문제가 해결되었다고 말할 수 있을까? 다시 전공의와 관련하여 비근한 예를 들자면, 전공의가 과도한 근무로 사망하는 일이 벌어지자 '전공의 특별법'을 마련하여 주당 법정 근로시간을 최대 88시간으로 한정했다. 그러나 법이 규정된 이후에도 전공의는 실제로는 일주일에 130시간 일하며, 36시간 당직은 부지기수이다. 전공의는 허위 근무표를 작성하면서 일하도록 강요받는다. 게다가 전공의 특별법으로 발생한 병원의 공백을 메우는 것은 주니어 스태프이다. 힘들다는 이유로 전공자가 별로 없어 이마저도 없는 몇몇 분야는 남은 이들의 희생으로 겨우 돌아가고 있다. 결국 구조 전체가 변하지 않는 한, 짐은 약자의 어깨를 옮겨 다닐 뿐이다. 법을 통한 규정은 두 가지 한계를 지니는데, 첫째, 법과 단속을 피하는 방법을 찾아낼 수 있다는 것이며, 둘째, 규정이 사태 전체를 담아낼 수 없다는 것이다.

서사의학, 정의를 향하여

서사적 역량은 앞의 사례에서 어떤 답을 제시할 수 있을까? 자세히 읽기와 고백적 쓰기는 앞에서 제시한 첫 번째 문제, 즉 학생이 상황에 대해 문제를 인지하고 이를 제기하도록 이끄는 탁월한 통로이다. 문학 작품 등을 자세히 읽기를 통해 독해하는 법을 배운 학생이라면 해당 상황에서 동료가 느꼈을 감정과 그에 따른 자기 생각을 충분히 헤아릴 수 있을 것이다. 또한 고백적 쓰기를 통해 이 사태를 적절히 풀어낼 수 있다. 이 고백이 공론장으로 전달된다면, 해당 문제의 해결로 나아가는 첫걸음을 뗀 셈이다. 최근 《미국의학협회지JAMA》는 의학 계열 학생들의 고백적 서사를 싣고 있다. 〈in-Training〉은 의학 계열 학생들로부터 기사를 받아 운영되는 누리집으로, 학생들의 고민이나 문제의식, 경험, 고백 등을 공론화하고 있다. 학생의 고백은 문제 인식을 확산시킬 것이고, 이는 법적·제도적 변화와 더불어 개인과 사회의 추가적인 노력을 가져올 수 있다는 점에서 고무적이다.

그러나 여전히 이 상황을 내면화해야만 한다는 문제는 남아 있다. 서사의학은 불평등이나 부정의에 대한 인식을 통해 행동을 촉구한다는 점에서 정의와, 변화와 완전히 무관하지는 않다. 그러나 서사의학 자체가 구조 변화의 기작이 될 수는 없다. 텍스트에 천착하는 자세히 읽기는 텍스트 밖 역사적·정치적 맥락을 고려하지 못하며, 이는 참가자를 권력의 문제에 둔감하게 만든다. 서사의학 자체가 온정주의적 위계의 역전을 시도하지만, 요컨대 소비자주의consumerism 의학의 문제에는 답할 수 없다. 저자인 환자의 자율성이 무엇보다 우선되는 상황이 무조건적 선을 의미하지는 않는 것이다.

앞의 사례에서, 학생이 문제를 폭로하지 못하도록 만드는 구조에 대해 서사의학은 어떤 답을 제시할 수 있는가?

다시, 해석하라

다시 읽고 다시 쓰기는 여기에 해결책을 제시하려 한다. 폭력의 내면화와 권력에 대한 순응을 벗어나기 위해 다시 읽고 다시 쓰는 '해석자'는 텍스트를 개정한다. 의사는 이런 것이라는 텍스트, 의료인은 마땅히 이런 것을 해야 한다는 텍스트, 환자를 위해 폭력은 용인될 수 있다는 텍스트, 의료인의 연차, 학력, 사회적 위치 등에 의해 생산되는 위계는 당연하다는 텍스트를 고쳐서 다시 쓰는 것이다. 이를 위해 해석자는 현실을 다시 읽어야 한다. 학생이 말할 수 없는 상황이 왜 벌어지는지, 그것을 내면화하여 긍정해야 하는 역사적·정치적 상황은 무엇인지를 파악해야 한다. 그리고 해석자는 이 현실을 다시 써야 한다. 말할 수 없는 학생의 목소리를 들어야 할 필요를, 내면화와 악의 긍정이 가져올 타락을 거부해야 할 필요를 글로(또는 그림으로, 영상으로, 표현할 수 있는 모든 방법으로) 써야 한다. 반복되어온 의학적 주체의 자기 동일적 재생산을 막고, 다른 목소리들을 받아들일 수 있는 자리를 만들어야 한다. 이를테면 의학교육에 페미니즘의 주장을 받아들이기 위해서 어떻게 해야 하는지 해석자는 적어야 한다. 지나간 과거와 도래할 미래의 주체들, 과거의 고통과 미래의 가능성을 염두에 두고 그는 막막한 작업을 계속해야 한다.

이것은 포스트휴머니즘posthumanism 관점의 의학적 적용이기도 하다. 니체가 초인을 말하며 지금의 인간은 건너갈 다리라고 말하는 지점을 포스트휴머니즘은 적극적으로 수용한다. 근대에 만들어진 인간 개념은 백인, 서구, 남성을 표준으로 하여 세상을 구성해왔다. 유색인, 비서구, 여성은 타자로, 인간 바깥의 존재로 표상되어 차별 또는 신비의 대상이었다. 그러나 인간은 이 모두를 포함하는 개념이어야 하지 않는가? 이를 위해 새로운 사유들은 근대의 인간 개념을 넘어서고자 한다.

지금의 의료인과 환자 개념도 같은 관점에서 접근할 수 있다. 의사를 중심으로 한 의학적 위계가 백인 남성 의사를 권위의 자리에 놓고 나머지 의료인을 경사로에 놓았다면, 이제 그런 의사, 의료인 개념은 폐기·수정되어야 한다. 환자 또한 마찬가지이다. 예컨대 젠더 의학은 환자의 성과 젠더 차이를 무시해온 기존 의학을 비판하고, 남성과 여성의 신체를 다시 공부해야 한다고 주장한다. 기존의 환자 개념은 편향되어 있다. 미래 의학은 신기술을 통해 도래하는 것이 아니다. 의료인과 환자를 다시 세우는 것이 미래 의학이다.

이를 위해 다시 읽고 다시 쓰기를 통한 의사-해석자 교육을 제안한다. 의사-해석자는 의학 텍스트를 다시 읽고 다시 쓰는 주체이며, 그들은 서사적 지식과 판단을 통해 기존 정보로 환원됐던 의학적 앎의 폭을 넓혀 의학이 새로운 방향으로 나아가도록 이바지할 것이다. 그들은 의사-시인, 의사-소설가, 의사-화가 등 새로운 의학적 주체를 탄생시킬 것이다. 학생들이, 의사들이 자신이 경험한 것을 환자들과 다시 써나가는 것에서 미래의 의학은 출발할 것이다.

결론과 적용

서사의학은 의학을 변화시킬 수 있을까? 이 책,『서사의학이란 무엇인가』를 번역하고 박사 학위를 마치며 썼던 졸고를 다시 검토하면서, 가능하다는 확신을 다시 한번 얻었다. 단, 서사의학은 아직 완성된 분야가 아니며, 앞으로도 더 많은 실천과 변화가 있을 것이다.

여기에서 생각해볼 점은 의료인과 환자의 정체성이다. 신비평에서 출발한 서사의학은 주로 환자를 작가로, 의료인을 독자로 위치시켰다. 우리는 환자가 가져온 서사를 읽는 의료인을 공동 저자로 확장하려 한다. 여기까지 살핀 분이라면 아시겠지만, 서사의학에는 이미 이런 요소가 담겨 있다. 이를 좀 더 전면에 배치하는 것이다.

미완성 서사를 가지고 의사에게 온 환자는 의사와 함께 서사를 써나간다. 의료는 함께 서사를 써나가는 작업이며, 여기에서 환자와 의사는 서로 주거니 받거니 글을 쓴다. 이것을 저자의 공동체라고 부르자. 의료를 통해 만난 주체들이 같이 쓰는 글은 소설을 닮았다. 환자와 의사가 쓰는 글 안에는 가능성과 불가능성, 확실성과 불확실성이 모두 포함되어 있으며, 서로를 표현하는 일은 그들이 위치한 사회를, 그 근저를 보여주는 일이기도 하다. 환자와 의사가 쓰는 글은 병력, 가족력, 사회력 등 과거를 포함하기도 하지만, 질환과 치료를 통한 미래의 기대, 환자와 의사의 선호에 따른 의사결정의 조건 등도 포함해야 한다. 그렇다면 이런 저자의 공동체가 해낼 수 있는 작업은 일어난 사건에 관한 역사적 기록을 남기는 것으로 끝나지 않는다. 공동체의 글에는, 도래할 것을 향한 기대와 예측이 담겨 있다.

다시 읽고 다시 쓰기는 의학이라는 제도를 만들어내는 텍스트를 고쳐서 다시 쓸 가능성을 품는다. 이 부분을 서사의학에 관한 논의가 지금까지 주목하지 않았던 것은 사람들이 서사의학이 지닌 폭발력을 두려워했거나, 기존 의학이 다시 서사의학을 길들였기 때문이 아닐까 싶다. 서사의학 일반은 그 자체로 정치적이다. 그러나 서사의학은 그 가능성을 축소해, 서사를 읽은 뒤 나타나는 행위자의 행동 차원에만 이를 한정해왔다. 다시 읽고 다시 쓰기는 그 정치성에 주목한다. 기존의 의학을 읽고 새로이 써나가는 일은 절벽에서 허우적거리는 일이기에 매우 어렵고 고되다. 그러나 그 몸짓에서 새로운 의학이 태어날 것이다.

그렇다면 의학은 어떻게 변화해야 하는가? 솔직히 인정하자. 미래를 미리 알 수는 없으며, 그것을 알고 있다 주장했던 많은 이론과 사유가 실패했음을. 그러나 앞서 살핀 것처럼, 현재에 관한 논의는 또한 미래를 품고 있기 마련이다. 그렇다면 우리는 의학을 변화시키기 위해 끊임없이 현재를 논의해야 한다. 그 안에 있는 변화의 뇌관을 잡고 써 내려가야 한다. 의학이 달라질 수 있도록 글이라는 도끼로 계속 내려쳐야 한다. 의과대학생이, 의사가, 환자가, 간호사가, 의료기사가, 사회복지사가, 노인이, 아이가, 여성이, 남성이, 장애인이, 비장애인이 써 내려간 의학에 대한 텍스트 중 일부는 다시 우리의 의학적 실천을 규정하는 텍스트가 될 것이다. 그럴 때 의학은 변화한다. 지금 상상할 수 없는 형태로.

서사의학의 확장, 다시 읽고 다시 쓰기 실천과 교육이 목적하는 바는 풍요로운 의학과 의료의 도래이다. 서사는 도구이기 때문에, 이를 통해서 어떤 것을 달성할 것인가는 사용자에게 달려 있다. 의사-해석자는 풍요로운 의학과 의료가 도래하도록, 의학이 자기 동일화에 빠지지 않고 새로운 아이를 낳을 수 있도록 끊임없이 노력해야 한다. 의학이 낳는 아이는 결국 학생들이다. 미래의 의료인들을 어떻게 길러낼 것인가에 관한 접근 방식은 다양할 것이며, 시대와 상황에 따라 바뀔 것이다. 이를 통해 우리는 의학적 권위가 평등한 주체들의 연합으로 대체되며, 의과학의 보편성이 환자와 의료인의 개별성과 결합하는 미래를 꿈꾼다.

서사의학에 제기된 상대주의의 혐의를 해결하는 데서 출발하여 상당히 먼 곳까지 왔다. 철학 이론과 실천적 교육학에 기대 우리는 두 가지를 확인했다. 서사의학을 축으로 보편주의와 상대주의를 종합하기 위해 다시 읽고 다시 쓰기라는 접근법을 구상했다. 이것은 환자-의료인 상호작용이라는 서사의학의 초점을 의학 자체로 옮기는 일이다. 이때 우리는 의학적 실천에서 보편과 상대가 결합하는 방식을 확인함과 동시에 환자를, 의료인을, 의학을 개정할 가능성을 손에 넣는다. 이것은 서사의학의 뇌관을 터뜨려 다른 미래를, 현재 의학의 방향성을 기술적으로 연장했을 뿐인 '미래 의학' 대신 진정한 미래 의학을 우리에게 제시한다. 우리는 직접 우리의 손으로, 우리의 의학을 새로 써낼 것이다. 그리고 그 미래는, 책을 자세히 읽는 데서 출발한다.

리타 샤론 Rita Charon

컬럼비아대학교의 내과 의사, 문학 연구자이다. 서사의학 프로그램의 설립자이자 상임 이사로, 의과대학생을 대상으로 한 필수 서사의학 교과과정 및 서사의학 석사과정을 감독하고 있다. 임상 진료와 교육의 서사적 차원에 관한 그의 연구는 국립보건원, 미국인문학기금, 몇몇 민간 재단으로부터 지원을 받았다. 서사의학, 서사윤리, 임상 환경에서 자세히 읽기·창의적 글쓰기 교육에 관해 국제적으로 글을 쓰고 강의한다. 『서사의학Narrative Medicine: Honoring the Stories of Illness』의 저자이자 『이야기가 문제다Stories Matter: The Role of Narrative in Medical Ethics』, 『정신분석과 서사의학』의 공동 편집자이다.

사얀타니 다스굽타 Sayantani DasGupta

소아청소년과 및 공중보건학을 공부했고, 현재 컬럼비아대학교 서사의학 석사과정, 비교문학 연구소, 민족·인종 연구 센터의 교수이다. 컬럼비아대학교 서사·건강·사회정의 세미나의 공동 과장이며 학술지《문학과 의학》편집부 소속이다. 네 권의 책을 단독 또는 공동 저술했으며, 그중에는 『질환과 회복의 서사: 여성의 글과 신체Stories of Illness and Healing: Women Write their Bodies』, 『인도의 세계화와 초국가 대리모: 외부위탁된 생명Globalization and Transnational Surrogacy in India: Outsourcing Life』이 있다. 서사의학, 교육학, 인종, 젠더, 사회정의에 관해 그가 쓴 글은 『보건의료인문학 선집The Health Humanities Reader』, 『성찰을 살아 있게 하라Keeping Reflection Fresh』 등 여러 곳에 실렸다. www.sayantanidasgupta.com에서 더 많은 작업을 찾아볼 수 있다.

넬리 허먼 Nellie Hermann

브라운대학교와 컬럼비아대학교 예술 석사를 졸업했다.《뉴욕타임스The New York Times》 편집자 추천을 받은 『슬픔을 치유하는 방법』, 『그림 속으로 사라진 남자 The Season of Migration』를 썼다. 2016년 미국예술기금 문학 연구비를 받았고 바너드 대학에서 글쓰기를 가르치며, 컬럼비아대학교 의과대학 서사의학 프로그램의 창작 감독을 맡고 있다.

크레이그 어바인 Craig Irvine

컬럼비아대학교 서사의학 석사과정 프로그램 감독, 서사의학 프로그램 교육 감독, 철학 박사이다. 거의 20년간 레지던트, 의과대학생, 의사, 간호사, 사회복지사, 목사, 치과의사, 여타 보건의료 전문직을 위한 서사의학 교과과정을 설계하고 가르쳐왔다. 철학사, 현상학, 윤리, 인문학, 서사의학을 30년 동안 연구하고 가르쳤다. 윤리, 레지던트 교육, 서사의학 영역에서 논문을 발표해왔고, 관련 주제의 국내·국제 학회에서 발표했다.

에릭 마커스 Eric R. Marcus, MD

컬럼비아대학교 정신분석 교육 및 연구 센터 주임, 컬럼비아대학교 의과대학 임상정신의학과 교수, 서사의학 프로그램 설립 교수이다. 미국정신의학회 명예 평생 회원이자 뉴욕의학회와 미국정신분석학회 회원이며, 미국정신의학회 및 정신분석의학회 뉴욕주 분회 회장이었다. 연구 분야는 정신증과 유사정신증 현상에서 상징의 전환, 의과대학생의 꿈을 대상으로 의학교육의 효과, 의학적 공감 능력의 발달 단계를 연구하는 정신분석적 사회과학 연구를 포함한다. 근작으로 『정신증과 유사 정신증: 자아 기능, 상징 구조, 치료Psychosis and Near Psychosis: Ego Function, Symbol Structure, Treatment』가 있다.

에드거 리베라콜론 Edgar Rivera-Colón

컬럼비아대학교 서사의학 프로그램 교수로 질적 연구방법을 가르친다. 세인트 피터스대학교와 뉴저지 제주이트대학교의 사회학·도시연구학 조교수이기도 하다. 의료인류학자인 리베라콜론 박사는 뉴욕시의 하우스 볼 공동체를 대상으로 민족지 연구를 수행하고 있다. 라틴 동성애자·양성애자 남성 문화와 HIV 전문가이며, 정기적으로 라틴 LGBTQ 공동체에서 일하기 위한 문화적·구조적 역량을 공중보건 전문가에게 가르친다.『라틴계 퀴어의 신학과 교회Queer Latino/a Theologies and the Churches』라는 책을 공동 편집 중이다.

대니엘 스펜서 Danielle Spencer

컬럼비아대학교 서사의학 프로그램 및 아인슈타인-카르도조 생명윤리 석사과정 교수이다. 개인 에세이, 의료인 회고록, 시각예술 등을 연구하며, 정상으로부터 잠재적인 인지적·인식적 차이를 '발견'하는 현상에 관한 책을 저술하고 있다. 스펜서는 의료인문학과 생명윤리학 학회에서 정기적으로 발표하며, 작업을《랜싯The Lancet》,《창조적 논픽션Creative Nonfiction》,《이소푸스Esopus》,《헝가리안 리뷰The Hungarian Review》,《와이어드WIRED》,『루틀리지 의철학 안내서The Routledge Companion to the Philosophy of Medicine』에 실었다. 오랫동안 예술가, 음악가인 데이비드 브린의 예술 감독이었으며 브린과 여러 전시회, 프로젝트를 함께했다. 사진가 낸 골딘Nan Goldin과도 함께 작업했다.

마우라 스피겔 Maura Spiegel

20년 동안 컬럼비아대학교와 바너드대학에서 소설과 영화를 가르쳐온 영문과 교수이다. 컬럼비아대학교 의과대학 서사의학 프로그램 설립자 중 한 명으로, 석사과정과 더불어 의과대학 1학년 학생을 대상으로 영화 과목을 가르친다. 리타 샤론과 함께 7년 동안 학술지《문학과 의학》의 공동 편집장이었다.『아픈 독서: 죽음, 죽어감, 살아넴에 관하여The Grim Reader: Writings on Death, Dying and Living On』,『가슴의 은밀하고 흥미로운 역사The Breast Book: An Intimate and Curious History』를 공동 저술했다. 서사와 관련한 다수의 주제에 관해 글을 쓰고 있으며, 시드니 루멧Sidney Lumet의 삶과 영화를 다룬 책『시드니 루멧의 삶Sidney Lumet: A Life』을 최근 출간했다.

서문

1 이 혁명적 이론에 강하게 이바지한 작업으로 자크 데리다, 김성도 옮김, 『그라마톨로지』; Barthes, *The Rustle of Language*; 자크 라캉, 홍준기 외 옮김, 『에크리』(Écrits); 장프랑수아 리오타르, 유정완 옮김, 『포스트모던의 조건』(The Postmodern Condition); 미셸 푸코, 이규현 옮김, 『말과 사물』(The Order of Things); 엘렌 식수(Hélène Cixous), 박혜영 옮김, 「메두사의 웃음」(The Laugh of the Medusa)이 있다. 여러 분야의 서사적 연구에 대한 전환에 관해서는 Kreiswirth, "Trusting the Tale"을 보라. 하이든 화이트의 *Metahistory*는 '객관적인' 역사적 사실의 제시 앞에서 역사적 글쓰기의 능력에 대해 질문을 던지고 있다.

2 J. Hillis Miller, *Ethics of Reading*; 조너선 컬러, 이만식 옮김, 『해체비평』(On Deconstruction: Theory and Criticism after Structuralism); Iser, *Act of Reading*; W. J. T. Mitchell, *On Narrative*; Peter Brooks, *Reading for the Plot*; Tompkins, *Reader Response*이 같은 작업은 이론이 발전에서 나타난, 읽기의 본성에 관한 광범위한 학문적 연구의 예이다.

3 Engel, "Need for a New Medical Model", Kleinman, *Illness Narratives*, Cassell, "Nature of Suffering"; Schafer, *Retelling a Life*는 환자를 향한 임상적 전환을 보여주는 대표 저작이다

4 미국인문학기금은 2015년에 50주년을 맞았다. 50주년 기념으로 기금은 자신의 임무를 가장 잘 보여준, '인문학의 지평을 바꾼' 보조금을 50개 선정했다. 서사의학의 시작을 위해 우리에게 제공한 기금은 50년 동안 수여된 6만 3,000개의 보조금 중 50개 안에 들어갔다.

5 예로 Miller 등, "Sounding Narrative Medicine"; Arntfield 등, "Narrative Medicine"; Winkel 등, "No Time to Think"; Hellerstein, "City of the Hospital"; Pearson, McTige, Tarpley, "Narrative Medicine in Surgical Education"; Garrison 등, "Qualitative Analysis"를 보라.

6 임상 환경에서 서사의학적 방법 적용 연구의 예시로 Olson, "Narrative Medicine: Recovery"; Nowaczyk, "Narrative Medicine in Clinical Genetics"; Sarah Chambers, Glickstein, "Making a Case"; Lövtrup, "Here Is the Patient"; Sands, Stanley, Charon, "Narrative Pediatric Oncology"를 보라.

7 James, *The Ambassadors*, p. x.

8 Hermann, *The Cure for the Grief*.

1장 자기 서술: 문학을 통한 관계성의 탐구

1 Mitchell, "Attachment Theory", p. 180.

2 Kidd, Castano, "Reading Literary Fiction"을 참고하라. Zunshine, *Why We Read Fiction*도 권한다.

3 Kidd, Castano, "Reading Literary Fiction", p. 377.

4 Tóibín, "One Minus One", pp. 273~274.

5   Tóibín, "One Minus One", p. 274.

6   Tóibín, "One Minus One", p. 274.

7   Tóibín, "One Minus One", p. 281.

8   Tóibín, "One Minus One", pp. 278, 282.

9   4장, '이원론에 대한 불만 2: 철학적 치료제'에 임상적 만남의 상호성에 대한 에드먼드 펠레그리
    노 · 리처드 재너 · 프레드릭 스베너스의 작업을 포함한 현상학과 보건의료에 관한 논의기 실려
    있다.

10 Dostoevksy, Notes from Underground, p. 3.

11 Dostoevksy, Notes from Underground, p. 4.

12 멜빌(Herman Melville)의 「필경사 바틀비」(Bartleby, the Scrivener)에 나타난 거부의 테마에 대
    한 앨번 이코쿠(Alvan Ikoku)의 논의를 참조하라. 비평 이론과 생명윤리를 참조하여, 그는 임상
    적 맥락에서 대화의 개념을 탐구한다. 이코쿠는 멜빌의 이야기에 대한 자세히 읽기를 통해 그가
    "거부의 윤리적 구조"라고 이름 붙인 것을 더 넓게 이해할 수 있음을 보여준다. 그 분열적 힘은,
    독자 및 다른 등장인물에 대한 여러 유형의 숙고와 이해를 촉구한다("Refusal in 'Bartleby, the
    Scrivener'", p. 252).

13 Dostoevksy, Notes from Underground, p. 5

14 Bakhtin, Problems of Dostoevsky's Poetics, p. 207.

15 Bakhtin, Problems of Dostoevsky's Poetics, p. 236.

16 Bakhtin, Problems of Dostoevsky's Poetics, p. 229.

17 MacIntyre, Against the Self-Images, p. 242.

18 인터뷰에서 벡델은 벽지를 칠하는 과정을 떠올리며 『펀 홈』에서 핵심적인 역할을 하는 핍진성
    의 주제를 상기시킨다. "에고, 벽지를 재창조한다는 게 말이 되나요. 고행하고 있는 기분이었어
    요. 윌리엄 모리스(William Morris)의 「국화」(Chrysanthemums)에 나오는 유명한 패턴이었는
    데, 인터넷에서 그걸 찾아 라이트 박스에 붙여놓고 그걸 따라 그렸죠. 주말 내내 그렸어요. 내
    책에 대해 어머니가 말한 게 있는데, 벽지 패턴을 정확히 따라 그리지 않았다는 거였죠. 맞아요.
    명확하게 그리진 않았죠. 그때 녹색에 열한 가지 색이 있다는 걸 배웠어요. 깨달았죠. 아, 나는
    다섯 가지 색만 쓰고 있었구나"(Chute, Bechdel, "An Interview", p. 1008).

19 Michael White, "Narrative Practice and Exotic Lives", p. 121.

20 Geertz, "Thick Description", p. 8.

21 Geertz, "Thick Description", p. 7.

22 Broyard, "The Patent Examines", p. 39.

23 Bechdel, Fun Home, pp. 220~221.

24 Bechdel, Fun Home, p. 219.

25 Felski, Uses of Literature, p. 23.

26 Felski, Uses of Literature, p. 27.

27 Felski, Uses of Literature, p. 28. 펠스키는 주체 비판은 '인간성의 현실'에 대한 허무주의적 부정
    이 아니라며, 이 논쟁이 품고 있는 곤란한 문제를 조심스레 회피한다. '인물의 필수적인 현실성'
    이라는 개념은(앞서 인용한 펠스키의 표현) 자율적 본질주의의 개념을 따른다. 그것은 낭만주
    의적 주체 개념으로, 그는 언어, 문화, 사회에 구속되지 않는다. 사회구성주의는 개인을 더 큰 맥
    락에 위치시키지만, 그 존재를 부정하지는 않는다. 오인과 타자성이 비판적 통찰의 기반이 될
    수 없다는 펠스키의 설명은("통찰이나 자기 이해를 얻는 것을 막는다면, 어떻게 우리가 오인이
    일어났다는 것을 알 수 있는가?", p. 28) 20세기 비평의 복잡성을 생략해 버릴 위험을 초래한다.

사실 미셸 푸코가 『지식의 고고학』에서 설명하고 있는 것은 지식과 권력의 구조 속에 기입된 존재로서의 주체, 하지만 여전히 스스로 행위할 수 있는 개인이자 그런 힘을 인지하여 권한을 획득하는 주체이다(미셸 푸코, 이정우 옮김, 『지식의 고고학』을 참조하라).

28 Felski, *Uses of Literature*, p. 49.

29 Bechdel, *Fun Home*, p. 3.

30 Bechdel, *Fun Home*, p. 4.

31 Felski, *Uses of Literature*, p. 36.

32 Felski, *Uses of Literature*, p. 43.

33 Bechdel, *Fun Home*, p. 20.

34 어린 서술자의 자기 의심은 일기를 쓰는 것에 대한 경멸, 주관성의 무게에 억눌렸다는 증언에 반영되어 있다. 그녀는 모든 문장에 "내 생각엔"이라는 표현을 적는다. 그것은 데리다적 회의주의이자, 텍스트 한 줄 한 줄에 취소선을 그어놓는 일이다.

35 Broyard, "The Examining Patients", p. 38.

36 Bechdel, *Fun Home*, p. 232.

37 '관계적 자율성'이라는 개념은 페미니즘 비평에 기반을 두고 있다. 이 개념은 "사람은 사회에 속해 있으며, 그 행위자의 정체성은 사회적 관계의 맥락 속에서 형성되어 인종, 계급, 젠더, 민족성 등 교차하는 사회적 결정요인의 복잡성 속에서 형태를 부여받는다. 따라서 관계적 접근은 자아의 상호주관적·사회적 차원의 함의를 분석하고, 개인적 자율성과 도덕적·정치적 행위성의 개념을 확립하는 데 그 주안점을 둔다"라는 전제를 공유하는 여러 관점으로 이루어져 있다(Mackenzie, Stoljar, "Introduction", p. 4). 하지만 관계성에 관한 강조 없이 사용되곤 하는 '자율성'이라는 용어는 생명윤리 담론에 널리 퍼져 있다.

38 Butler, *Giving an Account of Oneself*, p. 15.

39 Ishiguro, *Never Let Me Go*, pp. 3~4.

40 Ishiguro, *Never Let Me Go*, p. 260.

41 Ishiguro, *Never Let Me Go*, p. 239.

42 Butler, *Giving an Account of Oneself*, p. 37.

43 Ishiguro, *Never Let Me Go*, p. 249.

44 Academy of Achievement, "Elie Wiesel-Interview".

45 Mitchell, *From Attachment to Intersubjectivity*, pp. 69~70.

2장 우리가 한 것과 일어난 일: 문학, 경험, 감정, 교실 속 관계성

1 Mitchell, *Relationality*, p. 67.

2 Moore, "People Like That", p. 237.

3 Shem, *House of God*, p. 26.

4 Shapiro, "Feeling Physician", p. 310.

5 Shapiro, "Feeling Physician", pp. 310~311.

6 Goleman, *Emotional Intelligence*, p. 76.

7 Derald Wing Sue, *Race Talk*, p. 237.

8 Vogel, "What We Talk About", p. 12.

9 Worsham, "Coming to Terms", p. 105.

10 Shapiro, "Movies Help us Explore", pp. 22~23.

11 대니엘 오프리, 강명신 옮김, 『의사의 감정』을 보라.

12 Shapiro, "Feeling Physician", p. 311.

13 De Leeuw, Parkes, Thien. "Questioning Medicine's Discipline", p. 48.

14 Frank, *Wounded Storyteller*, p. 159.

15 Poirier, *Doctors in the Making*.

16 Shapiro, "Feeling Physician"; McNaughton, "Discourse(s) of Emotion"을 보라.

17 Dewer, *Art as Experience*, p. 51.

18 Munro, "Floating Bridge", p. 82.

19 Scarry, *Body in Pain*, p. 22.

20 Munro, "Floating Bridge", p. 60.

21 Munro, "Floating Bridge", p. 57.

22 Munro, "Floating Bridge", p. 56.

23 Genette, *Narrative Discourse*, p. 27.

24 Munro, "Floating Bridge", pp. 55~57.

25 Munro, "Floating Bridge", p. 74.

26 Munro, "Floating Bridge", p. 76.

27 Munro, "Floating Bridge", p. 77.

28 Munro, "Floating Bridge", p. 84.

29 Novak, "Theory of Education", p. 1.

30 Kuiken, "Locating Self-Modifying Feelings"를 보라.

31 Dewey, *Art as Experience*, p. 55.

32 Dewey, *Art as Experience*, p. 55.

33 Dewey, *Art as Experience*, p. 48.

3장 이원론에 대한 불만 1: 철학, 문학, 의학

1 Decartes, *Discourse on Method*, p. 100.

2 Damasio, *Descartes' Error*, p. 250.

3 Galen, *Clauddi Galeni Opera Omnia, vol. 1. Brain*, "Galen on the Ideal"에서 인용.

4 Lorde, "A Burst of Light", p. 149.

5 Lorde, "A Burst of Light", p. 149.

6 Lorde, "A Burst of Light", p. 150.

7 Pellegrino, *Philosophy of Medicine Reborn*, p. 72.

8 Maitland, "Forceps Delivery", p. 166.

9 Maitland, "Forceps Delivery", p. 169.

10 Edson, *W;t*, p. 5.

11 Edson, *W;t*, p. 37.

12 Edson, *W;t*, pp. 57, 55.

13 Edson, "Love and Knowledge".

14 Edson, *W;t*, p. 20.

15 Edson, *W;t*, p. 69.

16 Vanhoutte, "Cancer and the Common Woman", p. 406.

17 Kleinman, *Illness Narratives*, p. 3.

18 Kleinman, *Illness Narratives*, pp. 3, 5.

19 질병 단위에 관해서는 찰스 로젠버그의 책을 참조하라. "진단은 항상 의료에서 중심적인 역할을 차지했다. 하지만 지난 200년간 의학이, 서양 사회 일반과 마찬가지로, 기술화 · 전문화 · 관료주의화 되는 가운데 진단의 역할은 바뀌어 더 중심에 위치하게 되었다. 질병 설명과 임상 진료는 이런 거대한 구조적 변화 속에서 통합 · 병행되었고, 어느 정도는 구성되었다. 진단의 근대사는 질병 특이성과 불가분한 관계이며, 여기서 질병 특이성이란 질병이 개별 인간에게 질환이 발현되는 독특성 바깥에 위치하는 단위로 사고될 수 있고, 그렇게 사고해야 한다는 개념을 의미한다"("Tyranny of Diagnosis", p. 237).

20 의사가 쓴 회고록에 관한 연구에는 다음이 있다. Aull, Lewis, "Medical Intellectuals"; Kathryn Montgomery Hunter, *Doctors' Stories*; Koski, *Autobiography of Medical Education*; Poirier, *Doctors in the Making*; Wear와 Jones, "Bless Me Reader".

21 Iaquinta, *The Year They Tried to Kill Me*, p. 11.

22 Lewis, "Narrative Medicine"을 참고하라. '생의료화' 경향에 관해서는 Riska 등, *Biomedicalization: Technoscience, Health, and Illness*를 보라.

23 Flexner, *Medical Education*.

24 Flexner, *Medical Education*, p. 25.

25 Odegaard, *Dear Doctor*, p. 16.

26 Flexner, *Medical Education*, p. 26.

27 이 영역에 관해 이미 풍부한 연구가 진행되었다. Hojat 등, "The Devil Is in the Third Year"에는 대표적인 질적 연구가, Marcus, "Medical Student Dreams"에는 흥미로운 정신분석적 연구가 담겨 있다.

28 Shem, "Fiction as Resistance"를 보라.

29 Shem, *House of God*, p. 32.

30 Peabody, "Care of the Patient", p. 882.

31 Cassell, "Nature of Suffering", p. 640.

32 Frank, *Wounded Storyteller*, p. 77.

33 Frank, *Wounded Storyteller*, pp. 85~86.

34 Rosenberg, "Tyranny of Diagnosis", p. 257.

35 Rosenberg, "Tyranny of Diagnosis", p. 257.

36 MacIntyre, *After Virtue*, p. 216.

37 Leder, "Tale of Two Bodies", p. 23.

38 Plato, *Republic*, 517b1-5.

39 Plato, *Republic*, 537b6-7.

40 Plato, *Republic*, 406c3-407e1.

41 Plato, *Republic*, 407b8-c1.

42 Plato, *Republic*, 535a10-b1.

43 Plato, *Symposium*, 205A1-2.

44 Plato, *Symposium*, 206b8.

45 Plato, *Symposium*, 206c7-9.

46 Plato, *Symposium*, 210A4-7.

47 Plato, *Symposium*, 210B1-3.

48 Plato, *Symposium*, 210B5-C6.

49 Plato, *Symposium*, 210C6-D7.

50 Plato, *Symposium*, 210E1-211B3.

51 Cross와 Livingstone 편집, *Oxford Dictonary of the Christian Church*; Louth, *Origins of the Christian Mystical Tradition*; Ahbel-Rappe, *Plato's Influence*; Walzer, *Greek into Arabic*.

52 Descartes, *Discourse on Method*, pp. 1~2.

53 Descartes, *Discourse on Method*, p. 5.

54 Descartes, *Discourse on Method*, p. 4.

55 Descartes, *Discourse on Method*, p. 18.

56 Descartes, *Discourse on Method*, p. 18.

57 Descartes, *Discourse on Method*, p. 18.

58 Descartes, *Discourse on Method*, p. 18.

59 Descartes, *Discourse on Method*, p. 18.

60 Merleau-Ponty, *Phenomenology of Perception*, p. lxxii.

61 Descartes, *Discourse on Method*, pp. 18~19.

62 Grosz, *Volatile Bodies*, p. 6.

63 Grosz, *Volatile Bodies*, p. 6.

64 Descartes, *Discourse on Method*, p. 35.

65 Descartes, *Discourse on Method*, p. 44.

66 Damasio, *Descartes' Error*, p. 255.

67 Brown, *Mechanical Philosophy*, p. 216. Marcum, *Introductory Philosophy of Medicine*, p. 50에서 재인용.

68 "누구도 기계론적 철학을 창조하지 않았다. 서유럽의 과학계가 17세기 전반에 르네상스 자연주의에 대한 반발로 자연에 관한 기계론적 개념을 자연스럽게 만들어갔음이 관찰된다"(Westfall, *Construction of Modern Science*, pp. 30~31; Lee, *Philosophical Foundations*, p. 29에서 재인용).

69 Toombs, "Illness and the Paradigm", pp. 201~202.

70 Leder, "Tale of Two Bodies", p. 19.

71 Finkelstein, "Studies in the Anatomy Laboratory", p. 41.

72 Finkelstein, "Studies in the Anatomy Laboratory", p. 41.

73 Montross, *Body of Work*, p. 20.

74 Montross, *Body of Work*, pp. 24~25.

75 Grosz, *Volatile Bodies*, p. 10.

76 Grosz, *Volatile Bodies*, pp. 3~4.

77 Grosz, *Volatile Bodies*, p. 7.

78 내분비학자 카일 피터스(Kyle Peters)가 주장한 것처럼, 당뇨병자라는 용어를 사용하는 것은 당뇨병이 있는 사람을 대상화한다. 피터스는 비순응자와 같은 용어 사용을 반대하는 주장을 설득력 있게 펼친다. "나는 질병 대신 개인에 초점을 맞추는 보건의료 전문가가 치료 목표를 달성하는 것뿐만 아니라 당뇨가 있는 환자를 돌보는 데 큰 즐거움을 느끼리라 믿는다. 누군가를 비순응자라고 부르는 것은 무례함을 넘어서는 일이다. 그것은 엄청 부정확하고 모호하며, 명백히 잘못되었고 가치 없는 치료적 개입으로 이어진다. 만약 우리가 환자를 계속 당뇨병자나 당뇨병 비

순응자라고 부르면 아무런 변화도 일어나지 않을 것이고, 당뇨병이 있는 사람은 치료 목표를 달성하지 못할 것이다"(Peters, "Diabetic' and 'Noncompliant Diabetic'", p. 90).

이런 용어 사용은 영국 학술지 *Diabetic Medicine* 표현 지침에서 확인할 수 있는데, 학술지는 "단어 '당뇨병에 걸린(diabetic, 명사형으로는 당뇨병자)'을 명사로 인정하지 않는다. '당뇨병이 있는 사람'을 선호한다"라고 명시하고 있다(일자 불명). 2011년 의견서에서 환자 지지 단체 호주당뇨병환우회(Diabetes Australia)는 몇 가지 용어를 전환하기로 했는데, 그중에는 당뇨병자라는 표현 사용을 피하는 것도 포함되어 있다. "'당뇨병자'라는 용어는 개인을 그 건강 상태로 정의한다. 당뇨병을 가지고 살 수 있는 사람의 능력을 강조하는 편이 낫다. 누군가를 '당뇨병자'라고 이름 붙이는 것은 그의 삶을 당뇨로 정의할 수 있다고 생각하는 것이다"("A New Language").

이와 비슷하게, 간질자, 천식자와 같이 질병 용어를 명사형으로 사용하는 것을 점차 피하는 추세이다. 이것이 질병 범주의 관점에서 개인성을 계속 탈락시키고 있기 때문이다.

79 Pellegrino, Thomasma, *Philosophical Basis of Medical Practice*, p. 13.

4장 이원론에 대한 불만 2: 철학적 치료제

1 MacIntyre, *After Virtue*, p. 216.

2 Merleau-Ponty, *Phenomenology of Perception*, p. lxx.

3 Merleau-Ponty, *Phenomenology of Perception*, p. lxxii.

4 Merleau-Ponty, *Phenomenology of Perception*, p. lxxii.

5 Merleau-Ponty, *Phenomenology of Perception*, p. 186.

6 Merleau-Ponty, *Phenomenology of Perception*, p. 200.

7 Merleau-Ponty, *Phenomenology of Perception*, p. 193.

8 Merleau-Ponty, *Phenomenology of Perception*, p. 203.

9 Merleau-Ponty, *Phenomenology of Perception*, pp. 182~183.

10 Merleau-Ponty, *Phenomenology of Perception*, p. 188.

11 Merleau-Ponty, *Phenomenology of Perception*, pp. 189~190.

12 Merleau-Ponty, *Phenomenology of Perception*, p. 530.

13 Merleau-Ponty, *Phenomenology of Perception*, p. 200.

14 Merleau-Ponty, *Phenomenology of Perception*, p. 189.

15 Merleau-Ponty, *Phenomenology of Perception*, p. 189.

16 폴 리쾨르는 서사가 "살아 있다"라고 말한다. 그것은 퇴적과 쇄신 모두에 의존한다. 리쾨르의 설명에 따르면, "이 두 극단 사이 여러 변형은 역사성에 관한 생산적인 상상을 가능하게 하며 서사적 전통을 살아 있는 것으로 유지한다"(Ricoeur, "Life in Quest", p. 25).

17 Merleau-Ponty, *Phenomenology of Perception*, p. 188.

18 Merleau-Ponty, *Phenomenology of Perception*, pp. 183~184.

19 Merleau-Ponty, *Phenomenology of Perception*, p. 184.

20 Merleau-Ponty, *Phenomenology of Perception*, p. 189.

21 Merleau-Ponty, *Phenomenology of Perception*, pp. 185~186.

22 Carel, *Illness: The Cry of the Flesh*, p. 13.

23 Carel, *Illness: The Cry of the Flesh*, p. 39.

24 Toombs, "Illness and the Paradigm", p. 207.

25 Carel, *Illness: The Cry of the Flesh*, pp. 8~9.

26 Baron, "Introduction to Medical Phenomenology", p. 606.

27 Baron, "Introduction to Medical Phenomenology", p. 608.

28 Pellegrino, *Philosophy of Medicine Reborn*, p. xv; Karl Jaspers, *Philosophy and the World*, p. 234를 보라.

29 Pellegrino, *Philosophy of Medicine Reborn*, p. 168.

30 Pellegrino, *Philosophy of Medicine Reborn*, p. 63.

31 Pellegrino, "Toward a Reconstruction", pp. 66~67.

32 "13세기 후반부터 14세기를 거치면서 목적론적 윤리의 기반이 심각하게 무너졌다. 유명론자들은 보편이나 사물의 본질 개념을 부정하고, 그 결과 목적과 선 사이의 연결을 탈구시켰다. 이 과정은 18세기에 가속도가 붙어서 지금에 이르렀다"(Edmund Pellegrino, *Philosophy of Medicine Reborn*, p. 71).

33 Pellegrino, *Philosophy of Medicine Reborn*, pp. 72~73.

34 Pellegrino, "Towards a Virtue-Based", pp. 269~270.

35 Zaner, "Phenomenon of Vulnerability", p. 287.

36 재너는 후설의 '상상에 따른 자유변경'에 관해 논의한다. 그것은 확립된 경험적 사실에서 벗어나 가능한 예시를 모두 고려하는 것이다. 심지어 허구라고 여겨지는 것까지. 사실 "철학자에게 가장 중요한 것은 '자신의 상상을 비옥하게 하여' 최고도에 달하는 것이다"("Examples and Possibles", p. 25). 여기에서 창조적 작업이 도움을 준다. 재너는 임상윤리 사례를 그 고유한 용어로 이해해야만 한다고 주장한다. 하지만 철학적 분석에서 다른 사례를 고려하는 것은 상상에 따른 자유변경의 한 형태이다("Phenomenon of Vulnerability", pp. 290~291).

37 Zaner, "Medicine and Dialogue", p. 321.

38 Charon, "Ecstatic Witness", p. 179.

39 Charon, "Ecstatic Witness", p. 180.

40 Zaner, *Context of Self*, p. 52. Svenaeus, *Hermeneutics of Medicine*, p. 111에서 재인용.

41 추가 참고문헌은 Toombs, *Handbook of Phenomenology*에서 찾을 수 있다.

42 Brockmeier, Meretoja, "Understanding Narrative Hermeneutics", p. 7.

43 Donald, "The Words We Live in", p. 19.

44 Donald, "The Words We Live in", p. 18.

45 Lindemann Nelson, *Damaged Identities*.

46 Svenaeus, *Hermeneutics of Medicine*, p. 19 note 23.

47 Svenaeus, *Hermeneutics of Medicine*, pp. 5~6.

48 Svenaeus, *Hermeneutics of Medicine*, p. 11.

49 Edson, *W;t*, p. 82.

50 Svenaeus, *Hermeneutics of Medicine*, p. 174.

51 Svenaeus, *Hermeneutics of Medicine*, p. 92.

52 Svenaeus, *Hermeneutics of Medicine*, p. 94.

53 Svenaeus, *Hermeneutics of Medicine*, p. 93.

54 Svenaeus, *Hermeneutics of Medicine*, p. 117.

55 Svenaeus, *Hermeneutics of Medicine*, p. 115.

56 Svenaeus, *Hermeneutics of Medicine*, p. 130.

57 Svenaeus, *Hermeneutics of Medicine*, p. 100.

58 Svenaeus, *Hermeneutics of Medicine*, p. 179.

59 Svenaeus, *Hermeneutics of Medicine*, p. 157.

60 Svenaeus, *Hermeneutics of Medicine*, p. 166.

61 Inwood and Gerson, *Epicurus Reader*, p. 99. Carel, *Illness*, p. 127에서 재인용.

62 Plato, *Phaedo*, 65c.

63 Hankinson, "Galen's Anatomy", p. 199. 리처드 재너의 글도 참고하라. "갈레노스는 플라톤의 심령(영혼) 개념과 자신의 의학적 개념을 조율하는 데 큰 어려움을 느꼈다. 갈레노스는 점차 그것을 몸이 지닌 기질로 간주하게 되었다. '나는 모든 것이 비신체적이라거나, 어떤 [종(species)이] 신체적이라거나, 모두가 불멸하거나 부패함을 기하학적으로 증명하는 사람을 만나보지 못했다.' 그는 '영혼의 본질을 감히 말하지 못했다'"("Medicine and Dialogue", p. 322 note 1).

64 Hankinson, "Galen's Anatomy", p. 201. 사실 갈레노스의 영향은 고대 그리스의 도그마적 전통을 강화한 것이라고 말할 수 있다. 그는 방법론자(회의론자, 경험론자)에 반대했으며, 이는 현재 우리가 의술의 적절한 범위와 본성에 관해 벌이고 있는 논쟁을 어떤 면에서 선취한 것이다. 루드비히 에델슈타인(Ludwig Edelstein)을 인용하며 리처드 재너는 "환자의 경험, 역사, 가치 등을 사고하는 것의 복잡성은 고대 방법론자의 방법(관찰)과 사고 형태(추론)에서 주요 관심사였다. 사람과 질환을 완전히 이해하기 위해 환자의 실제 삶이 지닌 모든 요소와 양상을 깊이 생각하고 저울질하여 적절한 치료에 도달한다"("Medicine and Dialogue", p. 308). 회의론자가 특정 증상의 해석, 안에 있는 사람의 단독성, 전체론적 맥락의 중요성을 강조한 것은 클라인먼이 질병의 생의학적 초점에 질환의 이해를 대조한 것을 앞선다고 말할 수 있다.

65 Pellegrino and Thomasma, *Philosophical Basis of Medical Practice*, p. 11.

66 Plato, *Republic*, 341c-342c.

67 인용 부분은 다음으로 이어진다. "(…) 우리가 생명이라고 부를 때 영혼과 신체의 조합을 이렇게 생각해야 하네. 그 안에 있는 영혼이 신체보다 강력하여 영혼이 흥분하면, 영혼이 전체를 뒤틀리게 해 안을 질병으로 채우네. 영혼이 다른 연구와 탐구에 집중하면, 신체를 지치게 만들지. 다시 말하네만, 영혼이 공적·사적 교육이나 말싸움에 참여하면, 논쟁과 언쟁이 영혼으로 하여금 신체에 열기를 불어넣고 앞뒤로 뒤흔든다네. 의사라고 불리는 자들을 속이는 분비물이 생겨 잘못된 진단으로 이끌지. 반면, 영혼보다 신체가 큰 경우, 연약한 정신이 신체와 결합하면 어떤가? 인간에게 두 종류의 자연적 욕망이 있음을 생각하게. 음식을 향한 신체의 욕망과 지혜를 향한 신성한 욕망이 그것이지. 강한 부분의 운동이 지배하고, 그 흥미를 강화할 걸세. 결국 영혼의 기능이 둔해져 어리석어지고 잘 잊게 되지. 결국 가장 중대한 질병에 빠져버리네. 무지함 말일세"(Plato, *Timaeus*, p. 87c-88b).

68 Stempsey, "Plato and Holistic Medicine", p. 203.

69 Plato, *Charmides*, p. 157b. Stempsey, "Plato and Holistic Medicine", p. 206에서 재인용.

70 Zaner, *Ethics and the Clinical Encounter*, p. 111.

71 Riese, "Descartes as a Psychotherapist", p. 243.

72 Descartes, *Philosophical Works, vol. 1*, p. 192. Zaner, *Ethics and the Clinical Encounter*, p. 114에서 재인용.

73 Zaner, *Ethics and the Clinical Encounter*, p. 119.

74 McEwan, *Saturday*, p. 262.

75 McEwan, *Saturday*, p. 262.

76 Ferry, *Bewilderment*, p. 7.

5장 확실성에서 우리를 구원하소서: 서사윤리 훈련

1 Brockmeier, *Beyond the Archive*, p. 181.

2 Ricoeur, "Life in Quest of Narrative", p. 29.

3 Ricoeur, "Life in Quest of Narrative", p. 32.

4 Frank, *Wounded Storyteller*, p. 53.

5 Herman, Jahn, Ryan, *Routledge Encyclopedia of Narrative Theory*.

6 Robinson, *Narrating the Past*.

7 McAdams, "Role of Narrative"; 제롬 브루너, 강현석 외 옮김, 『인간 과학의 혁명』(Acts of Meaning).

8 Czarniawska, *Narratives in Social Science*; Kreiswirth, "Merely Telling Stories?"; Riessman, *Narrative Methods*.

9 Peters, Besley, "Narrative Turn".

10 Reed 등, "Narrative Theology".

11 폴 리쾨르, 김한식 외 옮김, 『시간과 이야기 1』.

12 Hamkins, *Art of Narrative Psychiatry*.

13 Kreiswirth, "Merely Telling Stories?".

14 Ricoeur, "Life in Quest of Narrative", pp. 22~23.

15 Ricoeur, "Life in Quest of Narrative", p. 23.

16 Ricoeur, "Life in Quest of Narrative", p. 26.

17 한스 가다머, 이길우 옮김, 『진리와 방법 1』(Truth and Method).

18 이 장이 문학 텍스트 외 다른 것을 다루지는 않지만, 이에 비길 만한 다른 매체에서 창조적 작업이 가지는 윤리적 차원에 대한 논증을 미학과 음악 이론의 비평에서 찾아볼 수 있다. 예로 Rabinowitz, "Rhetoric of Reference"을 보라.

19 폴 리쾨르, 김한식 외 옮김, 『시간과 이야기 1』, 1, 2장을 보라.

20 존 듀이, 이재언 옮김, 『경험으로서의 예술』.

21 Cleanth Brooks, *Well Wrought Urn*, pp. 205~206.

22 Gregory, *Shaped by Stories*, pp. 37~38.

23 Powers, "Richard Powers".

24 Murdoch, *Black Prince*, p. 162.

25 Nussbaum, "Introduction"; Murdoch, *Black Prince*, p. xiii.

26 톰 비첨, 제임스 칠드리스, 박찬구 외 옮김, 『생명의료윤리의 원칙들』.

27 National Commission for the Protection of Human Subjects of Biomedical and Behavioral Research, *Belmont Report*.

28 Beauchamp, "Principlism and Its Alleged Competitors", p. 181.

29 Beauchamp, "Principlism and Its Alleged Competitors", p. 182.

30 Beauchamp, "Principlism and Its Alleged Competitors", p. 183.

31 Beauchamp, "Principlism and Its Alleged Competitors", p. 184. 강조는 원문.

32 원칙주의의 주도에 도전하는 인문학적 · 사회과학적 에세이를 모은 작업으로는 DuBose, Hamel, O'Connell, *Matter of Principles?*가 있다. 또한 Charon, Montello, *Stories Matter*; Hedgecoe, "Critical Bioethics"; Irvine, "Ethics of Self-Care"; Jones, "Literature and Medicine"; O'Toole, "Story of Ethics"를 참조하라.

33 Bosk, *All God's Mistakes*, p. 171.

34 Frank, *Wounded Storyteller*, p. 147.

35 Frank, *Wounded Storyteller*, p. 147.

36 Cole, Goodrich, Gritz, *Faculty Health in Academic Medicine*.

37 Clouser, "Veatch, May, and Models"; Clouser, Gert, "A Critique of Principlism"; Clouser, Gert, "Morality vs. Principlism"; Gert, *Morality*. 이후 비첨과 췰드리스도 『생명의료윤리의 원칙들』에서 공통 도덕성을 수용한다.

38 Clouser, "Common Morality", p. 223.

39 Clouser, "Common Morality", p. 223.

40 Clouser, "Common Morality", pp. 227~228.

41 Jonsen, "Casuistry: An Alternative".

42 앨버트 존슨, 스티븐 툴민, 권복규 옮김, 『결의론의 남용: 도덕 추론의 역사』.

43 Jonsen, Siegler, Winslade, *Clinical Ethics*.

44 Jonsen, "Casuistry: An Alternative", p. 243.

45 Jonsen, "Casuistry: An Alternative", pp. 244~245.

46 Jonsen, "Casuistry: An Alternative", p. 245.

47 Pellegrino, "Toward a Virtue-Based", p. 254.

48 알래스데어 매킨타이어, 이진우 옮김, 『덕의 상실』.

49 Pellegrino, "Toward a Virtue-Based", p. 265.

50 Pellegrino, "Toward a Virtue-Based", p. 267.

51 Pellegrino, "Toward a Virtue-Based", pp. 269~270.

52 페미니스트 윤리와 공공 윤리에 관한 논의에 대해서 Sherwin, "Whither Bioethics?"를 참조하라. 페미니스트 생명윤리의 전개에 관한 최근의 고찰은 Scully, Baldwin-Ragavan, Fitzpatrick, *Feminist Bioethics*가 있다. 페미니스트 생명윤리가 이론 철학에 이바지한 지점에 대한 검토와 비평으로 Nelson, "Feminist Bioethics"; Rawlinson, "Concept of a Feminist Bioethics"이 있다.

53 세기의 전환기에 서사윤리의 사례와 그 한계를 서술하는 데 도움을 주는 두 권의 에세이 모음이 출판되었다. 다양한 임상적 · 이론적 관점을 지닌 저자들이 모였다. Nelson, *Stories and their Limits*; Charon, Montello, *Stories Matter*를 보라. Brody, *Stories of Sickness*; Hunter, *Doctors' Stories*; Carson, "Interpretive Bioethics"를 참조하라.

54 현상학자들은 환자와 임상가가 환자의 질환 경험의 복잡성 그리고 환자와 전문가의 세계관과 가치를 분리하는 심연을 이해하는 것을 질환의 윤리가 도울 수 있다는 점을 기술해왔다. 케이 툼스, 리처드 재너, 드루 레더 등이 주목할 만한 작업을 했으며 최근 하비 카렐은 환자의 체험된 현실과 접촉하여 내려진 선택을 설명하려는 임상가에게 이론과 방법론을 제시하는 데 이바지했다. Toombs, *Meaning of Illness*; Zaner, *Conversations*; Leder, *Absent Body*; Carel, *Illness*를 보라.

55 윤리 사례의 문학 장르에 대한 토드 챔버스(Tod Chambers)의 영향력 있는 연구 *Fiction of Bioethics*를 보라. 문학자이자 환자인 캐슬린 콘웨이의 탐색적 연구 *Beyond Words*는 심한 질환을 겪는 환자가 표현하는 데서 언어의 능력과 무능력을 검토한다.

56 Frank, "Why Study People's Stories", p. 111.

57 질문을 던지고 어떤 결론에 도달하려는 질적 연구방법론의 배경지식에 관해선 Hurwitz, Greenhalgh, Skultans, *Narrative Research*를 보라. Kathleen Wells, *Narrative Inquiry*; Elliot Mishler, *Research Interviewing*은 이야기에 담긴 통일성들을 찾는 서사 기반 방법론에 관한 견실한 설명을 제시하고 있다.

58 《헤이스팅 센터 보고서》(Hastings Center Reports) 2014년 특별판은 서사윤리를 다뤘다. 마사 몬텔로가 편집한 이 보고서는 서사윤리 분야를 개척한 여러 윤리학자, 의료인의 관점을 담고 있다(Montello, *Narrative Ethics*). 도슨 슐츠(Dawson Schultz)와 리디아 플래셔(Lydia Flasher) 윤리학자의 책무인 이야기를 직접 듣는 것은 임상적 실천지의 실천이라고 주장한다(Schultz, Flasher, "Charles Taylor").

59 Churchill, "Narrative Awareness", p. S38.

60 서사학의 서사윤리에 관한 개괄을 위해선 Newton, *Narrative Ethics*; Booth, *Company*; J. Hillis Miller, *Ethics of Reading*과 *Literature as Conduct*; Phelan, *Living to Tell*, "Rhetoric, Ethics"를 보라.

61 Attridge, "Innovation"; Montgomery, "Literature, Literary Studies".

62 Newton, *Narrative Ethics*, p. 8.

63 J. Hillis Miller, *Ethics of Reading*, p. 2.

64 Booth, *Company*, pp. 38~39.

65 Phelan, *Living to Tell*, p. 22.

66 Bruner, *Acts of Meaning*, pp. 59~60.

67 Nussbaum, *Love's Knowledge*, pp. 142~143.

68 Sherwin, "Whither Bioethics?", p. 14.

69 Sherwin, "Whither Bioethics?", p. 18.

70 Brockmeier, Meretoja, "Understanding Narrative", p. 2.

71 Charon, *Narrative Medicine*, p. 4.

72 Frank, "Narrative Ethics as Dialogical", pp. S16-S17.

73 소설 작품 독서의 결과에 관한 뇌과학적 연구는 진지한 문학 독서가 다른 사람의 정서적 상태를 인정, 상상할 수 있는 독자의 능력을 증진시킨다는 가설을 뒷받침한다. Kidd, Castano, "Reading Literary Fiction"; Djikic, Oatley, Moldoveanu, "Reading Other Minds"를 보라.

74 Beauchamp, "Principlism and Its Alleged Competitors"를 보라.

75 Hale, "Fiction as Restriction", p. 189.

76 Geisler, "Value of Narrative Ethics".

77 Nelson, "Feminist Bioethics", p. 505.

78 Truog 등, "Microethics"; Gallagher, "Slow Ethics"; Carrese 등, "Everyday Ethics"; Branch, "Ethics of Patient Care".

79 Leys, "Turn to Affect"; Altieri, "Affect, Intentionality"; Keen, *Empathy*.

80 도덕적 발달에 관한 페미니스트 이론을 전개한 캐럴 길리건과 넬 나딩스(Nel Noddings)의 작업에서 출발한 돌봄 윤리는 돌보는 자의 사적 책임에 관한 급진적인 실천 지향적 개념에 이론적·실천적 지침을 제시해왔다. Tronto, *Moral Boundaries*; van Nistelrooij, Schaafsma, Tronto, *Ricoeur and the Ethics of Care*를 보라.

81 Guillemin, Gillam, "Emotions, Narratives"; Kearney 등, "Self-Care"; Pauly, Varcoe, Storch, "Framing the Issue"를 보라.

82 Kenyon, Bohlmeijer, Randall, *Storying*; Baldwin, "Narrative Ethics"; Paulsen, "Narrative Ethics of Care".

83 Attridge, "Performing Metaphors", p. 28.

84 Dreifus, "Chloe Wofford Talks".

85 Yancy, *Black Bodies*, pp. 217~218.

6장 정치학 교육: 보건의료인문학 병신화, 퀴어화, 낯설게 만들기

1 hooks, *Feminist Theory*, p. xvi.

2 Morrison, *Home*, p. 1.

3 파울로 프레이리, 남경태 옮김, 『페다고지』(Pedagogy of the Oppressed); 벨 훅스, 윤은진 옮김, 『벨 훅스, 경계 넘기를 가르치기』(Pedagogy of the Oppressed); 찬드라 탈파드 모한티, 문현아 옮김, 『경계없는 페미니즘』(Feminism without Borders)을 보라.

4 Mohanty, *Feminism*, pp. 194~195.

5 나는 서사의학, 의료인문학, 문학과 의학 등등의 영역을 망라하는 표현으로 보건의료인문학을 사용한다. 추가적인 이해를 위해선 Jones, Wear, and Friedman, *The Health Humanities Reader*를 보라.

6 별표를 붙인 트랜스*는 여기에서 비-시스젠더 정체성을 포괄적으로 의미한다. 그러나 트랜스젠더, 성전환자(트랜스섹슈얼), 젠더퀴어(사회적 남성·여성 규정에 속하지 않는), 무성, 제3의 성, 젠더플루이드(젠더를 확정하지 않은), 투 스피릿(반대 성의 정체성이나 역할을 취하는) 등을 포함하는 정체성을 취하는 자에만 국한하지 않는다. 또한 여기에서 병신과 퀴어라는 표현을 사용함은 정치적 정체성 공간에서 경멸적 표현으로 사용되던 것을 빼앗아 공동체와 연대를 나타내기 위함이다. *는 논릿값을 표현하는 불리언에서 사용하는 기호로, 단어 뒤에 붙으면 앞 단어로 시작하는 모든 단어를 가리킨다. 따라서 트랜스*는 트랜스젠더, 트랜스섹슈얼 등 트랜스로 시작하는 모든 단어를 총칭하는 표현이다.

7 Schalk, "Coming to Claim Crip".

8 Eng, Halberstam, and Muñoz, "What's Queer", p. 1.

9 Bhaba, "World and the Home".

10 Mohanty, *Feminism*, p. 195.

11 Mohanty, *Feminism*, p. 195.

12 hooks, *Yearning*, p. 206.

13 미국에서 관련 대학원 과정으로는 최초였다. www.slc.edu를 참조하라.

14 나는 여기서 질환을 질병의 반대말로 사용했다. 이는 아서 클라인먼을 따른 것이다. 그는 질병을 생리학적 장애로, 질환을 그 이상을 포괄하는 말, 즉 개인 삶의 맥락 전체로 사용했다.

15 DasGupta, "Teaching Medical Listening"을 보라.

16 DasGupta, Charon, "Personal Illness Narratives"을 보라.

17 DasGupta, "Decentering"을 보라.

18 주디스 버틀러, 윤조원 옮김, 『위태로운 삶』(Precarious Life)을 보라.

19 Butler, *Precarious Life*, p. 29.

20 아서 프랭크, 최은경 옮김, 『몸의 증언』(The Wounded Storyteller)을 보라. DasGupta, "Medicalization"도 참고하라.

21 Portelli, "Research as an Experiment", p. 31.

22 장애 모형에 관한 논의는 토머스 코저 등의 작업을 참고하라. 장애의 도덕적·영적 모형(도덕적 잘못으로 인한 장애), 의학적 모형(의학적 개입을 필요로 하는 장애), 사회적 모형(우리 모두는 다른 능력을 가졌으며, 장애를 만드는 것은 차별이나 접근성의 결여임)이 있다.

23 Couser, *Recovering Bodies*를 보라.

24 Lane, "Constructions of Deafness"를 보라.

25 포괄적 농아인 공동체가 인공 와우에 표명한 반대 의견은 초기에는 꽤 단호했으나, 점차 인공

와우에 관한 수용이 증가하고 있다.

26 Mohanty, *Feminism*을 참고하라.
27 Lorde, "The Master's Tools", p. 112.
28 Steinmetz, "Transgender"를 보라.
29 Butler, "Your Behavior Creates".
30 *Transamerica*, 2006.
31 Couric, "*Orange is the New Black*'s Laverne Cox".
32 Haggerty and Ericson, "Surveillant"를 보라.
33 Butler, *Undoing Gender*, pp. 2, 27.
34 에드워드 사이드(Edward Said), 박홍규 옮김, 『오리엔탈리즘』(Orientalism)을 보라. 또한 프란츠 파농(Frantz Fanon), 노서경 옮김, 『검은 피부, 하얀 가면』(Black Skin, White Masks)을 참고하라. 파농은 인종의 은유적 이해가(검은 색=나쁜 것, 하얀 색=좋은 것) 프랑스 식민 기획 정당화를 돕는다는 점을 논의한다.
35 Hwang, *M. Butterfly*, pp. 89~91.
36 Irvine, "The Other Side", p. 10.
37 Murdoch, "Sublime and Beautiful", p. 271.
38 Munro, *Selected Stories*, p. 8.
39 Bhaba, "World and the Home", p. 142.
40 Ofri, "Passion and the Peril"을 보라.
41 DasGupta, "Narrative Humility"; Tervalon and Murray-Garcia, "Cultural Humility"를 보라.
42 Metzl, "Structural Competency"를 보라.
43 hooks, *Teaching to Transgress*, p. 13.
44 Charon, *Narrative Medicine*을 보라.
45 Foucault, "Of Other Spaces"를 보라.
46 Soja, *Thirdspace*, p. 5.
47 hooks, *Yearning*, p. 209.

7장 자세히 읽기: 서사의학의 특징적 방법론

1 세대에 따른 병력 장르에 관한 요약은 Hurwitz, "Form and Representation"을 참고하라. 여기에는 임상적 업무 중에서 듣는 방식에 대한 비판이 포함되어 있다. Starr, *Social Transformation of Medicine*; Relman, *When More Is Less*; 아툴 가완디(Atul Gawande), 김희정 옮김, 『어떻게 죽을 것인가』(Being Mortal)도 참고하라.
2 Newell, *Interviewing Skills for Nurses*; Lipkin, Putnam, Lazare, *The Medical Interview*; Cassell, *Talking with Patients*; Fortin 등, *Smith's Patient-Centered Interviewing*; 존 콜한(John L. Coulehan), 마리안 블록(Marian R. Block), 이정권 외 옮김, 『의학면담』(Medical Interview)과 같은 교과서가 임상 병력 듣기와 환자를 이해하는 데 필요한 라포르(rapport) 획득의 지침을 제공하고 있다.
3 Felski, *Uses of Literature*, p. 52.
4 North, "What's New?".

5   C. K. 오그던, I. A. 리처즈, 김영수 옮김, 『意味의 意味』; Richards, *Richards on Rhetoric*.

6   Richards, *Principles of Literary Criticism*, p. 11. 리처즈가 여기에서 인용하고 있는 것은 헤겔의 『역사철학강의』(History of Philosophy)이다.

7   Richards, *Principles of Literary Criticism*, pp. 16~17.

8   Richards, *Principles of Literary Criticism*, p. 4.

9   Empson, *Seven Types of Ambiguity*.

10 Ransom, *New Criticism*; Eliot, "Tradition and the Individual Talent"; Cleanth Brooks, *Well Wrought Urn*; Cleanth Brooks, Warren, *Understanding Poetry*.

11 Wimsatt과 Beardsley가 쓴 두 개의 영향력 있는 에세이 "The Affective Fallacy", "The Intentional Fallacy"는 *The Verbal Icon*에 담겨 있다.

12 Cleanth Brooks, *Well Wrought Urn*, pp. 74~75.

13 Cleanth Brooks, Warren, *Understanding Poetry*, pp. xiii.

14 로만 야콥슨(Roman Jakobson), 모리스 할레(Morris Halle), 박여성 옮김, 『언어의 토대』 (Fundamentals of Language); Levi-Strauss, *Structural Anthropology*, vol. 2.

15 롤랑 바르트, 김웅권 옮김, 『S/Z』; Culler, *Structuralist Poetics*.

16 자크 데리다, 김성도 옮김, 『그라마톨로지』; 장프랑수아 리오타르, 유정완 옮김, 『포스트모던의 조건』; Kristeva, *Desire in Language*.

17 프레드릭 제임슨, 이경덕 옮김, 『정치적 무의식』(The Political Unconscious).

18 자크 라캉, 홍준기 외 옮김, 『에크리』.

19 미셸 푸코, 이규현 옮김, 『말과 사물』.

20 Lentricchia, DuBois, *Close Reading*, p. 34.

21 Parisi, "Close Reading, Creative Writing"; Bialostoksy, "Should College English"를 보라.

22 Lentricchia, DuBois, *Close Reading*, p. ix.

23 Ricoeur, "Freud and Philosophy"; Best, Marcus, "Surface Reading".

24 D. A. Miller, "Hitchcock's Understyle". Ferguson, "Now It's Personal"은 아주 자세히 읽기(too-close reading)를 연구하여 이것을 우정의 환영 속에서 작품에 소환되는 방법으로 보았다.

25 Sedgwick, *Touching, Feeling*; Jurecic, *Illness as Narrative*; Philip Davis, *Reading and the Reader*.

26 Reddy, *Navigation of Feeling*에는 감정의 역사가, Leys, "Turn to Affect"에는 감정을 구분하고 그 생산을 뇌로 국소화하는 신경과학적 접근을 비판하는 내용이 담겨 있다. 또한 Keen, *Empathy and the Novel*을, 마음 이론에 관한 작업의 증가는 Zunshine, *Why We Read Fiction*을 참조하라.

27 Kandel, *Age of Anxiety*; Chalmers, *Conscious Mind*; 스타니슬라스 드앤(Stanislas Dehaene), 이광오 외 옮김, 『글 읽는 뇌』(Reading in the Brain); Oatley, *Such Stuff as Dreams*를 보라.

28 Kidd, Castano, "Reading Literary Fiction".

29 Felski, *Uses of Literature*; Rudnytsky, Charon, *Psychoanalysis and Narrative Medicine*; Brockmeier, Carbaugh, *Narrative and Identity*; J. Hillis Miller, *Reading for Our Time*; Royle, *Veering*.

30 Harkin, "Reception of Reader-Response".

31 이 복잡한 영역에서 이정표 격인 작업은 다음과 같다. 루이스 로젠블랫, 김혜리 옮김, 『탐구로서의 문학』(Literature as Exploration); Poulet, "Criticism and Experience"; Holland, *5 Readers Reading, Dynamic of Lietrary Response*; Fish, *Is There a Text?*; Iser, *Act of Reading*; Flynn, Schweickart, *Gender and Reading*; Bleich, *Subjective Criticism*. 웨인 부스, 최상규 옮김, 『소설의 수사학』(The Rhetoric of Fiction); Tompkins, *Reader-Response Criticism*는 권위 있는 선집으로서 분야의 내용을 잘 소개하고 있다.

32 Gallop, "Historiciztion of Literary Studies", p. 183.

33 Tompkins, *Reader-Response Criticism*.

34 J. Hillis Miller, *Ethics of Reading*; Booth, *Company We Keep*.

35 Booth, *Rhetoric of Fiction*, p. 138.

36 Charon, Hermann, Devlin, "Close Reading and Creative Writing"; Devlin 등, "Where Does the Circle End?"; Sarah Chambers 등, "Making a Case"를 보라.

37 James, "Art of Fiction", p. 390.

38 Parisi, "Close Reading, Creative Writing", p. 65.

39 Woolf, "Reading", 「책은 어떻게 읽을 것인가」, "On Re-Reading Novels"를 보라.

40 롤랑 바르트, 김희영 옮김, 『텍스트의 즐거움』과 *The Rustle of Language*에 실린 에세이 "Reading"을 보라.

41 나는 환자의 감독과 허락하에 나와 그녀가 함께 배운 것을 다른 곳에 발표한 적이 있다. 그녀는 다른 환자에게 도움을 주기 위해 자기 이야기를 공유하는 것을 허락했다. Charon, 「Membranes of Care」.

42 크리스토퍼 볼라스(Christopher Bollas), 이재훈 외 옮김, 『대상의 그림자』(The Shadow of the Object).

43 Felski, *Uses of Literature*. 문학에 사로잡히고 풀려나는 것에 관한 연구로 Bennett, *Enchantment of Modern Life* 등을 참조하라.

44 Barthes, *Pleasure of the Text*, p. 27.

45 Bakhtin, *The Dialogic Imagination*, p. 84.

46 DasGupta, "Narrative Humility", *Lancet*, pp. 980~981.

47 de Beauvoir, *Ethics of Ambiguity*, pp. 13, 129.

48 Stein, *Appreciation*; James, "Novels of George Eliot", p. 485.

49 Eliza Miller 등, "Sounding Narrative Medicine", p. 339.

50 마이클 화이트, 데이비드 엡스턴(David Epston), 정석환 옮김, 『이야기 심리치료 방법론』(Narrative Means to Therapeutic Ends); Mitchell, *Relationality*.

51 Wearden, "178 Oxfam Briefing Paper".

52 Hemon, "Aquarium", pp. 201~202.

8장 자세히 읽기 교육을 위한 틀

1 Wallace, *Infinite Jest*.

2 Keen, *Empathy and the Novel*; Kandel, *Age of insight*; Kidd, Castano, "Reading Literary Fiction".

3 Said, "The Music Itself", p. 7.

4 컬럼비아 서사의학 교육에 관한 연구 결과를 참조하라. Arntfield 등, "Narrative Medicine as a Means"; Eliza Miller 등, "Sounding Narrative Medicine"; Devlin 등, "Where Does the Circle End?"; Charon 등, "Close Reading and Creative Writing".

5 Spivak, "Can the Subaltern Speak?".

6 Tsevat 등, "Bringing Home"을 보라.

7 Charon 등, "Close Reading and Creative Writing".

8 Gerrig, *Experiencing Narrative Worlds*.

9   Berthoff, "Learning the Uses".

10 Augustine, *Confessions*, pp. 258~259.

11 Vico, *The New Science*; Bergson, *Time and Free Will*; Russell, "On the Experience of Time", p. 212.

12 Lukács, *Theory of the Novel*, p. 122.

13 Ricoeur, "Life in Quest", p. 22.

14 Bakhtin, *Dialogic Imagination*; Genette, *Narrative Discourse*; 프랭크 커머드, 조초희 옮김, 『종말 의식과 인간적 시간』; Lubbock, *Craft of Fiction*; 폴 리쾨르, 김한식 외 옮김, 『시간과 이야기 1』.

15 Ricoeur, *Time and Narrative*, vol. 1, p. 52.

16 모더니즘 소설의 시간에 관한 수많은 연구는 철학과 미학의 넓은 영역을 포괄한다. 『등대로』에 나타난 시간에 관한 연구로는 Banfield, "Time Passes"를 참고하라. Woolf, "Reading"; Borges, "A New Refutation of Time" 또한 참고하라.

17 Clifton, "the death of fred clifton", *Collected Poems of Lucille Clifton*에서 발췌.

18 글쓴이는 이 문단을 읽고 시와 이메일의 내용을 여기에 다시 싣는 것을 허락했다.

19 Bakhtin, "Forms of Time", p. 84.

20 Bakhtin, "Forms of Time", p. 84.

21 Bergson, *Time and Free Will*, p. 99.

22 Bakhtin, "Forms of Time", p. 250.

23 Forster, *Aspects*, p. 39.

24 Forster, *Aspects*, p. 39.

25 Goyal, Charon, "In Waves of Time".

26 Bachelard, *Poetics of Space*, p. xxxvi.

27 Certeau, *Practice of Everyday Life*, p. 117.

28 James, *Portrait of a Lady*, pp. 60~61.

29 학생/글쓴이가 텍스트에 재인쇄하는 것을 허락했다.

30 Palmer, *Social Minds in the Novel*; Richardson, *Unnatural Voices*; Ryan, *Possible Worlds*를 참고하라.

31 캐럴 길리건, 허란주 옮김, 『다른 목소리로』,

32 Rankine, *Citizen*, p. 16.

33 Brockmeier, Harré, "Narrative: Problems and Promises", p. 46.

34 Rankine, *Citizen*, p. 122.

35 목소리 개념과 관련 개념적 전망을 세부적으로 조망하기 위해선 David Herman, *Story Logic*과 Sholes, Phelan, Kellogg, *The Nature of Narrative* 7장 "Point of View in Narrative"를 참고하라. Wallace Martin의 우아한 *Recent Theories of Narrative*는 관점을 포함한 서사 이론의 등장과 발전 과정을 검토했다.

36 Kathryn Montgomery Hunter, *Doctors' Stories*, p. 63.

37 Genette, *Narrative Discourse*.

38 Tompkins, *Reader-Response Criticism*.

39 Barthes, *The Rustle of Language*; 발터 벤야민, 최성만 옮김, 「이야기꾼: 니콜라이 레스코프의 작품에 대한 고찰」(The Storyteller), 『서사·기억·비평의 자리』(Illuminations).

40 Hayden White, *Metahistory*; Barthes, *The Rustle of Language*; 장프랑수아 리오타르, 유정완 옮김, 『포스트모던의 조건』; 자크 데리다, 김성도 옮김, 『그라마톨로지』; 엘렌 식수, 「메두사의 웃음」.

41 Berger, "One or Two Pages", p. 127.

42 초점화에 관한 현대 이론 개괄을 위해선 Phelan, "Dual Focalization"을 참조하라.

43 Kinnell, "Wait", *Mortal Acts, Mortal Words*.

44 글쓴이는 이 글을 다시 싣는 것을 허락해주었다.

45 Stevens, *The Necessary Angel*, p. 72.

46 Stevens, *The Necessary Angel*, pp. 77, 79.

47 Percy, "Metaphor as Mistake", p. 99.

48 Attridge, "Performing Metaphors", pp. 25~26.

49 시적 은유 창조에서 '충돌 대 공모'에 관한 논의는 Harries, "Metaphor and Transcendence"를 참조하라.

50 Empson, *Seven Types of Ambiguity*, p. 2.

51 *Metaphor and Symbol, Metaphor and the Social World* 등 은유에 관한 연구에 전념한 학술지를 참고하라. *Critical Inquiry*(1978년 가을호)와 *Poetics Today*(1999년 가을호)의 은유 특집을 참고하라.

52 Empson, *Seven Types of Ambiguity*, p. 2.

53 Ozick, "Moral Necessity of Metaphor", p. 63.

54 조지 레이코프, 마크 존슨, 노양진 외 옮김, 『삶으로서의 은유』(Metaphors We Live By)는 은유를 향한 사회과학적 관심을 여는 시작점으로 큰 영향력을 미쳤다. *Poetics Today* 특별판 서문으로 실린 Fludernik, "Metaphor and Beyond"를 참고하라. 특별판에는 레이먼드 깁스(Raymond Gibbs), 마크 터너(Mark Turner), 질 포코니에(Gilles Fauconnier) 등 분야를 주도하는 이들의 에세이가 실렸으며, 일상에서 은유가 하는 역할에 관한 심리학과 인지 과학의 탐구가 발전하는 양상을 기술하고 있다. 해당 영역은 이미 문학적 접근과 인지적 접근에 다리를 놓는 데 이르러 '개념적 혼화'와 '인지 시학' 등의 운동으로 나타났다. Stockwell, *Cognitive Poetics*; Turner, "The Cognitive Study of Art"; Jackson, "Issues and Problems"를 참고하라.

55 Puig, *Kiss of the Spider Woman*, p. 8.

56 Puig, *Kiss of the Spider Woman*, p. 27. 가운뎃점은 원문.

57 학생/글쓴이에게 이 문단을 다시 싣는 것에 관한 허락을 받았다.

58 Moran, "Families, Law, and Literature"; Spencer, "All Creatures"; Hellerstein, "The City of the Hospital".

9장 창의성: 무엇인가? 왜 필요한가? 어디로부터 오는가?

1 May, *Courage to Create*, p. 11.

2 Montgomery Hunter, *Doctors' Stories*, p. 5.

3 Blakeslee, "To Advance".

4 Blakeslee, "To Advance".

5 May, *Courage*, pp. 21~22.

6 Cervantes, *Don Quixote*, p. 568.

7 Irvine, "Ethics of Self Care", p. 129.

8 Chen, *Final Exam*, p. 8.

9 Powers, "Richard Powers".

10 Anderson, MacCurdy, "Introduction", p. 7.

11 Johnson, "Writing as Healing", p. 86.
12 글쓴이는 이 글을 다시 싣는 것을 허락해주었다.
13 Orr, *Poetry as Survival*, pp. 3~4.
14 Grossman, "Desire to be Gisella", p. 36.
15 Oatley, "In the Minds", p. 2.
16 Oatley, "In the Minds", p. 2.
17 Oatley, "In the Minds", p. 3.
18 글쓴이는 이 글을 다시 싣는 것을 허락해주었다.
19 Gass, *Finding a Form*, p. 36.
20 Mailer, "At the Point", p. 4.
21 글쓴이는 이 글을 다시 싣는 것을 허락해주었다.
22 Henry Miller, "Reflections on Writing", pp. 180~181.
23 Shapiro, Kasman, Shafer, "Words and Wards"; Wald 등, "Reflections on Reflections"; Wear 등, "Reflection in/and Writing"; Boudreau, Liben, Fuks, "A Faculty Development Workshop"; Mann, Gordon, MacLeod, "Reflection and Reflective Practice"를 보라.
24 Aronson 등, "A Comparison of Two Methods"; Wald 등, "Fostering and Evaluating"을 보라.
25 Schneider, *How the Light*, p. 10.
26 Schneider, *How the Light*, p. 99.
27 Grossman, "Individual Language", p. 65.

10장 창의성을 가르칠 수 있는가?

1 이 장에 인용한 학생/글쓴이 모두는 여기에 텍스트를 다시 싣는 것을 명시적으로 허가해주었다.
2 Winkel 등, "No Time to Think"를 보라.
3 연구 제목은 다음과 같았다. "Human Experience and Behavior in Health and Illness", NIH NHLBI 5K07HL082628
4 Charon, Hermann, Devlin, "Close Reading and Creative Writing".

11장 비상계단에서 질적 자료로: 교육학적 촉구, 체화된 연구, 서사의학이 지닌 마음의 귀

1 Mateu-Gelabert 등, "For the Common Good", p. 144.
2 Marx, *Grundrisse*, p. 101.
3 Denzin, Lincoln, *Handbook of Qualitative Research*, p. 3.
4 Williams, *Marxism and Literature*, p. 132. 강조는 원문.
5 Charon, *Narrative Medicine*, p. xi.
6 William Stringfellow, *Count It All Joy*, p. 16.

12장 건강, 보건의료의 서사적 전환

1 환자는 내가 여기 보고한 일의 능동적 협력자였으며 이 상호관계적 작업을 기술한 것을 출판하는 데서 열정을 담아 허가해주었다. 그녀는 이 장을 전부 읽고 이 책에 그 출판을 허락해주었다.

2 Bollas, *Shadow of the Object*.

3 Banville, *Infinities*, p. 272.

4 Marcus, *Psychosis*, p. 42.

5 Viederman, "A Model for Interpretative Supportive Dynamic Psychotherapy", "The Induction of Noninterpreted Benevolent Transference"를 보라.

6 Winnicott, *Maturational Processes*.

7 Viederman, "Therapeutic Consultation", p. 153.

8 Charon, "The Patient, the Body, the Self".

9 Charon, "Narrative Medicine as Witness".

10 Canguilhem, *Normal and Pathological*, p. 91. Canguilhem, *Writings on Medicine*; Fantuzzi, "Sound of Health"도 참고하라.

11 Engel, "Need for a New Medical Model".

12 폭넓은 내용을 다룬 보고서 "How Creativity Works in the Brain"을 참조하라. 미국예술기금이 뇌 속 창의성, 창의적 활동의 본성과 원천을 놓고 신경과학자와 예술가를 초청하여 연 콜로키엄을 발간한 것이다.

13 환자는 우리의 동반 관계에 관해 적고 논의하는 것을, 열의를 다하여 허락해주었다.

14 Winnicott, *Playing and Reality*, pp. 72~73.

15 Goodman, *Languages of Art*, p. 9.

16 Loewald, "Therapeutic Action", p. 26.

17 전자의무기록은 점차 환자가 자신의 의무기록에 접근할 수 있는 범위를 넓히고 있으며, 일부는 환자가 기록에 자신의 관점을 추가할 수 있도록 허용하고 있다. 환자가 기록에 참여하도록 초청하는 여러 방법이 있으며, 그들이 이바지한 텍스트에 관한 저작권(authorship)은 분명히 기록된다. Delbanco, "Inviting Patients"를 보라.

18 Stoller, *Sensuous Scholarship*을 보라.

19 배경지식을 위해 위르겐 하버마스, 강영계 옮김, 『인식과 관심』(Knowledge and Human Interests); 파울로 프레이리, 남경태 외 옮김, 『페다고지』; 도날드 쉰, 배을규 옮김, 『전문가의 조건』(The Reflective Practitioner)을 보라.

20 Bourdieu, *Outline of a Theory*; 피에르 부르디외, 로익 바캉(Loïc J. D. Wacquant), 이상길 옮김, 『성찰적 사회학으로의 초대』(An Invitation to Reflexive Sociology).

21 데이비드 블루어, 김경만 옮김, 『지식과 사회의 상』(Knowledge and Social Imagery); 브루노 라투르(Bruno Latour), 스티브 울거(Steve Woolgar), 이상원 옮김, 『실험실 생활』(Laboratory Life).

22 Liberman 등, "Reflexion and Reflection".

23 Ng 등, "Reclaming a Theoretical Orientation"은 보건의료인 교육에서 반성에 관한 관심이 증가하고 있는 것에 관해 날카로운 논의를 전개하고 있으며, 비판 사회적 탐구를 강조한다. 또한 현대 보건의료의 환자와 전문가 모두에게 역경을 만드는 주류 보건의료의 지배적 실천과 구조에 도전할 만큼 반성 운동이 충분히 나아가지 못하고 있다고 주장한다.

24 Mishler, *Research Interviewing*, p. 52.

25 Riach, "Participant-centered Reflexivity".

26 Allen, "Reflexivity in Teaching".
27 Strand, "Mark Strandon Edward Hopper", p. 40.
28 MacCormack, "Reciprocity".
29 Hale, Hale, "Reciprocity under the Antitrust Laws".
30 Von Tevenar, "Gradítude".
31 Molm, "Structure of Reciprocity".
32 Keohane, "Reciprocity in International Relations".
33 Fon, Parisi, "Reciprocity-Induced Cooperation".
34 Nowak, Roch, "Upstream Reciprocity".
35 Moody, "Serial Reciprocity".
36 Launer, *Narrative-Based Primary Care*, 14장과 16장은 서사적 일차진료의 동시적 요소를 논의하고 있으며, 일상 진료의 상호작용에서 주고받음의 균형에 초점을 두고 있다.
37 Marck, "Therapeutic Reciprocity".
38 Billie Hunter, "Importance of Reciprocity".
39 Street, Gordon, Haidet, "Physicians' Communication".
40 Sandhu 등, "Reciprocity in Therapeutic Relationships".
41 Marck, "Therapeutic Reciprocity", pp. 51~52.
42 서사 행위에서 상호주관적 상호관계를 탐구한 대가의 작업으로 한나 아렌트, 이진우 옮김, 『인간의 조건』(The Human Condition); 한나 아렌트, 홍원표 옮김, 『정신의 삶』; 장 뤽 낭시(Jean-Luc Nancy), 박준상 옮김, 『무위의 공동체』(The Inoperative Community); 폴 리쾨르, 김웅권 옮김, 『타자로서 자기 자신』(Oneself as Another); 찰스 테일러(Charles Taylor), 권기돈 외 옮김, 『자아의 원천들』(Sources of the Self); 발터 벤야민, 최성만 옮김, 「이야기꾼」, 『서사 · 기억 · 비평의 자리』; 주디스 버틀러, 양효실 옮김, 『윤리적 폭력 비판』이 있다.
43 Charon, "Narrative Reciprocity".
44 주디스 버틀러, 양효실 옮김, 『윤리적 폭력 비판』; Schafer, *Retelling a Life*.
45 Maxwell, *So Long, See You Tomorrow*, p. 27.
46 Cavarero, *Relating Narratives*.
47 Arendt, *The Life of the Mind*, p. 51.
48 Conway, *Beyond Words*, p. 59.
49 Canguilhem, "Fragments", p. 93, trans. R. Charon.
50 Canguilhem, "Fragments", p. 95, trans. R. Charon.

13장 서사의학의 임상적 기여

1 Leriche, Canguilhem, *Normal and Pathological*, p. 91에서 재인용.
2 O'Mahoney, "Against Narrative Medicine"; Woods, "The Limits of Narrative"를 보라.
3 Lewis, "Narrative Medicine and Healthcare"; McKechnie, "Anxieties of Communication"; Vannatta, Vannatta, "Functional Realism"; Gold, "Narrative Medicine"; Launer, *Narrative-Based Primary Care*; Greenhalgh, Hurwitz, *Narrative Based Medicine*을 보라.
4 Huyler, "Woman in the Mirror", p. 191.
5 Weil, *Waiting for God*(2001), p. 64, Schweizer, *Waiting*, p. 88에서 재인용.

6   Weil, *Waiting for God*(1973), pp. 111~112, 149.

7   Lipkin, Putnam, Lazare, *Medical Interviewing*; Fortin 등, *Smith's Patient-Centered Interviewing*; Newell, *Interviewing Skills for Nurses*; Coulehan, Block, *Medical Interview*를 보라.

8   Nowaczyk, "Narrative Medicine in Clinical Genetics", p. 1946.

9   Sarah Chambers, Glickstein, "Making a Case".

10 Knight, "Role of Narrative Medicine"을 보라.

11 Mahr, "Narrative Medicine and Decision-making"을 보라.

12 Donzelli, "Role of Narrative Medicine in Pregnancy"를 보라.

13 Rian, Hammer, "Practical Application of Narrative Medicine"을 보라.

14 Amiel 등, "Narrative Medicine".

15 Devlin 등, "Where Does the Circle End?".

16 Martinez, "Feeding the Soul".

17 Winkel 등, "No Time to Think"; Charon, "Out Heads Touch"; Charon, "Why Read and Write?"; Olson, "Narrative Medicine".

18 서사의학의 교수·레지던트 개발 훈련의 예로 Branch 등, "Good Clinician"; Singer 등, "Four Resident's Narratives"; Liben 등, "Assessing a Faculty Development Workshop"를 보라.

19 Moran, "Families, Law, and Literature".

20 World Health Organization, *Learning Together*; World Health Organization, *Framework for Action*; Institute of Medicine, *Crossing the Quality Chasm*; Josiah Macy, Jr. Foundation, *Annual Report 2012*.

21 Reeves 등, "Interprofessional Education"; Interprofessional Education Collaborative Expert Panel, "Core Competencies".

22 Greer, "Status of Interprofessional Education"; Ho 등, "Making Interprofessional Education Work".

23 Weaver 등, "Anatomy of Health Care Team".

24 West 등, "Tools to Investigate"; Graham, West, Bauer, "Faculty Development".

25 Kenyon, de Vries, Clark, *Narrative Gerontology*; Kenyon, Bohlmeijer, Randall, *Storying*.

26 Clark, "Narrative in Interprofessional"; Clark, "Emerging Themes".

27 Thistlewaite, "Interprofessional Education"; Reeves 등, *Interprofessional Teamwork*.

28 Sands, Stanley, Charon, "Pediatric Narrative Oncology"; Charon, "Writing in the Clinic".

29 Lövtrup, "Here Is the Patient"; Baathe 등, "Physician Experiences", http://wardround.net/research.

30 Reis, Visser, Frankel, "Health Information and Communication"; Bates, Gawande, "Improving Safety".

31 Cimino, "Improving the EHR".

32 Delbanco, "Inviting Patients to Read".

33 Euripides, *Trojan Women*, p. 65.

34 Oliver, "Witnessing", p. 80.

35 Hayden White, "Figural Realism", p. 113.

36 Levi, *Survival in Auschwitz*, p. 62.

37 Hayden White, "Figural Realism", p. 119.

38 Laub, "Bearing Witness"; Hartman, *Scars*.

39 Hartman, *Scars*, p. 19.

40 Ross, *Bearing Witness*.

41 Cavarero, *Relating*; 주디스 버틀러, 양효실 옮김, 『윤리적 폭력 비판』; 한나 아렌트, 이진우 옮김, 『인간의 조건』.

42 Poland, "Analyst's Witnessing", p. 21.

43 Michael White, *Working with People*.

44 Charon, "Narrative Medicine as Witness".

45 Huyler, "Woman in the Mirror", p. 920.

보론 서사의학의 확장: 의사-해석자 만들기

1 김준혁, 『다시 읽고 다시 쓰기를 통한 서사의학의 확장: 의사-해석자 만들기』.

2 이런 문제 항을 의료와 인권 논의에 적용한 연구로 김준혁, 「방역과 인권: 보편주의와 상대주의를 넘어서」가 있다.

3 Charon, "Narrative Medicine".

4 Charon, "Where Does Narrative Medicine Come From?", p. 30.

가스통 바슐라르, 곽광수 옮김.『공간의 시학』. 동문선, 2003. Bachelard, Gaston. *The Poetics of Space*. Translated by Maria Jolas. Boston: Beacon Press, 1994.

가즈오 이시구로, 김남주 옮김.『나를 보내지 마』. 민음사, 2009. Ishiguro, Kazuo. *Never Let Me Go*. New York: Alfred A. Knopf, 2011.

게오르크 루카치, 김경식 옮김.『소설의 이론』. 문예출판사, 2007. Lukács, Georg. *The Theory of the Novel: A Historico-philosophical Essay on the Forms of Great Epic Literature*. Translated by Anna Bostock. Cambridge, MA: MIT Press, 1971.

김준혁.「다시 읽고 다시 쓰기를 통한 서사의학의 확장: 의사-해석자 만들기」. 부산대학교 박사 학위 논문, 2019.

김준혁.「방역과 인권: 보편주의와 상대주의를 넘어서」,『생명, 윤리와 정책』제5권 제1호 (2021): 49-75.

넬슨 굿맨, 김혜숙 외 옮김.『예술의 언어들: 기호이론을 향하여』. 이화여자대학교출판부, 2002. Goodman, Nelson. *Languages of Art: An Approach to a Theory of Symbols*. Indianapolis: Hackett Publishing, 1976.

노먼 덴진, 이본나 링컨, 최욱 옮김.『질적연구 핸드북』. 아카데미프레스, 2014. Denzin, Norman K., and Yvonna S. Lincoln. *Handbook of Qualitative Research*. 2nd ed. Thousand Oaks, CA: Sage Publications, 2009.

대니얼 골먼, 한창호 옮김.『EQ 감성지능』. 웅진지식하우스, 2008. Goleman, Daniel. *Emotional Intelligence*. New York: Bantam Dell, 1995.

대니엘 오프리, 강명신 옮김.『의사의 감정: 갈등하는 의사, 고통 받는 환자』. 페가수스, 2018. Ofri, Danielle. *What Doctors Feel: How Emotions Affect the Practice of Medicine*. Boston: Beacon Press, 2013.

데이비드 헨리 황, 이희원 옮김.『M. 나비』. 동인, 1998. Hwang, David Henry. *M. Butterfly*. New York: New American Library, 1988.

도널드 쇤, 배을규 옮김.『전문가의 조건: 기술적 숙련가에서 성찰적 실천가로』. 박영스토리, 2018. Schön, Donald. *The Reflective Practitioner: How Professionals Think in Action*. New York: Basic Books, 1983.

도널드 위니캇, 이재훈 옮김.『놀이와 현실』. 한국심리치료연구소, 1997. Winnicott, Donald W.

• 본문의 인용은 모두 옮긴이가 원문을 보고 새로 번역한 것이나, 독자 편의를 위하여 책에 인용되거나 언급된 문헌 중 저역본이 있는 경우에는 역서를 함께 표기해놓았다.

Playing and Reality. London: Routledge, 2005.

도널드 위니캇, 이재훈 옮김.『성숙과정과 촉진적 환경』. 한국심리치료연구소, 2000. Winnicott, Donald W. *The Maturational Processes and the Facilitating* Environment. New York: International University Press, 1965.

레이먼드 윌리엄스, 박만준 옮김.『마르크스주의와 문학』. 지만지, 2012. Williams, Raymond. *Marxism and Literature*. Oxford: Oxford University Press, 1977.

로만 야콥슨, 모리스 할레, 박여성 옮김.『언어의 토대: 구조기능주의 입문』. 문학과지성사, 2009. Jakobson, Roman, and Morris Halle. *Fundamentals of Language*. The Hague: Mouton, 1956.

로버트 숄스, 제임스 펠란, 로버트 켈로그, 임병권 옮김.『서사문학의 본질』. 예림기획, 2007. Scholes, Robert, James Phelan, and Robert Kellogg. *The Nature of Narrative*. 40th ed. New York: Oxford University Press, 2006.

롤랑 바르트, 김웅권 옮김.『S/Z』. 연암서가, 2015. Barthes, Roland. S/Z: *An Essay*. Translated by Richard Miller. New York: Hill and Wang, 1974.

롤랑 바르트, 김희영 옮김.『텍스트의 즐거움』. 동문선, 1997. Barthes, Roland. *The Pleasure of the Text*. Translated by Richard Miller. New York: Hill and Wang, 1975.

롤로 메이, 신장근 옮김.『창조를 위한 용기』. 문예출판사, 2017. May, Rollo. *The Courage to Create*. New York: W. W. Norton, 1994.

루이스 로젠블랫, 김혜리 옮김.『탐구로서의 문학』. 한국문화사, 2006. Rosenblatt, Louise M. *Literature as Exploration*. 5th ed. New York: Modern Language Association of America, 1995.

르네 데카르트, 양진호 옮김.『성찰』. 책세상, 2018. Descartes, René. *Discourse on Method and Meditations on First Philosophy*. Translated by Donald A. Cress. Indianapolis: Hackett, 1998.

르네 데카르트, 김형효 옮김.『방법서설』. 올재클래식스, 2014. Descartes, René. *Discourse on Method and Meditations on First Philosophy*. Translated by Donald A. Cress. Indianapolis: Hackett, 1998.

마누엘 푸익, 송병선 옮김.『거미 여인의 키스』. 민음사, 2000. Puig, Manuel. *Kiss of the Spider Woman*. Translated by Thomas Colchie. New York: Random House, 1991.

모리스 메를로퐁티, 류의근 옮김.『지각의 현상학』. 문학과지성사, 2002. Merleau-Ponty, Maurice. *Phenomenology of Perception*. Translated by Donald A. Landes. London: Routledge, 2014.

미겔 데 세르반테스, 안영옥 옮김.『돈키호테 1』,『돈키호테 2』. 열린책들, 2014. Saavedra, Miguel de Cervantes. *Don Quixote De La Mancha*(Oxford World's Classics). Translated by Charles Jarvis. New York: Oxford University Press, 2008.

미셸 푸코, 이규현 옮김.『말과 사물』. 민음사, 2012. Foucault, Michel. *The Order of Things: An Archaeology of the Human Sciences*. New York: Random House, 1970.

미셸 푸코, 이정우 옮김.『지식의 고고학』. 민음사, 1992. Foucault, Michel. *The Archaeology of Knowledge*. Translated by Alan Sheridan. New York: Pantheon Books, 1972.

미하일 바흐친, 김근식 옮김.『도스또예프스끼 시학: 도스또예프스끼 창작의 제문제』. 정음사, 1989. Bakhtin, Mikhail. *Problems of Dostoevsky's Poetics*. Edited and translated by Caryl
Emerson. Minneapolis: University of Minnesota Press, 1984.

발터 벤야민, 최성만 옮김. 「이야기꾼」, 『서사·기억·비평의 자리』. 길, 2012. Benjamin, Walter.
"The Storyteller". In *Illuminations: Essays and Reflections*, edited by Hannah Arendt and
translated by Harry Zohn, 83–109. New York: Schocken Books, 1969.

비지니아 울프, 박인용 옮김. 「책은 어떻게 읽을 것인가」, 『이상한 엘리자베스 시대 사람
들』. 함께읽는책, 2011. Woolf, Virginia. "How Should One Read a Book?" *In The Second
Common Reader*, 234–45. New York: Harcourt Brace Jovanovich, 1932.

벨 훅스, 윤은진 옮김. 『벨 훅스, 경계 넘기를 가르치기』. 모티브북, 2008. hooks, bell. *Teaching
to Transgress: Education as the Practice of Freedom*. New York: Routledge, 1994.

벨 훅스, 윤은진 옮김. 『페미니즘: 주변에서 중심으로』. 모티브북, 2010. hooks, bell. *Feminist
Theory: From Margin to Center*. London: Pluto Press, 2000.

브루노 라투르, 스티브 울거, 이상원 옮김. 『실험실 생활: 과학적 사실의 구성』. 한울아카데
미, 2019. Latour, Bruno, and Steve Woolgar. *Laboratory Life: The Construction of Scientific
Facts*. 2nd ed. Princeton, NJ: Princeton University Press, 1986.

사무엘 셈, 정회성 옮김. 『하우스 오브 갓』. 세종서적, 2019. Shem, Samuel, with introduction
by John Updike. *The House of God*. New York: Delta Trade Paperbacks, 2003.

스타니슬라스 드앤, 이광오 옮김. 『글 읽는 뇌: 읽기의 과학과 진화』. 학지사, 2017. Dehaene,
Stanislas. *Reading in the Brain: The Science and Evolution of a Human Invention*.
New York: Viking, 2009.

아서 프랭크, 최은경 옮김. 『몸의 증언: 상처 입은 스토리텔러를 통해 생각하는 질병의
윤리학』. 갈무리, 2013. Frank, Arthur. *The Wounded Storyteller: Body, Illness, Ethics*.
Chicago: University of Chicago Press, 1995.

아우구스티누스, 조은화 옮김. 『어거스틴의 참회록: 하나님을 향한 가장 진솔한 고백』. 생명
의말씀사, 2014. Augustine. *The Confessions of Saint Augustine*. Translated by Edward B.
Pusey. New York: The Modern Library, 1949.

아툴 가완디, 김희정 옮김. 『어떻게 죽을 것인가: 현대 의학이 놓치고 있는 삶의 마지막 순간』.
부키, 2015. Gawande, Atul. *Being Mortal*. New York: Henry Holt, 2014.

안토니오 다마지오, 김린 옮김. 『데카르트의 오류: 감정, 이성, 그리고 인간의 뇌』. 눈출판
그룹, 2017. Damasio, Antonio. *Descartes' Error: Emotion, Reason, and the Human Brain*.
New York: Penguin Books, 2005.

알래스데어 매킨타이어, 이진우 옮김. 『덕의 상실』. 문예출판사, 1997. MacIntyre, Alasdair.
After Virtue: A Study in Moral Theory. Notre Dame, IN: University of Notre Dame
Press, 1981.

앤드루 라우스, 배성옥 옮김. 『서양 신비사상의 기원』. 분도출판사, 2011. Louth, Andrew. *The
Origins of the Christian Mystical Tradition: From Plato to Denys*. Oxford: Oxford University
Press, 1983.

앨런 블리클리, 김준혁 옮김. 『의료인문학과 의학 교육』. 학이시습, 2018. Bleakley, Alan.
Medical Humanities and Medical Education. London: Routledge, 2016.

앨리스 먼로, 서정은 옮김. 『미움·우정·구애·사랑·결혼』. 뿔, 2007. Munro, Alice.

"Floating Bridge". In *Hateship, Friendship, Courtship, Loveship*, 55–85. New York. Alfred A. Knopf, 2001.

앨리슨 벡델, 이현 옮김. 『펀 홈: 가족 희비극』. 움직씨, 2018. Bechdel, Alison. *Fun Home: A Family Tragicomic*. New York: Houghton Mifflin, 2006.

앨버트 존슨, 스티븐 툴민, 권복규 옮김. 『결의론의 남용: 도덕 추론의 역사』. 로도스, 2014. Jonsen, Albert R., and Stephen Toulmin. *The Abuse of Casuistry: A History of Moral Reasoning*. Berkeley: University of California Press, 1988.

에드워드 사이드, 박홍규 옮김. 『오리엔탈리즘』. 교보문고, 2007. Said, Edward W. *Orientalism*. New York: Vintage Books, 1979.

에우리피데스, 천병희 옮김. 「트로이아 여인들」, 『에우리피데스 비극전집 1』. 숲, 2009. Euripides. *The Trojan Women*. Translated by Gilbert Murray. London: George Allen, 1905.

에이브러햄 플렉스너, 김선 옮김. 『플렉스너 보고서-미국과 캐나다의 의학교육』. 한길사, 2005. Flexner, Abraham. *Medical Education in the United States and Canada, Bulletin Number Four*. New York: Carnegie Foundation for the Advancement of Teaching, 1910.

엘리자베스 그로츠, 임옥희 옮김. 『뫼비우스 띠로서 몸』. 여이연, 2001. Grosz, Elizabeth. *Volatile Bodies: Toward a Corporeal Feminism*. Bloomington: Indiana University Press, 1994.

오드리 로드, 주해연 옮김. 「주인의 도구로는 결코 주인의 집을 부너뜨릴 수 없다」, 『시스터 아웃사이더』. 후마니타스, 2018. Lorde, Audre. "The Master's Tools Will Never Dismantle the Master's House". In *Sister Outsider: Essays and Speeches*, 110–113. Berkeley, CA: Crossing Press, 1984.

웨인 부스, 최상규 옮김. 『소설의 수사학』. 예림기획, 1999. Booth, Wayne C. *The Rhetoric of Fiction*. 2nd ed. Chicago: University of Chicago Press, 1983.

윌리엄 레디, 김학이 옮김. 『감정의 항해: 감정 이론, 감정사, 프랑스 혁명』. 문학과지성사, 2016. Reddy, William. *The Navigation of Feeling: Framework for the History of Emotions*. Cambridge, UK: Cambridge University Press, 2001.

윌리엄 맥스웰, 최용준 옮김. 『안녕, 내일 또 만나』. 한겨레출판사, 2015. Maxwell, William. *So Long, See You Tomorrow*. New York: Vintage/Random House, 1996.

이언 매큐언, 이민아 옮김. 『토요일』. 문학동네, 2013. McEwan, Ian. *Saturday*. New York: Anchor, 2006.

일레인 스캐리, 메이 옮김. 『고통받는 몸: 세계를 창조하기와 파괴하기』. 오월의봄, 2018. Scarry, Elaine. *The Body in Pain*. New York: Oxford University Press, 1985.

자크 데리다, 김성도 옮김. 『그라마톨로지』. 민음사, 2010. Derrida, Jacques. *Of Grammatology*. Translated by Gayatri Chakravorty Spivak. Baltimore: Johns Hopkins University Press, 1976.

자크 라캉, 홍준기 외 옮김. 『에크리』. 새물결, 2019. Lacan, Jacques. *Écrits: A Selection*. Translated by Alan Sheridan. New York: W. W. Norton, 1977.

잠바티스타 비코, 조한욱 옮김. 『새로운 학문』. 아카넷, 2019. Vico, Giambattista. *The New Science*. 1744. Translated by Thomas G. Bergin and Max H. Fisch, 2nd ed. Ithaca,

NY: Cornell University Press, 1968.

장뤽 낭시, 박준상 옮김. 『무위의 공동체』. 인간사랑, 2010. Nancy, Jean‑Luc. *The Inoperative Community*. Minneapolis: University of Minnesota Press, 1991.

장프랑수아 리오타르, 유정완 옮김. 『포스트모던의 조건』. 민음사, 2018. Lyotard, Jean‑François. *The Postmodern Condition: A Report on Knowledge*. Translated by Geoffrey Bennington and Brian Massumi. Minneapolis: University of Minnesota Press, 1984.

제롬 브루너, 강현석 외 옮김. 『인간 과학의 혁명: 마음 문화 그리고 교육』. 아카데미프레스, 2011. Bruner, Jerome. *Acts of Meaning*. Cambridge, MA: Harvard University Press, 1990.

조너선 컬러, 이만식 옮김. 『해체비평』. 현대미학사, 1998. Culler, Jonathan. *On Deconstruction: Theory and Criticism after Structuralism*. Ithaca, NY: Cornell University Press, 1982.

조르주 캉길렘, 여인석 옮김. 『정상적인 것과 병리적인 것』. 그린비, 2018. Canguilhem, Georges. *The Normal and the Pathological*. Translated by Carolyn R. Fawcett. New York: Zone Books, 1991.

조지 레이코프, 마크 존슨, 노양진 옮김. 『삶으로서의 은유』. 박이정, 2006. Lakoff, George, and Mark Johnson. *Metaphors We Live By*. Chicago: University of Chicago Press, 1980.

존 듀이, 이재언 옮김. 『경험으로서의 예술』. 책세상, 2020. Dewey, John. *Art as Experience*. New York: Perigee Books, 1980.

주디스 버틀러, 양호실 옮김. 『윤리적 폭력 비판: 자기 자신을 설명하기』. 인간사랑, 2013. Butler, Judith. *Giving an Account of Oneself*. New York: Fordham University Press, 2005.

주디스 버틀러, 윤조원 옮김. 『위태로운 삶: 애도의 힘과 폭력』. 필로소픽, 2018. Butler, Judith. *Precarious Life: The Powers of Mourning and Violence*. New York: Verso, 2006.

주디스 버틀러, 조현준 옮김. 『젠더 허물기』. 문학과지성사, 2015. Butler, Judith. *Undoing Gender*. New York: Routledge, 2004.

찬드라 탈파드 모한티, 문현아 옮김. 『경계없는 페미니즘: 이론의 탈식민화와 연대를 위한 실천』. 여이연, 2005. Mohanty, Chandra Talpade. *Feminism without Borders: Decolonizing Theory, Practicing Solidarity*. Chapel Hill, NC: Duke University Press, 2003.

찰스 테일러, 권기돈 옮김. 『자아의 원천들: 현대적 정체성의 형성』. 새물결, 2015. Taylor, Charles. *Sources of the Self: The Making of Modern Identity*. Cambridge, UK: Cambridge University Press, 1989.

카를 마르크스, 김호균 옮김. 『정치경제학 비판요강 1』. 그린비, 2007. Marx, Karl. *Grundrisse. Foundations of the Critique of Political Economy*(Rough Draft). London: Penguin Books, 1973.

캐럴 길리건, 허란주 옮김. 『다른 목소리로』. 동녘, 1997. Gilligan, Carol. *In a Different Voice: Psychological Theory and Women's Development*. Cambridge, MA: Harvard University Press, 1982.

크리스토퍼 볼라스, 이재훈 옮김. 『대상의 그림자: 사고되지 않은 앎의 정신분석』. 한국심리치료연구소, 2010. Bollas, Christopher. *The Shadow of the Object: Psychoanalysis of the Unthought Known*. New York: Columbia University Press, 1987.

클리언스 브룩스, 이경수 옮김. 『잘 빚어진 항아리』. 문예출판사, 1997. Brooks, Cleanth. *The*

Well Wrought Urn: Studies in the Structure of Poetry. New York: Harcourt, Brace and World, 1947.

클리퍼드 기어츠, 문옥표 옮김. 「중층 기술: 해석적 문화이론을 향하여」, 『문화의 해석』. 까치, 2009. Geertz, Clifford. "Thick Description: Toward an Interpretive Theory of Culture". In *The Interpretation of Cultures: Selected Essays*, 3‒30. New York: Basic Books, 1973.

톰 비첨, 제임스 칠드리스, 박찬구 외 옮김. 『생명의료윤리의 원칙들』(제6판). 부크크, 2017. Beauchamp, Tom L., and James F. Childress. *Principles of Biomedical Ethics*. New York: Oxford, 1979.

파울로 프레이리, 남경태 옮김. 『페다고지』. 그린비, 2018. Freire, Paulo. *Pedagogy of the Oppressed*. Translated by Myra Ramos. 30th Anniversary ed. New York: Continuum, 2000.

폴 리쾨르, 김동규 옮김. 『해석에 대하여: 프로이트에 관한 시론』. 인간사랑, 2020. Ricoeur, Paul. *Freud and Philosophy: An Essay on Interpretation*. Translated by Denis Savage. New Haven, CT: Yale University Press, 1970.

폴 리쾨르, 김웅권 옮김. 『타자로서 자기 자신』. 동문선, 2006. Ricoeur, Paul. *Oneself as Another*. Chicago: University of Chicago Press, 1992.

폴 리쾨르, 김한식 외 옮김. 『시간과 이야기 1』. 문학과지성사, 1999. Ricoeur, Paul. *Time and Narrative*. Translated by Kathleen McLaughlin and David Pellauer(vols. 1 and 2). Translated by Kathleen Blamey and David Pellauer(vol. 3). Chicago: University of Chicago Press, 1984‒1988.

폴린 첸, 박완범 옮김. 『나도 이별이 서툴다: 죽음에 대한 어느 외과 의사의 아름다운 고백』. 공존, 2008. Chen, Pauline. *Final Exam: A Surgeon's Reflections on Mortality*. New York: Vintage, 2008.

폴 스타, 이종찬 옮김. 『미국 의료의 사회사』. 의료정책연구소, 2012. Starr, Paul. *The Social Transformation of American Medicine: The Rise of a Sovereign Profession and the Making of a Vast Industry*. New York: Basic Books, 1982.

표도르 도스토옙스키, 계동준 옮김. 『지하로부터의 수기』. 열린책들, 2010. Dostoevksy, Fyodor. *Notes from Underground*. Translated and edited by Michael R. Katz. Norton Critical Editions. New York: W. W. Norton, 1989.

프랭크 커머드, 조초희 옮김. 『종말 의식과 인간적 시간』. 문학과지성사, 1993. Kermode, Frank. *The Sense of an Ending: Studies in the Theory of Fiction*. London: Oxford University Press, 1966.

프레드릭 제임슨, 이경덕 옮김. 『정치적 무의식: 사회적으로 상징적인 행위로서의 서사』. 민음사, 2015. Jameson, Fredric. *The Political Unconscious: Narrative as a Socially Symbolic Act*. Ithaca, NY: Cornell University Press, 1981.

프란츠 파농, 노서경 옮김. 『검은 피부, 하얀 가면』. 문학동네, 2014. Fanon, Franz. *Black Skin, White Masks*. Rev. ed. New York: Grove Press, 2008.

플라톤, 박문재 옮김. 『소크라테스의 변명·크리톤·파이돈·향연』. 현대지성, 2019. Plato. "Phaedo". In Plato, *Complete Works*, edited by John M. Cooper and D. S. Hutchinson, translated by G.M.A. Grubel, 49‒100. Cambridge, MA: Hackett, 1997. Plato. *Symposium*. Translated by Seth Benardete. Chicago: University of Chicago Press, 2001.

플라톤, 조우현 옮김. 『국가』. 올재클래식스, 2013. Plato. *The Republic*. Translated by Allan Bloom. New York: Basic Books, 1968.

플라톤, 김유석 옮김. 『티마이오스』. 아카넷, 2019. Plato. "Timaeus". In Plato, *Complete Works*, edited by John M. Cooper and D. S. Hutchinson, translated by Donald J. Zeyl, 1224–91. Cambridge, MA: Hackett, 1997.

피에르 부르디외, 로익 바캉, 이상길 옮김. 『성찰적 사회학으로의 초대』. 그린비, 2015. Bourdieu, Pierre, and Loïc J. D. Wacquant. *An Invitation to Reflexive Sociology*. Chicago: University of Chicago Press, 1992.

피터 브룩스, 박혜란 옮김. 『플롯 찾아 읽기: 내러티브의 설계와 의도』. 강, 2011. Brooks, Peter. *Reading for the Plot: Design and Intention in Narrative*. New York: Alfred A. Knopf, 1984.

피터 스톡웰, 이정화 옮김. 『인지시학개론』. 한국문화사, 2009. Stockwell, Peter. *Cognitive Poetics: An Introduction*. London: Routledge, 2002.

하비 카렐, 박유진 옮김. 『아픔이란 무엇인가』. 파이카, 2013. Carel, Havi. *Illness: The Cry of the Flesh*. Durham, UK: Acumen, 2008.

한나 아렌트, 이진우 옮김. 『인간의 조건』. 한길사, 2019. Arendt, Hannah. *The Human Condition*. Chicago: University of Chicago Press, 1958.

한나 아렌트, 홍원표 옮김. 『정신의 삶』. 푸른숲, 2019. Arendt, Hannah. *The Life of the Mind*. New York: Harcourt and Brace, 1971.

한스 가다머, 이길우 외 옮김. 『진리와 방법 1』. 문학동네, 2012. Gadamer, Hans–Georg. *Truth and Method*. Translated by Joel Weinsheimer and Donald G. Marshall. New York: Continuum International, 2004.

한스 가다머, 임홍배 옮김. 『진리와 방법 2』. 문학동네, 2012. Gadamer, Hans–Georg. *Truth and Method*. Translated by Joel Weinsheimer and Donald G. Marshall. New York: Continuum International, 2004.

해럴드 슈와이저, 정혜성 옮김. 『기다리는 사람은 누구나 시인이 된다』. 돌베개, 2018. Schweizer, Harold. *On Waiting*. London: Routledge, 2008.

헤이든 화이트, 천형균 옮김. 『메타 역사: 19세기 유럽의 역사적 상상력』. 지만지, 2010. White, Hayden. *Metahistory: The Historical Imagination in Nineteenth Century Europe*. Baltimore: Johns Hopkins University Press, 1973.

헨리 제임스, 최경도 옮김. 『여인의 초상 1』, 『여인의 초상 2』. 민음사, 2012. James, Henry. *Portrait of a Lady*. In *Novels and Tales of Henry James*: The New York Edition, vol. 3. New York: Charles Scribner's Sons, 1909.

E. M. 포스터, 이성호 옮김. 『소설의 이해』. 문예출판사, 1990. Forster, E. M. *Aspects of the Novel*. San Diego, CA: Harcourt Brace Jovanovich, 1985.

I. A. 리처즈, 이선주 옮김. 『문학비평의 원리』. 동인, 2005. Richards, Ivor Armstrong. *Principles of Literary Criticism*. New York: Harcourt, Brace and Company, 1928.

Academy of Achievement. "Elie Wiesel Interview—Academy of Achievement". June 29, 1996. http://www.achievement.org/autodoc/page/wie0int–2.

Ahbel–Rappe, Sara. "Plato's Influence of on Jewish, Christian, and Islamic Philosophy". In *A*

Companion to Plato, edited by H. H. Benson, 434 – 50. West Sussex: Blackwell, 2009.

Allen, Katherine R., and Elizabeth B. Farnsworth. "Reflexivity in Teaching about Families". *Family Relations* 42(1993): 351 – 56.

Altieri, Charles. "Affect, Intentionality, and Cognition: A Response to Ruth Leys". *Critical Inquiry* 38, no. 4(2012): 878 – 81.

Amiel, Jonathan, Anne Armstrong–Coben, Melanie Bernitz, Julie Glickstein, Deepthiman Gowda, Gillian Graham, Nellie Hermann, Constance Park, Delphine Taylor, and Rita Charon. "Narrative Medicine in Education and Practice". In *Behavioral Medicine: A Guide for Clinical Practice*, 4th ed., edited by Mitchell Feldman, John Christiansen, and Jason Satterfield, 505 – 13. New York: McGraw Hill Education, 2014.

Anderson, Charles, and Marian MacCurdy. "Introduction". *Writing and Healing: Toward an Informed Practice*. Urbana, IL: National Council of Teachers of English, 2000.

Arntfield, Shannon, Kris Slesar, Jennifer Dickson, and Rita Charon. "Narrative Medicine as a Means of Training Medical School Students toward Residency Competencies". *Patient Education and Counseling* 91(2013): 280 – 86.

Aronson, Louise, Brian Niehaus, Laura Hill–Sakurai, Cindy Lai, and Patricia S. O'Sullivan. "A Comparison of Two Methods of Teaching Reflective Ability in Year 3 Medical Students". *Medical Education* 46(2012): 807 – 14.

Attridge, Derek. "Innovation, Literature, Ethics: Relating to the Other". *PMLA* 114, no. 1(1999): 20 – 31.

Attridge, Derek. "Performing Metaphors: The Singularity of Literary Figuration". *Paragraph: A Journal of Modern Critical Theory* 28, no. 2(2005): 18 – 34.

Aull, Felice, and Bradley Lewis. "Medical Intellectuals: Resisting Medical Orientalism". *Journal of Medical Humanities* 25, no. 2(2004): 87 – 108.

Baathe, Fredrik, Gunnar Ahlborg, Annica Lagstrom, Lars Edgren, and Kerstin Nilsson. *Journal of Hospital Administration* 3, no. 6(2014): 127 – 42. Published online October 27, 2014. doi: 10.5430/jha.v3n6p127.

Bakhtin, Mikhail. "Forms of Time and of the Chronotope in the Novel: Notes toward a Historical Poetics". In *The Dialogic Imagination: Four Essays*, edited by Michael Holquist, translated by Caryl Emerson and Michael Holquist, 84 – 258. Austin: University of Texas Press, 1981.

Baldwin, Clive. "Narrative Ethics for Narrative Care". *Journal of Aging Studies* 34(2015): 183 – 89.

Banfield, Ann. "Time Passes: Virginia Woolf, Post–Impressionism, and Cambridge Time". *Poetics Today* 24, no. 3(Fall 2003): 471 – 516.

Banville, John. *The Infinities*. New York: Alfred A. Knopf, 2010.

Baron, Richard J. "An Introduction to Medical Phenomenology: I Can't Hear You While I'm Listening". *Annals of Internal Medicine* 103, no. 4(1985): 606 – 11.

Barthes, Roland. *The Rustle of Language*. Translated by Richard Howard. Berkeley: University of California Press, 1989.

Bates, David W., and Atul A. Gawande. "Improving Safety with Information Technology". *New England Journal of Medicine* 348, no. 25(2003): 2526–34.

Beauchamp, Tom L. "Principlism and Its Alleged Competitors". *Kennedy Institute of Ethics Journal* 5, no. 3(1995): 181–98.

Beauvoir, Simone de. *The Ethics of Ambiguity*. Translated by Bernard Frechtman. New York: Citadel Press, 1948.

Bennett, Jane. *The Enchantment of Modern Life: Attachments, Crossings, and Ethics*. Princeton, NJ: Princeton University Press, 2002.

Berger, John. "One or Two Pages about Vigilance". *Brick: A Literary Journal* 95(Summer 2015), 126–29.

Bergson, Henri. *Time and Free Will: An Essay on the Immediate Data of Consciousness*. Translated by F. L. Pogson. New York: Harper, 1960.

Berthoff, Ann E. "Learning the Uses of Chaos". In *The Making of Meaning: Metaphor, Models, and Maxims for Writing Teachers*, 68–72. Upper Montclair, NJ: Boynton/Cook, 1981.

Best, Stephen, and Sharon Marcus. "Surface Reading: An Introduction". *Representations* 108, no. 1(Fall 2009): 1–21.

Bhabha, Homi K. "The World and the Home". *Social Text* 31–32(1992): 141–53.

Bialostosky, Don. "Should College English Be Close Reading?" *College English* 69, no. 2(2006): 111–16.

Blakeslee, Sandra. "To Advance, Search for a Black Cat in a Dark Room". *The New York Times*, June 18, 2012. http://www.nytimes.com/2012/06/19/science/ignorance–book–review–scientists–dont–care–for–facts.html.

Bleich, David. *Subjective Criticism*. Baltimore: Johns Hopkins University Press, 1978.

Bloor, David. *Knowledge and Social Imagery*. London: Routledge and Kegan Paul, 1976.

Booth, Wayne C. *The Company We Keep: An Ethics of Fiction*. Berkeley: University of California Press, 1988.

Borges, Jorge Luis. "A New Refutation of Time". In *Labyrinths: Selected Stories and Other Writings*, translated by James E. Irby, 217–37. New York: New Directions, 1964.

Bosk, Charles L. *All God's Mistakes: Genetic Counseling in a Pediatric Hospital*. Chicago: University of Chicago Press, 1992.

Boudreau, J. Donald, Stephen Liben, and Abraham Fuks. "A Faculty Development Workshop in Narrative–based Reflective Writing". *Perspectives in Medical Education* 1(2012): 143–54.

Bourdieu, Pierre. *Outline of a Theory of Practice*. Translated by Richard Nice. Cambridge, UK: Cambridge University Press, 1977.

Brain, Peter, trans. "Galen on the Ideal of the Physician".(Opt. Med.). *South African Medical Journal* 52(1977): 936–38. Translation of *Claudii Galeni Opera Omnia*, vol. 1, 53–63, edited by C. G. Kühn(Leipzig, Cnobloch), 1821–33.

Branch, William T., Jr., Richard Frankel, Catherine F. Gracey, Paul M. Haidet, Peter F. Weissmann, Paul Cantey, Gary A. Mitchell, and Thomas S. Inui. "A Good Clinician and a

Caring Person: Longitudinal Faculty Development and the Enhancement of the Human Dimensions of Care". *Academic Medicine* 84, no. 1(2009): 117–26.

Branch, William T., Jr. "The Ethics of Patient Care". *JAMA* 313, no. 14(2015): 1421–2.

Brockmeier, Jens. *Beyond the Archive: Memory, Narrative, and the Autobiographical Process.* New York: Oxford University Press, 2015.

Brockmeier, Jens, and Donal Carbaugh, eds. *Narrative and Identity: Studies in Autobiography, Self and Culture.* Amsterdam: John Benjamins Publishing Company, 2001.

Brockmeier, Jens, and Hanna Meretoja. "Understanding Narrative Hermeneutics". *Storyworlds* 6, no. 2(2014): 1–27.

Brockmeier, Jens, and Rom Harré. "Narrative: Problems and Promises of an Alternative Paradigm". In *Narrative and Identity: Studies in Autobiography, Self and Culture*, edited by Jens Brockmeier and Donal Carbaugh. Amsterdam: John Benjamins Publishing Company, 2001.

Brody, Howard. *Stories of Sickness.* New Haven, CT: Yale University Press, 1987.

Brooks, Cleanth, and Robert Penn Warren. *Understanding Poetry.* 3rd ed. New York: Holt, Rinehart and Winston, 1960.

Brown, T. *The Mechanical Philosophy and the "Animal Oeconomy".* New York: Arno, 1981.

Broyard, Anatole. "The Patient Examines the Doctor". In *Intoxicated By My Illness and Other Writings on Life and Death*, edited by Alexandra Broyard, 33–58. New York: Fawcett Columbine, 1993.

Butler, Judith. "Your Behavior Creates Your Gender". *Bigthink Video.* Recorded January 13, 2011. http://bigthink.com/videos/your-behavior-creates-your-gender.

Canguilhem, Georges. "Fragments". Revue de Métaphysique et de Morale 90, no. 1(January–March, 1985): 93–98.

Canguilhem, Georges. *Writings on Medicine / Georges Canguilhem.* Edited and translated by Stephanos Geroulanos and Todd Meyers. New York: Fordham University Press, 2012.

Carrese, Joseph A., Erin L. McDonald, Margaret Moon, Holly A. Taylor, Kiran Khaira, Mary Catherine Beach, and Mark T. Hughes. "Everyday Ethics in Internal Medicine Resident Clinic: An Opportunity to Teach". *Medical Education* 45(2011): 712–21.

Carson, Ronald. "Interpretive Bioethics: The Way of Discernment". *Theoretical Medicine* 11(1990): 51–59.

Cassell, Eric. *Talking with Patients.* Vols. 1 and 2. Cambridge, MA: MIT Press, 1985.

Cassell, Eric J. "The Nature of Suffering and the Goals of Medicine". *New England Journal of Medicine* 306, no. 11(1982): 639–45.

Cavarero, Adriana. *Relating Narratives: Storytelling and Selfhood.* Translated by Paul A. Kottman. London: Routledge, 2000.

Certeau, Michel de. *The Practice of Everyday Life.* Translated by Steven Rendell. Berkeley: University of California Press, 1984.

Chalmers, David J. *The Conscious Mind: In Search of a Fundamental Theory.* New York: Oxford University Press, 1996.

Chambers, Sarah, and Julie Glickstein. "Making a Case for Narrative Competency in the Field of Fetal Cardiology". *Literature and Medicine* 29, no. 2 (Fall 2011): 376 – 95.

Chambers, Tod S. *The Fiction of Bioethics: Cases as Literary Texts*. New York: Routledge, 1999.

Charon, Rita. "At the Membranes of Care: Stories in Narrative Medicine". *Academic Medicine* 87, no. 3 (2012): 342 – 47.

Charon, Rita. "The Ecstatic Witness". In *Clinical Ethics and the Necessity of Stories: Essays in Honor of Richard M. Zaner*, edited by Osborne P. Wiggins and Annette C. Allen, 165 – 83. New York: Springer, 2011.

Charon, Rita. "Narrative Medicine". *Annals of Internal Medicine* 135, no. 10 (2001): 930.

Charon, Rita. *Narrative Medicine: Honoring the Stories of Illness*. New York: Oxford University Press, 2006.

Charon, Rita. "Narrative Medicine as Witness for the Self – Telling Body". *Journal of Applied Communication Research* 37, no. 2 (2009): 118 – 31.

Charon, Rita. "Narrative Reciprocity". *Hastings Center Report* 44, no. 1 (2014): S21 – S24.

Charon, Rita. "Our Heads Touch—Telling and Listening to Stories of Self". *Academic Medicine* 87 (2012): 1154 – 56.

Charon, Rita. "The Patient, the Body, and the Self". In *Narrative Medicine: Honoring the Stories of Illness*, 85 – 104. New York: Oxford University Press, 2006.

Charon, Rita, "Where Does Narrative Medicine Come From?" In *Psychoanalysis and Narrative Medicine*. edited by Peter Rudnytsky and Rita Charon. Albany, NY: SUNY Press, 2008.

Charon, Rita. "Why Read and Write in the Clinic? The Contributions of Narrative Medicine to Health Care". In *Routledge Handbook of Language and Health Communication*, edited by Heidi Hamilton and Wen – Ying Sylvia Chou, 245 – 58. New York: Routledge, 2014.

Charon, Rita. "Writing in the Clinic, or What Might Be Expressed?" In *The Future of Scholarly Writing: Critical Interventions*, edited by Angelika Bammer and Ruth – Ellen Boetcher Joeres, 87 – 99. New York: Palgrave Macmillan, 2015.

Charon, Rita, and Martha Montello, eds. *Stories Matter: The Role of Narrative in Medical Ethics*. New York: Routledge, 2002.

Charon, Rita, Nellie Hermann, and Michael Devlin. "Close Reading and Creative Writing in Clinical Education: Teaching Attention, Representation, and Affiliation". *Academic Medicine: Journal of the Association of American Medical Colleges* 91, no. 3 (2016): 345 – 50.

Churchill, Larry. "Narrative Awareness in Ethics Consultations: The Ethics Consultant as Story – Maker". *Hastings Center Report* 44, no. 1 (2014): S36 – S39.

Chute, Hillary L., and Alison Bechdel. "An Interview with Alison Bechdel". *MFS: Modern Fiction Studies* 52, no. 4 (2006): 1004 – 13.

Cimino, James J. "Improving the Electronic Health Record—Are Clinicians Getting What They Wanted?" *Journal of the American Medical Association* 309, no. 10 (2013): 991 – 92.

Cixous, Hélène. "The Laugh of the Medusa". Translated by Keith Cohen. *Signs* 1, no. 2 (1976): 875 – 93.

Clark, Phillip G. "Emerging Themes in Using Narrative in Geriatric Care: Implications for

Patient－Centered Practice and Interprofessional Teamwork". *Journal of Aging Studies* 34(2015): 177－82.

Clark, Phillip G. "Narrative in Interprofessional Education and Practice: Implications for Professional Identity, Provider－Patient Communication and Teamwork". *Journal of Interprofessional Care* 28, no. 1(2014): 34－39.

Clifton, Lucille. "the death of fred clifton". 1987. In *The Collected Poems of Lucille Clifton, 1965－2010*. Rochester, NY: BOA Editions, Ltd., 2012.

Clouser, K. Danner. "Common Morality as an Alternative to Principlism". *Kennedy Institute of Ethics Journal* 5, no. 3(1995): 219－36.

Clouser, K. Danner. "Veatch, May, and Models: A Critical Review and a New View". In *The Clinical Encounter: The Moral Fabric of the Patient－Physician Relationship*, edited by Earl E. Shelp, 89－104. Dordrecht: D. Reidel Publishing, 1983.

Clouser, K. Danner, and Bernard Gert. "A Critique of Principlism". *Journal of Medicine and Philosophy* 15, no. 2(1990): 219－36.

Clouser, K. Danner, and Bernard Gert. "Morality vs. Principlism". In *Principles of Health Care Ethics*, edited by Raanan Gillon, 251－66. New York: John Wiley, 1994.

Cole, Thomas R., Thelma Jean Goodrich, and Ellen R. Gritz, eds. *Faculty Health in Academic Medicine: Physicians, Scientists, and the Pressures of Success*. New York: Humana Press, 2009.

Conway, Kathlyn. *Beyond Words: Illness and the Limits of Expression*. Albuquerque: University of New Mexico Press, 2007.

Coulehan, John L., and Marian R. Block. *The Medical Interview: Mastering Skills for Clinical Practice*. 5th ed. Philadelphia: F. A. Davis, 2006.

Couric, Katie. "Orange is the New Black's Laverne Cox". *The Katie Couric Show*. Posted 2014. https://www.youtube.com/watch?v=sMH8FH7O9xA.

Couser, G. Thomas. *Recovering Bodies: Illness, Disability and Life Writing*. Madison: University of Wisconsin Press, 1997.

Cross, F. L., and E. A. Livingstone, eds. *The Oxford Dictionary of the Christian Church*. New York: Oxford University Press, 2005.

Culler, Jonathan. *Structuralist Poetics: Structuralism, Linguistics, and the Study of Literature*. Ithaca, NY: Cornell University Press, 1975.

Czarniawska, Barbara. *Narratives in Social Science Research*. Los Angeles, CA: Sage Publications, 2004.

DasGupta, Sayantani. "Decentering the Doctor－Protagonist: Personal Illness Narratives in the Narrative Medicine Classroom". In *Keeping Reflection Fresh*, edited by Allan Peterkin and Pamela Brett－MacLean. Kent: Kent State University Press, 2016.

DasGupta, Sayantani. "Medicalization". In *Keywords for Disability Studies*, edited by Rachel Adams, Benjamin Weiss, and David Serlin, 120－121. New York: New York University Press, 2014.

DasGupta, Sayantani. "Narrative Humility". *Lancet* 371, no. 9617(2008): 980－1.

DasGupta, Sayantani. "Narrative Humility". *TEDx Sarah Lawrence College*. April 2012. http://
tedxtalks.ted.com/video/Narrative–Humility–Sayantani–Da.

DasGupta, Sayantani. "Teaching Medical Listening Through Oral History". *NYU Literature,
Arts and Medicine Blog*. January 2009. http://medhum.med.nyu.edu/blog/?p=126.

DasGupta, Sayantani, and Rita Charon. "Personal Illness Narratives: Using Reflective Writing
to Increase Empathy". *Academic Medicine* 79, no. 4(April 2004): 351–56.

Davis, Kate. *Southern Comfort*. Q Ball Productions, 2001. DVD.

Davis, Philip. *Reading and the Reader*. New York: Oxford University Press, 2013.

Delbanco, Tom, Jan Walker, Sigall K. Bell, Jonathan D. Darer, Joann G. Elmore, Nadine
Farag, Henry J. Feldman, Roanne Mejilla, Long Ngo, James D. Ralston, Stephen E. Ross,
Neha Trivedi, Elisabeth Vodicka, and Suzanne G. Leveille. "Inviting Patients to Read Their
Doctors' Notes: A Quasi–experimental Study and a Look Ahead". *Annals of Internal
Medicine* 157(2012): 461–70.

Descartes, René. *The Philosophical Works of Descartes*. Translated by E. S. Haldane and G. R. T.
Ross. London: Cambridge University Press, 1931.

Devlin, Michael, Boyd Richards, Hetty Cunningham, Urmi Desai, Owen Lewis, Andrew
Mutnick, Mary Ann Nidiry, Prantik Saha, and Rita Charon. "'Where Does the Circle
End?': Representation as a Critical Aspect of Reflection in Teaching Social and Behavioral
Sciences in Medicine". *Academic Psychiatry* 39, no. 6(2014): 669–77.

Diabetes Australia. "A New Language for Diabetes". July 7, 2011. https://static.
diabetesaustralia.com.au/s/fileassets/diabetes–australia/9864613f–6bc0–4773–9337–
751e953777cd.pdf.

Diabetes UK. "Author Guidelines". *Diabetic Medicine*. http://onlinelibrary.wiley.com/journal/1
0.1111/%28ISSN%291464–5491/homepage/ForAuthors.html. Accessed May 4, 2016.

Djikic, Maja, Keith Oatley, and Mihnea C. Moldoveanu. "Reading Other Minds". *Scientific
Study of Literature* 3, no. 1(2013): 28–47.

Donald, Anna. "The Words We Live In". In *Narrative Based Medicine*, edited by Trisha
Greenhalgh and Brian Hurwitz, 17–26. London: BMJ Books, 1998.

Donzelli, Gianpaolo, Erika Maria Paddeu, Francesca D'Alessandro, and Alessandro Nanni
Costa. "The Role of Narrative Medicine in Pregnancy after Liver Transplantation". *Journal
of Maternal–Fetal and Neonatal Medicine* 28, no. 2(2015): 158–61.

Dreifus, Claudia. "Chloe Wofford Talks About Toni Morrison". *New York Times Magazine*,
September 11, 1994. http://www.nytimes.com/1994/09/11/magazine/chloe–wofford–
talks–about–toni–morrison.html.

DuBose, Edwin R., Ronald P. Hamel, and Laurence J. O'Connell, eds. *A Matter of Principles?
Ferment in U.S. Bioethics*. Valley Forge, PA: Trinity Press International, 1994.

Edson, Margaret. *W;t: A Play*. New York: Faber and Faber, 1999.

Eliot, T. S. "Tradition and the Individual Talent". In *The Sacred Wood: Essays on Poetry and
Criticism*, 47–59. London: Methuen, 1920.

Empson, William. *Seven Types of Ambiguity*. New York: New Directions, 1947.

Eng, David, Judith Halberstam, and José Esteban Muñoz. "What's Queer About Queer Studies Now?" *Social Text* 23, no. 3–4(2005): 84–85.

Engel, George. "The Need for a New Medical Model: A Challenge for Biomedicine". *Science* 196(1977): 129–36.

Fantuzzi, Giamila. "The Sound of Health". *Frontiers in Immunology* 5(July 21, 2014). doi: 10.3389/fimmu.2014.00351.

Felski, Rita. *Uses of Literature*. Malden, MA: Wiley–Blackwell, 2008.

Ferguson, Frances. "Now It's Personal: D. A. Miller and Too–Close Reading". *Critical Inquiry* 41, no. 3(Spring 2015): 521–40.

Ferry, David. *Bewilderment: New Poems and Translations*. Chicago: University of Chicago Press, 2012.

Finkelstein, Peter. "Studies in the Anatomy Laboratory: A Portrait of Individual and Collective Defense". In *Inside Doctoring: Stages and Outcomes in the Professional Development of Physicians*, edited by Robert H. Coombs, D. Scott May, and Gary W. Small, 22–42. New York: Praeger, 1986.

Fish, Stanley. *Is There a Text in This Class? The Authority of Interpretive Communities*. Cambridge, MA: Harvard University Press, 1980.

Fludernik, Monica. "Metaphor and Beyond: An Introduction". *Poetics Today: Special Issue on Metaphor* 20, no. 3(Fall 1999).

Flynn, Elizabeth A., and Patricinio P. Schweickart. *Gender and Reading: Essays on Readers, Texts, and Contexts*. Baltimore: Johns Hopkins University Press, 1986.

Fon, Vincy, and Francesco Parisi. "Reciprocity–Induced Cooperation". *Journal of Institutional and Theoretical Economics* 159, no. 1(2003): 76–92.

Fortin, Auguste, Francesca C. Dwamena, Richard M. Frankel, and Robert C. Smith. *Smith's Patient Centered Interviewing: An Evidence–Based Approach*. Dubuque, IA: McGraw–Hill Education, 2012.

Foucault, Michel. "Of Other Spaces". Translated by Jay Miskowiec. *Diacritics* 16, no. 1(Spring 1986): 22–27. doi: 10.2307/464648. Originally published in *Architecture, Mouvement, Continuité*, no. 5(October 1984): 46–49.

Frank, Arthur W. "Narrative Ethics as Dialogical Story–Telling". Narrative Ethics: The Role of Stories in Bioethics, special report, *Hastings Center Report* 44(2014): S16–S20.

Frank, Arthur W. "Why Study People's Stories? The Dialogical Ethics of Narrative Analysis". *International Journal of Qualitative Methods* 1, no. 1(2002): 109–17.

Gallagher, Ann. "Slow Ethics: A Sustainable Approach to Ethical Care Practices?" *Clinical Ethics* 8, no. 4(2013): 98–104.

Gallop, Jane. "The Historicization of Literary Studies and the Fate of Close Reading". *Profession* 2007: 181–86.

Garrison, David, Jeffrey M. Lyness, Julia B. Frank, and Ronald M. Epstein. "Qualitative Analysis of Medical Student Impressions of a Narrative Exercise in the Third–Year Psychiatry Clerkship". *Academic Medicine* 86, no. 1(2011): 85–89.

Gass, William. Finding a Form: Essays. Ithaca, NY: Cornell University Press, 1997.

Geisler, Sheryl L. "The Value of Narrative Ethics to Medicine". *Journal of Physician Assistant Education* 17, no. 2(2006): 54–57.

Genette, Gérard. *Narrative Discourse: An Essay in Method*. Translated by Jane E. Lewin. Ithaca, NY: Cornell University Press, 1980.

Gerrig, Richard J. *Experiencing Narrative Worlds: On the Psychological Activities of Reading*. New Haven, CT: Yale University Press, 1993.

Gert, Bernard. *Morality: A New Justification of the Moral Rules*. New York: Oxford, 1988.

Gold, Hannah. "Narrative Medicine Isn't the Same Old Story". *Truthout*, April 30, 2014. www.truth-out.org/news/item/23398-narrative-medicine-isnt-the-same-old-story.

Goyal, Rishi, and Rita Charon. "In Waves of Time, Space, and Self: The Dwelling-Place of Age in Virginia Woolf's The Waves". In *Storying Later Life: Issues, Investigations, and Interventions in Narrative Gerontology*, edited by Gary Kenyon, Ernst Bohlmeijer, and William L. Randall, 66–83. New York: Oxford University Press, 2011.

Graham, Lori, Courtney West, and David Bauer. "Faculty Development Focused on Team-Based Collaborative Care". *Education in Primary Care* 25, no. 4(2014): 227–29.

Greenhalgh, Trisha, and Brian Hurwitz, eds. *Narrative Based Medicine: Dialogue and Discourse in Clinical Practice*. London: BMJ Books, 1998.

Greer, Annette G., Maria Clay, Amy Blue, Clyde H. Evans, and David Garr. "The Status of Interprofessional Education and Interprofessional Prevention Education in Academic Health Centers: A National Baseline Study". *Academic Medicine* 89, no. 5(2014): 799–805.

Gregory, Marshall. *Shaped by Stories: The Ethical Power of Narratives*. Notre Dame, IN: University of Notre Dame Press, 2009.

Grossman, David. "Desire to be Gisella". In *Writing in the Dark: Essays on Literature and Politics*, 29–58. New York: Picador, 2009.

Grossman, David. "Individual Language and Mass Language". In *Writing in the Dark: Essays on Literature and Politics*, 69–86. New York: Picador, 2009.

Guillemin, Marilys, and Lynn Gillam. "Emotions, Narratives, and Ethical Mindfulness". *Academic Medicine* 90, no. 6(2015): 726–31.

Habermas, Jürgen. *Knowledge and Human Interests: A General Perspective*. Translated by Jeremy J. Shapiro. Boston: Beacon Press, 1971.

Haggerty, Kevin D., and Richard V. Ericson. "The Surveillant Assemblage". *British Journal of Sociology* 51, no. 4(2000): 605–22.

Hale, Dorothy J. "Fiction as Restriction: Self-Binding in New Ethical Theories of the Novel". *Narrative* 15, no. 2(2007): 187–206.

Hale, G. E., and Rosemary D. Hale. "Reciprocity under the Antitrust Laws: A Comment". *University of Pennsylvania Law Review* 113, no. 1(1964): 69–76.

Hamkins, SuEllen. The Art of Narrative Psychiatry: *Stories of Strength and Meaning*. New York: Oxford University Press, 2013.

Hankinson, R. James. "Galen's Anatomy of the Soul". *Phronesis* 36, no. 2(1991): 197–233.

Harkin, Patricia. "The Reception of Reader–Response Theory". *College Composition and Communication* 56, no. 3(2005): 410–25.

Harries, Karsten. "Metaphor and Transcendence". In *On Metaphor*, edited by Sheldon Sacks, 71–88. Chicago: Chicago University Press, 1979.

Hartman, Geoffrey. *Scars of the Spirit: The Struggle against Inauthenticity*. New York: Palgrave Macmillan, 2002.

Hedgecoe, Adam M. "Critical Bioethics: Beyond the Social Sciences Critique of Applied Ethics". *Bioethics* 18, no. 2(2004): 120–43.

Hellerstein, David. "'The City of the Hospital': On Teaching Medical Students to Write". *Journal of Medical Humanities* 36, no. 4(2015): 269–89.

Hemon, Aleksander. "The Aquarium". New Yorker, June 13 and 20, 2011: 50–62. Reprinted in Aleksander Hemon, *The Book of My Lives*, 185–212. New York: Farrar, Straus and Giroux, 2013.

Herman, David. *Story Logic: Problems and Possibilities of Narrative*. Lincoln: University of Nebraska Press, 2002.

Herman, David, Manfred Jahn, and Marie–Laure Ryan, eds. *Routledge Encyclopedia of Narrative Theory*. London: Routledge, 2005.

Hermann, Nellie. *The Cure for Grief*. New York: Scribner, 2008.

Ho, Kendall, Sandra Jarvis–Selinger, Francine Borduas, Blye Frank, Pippa Hall, Richard Handfield–Jones, David F. Hardwick, Jocelyn Lockyer, Doug Sinclair, Helen Novak Lauscher, Luke Ferdinands, Anna MacLeod, Marie–Anik Robitaille, and Michel Rouleau. "Making Interprofessional Education Work: The Strategic Roles of the Academy". *Academic Medicine* 83, no. 10(2008): 934–40.

Hojat, Mohammadreza, Michael J. Vergare, Kaye Maxwell, George Brainard, Steven K. Herrine, Gerald A. Isenberg, Jon Veloski, and Joseph S. Gonnella. "The Devil is in the Third Year: A Longitudinal Study of Erosion of Empathy in Medical School". *Academic Medicine* 84, no. 9(2009): 1182–91.

Holland, Norman N. *The Dynamics of Literary Response*. New York: Columbia University Press, 1968.

Holland, Norman N. *5 Readers Reading*. New Haven, CT: Yale University Press, 1975.

hooks, bell. Yearning: *Race, Gender, and Cultural Politics*. Boston: South End Press, 1999.

Hunter, Billie. "The Importance of Reciprocity in Relationships between Community–based Midwives and Mothers". *Midwifery* 23(2006): 308–22.

Hunter, Kathryn Montgomery. Doctors' Stories: *The Narrative Structure of Medical Knowledge*. Princeton, NJ: Princeton University Press, 1991.

Hurwitz, Brian. "Form and Representation in Clinical Case Reports". *Literature and Medicine* 25, no. 2(Fall 2006): 216–40.

Hurwitz, Brian, Trisha Greenhalgh, and Vieda Skultans. *Narrative Research in Health and Illness*. Malden, MA: Blackwell Publishing, 2004.

Huyler, Frank. "The Woman in the Mirror: Humanities in Medicine". *Academic Medicine* 88, no. 7(2013): 918–20.

Iaquinta, Salvatore. *The Year They Tried to Kill Me: Surviving a Surgical Internship Even If the Patients Don't*. E–Book, Version 4.1. Self–published, 2012.

Ikoku, Alvan. "Refusal in 'Bartleby, the Scrivener': Narrative Ethics and Conscientious Objection". *American Medical Association Journal of Ethics* 15, no. 3(2013): 249–56.

Institute of Medicine. *Crossing the Quality Chasm: A New Health System for the 21st Century*. Washington, DC: National Academy Press, 2001.

Interprofessional Education Collaborative Expert Panel. "Core Competencies for Interprofessional Collaborative Practice: Report of an Expert Panel". Washington, DC: Interprofessional Education Collaborative, 2011. https://ipecollaborative.org/up–loads/IPEC–Core–Competencies.pdf.

Inwood, Brad, and Lloyd P. Gerson. *The Epicurus Reader*. Indianapolis: Hackett Publishing, 1994.

Irvine, Craig. "The Ethics of Self Care". In Academic Medicine: *In Sickness and in Health*, edited by T. Cole, T. J. Goodrich, and E. Gritz, 127–46. New York: Humana Press, 2009.

Irvine, Craig. "The Other Side of Silence: Levinas, Medicine and Literature". *Literature and Medicine* 24, no. 1(2005): 8–18.

Iser, Wolfgang. *The Act of Reading: A Theory of Aesthetic Response*. Baltimore: Johns Hopkins University Press, 1978.

Jackson, Tony E. "Issues and Problems on the Blending of Cognitive Science, Evolutionary Psychology, and Literary Study". *Poetics Today* 23, no. 1(2002): 161–79.

James, Henry. "The Art of Fiction". In *Partial Portraits*, 375–408. London: MacMillan and Company, 1984.

James, Henry. "The Novels of George Eliot". *Atlantic Monthly* 18(108)(October 1866): 479–92.

James, Henry. Preface to *The Ambassadors*. In *The Novels and Tales of Henry James*: The New York Edition, vol. 21. New York: Charles Scribner's Sons, 1909.

James, Henry. *What Maisie Knew*. In *The Novels and Tales of Henry James*: The New York Edition, vol. 11. New York: Charles Scribner's Sons, 1909.

Jaspers, K. *Philosophy and the World: Selected Essays and Lectures*. Translated by E. B. Ashton. Chicago: Hegnery Regnery, 1963.

Johnson, T. R. "Writing as Healing and the Rhetorical Tradition". In *Writing and Healing: Toward an Informed Practice*, edited by Charles Anderson and Marian MacCurdy, 85–114. Urbana, IL: National Council of Teachers of English, 2000.

Jones, Anne Hudson. "Literature and Medicine: Narrative Ethics". *Lancet* 349, no. 9060(1995): 1243–46.

Jones, Tess, Delese Wear, and Lester J. Friedman. *Health Humanities Reader*. New Brunswick, NJ: Rutgers University Press, 2014.

Jonsen, Albert R. "Casuistry: An Alternative or Complement to Principles?" *Kennedy Institute* of Ethics Journal 5, no. 3(1995): 237–51.

Jonsen, Albert R., Mark Siegler, and William J. Winslade. *Clinical Ethics: A Practical Approach to Ethical Decisions in Clinical Medicine*. 8th ed. New York: McGraw Hill, 2015.

Josiah Macy, Jr. Foundation. *2012 Annual Report: Accelerating Interprofessional Education*. New York: Josiah Macy Jr. Foundation, 2012. www.macyfoundation.org/docs/annual_reports/macy_AnnualReport_2012.pdf.

Jurecic, Ann. *Illness as Narrative*. Pittsburgh, PA: University of Pittsburgh Press, 2012.

Kandel, Eric R. *The Age of Insight: The Quest to Understand the Unconscious in Art, Mind, and Brain*. New York: Random House, 2012.

Kearney, Michael K., Radhule B. Weininger, Mary L. S. Vachon, Richard L. Harrison, Balfour M. Mount. "Self–care of Physicians Caring for Patients at the End of Life". *JAMA* 301, no. 11(2009): 1155–64.

Keen, Suzanne. *Empathy and the Novel*. New York: Oxford University Press, 2007.

Kenyon, Gary, Brian de Vries, and Phillip Clark, eds. *Narrative Gerontology: Theory, Research, and Practice*. New York: Springer, 2001.

Kenyon, Gary, Ernst Bohlmeijer, William L. Randall. *Storying Later Life: Issues, Investigations, and Interventions in Narrative Gerontology*. New York: Oxford University Press, 2011.

Keohane, Robert O. "Reciprocity in International Relations". *International Organization* 40, no. 1(Winter 1986): 1–27.

Kidd, David Comer, and Emanuele Castano. "Reading Literary Fiction Improves Theory of Mind". *Science* 342, no. 6156(October 18, 2013): 377–80.

Kinnell, Galway. "Wait". In *Mortal Acts, Mortal Words*, 15. New York: Houghton Mifflin Harcourt, 1980.

Kleinman, Arthur. *The Illness Narratives: Suffering, Healing and the Human Condition*. New York: Basic Books, 1989.

Knight, Isobel. "The Role of Narrative Medicine in the Management of Joint Hypermobility Syndrome/Ehlers–Danlos Syndrome, Hypermobility Type". *American Journal of Medical Genetics, Part C(Seminars in Medical Genetics)* 169, no. 1(2015): 123–29.

Koski, C. *The Autobiography of Medical Education: Anatomy of a Genre*. Knoxville: University of Tennessee Press, 2002.

Kreiswirth, Martin. "Merely Telling Stories? Narrative and Knowledge in the Human Sciences". *Poetics Today* 21, no. 2(2000): 293–318.

Kreiswirth, Martin. "Trusting the Tale: The Narrativist Turn in the Human Sciences". *New Literary History* 23(1992): 629–57.

Kristeva, Julia. *Desire in Language: A Semiotic Approach to Literature and Art*. Translated by Thomas Gora, Alice Jardine, and Leon S. Roudiez. Edited by Leon S. Roudiez. New York: Columbia University Press, 1980.

Kuiken, Don, Leah Phillips, Michelle Gregus, David S. Miall, Mark Verbitsky, and Anna Tonkonogy. "Locating Self–Modifying Feelings Within Literary Reading". *Discourse Processes* 38, no. 2(2004): 267–86.

Lane, Harlan. "Constructions of Deafness". In *The Disability Studies Reader*, 3rd ed., edited by Lester J. Davis. New York: Routledge, 2010.

Laub, Dori. "Bearing Witness, or the Vicissitudes of Listening". In Shoshana Felman and Dori Laub, *Testimony: Crises of Witnessing in Literature, Psychoanalysis, and History*, 57–74. New York: Routledge, 1992.

Launer, John. *Narrative-based Primary Care: A Practical Guide*. Oxon, UK: Radcliffe Medical Press, 2002.

Leder, Drew. *The Absent Body*. Chicago: University of Chicago, 1990.

Leder, Drew. "A Tale of Two Bodies: The Cartesian Corpse and the Lived Body". In *The Body in Medical Thought and Practice*, edited by Drew Leder, 17–35. Boston: Kluwer Academic Publishers, 1992.

Lee, Keekok. *The Philosophical Foundations of Modern Medicine*. New York: Palgrave Macmillan, 2012.

Leeuw, Sarah de, Margot W. Parkes, and Deborah Thien. "Questioning Medicine's Discipline: The Arts of Emotions in Undergraduate Medical Education". *Emotion, Space and Society* 11 (2014). www.elsevier.com/locate/emospa.

Lentricchia, Frank, and Andrew DuBois, eds. *Close Reading: The Reader*. Durham, NC: Duke University Press, 2003.

Levi, Primo. *Survival in Auschwitz*. Translated by Stuart Woolf. New York: Simon and Schuster, 1996.

Levi-Strauss, Claude. *Structural Anthropology*, Vol. 2. Translated by Monique Layton. Chicago: University of Chicago Press, 1976.

Lewis, Bradley. "Narrative Medicine". In *Narrative Psychiatry: How Stories Can Shape Clinical Practice*, 18–31. Baltimore: Johns Hopkins University Press, 2011.

Lewis, Bradley. "Narrative Medicine and Healthcare Reform". *Journal of Medical Humanities* 32, no. 9 (2011): 9–20.

Leys, Ruth. "The Turn to Affect: A Critique". *Critical Inquiry* 37, no. 3 (Spring 2011): 434–72.

Liben, Stephen, Kevin Chin, J. Donald Boudreau, Miriam Boillat, and Yvonne Steinert. "Assessing a Faculty Development Workshop in Narrative Medicine". *Medical Teacher* 34, no. 12 (2012): e813–e819.

Lieberman, Matthew D., Ruth Gaunt, Daniel T. Gilbert, and Yaacov Trope. "Reflexion and Reflection: A Social Cognitive Neuroscience Approach to Attributional Inference". *Advances in Experimental Social Psychology* 34 (2002): 199–249.

Lipkin, Mack, Samuel Putnam, and Aaron Lazare, eds. *The Medical Interview: Clinical Care, Education, and Research*. New York: Springer-Verlag, 1995.

Loewald, Hans. "On the Therapeutic Action of Psycho-Analysis". *International Journal of Psychoanalysis* 41 (1960): 16–33.

Lövtrup, Michael. "Here, The Patient Is Part of the Team". [in Swedish] *Läkartidningens: Journal of the Swedish Medical Association* 111 (2014). http://www.

lakartidningen.se/Aktuellt/Nyheter/2014/06/Har-ar-patienten-del-i-teamet/.

Lorde, Audre. "A Burst of Light: Living with Cancer". In *Feminist Theory and the Body*, edited by Janet Price and Margrit Shildrick, 149-52. New York: Routledge, 1999.

"Love and Knowledge". *PBS NewsHour with Jim Lehrer*. April 14, 1999. Transcript. http://www.pbs.org/newshour/bb/entertainment-jan-june99-edson_4-14/.

Lubbock, Percy. The Craft of Fiction. London: Jonathan Cape, 1921.

MacCormack, Geoffrey. "Reciprocity". *Man, New Series* 11, no. 1(1976): 89-103.

MacIntyre, Alasdair. *Against the Self-Images of the Age: Essays on Ideology and Philosophy*. Notre Dame, IN: University of Notre Dame Press, 1978.

Mackenzie, Catriona, and Natalie Stoljar. "Introduction: Autonomy Refigured". In *Relational Autonomy: Feminist Perspectives on Autonomy, Agency, and the Social Self*. New York: Oxford University Press, 2000.

Mahr, Greg. "Narrative Medicine and Decision-Making Capacity". *Journal of Evaluation in Clinical Practice*. 21(2015): 503-7.

Mailer, Norman. "At the Point of My Pen". *In Why I Write: Thoughts on the Craft of Fiction*, edited by Will Blythe, 3-4. Boston: Back Bay Books, 1999.

Maitland, Sara. "Forceps Delivery". In *Women Fly When Men Aren't Looking*, 165-73. New York: Random House, 1993.

Mann, Karen, Jill Gordon, and Anna MacLeod. "Reflection and Reflective Practice in Health Professions Education: A Systematic Review". *Advances in Health Science Education* 14(2009): 595-621.

Marck, Patricia. "Therapeutic Reciprocity: A Caring Phenomenon". *Advances in Nursing Science* 13, no. 1(1990): 49-59.

Marcum, James A. *An Introductory Philosophy of Medicine: Humanizing Modern Medicine*. Philosophy and Medicine series. Dordrecht: Springer, 2008.

Marcus, Eric R. *Psychosis and Near Psychosis: Ego Function, Symbol Structure, and Treatment*. 2nd ed. Madison, CT: International Universities Press, 2003.

Martin, Wallace. *Recent Theories of Narrative*. Ithaca, NY: Cornell University Press, 1986.

Martinez, Cecilia. "Feeding the Soul with Words: Narrative Medicine in Pediatrics Helps Doctors, Patients with Treatment". *Connections: Columbia Women's and Children's Health*(Spring 2015): 12-13.

Mateu-Gelabert, Pedro, M. Bolyard, C. Maslow, M. Sandoval, P. L. Flom, and S. R. Friedman. "For the Common Good: Measuring Residents' Efforts to Protect Their Community from Drug-and Sex-Related Harm". *Journal of Social Aspects of HIV/AIDS* 5, no. 3(September 2008): 144-57.

McAdams, Dan P. "The Role of Narrative in Personality Psychology Today". *Narrative Inquiry* 16(2006): 11-18.

McKechnie, Claire Charlotte. "Anxieties of Communication: The Limits of Narrative in the Medical Humanities". *Medical Humanities* 40(2014): 119-24.

McNaughton, Nancy. "Discourse(s) of Emotion within Medical Education: The Ever-present

Absence". *Medical Education* 47, no. 1 (January 2013): 71–79.

Metzl, Jonathan M. "Structural Competency". *American Quarterly* 64, no. 2 (2012): 213–18.

Miller, D. A. "Hitchcock's Understyle: A Too–Close View of Rope". *Representations* 121, no. 1 (Winter 2013): 1–30.

Miller, Eliza, Dorene Balmer, Nellie Hermann, Gillian Graham, and Rita Charon. "Sounding Narrative Medicine: Studying Students' Professional Development at Columbia University College of Physicians and Surgeons". *Academic Medicine* 89, no. 2 (2014): 335–42.

Miller, Henry. "Reflections on Writing". In *Wisdom of the Heart*. New Directions, 1960.

Miller, J. Hillis. *The Ethics of Reading: Kant, de Man, Eliot, Trollope, James, and Benjamin*. New York: Columbia University Press, 1987.

Miller, J. Hillis. *Literature as Conduct: Speech Acts in Henry James*. New York: Fordham University Press, 2005.

Miller, J. Hillis. *Reading for Our Time: "Adam Bede" and "Middlemarch" Revisited*. Edinburgh: Edinburgh University Press, 2012.

Mishler, Elliot G. *Research Interviewing: Context and Narrative*. Cambridge, MA: Harvard University Press, 1986.

Mitchell, Stephen A. "Attachment Theory and the Psychoanalytic Tradition: Reflections on Human Relationality". *British Journal of Psychotherapy* 15, no. 2 (1998): 177–93.

Mitchell, Stephen A. *Relationality: From Attachment to Intersubjectivity*. Hillsdale, NJ: Analytic Press, 2000.

Mitchell, W. J. T. *On Narrative*. Chicago: University of Chicago Press, 1981.

Molm, Linda D. "The Structure of Reciprocity". *Social Psychology Quarterly* 73, no. 2 (2010): 119–31.

Montello, Martha, ed. *Narrative Ethics: The Role of Stories in Bioethics*. Special report of Hastings Center Report 44, no. 1 (2014).

Montgomery, Kathryn. "Literature, Literary Studies, and Medical Ethics: The Interdisciplinary Question". *Hastings Center Report* 31, no. 3 (2001): 36–43.

Montross, Christine. *Body of Work: Meditations on Mortality From the Human Anatomy Lab*. New York: Penguin Books, 2007.

Moody, Michael. "Serial Reciprocity: A Preliminary Statement". *Sociological Theory* 26, no. 2 (2008): 130–51.

Moore, Lorrie. "People Like That Are the Only People Here: Canonical Babbling in Peed Onk". In *Birds of America: Stories*, 212–50. New York: Picador, 1999.

Moran, Judith. "Families, Law, and Literature: The Story of a Course on Storytelling". *University of San Francisco Law Review* 49, no. 1 (2015): 1–56. http://papers.ssrn.com/sol3/papers.cfm?abstract_id=2596782.

Morrison, Toni. *Home*. New York: Vintage Books, 2013.

Munro, Alice. *Selected Stories*. New York: Vintage Books, 1997.

Murdoch, Iris. *The Black Prince*. New York: Penguin Classics, 2003.

Murdoch, Iris. "The Sublime and Beautiful Revisited". *The Yale Review* 49 (1959): 247–77.

National Commission for the Protection of Human Subjects of Biomedical and Behavioral Research, Department of Health, Education and Welfare. *The Belmont Report*. DHEW pub. No.(OS) 78 - 0012. Washington, DC: United States Printing Office, 1978.

National Endowment for the Arts and Santa Fe Institute, eds. "How Creativity Works in the Brain: Insights from a Santa Fe Institute Working Group, co - sponsored by the National Endowment for the Arts". Washington, DC: National Endowment for the Arts. http: // arts.gov/publications/how - creativity - works - brain. Accessed May 4, 2016.

Nelson, Hilde Lindemann. "Feminist Bioethics: Where We've Been, Where We're Going". *Metaphilosophy* 31, no. 5(2000): 492 - 508.

Nelson, Hilde Lindemann. *Damaged Identities, Narrative Repair*. Ithaca, NY: Cornell University Press, 2001.

Nelson, Hilde Lindemann. *Stories and their Limits: Narrative Approaches to Bioethics*. New York: Routledge, 1997.

Newell, Robert. *Interviewing Skills for Nurses and Other Health Care Professionals: A Structured Approach*. New York: Taylor and Francis, 1994.

Newton, Adam Zachary. *Narrative Ethics*. Cambridge, MA: Harvard University Press, 1995.

Ng, Stella I., Elizabeth A. Kinsella, Farah Friesen, and Brian Hodges. "Reclaiming a Theoretical Orientation to Reflection in Medical Education Research: A Critical Narrative Review". *Medical Education* 49(2015): 461 - 75.

Nistelrooij, Inge van, Petruschka Schaafsma, and Joan C. Tronto. "Ricoeur and the Ethics of Care". *Medical Health Care and Philosophy* 17(2014): 485 - 91.

Noddings, Nel. *Caring: A Feminine Approach to Ethics and Moral Education*. Berkeley: University of California Press, 1984.

North, Joseph. "What's 'New Critical' about 'Close Reading?': I. A. Richards and His New Critical Reception". *New Literary History* 44(2015): 141 - 57.

Novak, Joseph D. "A Theory of Education: Meaningful Learning Underlies the Constructive Integration of Thinking, Feeling, and Acting Leading to Empowerment for Commitment and Responsibility". *Meaningful Learning Review* 1, no. 2(2011): 1 - 14.

Nowaczyk, Malgorzata J. M. "Narrative Medicine in Clinical Genetics Practice". *American Journal of Medical Genetics Practice Part* A, 158A(2012): 1941 - 47.

Nowak, Martin A., and Sébastian Roch. "Upstream Reciprocity and the Evolution of Gratitude". *Proceedings: Biological Sciences* 274, no. 1610(March 7, 2007): 605 - 9.

Nussbaum, Martha C. *Love's Knowledge: Essays on Philosophy and Literature*. New York: Oxford University Press, 1990.

Nussbaum, Martha. Introduction. In *The Black Prince*, by Iris Murdoch, vii - xxvi. New York: Penguin Classics, 2003.

Oatley, Keith. "Fiction Hones Social Skills". *Scientific American Mind* 22, no. 5(November/ December 2011). http: //www.scientificamerican.com/article/in - the - minds - of - others/.

Oatley, Keith. "In the Minds of Others". *Scientific American Mind* 22, no. 5(November/ December 2011): 62 - 67.

Oatley, Keith. *Such Stuff as Dreams: The Psychology of Fiction*. Oxford, UK: Wiley Blackwell, 2011.

Odegaard, C. E. *Dear Doctor: A Personal Letter to a Physician*. Menlo Park, CA: H. J. Kaiser Family Foundation, 1986.

Ofri, Danielle. "The Passion and the Peril: Storytelling in Medicine". *Academic Medicine* 90, no. 8(2015): 1005 – 6.

Ogden, Charles Kay, and Ivor Armstrong Richards. *The Meaning of Meaning: A Study of the Influence of Language upon Thought and of the Science of Symbolism*. New York: Harcourt, Brace and World, 1923.

Oliver, Kelly. "Witnessing and Testimony". *Parallax* 10, no. 1(2004): 78 – 87.

Olson, Bonnie McDougall. "Narrative Medicine: Recovery of Soul through Storytelling of the Chronically Mentally Ill". *National Association of Catholic Chaplains Vision Online* 22, no. 5, September – October 2012. http://www.nacc.org/vision/backissues/.

O'Mahoney, Seamus. "Against Narrative Medicine". *Perspectives in Biology and Medicine* 56, no. 4(2014): 611 – 19.

Orr, Gregory. *Poetry as Survival*. Athens: University of Georgia Press, 2002.

O'Toole, John. "The Story of Ethics: Narrative as a Means for Ethical Understanding and Action". *JAMA* 273, no. 17(1995): 1387 – 90.

Ozick, Cynthia. "The Moral Necessity of Metaphor: Rooting History in a Figure of Speech". *Harper's*, May, 1986: 62 – 68.

Palmer, Alan. *Social Minds in the Novel*. Columbus: The Ohio State University Press, 2010.

Parisi, Peter. "Close Reading, Creative Writing, and Cognitive Development". *College* English 41, no. 1(1979): 57 – 67.

Paulsen, Jens Erik. "A Narrative Ethics of Care". *Health Care Analysis: Journal of Health Philosophy* 19(2011): 28 – 40.

Pauly, Bernadette M., Colleen Varcoe, and Jan Storch. "Framing the Issues: Moral Distress in Health Care". *HEC Forum* 24(2012): 1 – 11.

Peabody, Francis W. "The Care of the Patient". *JAMA* 88, no. 12(1927): 877 – 82.

Pearson, A. Scott, Michael P. McTigue, and John L. Tarpley. "Narrative Medicine in Surgical Education". *Journal of Surgical Education* 65(2009): 99 – 100.

Pellegrino, Edmund D. *The Philosophy of Medicine Reborn: A Pellegrino Reader*. Notre Dame Studies in Medical Ethics. Notre Dame, IN: University of Notre Dame Press, 2008.

Pellegrino, Edmund D. "Toward a Reconstruction of Medical Morality". *American Journal of Bioethics* 6, no. 2(2006): 65 – 71.

Pellegrino, Edmund. "Toward a Virtue – Based Normative Ethics for the Health Professions". *Kennedy Institute of Ethics Journal* 5, no. 3(1995): 253 – 77.

Pellegrino, Edmund D., and David C. Thomasma. *A Philosophical Basis of Medical Practice: Toward a Philosophy and Ethic of the Healing Professions*. New York: Oxford University Press, 1981.

Percy, Walker. "Metaphor as Mistake". *Sewanee Review* 66, no. 1(Winter 1958): 79 – 99.

Peters, Kyle R. "'Diabetic' and 'Noncompliant Diabetic': Terms That Need to Disappear". *Clinical Diabetes* 30, no. 3(2012): 89-91.

Peters, Michael A., and Tina Besley. "The Narrative Turn and the Poetics of Resistance: Towards a New Language for Critical Education Studies". In *The Last Book of Postmodernism*, 155-71. New York: Peter Lang, 2011.

Phelan, James. "Dual Focalization, Discourse as Story, and Ethics: Lolita". In *Living to Tell About It: A Rhetoric and Ethics of Character Narration*, 98-131. Ithaca, NY: Cornell University Press, 2005.

Phelan, James. *Living to Tell About It: A Rhetoric and Ethics of Character Narration*. Ithaca, NY: Cornell University Press, 2005.

Phelan, James. "Rhetoric, Ethics, and Narrative Communication: Or, from Story and Discourse to Authors, Resources, and Audiences". *Soundings* 94, nos. 1-2(2011): 55-75.

Plato. *The Collected Dialogues of Plato*. Edited by E. Hamilton and H. Cairns. Princeton, NJ: Princeton University Press, 1989.

Poirier, Suzanne. *Doctors in the Making: Memoirs and Medical Education*. Iowa City: University of Iowa Press, 2009.

Poland, Warren S. "The Analyst's Witnessing and Otherness". *Journal of the American Psychoanalytic Association* 48, no. 1(2000): 17-34.

Portelli, Alessandro. "Research as an Experiment in Equality". In *The Death of Luigi Trastulli and Other Stories: Form and Meaning in Oral History*. Albany: State University of New York Press, 2001.

Poulet, Georges. "Criticism and the Experience of Interiority". In *The Structuralist Controversy: The Languages of Criticism and the Sciences of Man*, edited by Richard A. Macksey and Eugenio Donato, 56-72. Baltimore: Johns Hopkins University Press, 1972.

Powers, Richard. "Richard Powers". The Believer February 2007. http://www.believermag.com/issues/200702/?read=interview_powers

Rabinowitz, Peter J. "The Rhetoric of Reference; Or, Shostakovich's Ghost Quartet". *Narrative* 15, no. 2(2007): 239-56.

Rankine, Claudia. *Citizen: An American Lyric*. Minneapolis, MN: Graywolf Press, 2014.

Ransom, John Crowe. *The New Criticism*. Norfolk, CT: New Directions, 1941.

Rawlinson, Mary. "The Concept of a Feminist Bioethics". *Journal of Medicine and Philosophy* 26, no. 4(2001): 405-516.

Reed, Esther D., Rob Freathy, Susannah Cornwall, and Anna Davis. "Narrative Theology in Religious Education". *British Journal of Religious Education* 35, no. 3(2013): 297-312.

Reeves, Scott, Merrich Zwarenstein, Joanne Goldman, Hugh Barr, Della Freeth, Marilyn Hammick, and Ivan Koppell. "Interprofessional Education: Effects on Professional Practice and Health Care Outcomes". *Cochrane Database Systematic Reviews* 1(2008). Article No: CD002212. doi: 10.1002/14651858.CD002213.pub2.

Reeves, Scott, Simon Lewin, Sherry Espin, and Merrick Zwarenstein. *Interprofessional Teamwork for Health and Social Care*. Oxford: Blackwell Publishing, 2010.

Reis, Shmuel, Adriaan Visser, and Richard Frankel. "Health Information and Communication Technology in Healthcare Communication: The Good, the Bad, and the Transformative". *Patient Education and Counseling* 93(2013): 350–62.

Relman, Arnold S. *When More Is Less: The Paradox of American Health Care and How to Resolve It*. New York: W. W. Norton, 1997.

Riach, Kathleen. "Exploring Participant–Centered Reflexivity in the Research Interview". *Sociology* 43, no. 2(2009): 356–70.

Rian, Johanna, and Rachel Hammer. "The Practical Application of Narrative Medicine at Mayo Clinic: Imagining the Scaffold of a Worthy House". *Culture, Medicine, and Psychiatry* 37(2013): 670–80.

Richards, Ivor Armstrong. *Practical Criticism: A Study of Literary Judgment*. New York: Harcourt, Brace and Company, 1929.

Richards, Ivor Armstrong. *Richards on Rhetoric*. Edited by Ann E. Berthoff. New York: Oxford University Press, 1991.

Richardson, Brian. *Unnatural Voices: Extreme Narration in Modern and Contemporary Fiction*. Columbus: The Ohio State University Press, 2010.

Ricoeur, Paul. "Life in Quest of Narrative". In *On Paul Ricoeur: Narrative and Interpretation*, edited by David Wood, 20–33. London: Routledge, 1991.

Riese, Walther. "Descartes as a Psychotherapist. The Uses of Rational Philosophy in the Treatment of Discomfort and Disease; Its Limitations". *Medical History* 10, no. 3(1966): 237–44.

Riessman, Catherine Kohler. *Narrative Methods for the Human Sciences*. Los Angeles, CA: Sage Publications, 2008.

Riska, Elianne, Adele E. Clarke, Laura Mamo, Jennifer Ruth Fosket, Jennifer R. Fishman, and Janet K. Shim. *Biomedicalization: Technoscience, Health, and Illness in the U.S.* Chapel Hill, NC: Duke University Press, 2009.

Robinson, Alan. *Narrating the Past: Historiography, Memory and the Contemporary Novel*. London: Palgrave MacMillan, 2011.

Rosenberg, C. E. "The Tyranny of Diagnosis: Specific Entities and Individual Experience". *Milbank Quarterly* 80, no. 2(2002): 237–60.

Ross, Fiona C. *Bearing Witness: Women and the Truth and Reconciliation Commission in South Africa*. London: Pluto Press, 2003.

Royle, Nicholas. *Veering: A Theory of Literature*. Edinburgh: Edinburgh University Press, 2011.

Rudnytsky, Peter, and Rita Charon, eds. *Psychoanalysis and Narrative Medicine*. Albany: State University of New York Press, 2008.

Russell, Bertrand. "On the Experience of Time". *Monist* 25(1915): 212–33.

Ryan, Marie–Laure. *Possible Worlds, Artificial Intelligence, and Narrative Theory*. Bloomington: Indiana University Press, 1991.

Said, Edward. "The Music Itself: Glenn Gould's Contrapuntal Vision". In *Music at the Limits*,

3 – 10. New York: Columbia University Press, 2007.

Sandhu, Sima, Eleonora Arcidiacono, Eugenio Aguglia, and Stefan Priebe. "Reciprocity in Therapeutic Relationships: A Conceptual Review". *International Journal of Mental Health*(2015). doi: 10.1111/inm.12160.

Sands, Stephen, Patricia Stanley, and Rita Charon. "Pediatric Narrative Oncology: Interprofessional Training to Promote Empathy, Build Teams, and Prevent Burnout". *Journal of Supportive Oncology* 6(2008): 307 – 12.

Schafer, Roy. *Retelling a Life: Narration and Dialogue in Psychoanalysis*. New York: Basic Books, 1992.

Schalk, Susan. "Coming to Claim Crip: Disidentification With/ in Disability Studies". *Disability Studies Quarterly* 33, no. 2(2013). http: //dsq – sds.org/article/view/3705/3240.

Schneider, Pat. *How The Light Gets In: Writing as a Spiritual Practice*. New York: Oxford University Press, 2013.

Schultz, Dawson Stafford, and Lydia Victoria Flasher. "Charles Taylor, Phronesis, and Medicine: Ethics and Interpretation in Illness Narrative". *Journal of Medicine and Philosophy* 36(2011): 394 – 409.

Scully, Jackie Leach, Laurel E. Baldwin – Ragavan, and Petya Fitzpatrick, eds. *Feminist Bioethics: At the Center, On the Margins*. Baltimore: Johns Hopkins University Press, 2010.

Sedgwick, Eve Kosofsky. *Touching, Feeling: Affect, Pedagogy, Performativity*. Durham, NC: Duke University Press, 2003.

Sember, Robert, and D. Rhine(writing for Ultra – red). *Ten Preliminary Theses on Militant Sound Investigation*. Artists and Activists Series, no. 5. New York: Printed Matter, 2008.

Shapiro, Johanna. "Movies Help Us Explore Relational Ethics in Health Care, " In *The Picture of Health: Medical Ethics and the Movies*, edited by Henri Colt, Silvia Quadrelli, and Lester Friedman, New York: Oxford University Press, 2011: 19 – 28.

Shapiro, Johanna. "The Feeling Physician: Educating the Emotions in Medical Training". *European Journal for Person Centered Healthcare* 1, no. 2(2013): 310 – 16.

Shapiro, Johanna, Deborah Kasman, and Audrey Shafer. "Words and Wards: A Model of Reflective Writing and Its Uses in Medical Education". *Journal of Medical Humanities* 27(2006): 231 – 44.

Shem, Samuel. "Fiction as Resistance". *Annals of Internal Medicine* 137, no. 11(2002): 934 – 37.

Sherwin, Susan. "Whither Bioethics? How Feminism Can Help Reorient Bioethics". *International Journal of Feminist Approaches to Bioethics* 1, no. 1(2008): 7 – 27.

Singer, Janet, Stephen Fiascone, Warren J. Huber, Tiffany C. Hunter, and Jeffrey Sperling. "Four Residents' Narratives on Abortion Training". *Obstetrics and Gynecology* 126, no. 1(2015): 56 – 60.

Soja, Edward W. *Thirdspace*. Malden, MA: Blackwell, 1996.

Spencer, Danielle. "All Creatures Great and Small". *Lancet* 386(2015): 22 – 23.

Spivak, Gayatri Chakravorty. "Can the Subaltern Speak?" In *Marxism and the Interpretation of Culture*, edited by Cary Nelson and Lawrence Grossberg, 271–313. Basingstoke, UK: MacMillan Education, 1988.

Stein, Leo. *Appreciation: Painting, Poetry, and Prose*. Lincoln, NE: University of Nebraska Press, 1947.

Steinmetz, Katy. "The Transgender Tipping Point". *Time Magazine*, May 29, 2014.

Stempsey, William E. "Plato and Holistic Medicine". *Medicine, Health Care and Philosophy* 4, no. 2(2001): 201–9.

Stevens, Wallace. *The Necessary Angel: Essays on Reality and the Imagination*. New York: Random House, 1965.

Stoller, Paul. *Sensuous Scholarship*. Philadelphia: University of Pennsylvania Press, 1997.

Strand, Mark. "Mark Strand on Edward Hopper". *The New York Review of Books*, June 25, 2015: 40–41.

Street, Richard L., Jr., Howard Gordon, and Paul Haidet. "Physicians' Communication and Perceptions of Patients: Is It How They Look, How They Talk, or Is It Just the Doctor?" *Social Science and Medicine* 65(2007): 586–98.

Stringfellow, William. *Count It All Joy: Reflections on Faith, Doubt, and Temptation, Seen through the Letter of James*. Eugene, OR: Wipf and Stock Publishers, 1999.

Sue, Derald Wing. *Race Talk: and the Conspiracy of Silence*. Hoboken, NJ: John Wiley and Sons, 2015.

Svenaeus, Fredrik. *The Hermeneutics of Medicine and the Phenomenology of Health: Steps Towards a Philosophy of Medical Practice*. International Library of Ethics, Law, and the New Medicine, vol. 5. Dordrecht: Kluwer Academic Publishers, 2000.

Tervalon, Melanie, and Jan Murray–Garcia. "Cultural Humility Versus Cultural Competence: A Critical Distinction in Defining Physician Training Outcomes in Multicultural Education". *Journal of Health Care for the Poor and Underserved* 9(1998): 117–25.

Thistlewaite, Jill. "Interprofessional Education: A Review of Context, Learning and the Research Agenda". *Medical Education* 46(2012): 58–70.

Tóibín, Colm. "One Minus One". In *Mothers and Sons: Stories*, 271–88. New York: Scribner, 2007.

Tompkins, Jane, ed. *Reader–Response Criticism: From Formalism to Post–Structuralism*. Baltimore: Johns Hopkins University Press, 1980.

Toombs, S. Kay. "Illness and the Paradigm of Lived Body". *Theoretical Medicine* 9(1988): 201–26.

Toombs, S. Kay. *The Meaning of Illness: A Phenomenological Account of the Different Perspectives of Physician and Patient*. Dordrecht: Kluwer Academic Publishers, 1993.

Toombs, S. Kay. *Handbook of Phenomenology and Medicine*. Philosophy and Medicine series. Dordrecht: Springer, 2001.

"This is the Voice I Want to Use". In *Transamerica*, directed by Duncan Tucker. 2005. New York: Weinstein Company, 2006. DVD.

Tronto, Joan. *Moral Boundaries: A Political Argumentation for an Ethics of Care*. New York: Routledge, 1993.

Truog, Robert D., Stephen D. Brown, David Browning, Edward M. Hundert, Elizabeth A. Rider, Sigall K. Bell, and Elaine C. Meyer. "Microethics: The Ethics of Everyday Clinical Practice". *Hastings Center Report* 45, no. 1(2015): 11 – 17.

Tsevat, Rebecca, Anoushka Sinha, Kevin Gutierrez, and Sayantani DasGupta. "Bringing Home the Health Humanities: Narrative Humility, Structural Competency, and Engaged Pedagogy". *Academic Medicine* 90, no. 11(2015): 1462 – 5.

Turner, Mark. "The Cognitive Study of Art, Language, and Literature". *Poetics Today* 23, no. 1(2002): 9 – 20.

Vanhoutte, Jacqueline. "Cancer and the Common Woman in Margaret Edson's 'Wit', " *Comparative Drama*(2002): 391 – 410.

Vannatta, Jerry, and Ronald Schleifer. *The Chief Concern of Medicine: The Integration of the Medical Humanities and Narrative Knowledge into Medical Practices*. Ann Arbor , MI: University of Michigan Press. 2013.

Vannatta, Seth, and Jerry Vannatta. "Functional Realism: A Defense of Narrative Medicine". *Journal of Medicine and Philosophy* 38(2013): 32 – 49.

Viederman, Milton. "Active Engagement in the Consultation Process". *General Hospital Psychiatry* 24(2002): 93 – 100.

Viederman, Milton. "The Induction of Noninterpreted Benevolent Transference as a Vehicle for Change". *American Journal of Psychotherapy* 65, no. 4(2011): 337 – 54.

Viederman, Milton. "A Model of Interpretative Supportive Dynamic Psychotherapy". *Psychiatry* 71, no. 4(2008): 349 – 58.

Viederman, Milton. "The Therapeutic Consultation: Finding the Patient". *American Journal of Psychotherapy* 60, no. 2(2006): 153 – 59.

Vogel, Elizabeth. "What We Talk About When We Talk About Emotion: The Rhetoric of Emotion in Composition". Unpublished dissertation, University of North Carolina at Greensboro, 2008.

Von Tevenar, Gudrun. "Gratitude, Reciprocity, and Need". *American Philosophical Quarterly* 43, no. 2(2006): 181 – 88.

Wald, Hedy S., Jeffrey Borkan, Julie Scott Taylor, David Anthony, and Shmuel P. Reis. "Fostering and Evaluating Reflective Capacity in Medical Education: Developing the REFLECT Rubric for Assessing Reflective Writing". *Academic Medicine* 97(2012): 355.

Wald, Hedy S., Stephen W. Davis, Shmuel Reis, Alicia D. Monroe, and Jeffrey M. Borkan. "Reflecting on Reflections: Enhancements of Medical Education Curriculum with Structured Field Notes and Guided Feedback". *Academic Medicine* 84(2009): 830 – 37.

Wallace, David Foster. *Infinite Jest*. New York: Little, Brown and Company, 1996.

Walzer, Richard. *Greek into Arabic: Essays in Islamic Philosophy*. Columbia, SC: University of South Carolina Press, 1962.

Wear, Delese, and Therese Jones. "Bless Me Reader for I Have Sinned: Physicians and

Confessional Writing". *Perspectives in Biology and Medicine*, 53, no. 2(2010): 215 – 30.

Wear, Delese, Joseph Zarconi, Rebecca Garden, and Therese Jones. "Reflection in/ and Writing: Pedagogy and Practice in Medical Education". *Academic Medicine* 87(2012): 603 – 9.

Wearden, Graeme. "178 Oxfam Briefing Paper". *The Guardian*, January 20, 2014.

Weaver, Sallie J., Rebecca Lyons, Deborah DiazGranados, Michael A. Rosen, Eduardo Salas, James Oglesby, Jeffrey S. Augenstein, David J. Birnbach, Donald Robinson, and Heidi B. King. "The Anatomy of Health Care Team Training and the State of Practice: A Critical Review". *Academic Medicine* 85, no. 11(November 2010): 1746 – 60.

Weil, Simone. *Waiting for God*. Translated by Emma Crauford with an introduction by Leslie A. Fiedler. New York: Harper and Row, 1973.

Weil, Simone. *Waiting for God*. Translated by Emma Crauford. New York: Perennial Classics, 2001.

Wells, Kathleen. *Narrative Inquiry*. New York: Oxford University Press, 2011.

West, Courtney, Michael Veronin, Karen Landry, Terri Kurz, Bree Watzak, Barbara Quiram, and Lori Graham. "Tools to Investigate How Interprofessional Education Activities Link to Competencies". *Medical Education Online* 20: 28627(2015). http://dx.doi.org/10.3402/meo.v20.28627.

Westfall, Richard. *The Construction of Modern Science: Mechanisms and Mechanics*. Cambridge, UK: Cambridge University Press, 1977.

White, Michael. *Narrative Practice and Exotic Lives: Resurrecting Diversity in Everyday Life*. Adelaide: Dulwich Centre Publication, 2004.

White, Michael. "Working with People Who Are Suffering the Consequences of Multiple Trauma: A Narrative Perspective". *The International Journal of Narrative Therapy and Community Work* 1(2004): 44 – 75.

White, Michael, and David Epston. *Narrative Means to Therapeutic Ends*. New York: W. W. Norton, 1990.

Williams, Ian. *The Bad Doctor*. University Park: Pennsylvania State University Press, 2015.

Wimsatt, William K., and Monroe C. Beardsley. *The Verbal Icon: Studies in the Meaning of Poetry*. Lexington: University of Kentucky Press, 1954.

Winkel, Abigail Ford, Nellie Hermann, Mark J. Graham, and Rini B. Ratan. "No Time to Think: Making Room for Reflection in Obstetrics and Gynecology Residency". *Journal of Graduate Medical Education* 2(2010): 610 – 15.

Woods, Angela. "The Limits of Narrative: Provocations for the Medical Humanities". *Medical Humanities* 37(2011): 73 – 78.

Woolf, Virginia. "On Rereading Novels". In *The Moment and Other Essays*, 155 – 66. New York: Harcourt Brace Jovanovich, 1948.

Woolf, Virginia. "Reading". In *The Captain's Deathbed and Other Essays*, 151 – 79. San Diego, CA: Harcourt Brace Jovanovich, 1950.

World Health Organization. *Learning Together to Work Together for Health*. Geneva:

WHO, 1988.

World Health Organization. *Framework for Action on Interprofessional Education and Collaborative Practice.* Geneva: WHO, 2010.

Worsham, Lynn. "Coming to Terms: Theory, Writing, Politics". In *Rhetoric and Composition as Intellectual Work*, edited by Gary A. Olson. Carbondale: Southern Illinois University Press, 2002.

Yancy, George. *Black Bodies, White Gazes.* New York: Rowan and Littlefield, 2008.

Zaner, Richard. *Context of Self: Phenomenological Inquiry. Series in Continental Thought.* Columbus: Ohio University Press, 1981.

Zaner, Richard M. *Conversations on the Edge: Narratives of Ethics and Illness.* Washington, DC: Georgetown University Press, 2004.

Zaner, Richard M. *Ethics and the Clinical Encounter.* Englewood Cliffs, NJ: Prentice Hall, 1988.

Zaner, Richard M. "Examples and Possibles: A Criticism of Husserl's Theory of Free-Phantasy Variation". *Research in Phenomenology* 3, no. 1 (1973): 29 – 43.

Zaner, Richard M. "Medicine and Dialogue". *Journal of Medicine and Philosophy* 15, no. 3 (1990): 303 – 25.

Zaner, Richard M. "The Phenomenon of Vulnerability in Clinical Encounters". *Human Studies* 29, no. 3 (2006): 283 – 94.

Zunshine, Lisa. *Why We Read Fiction: Theory of Mind and the Novel.* Columbus: Ohio State University Press, 2006.

서사의학이란 무엇인가

현대 의학이 나아가야 할 공감과 연대의 이야기
THE PRINCIPLES AND PRACTICE OF NARRATIVE MEDICINE

초판 1쇄 찍은날 2021년 6월 21일
초판 1쇄 펴낸날 2021년 6월 28일
지은이 리타 샤론 · 사얀타니 다스굽타 · 넬리 허먼 · 크레이그 어바인 · 에릭 마커스 ·
에드거 리베라콜론 · 대니엘 스펜서 · 마우라 스피겔
옮긴이 김준혁
펴낸이 한성봉
편집 하명성 · 신종우 · 최창문 · 이종석 · 이동현 · 김학제 · 신소윤 · 조연주
콘텐츠제작 안상준
디자인 정명희
마케팅 박신용 · 오주형 · 강은혜 · 박민지
경영지원 국지연 · 강지선
펴낸곳 도서출판 동아시아
등록 1998년 3월 5일 제1998-000243호
주소 서울시 중구 퇴계로30길 15-8 [필동1가 26]
페이스북 www.facebook.com/dongasiabooks
인스타그램 www.instargram.com/dongasiabook
전자우편 dongasiabook@naver.com
블로그 blog.naver.com/dongasiabook
전화 02) 757-9724, 5
팩스 02) 757-9726

ISBN 978-89-6262-373-4 93510

만든 사람들
책임편집 신종우
크로스교열 안상준